Th. TUFFIER   P. D.

PETITE CHIRURGIE
PRATIQUE

MASSON & Cᴵᴱ
EDITEURS

PETITE

CHIRURGIE PRATIQUE

PETITE

CHIRURGIE PRATIQUE

PAR

Th. TUFFIER   ET   P. DESFOSSES

Professeur agrégé à la Faculté de médecine de Paris,   Ancien interne des hôpitaux de Paris,
Chirurgien de l'hôpital Beaujon.   Chirurgien du Dispensaire de la Cité du Midi.

3₂5 GRAVURES

Troisième édition, revue et augmentée.

PARIS

MASSON ET Cie, ÉDITEURS

LIBRAIRIE DE L'ACADÉMIE DE MÉDECINE

120, BOULEVARD SAINT-GERMAIN

1910

PRÉFACE

DE LA TROISIÈME ÉDITION

————

Écrire, pour les infirmières, les étudiants et les jeunes praticiens, un livre élémentaire contenant tout ce qu'il est indispensable de connaître en petite chirurgie, tel est le modeste but que nous nous sommes proposé. — Économes du temps de nos lecteurs, nous avons banni toutes les méthodes surannées et inutiles, tout en nous réservant de rendre justice à nos aînés et de reconnaître leurs mérites. Pasteur a bouleversé toutes les conceptions chirurgicales ; après lui bien des méthodes ont sombré sans retour, quelques-unes ont surnagé, d'autres plus nombreuses sont nées de ce bouleversement même ; nous avons cherché à être les fidèles interprètes de ce mouvement général ; la chirurgie ne doit s'appuyer que sur l'observation et sur la science.

A ceux qui trouveraient que nos descriptions élémentaires descendent à des degrés vraiment bien inférieurs dans l'échelle chirurgicale, nous répondrions qu'après vingt-cinq ans d'enseignement ininterrompu et effectif, nous sommes persuadés, plus que jamais, que ce sont ces éléments mêmes qu'ignorent les étudiants à leur début et souvent à leur fin d'études.

Dans toutes les branches de l'enseignement un des progrès pédagogiques, progrès encore insuffisant, est d'avoir substitué l'œil à l'oreille. Notre Maître à tous, Farabeuf, a été l'innovateur de cette substitution. Les anciens dotaient le chirurgien d'une main capable de voir « Chirurgi prudentis oculata manus », les modernes veulent que la connaissance même de la chirurgie soit le fait de la vue et non de l'oreille. Une leçon de choses doit remplacer une théorie dans les livres, comme dans les cours oraux. Aussi nous avons donné dans ce traité la part la plus large à l'iconographie.

Des figures très nombreuses illustrent notre texte et en sont peut-être ce qu'on y trouvera de meilleur; notre excellent dessinateur M. Reignier a fait pour nous les dessins que nécessitait la publication des éditions successives de cette *Petite chirurgie pratique,* nos lecteurs lui en seront, autant que nous-mêmes, reconnaissants.

Th. TUFFIER et P. DESFOSSES

Jeton du Collège des
Chirurgiens de Paris
(1652).

TABLE DES MATIÈRES

QUATRIÈME PARTIE
ANESTHÉSIE

CINQUIÈME PARTIE
PANSEMENTS. PETITE CHIRURGIE JOURNALIÈRE

SIXIÈME PARTIE
IMMUNISATION

SEPTIÈME PARTIE
AUTOUR D'UNE OPÉRATION

HUITIÈME PARTIE
PETITE CHIRURGIE SPÉCIALE

NEUVIÈME PARTIE
APPAREILS POUR FRACTURES
APPAREILS PLÂTRÉS ORTHOPÉDIQUES

DIXIÈME PARTIE
ÉLÉMENTS DE KINÉSITHÉRAPIE

PREMIÈRE PARTIE
SOINS A DONNER AUX MALADES

CHAPITRE I

Rôle des infirmières. — Chambre du malade. — Soins journaliers a donner au malade. — Précautions a prendre en cas de maladies contagieuses. — Alimentation des malades. — Administration buccale des médicaments. — Application des agents physiques usuels.

ROLE DES INFIRMIÈRES

Les étudiants, les médecins à leurs débuts, ignorent trop souvent les soins généraux à donner aux malades ; soins qui sont, à l'hôpital, dévolus aux infirmières. Ces soins ont cependant une importance de premier ordre ; souvent ils ont sur la guérison une influence presque égale à celle de l'intervention thérapeutique la plus active, parfois ils peuvent décider du sort d'un opéré. Le médecin doit donc apprendre quels sont ces soins généraux ; appelé à diriger les garde-malades, il doit connaître à fond leur tâche, il doit être capable de leur donner des instructions éclairées.

Une infirmière dévouée est l'auxiliaire indispensable du médecin et du chirurgien. Les excellentes infirmières sont rares, car la profession de garde-malade exige un grand nombre de précieuses qualités d'ordre moral combinées avec un véritable savoir professionnel.

Devoirs de l'infirmière envers le malade. — Les qualités d'une bonne infirmière sont nombreuses : patience, douceur, ponctualité, propreté, amabilité, et même, si possible, gaieté.

La souffrance rend le plus souvent les malades injustes, quinteux ; l'infirmière doit savoir se taire devant des reproches immérités, des insolences ou même des injures ; elle ne répondra jamais avec aigreur ou brusquerie, elle montrera toujours de la compassion et de l'indulgence. Elle ne fera jamais sentir à son malade de la répugnance ou du dégoût, elle semblera toujours s'acquitter de sa tâche sans déplaisir, mais avec la simplicité que comporte un acte tout naturel.

Il faut en soignant les malades ne jamais montrer les inquiétudes que l'on peut ressentir, mais garder toujours un air tranquile et avenant ; rien ne réconforte plus un malade que d'avoir à son chevet un visage aimable et gai.

Une garde inexpérimentée marche sur la pointe des pieds, chuchotte à voix basse, s'agite, se hâte, heurte les chaises au passage, s'appuie contre le lit. Une bonne infirmière a une démarche assurée, sans hâte ni lenteur ; ses mouvements sont aisés, sans bruit ; elle parle toujours à voix nettement perceptible, ni trop haute ni trop basse ; s'adresse-t-elle à son malade, elle se place en face de lui de manière qu'il n'ait pas besoin de tourner la tête pour répondre ; elle sait que les malades ont horreur du bruit, des éclats de voix, des secousses imprimées à leur lit ; elle ne fait jamais attendre trop longtemps son malade pour lui donner ce dont il a besoin ; elle est prompte sans brusquerie, ses mouvements sont à la fois souples, précis et attentifs ; on dit d'elle : « elle a la main douce » ce qui n'a jamais été qu'une main attentive.

Fig. 1. — Costume d'une infirmière des hôpitaux de Paris.

Par l'excellence de ses soins, par sa bonne tenue, elle sait gagner la *confiance* et prendre sur ceux qui lui sont confiés un véritable ascendant moral, une légitime autorité, tout en se gardant du ton autoritaire et tranchant que prennent trop souvent les gardes un peu âgées.

La *faculté d'observation* est indispensable aux personnes qui s'occupent de soigner les malades. Tous les phénomènes particuliers doivent être observés et notés, couleur de la face, agitation, délire, état de la respiration, sueurs, vomissements. L'infirmière saura constater la nature et la quantité des urines, des garde-robes, des crachats ; elle notera les plaintes, les douleurs du malade ; pendant la nuit elle surveillera le sommeil, sa durée, sa nature. Elle pourra ainsi fournir, au moment de la visite du médecin, une foule de renseignements utiles.

Une bonne infirmière placée auprès d'un malade possède toujours un *cahier* où elle note tous les phénomènes particuliers présentés par le malade et où elle inscrit le moment d'administration des potions et des médicaments.

Devoirs de l'infirmière envers le médecin traitant. — Une infirmière est l'*aide* du médecin et non pas son *suppléant*; ce n'est pas à elle de prescrire les médicaments, elle doit simplement les administrer. Son obéissance au médecin doit être absolue. Le médecin traitant doit pouvoir compter que les prescriptions sont exécutées et saura se priver des services d'une infirmière qui n'exécute pas *exactement* et *ponctuellement* ses ordres et qui lui dissimule ses manquements.

Les fautes d'obéissance ne sont malheureusement pas rares, et, trop souvent, les garde-malades s'arrogent le soin de changer de leur propre chef le traitement prescrit. Cela ne doit pas être toléré. Certainement il peut survenir tel incident qui incitera à bon droit l'infirmière à modifier de sa propre autorité le traitement prescrit, l'obéissance n'exclut pas l'intelligence; mais, dans ce cas, le médecin devra être prévenu le plus tôt possible de la modification apportée et des raisons de ce changement. Ces cas sont du reste *exceptionnels*, la règle est l'obéissance passive, et ajoutons, entière; il ne faut pas que l'infirmière, tout en obéissant, se laisse aller à discuter devant le malade une recommandation, une prescription du médecin. Susciter la défiance du malade, l'inciter à douter du traitement, c'est faire œuvre mauvaise; la foi en la médication est un élément de soulagement. Or le malade saisit à merveille dans la voix de son infirmière les nuances les plus légères du doute ou de la critique.

Devoirs de l'infirmière envers l'entourage du malade. — Il est fréquent d'entendre, en ville, les infirmières se plaindre au médecin de l'entourage de leur malade.

Fig. 2. — Sœur infirmière de l'hôpital Pasteur de Paris.

Pour évoluer sans ennuis dans certaines familles, une garde aura parfois besoin d'une dose de patience à toute épreuve et de beaucoup de tact; elle devra néanmoins tâcher de prendre sur l'entourage un certain ascendant : par ses manières distinguées et réservées, la garde-malade doit se faire respecter de tous.

Tout en étant polie et même aimable, l'infirmière devra se tenir sur la plus *grande réserve*, se garder de toute familiarité déplacée, s'abstenir du bavardage, de médisances. Sollicitée fréquemment de donner son opinion sur l'état du malade, elle devra observer la plus grande prudence et réserver toujours l'avis du médecin traitant, de manière que son opinion ne soit pas mise en balance et surtout en contradiction avec celle du praticien. Cette réserve ne l'empêchera pas, néanmoins, de montrer de l'intérêt aux parents affligés, de savoir, au besoin les encourager, les réconforter.

Une garde-malade est tenue au *secret médical* ; elle ne devra donc, sous aucun prétexte, parler des malades qu'elle aura soignés antérieurement ou révéler des faits qu'elle aura connus dans l'exercice de sa profession ; et c'est là une recommandation que le médecin traitant ne devra jamais oublier de faire aux garde-malades qui ont la réputation, souvent justifiée, d'être quelque peu bavardes. Elle s'abstiendra également de tout commentaire sur le corps médical en général, et sur le médecin traitant en particulier.

DEVOIRS DE L'INFIRMIÈRE ENVERS ELLE-MÊME. — La profession de garde-malade est très souvent extrêmement fatigante ; elle exige une grande endurance. Rien de plus pénible que plusieurs nuits passées auprès d'un malade qui souffre et geint, qui, à chaque minute, demande un nouveau service. Il importe donc que l'infirmière sache conserver sa santé.

Le malade est égoïste : il trouve tout simple que sa garde se prive de sorties, de repas réguliers et même de sommeil, il voudrait que l'infirmière fût continuellement sous ses ordres, prête à accourir au moindre signal. Un tel accaparement est néfaste, une garde-malade surmenée perd sa santé, et en même temps elle devient forcément moins attentive et moins soigneuse. Le dévouement même doit être raisonné et réfléchi. C'est le devoir du médecin de veiller à ce que la garde ait un temps de repos suffisant, qu'elle soit entourée de tout le confortable compatible avec le milieu dans lequel vit son patient, qu'elle ait une chambre à elle où elle puisse se reposer, changer de linge et de vêtements.

Dans son intérêt aussi bien que dans l'intérêt de son malade, l'infirmière aura une tenue irréprochable de propreté. Ses vêtements de dessus consisteront toujours en une longue blouse de toile et un tablier ; la chevelure sera soigneusement disposée, mais sans excès de coquetterie ; les chaussures devront permettre une marche légère et silencieuse. Les mains seront parfaitement nettes ; les ongles, soignés et rigoureusement propres. La garde, surtout si elle veille un contagieux, saura se laver fréquemment les mains et le visage ; elle prendra toutes les précautions pour éviter l'infection. A ce point de vue l'usage des gants de caoutchouc pour tous les pansements et les soins de propreté est encore beaucoup trop peu répandu. Il est cependant si simple après un pansement ou une toilette d'aseptiser les gants qui auront servi et qui seront toujours propres et toujours protecteurs.

CHAMBRE DU MALADE

Une chambre de malade doit être, autant que possible, placée en pleine lumière : le soleil est un grand purificateur. Théoriquement une chambre de malade ne devrait avoir aucune tenture, aucun tapis, elle devrait contenir uniquement : le lit, la table de nuit, une table pour disposer les cuvettes et les objets de pansement, quelques chaises, un paravent. Tout objet inutile en sera banni ; il faut éloigner de la chambre des malades toute cause de mauvaises odeurs : chaussures, vêtements, vase contenant des excréments.

La température d'une chambre de malade sera maintenue constante entre 16 et 18 degrés. S'il y a une cheminée dans la pièce, l'infirmière entretiendra le feu régulièrement, en profitant pour cela des moments où le malade ne dort pas.

Chaque matin le nettoyage de la chambre sera fait avec précaution. On évitera soigneusement de soulever les poussières ; autant que possible, le balayage du parquet sera remplacé par un essuyage avec des éponges ou des linges humides ; tous les objets contenus dans la chambre seront également essuyés, mais on se gardera bien d'employer le plumeau. On aérera convenablement la chambre, en évitant toutefois l'arrivée de courants d'air froids sur le malade ; pour cela on ouvrira les fenêtres d'une pièce contiguë à celle où le malade repose, ou bien on protégera le lit par un paravent. Les cheminées sont une excellente voie de ventilation : une flambée d'une heure ou de deux heures le matin constitue un bon moyen de renouveler l'air.

Le soir, l'infirmière préparera pour la nuit l'éclairage, en général une veilleuse ; on la masquera avec un écran, car les malades préfèrent que la lumière ne frappe pas directement leurs yeux.

Lit. — Il serait à désirer que, pour les blessés et malades, on renonçât aux lits larges qui rendent les soins si difficiles.

Le meilleur lit de malade est le lit d'hôpital qui est tout en fer et dont le sommier est composé de lames d'acier.

Le lit ne devra pas être collé au mur, il doit être disposé de manière que l'infirmière puisse circuler librement sur les côtés. Il faut le tourner de façon que les alités puissent voir par la fenêtre, mais n'ait pas la lumière dans les yeux.

Le malade aimerait trouver fixée au-dessus du lit une corde terminée par une poignée ; cet appareil de traction est un aide utile pour les mouvements. A défaut de corde fixée au plafond on peut fixer une corde à l'extrémité du lit.

Les rideaux du lit constituent des objets inutiles, encombrants, réceptacles de poussière ; ils doivent être supprimés.

Pour disposer convenablement un lit de malade, on place sur le sommier un matelas de laine que l'on couvre d'un drap, dit de dessous ; par-dessus le drap on dispose une toile cirée de 1ᵐ,20 de largeur environ, placée sous le siège et que l'on garnit d'un drap replié en quatre, dit drap d'alèze. On termine le lit par le drap de dessus et les couvertures. Quand le drap d'alèze est souillé, il peut être changé, tandis que le matelas et le drap protégés par la toile cirée restent intacts et en place. Un lit bien fait doit présenter un plan égal, sans dépression au niveau du siège

Fig. 3. — Lit tout en fer avec sommier à lames d'acier.　　　Fig. 4. — Table de nuit d'hôpital.

du malade, sans inclinaison. La couture des draps, quand elle existe, sera toujours placée en regard du matelas.

L'arrangement des oreillers doit être fait avec soin. Les reins et les épaules doivent être toujours soutenus. L'oreiller le plus élevé sera placé de façon que la tête repose confortablement.

Dès que le malade a souillé son lit, il faut, au plus tôt, changer l'alèze.

Pour changer l'alèze, on en prépare d'abord une autre que l'on roule à moitié sur un de ses côtés. Une infirmière se place d'un côté du lit, une autre infirmière de l'autre côté. Le malade se soulève en prenant point d'appui sur les pieds et les épaules. Une des infirmières enroule l'alèze sale et la pousse sous le siège du malade, tandis qu'elle engage l'alèze propre. L'autre infirmière, placée en face, achève de rouler l'alèze sale, et déroule en l'étalant l'alèze propre, en ayant soin d'éviter la formation de

plis ; elle profite de ce changement pour saupoudrer de poudre
d'amidon ou de talc le dos et la région lombaire du malade, si
le décubitus dorsal doit être longtemps continué. Le changement
du drap de dessous est plus difficile que le changement d'alèze,
il se fera d'après le même système par l'enroulement du drap
sale pendant que le drap pro-
pre se déroule ; mais au lieu de
procéder par le côté du lit la
manœuvre commencera par l'extrémité sur laquelle repose la
tête.

Il faut éviter les *plis* aux
draps et les miettes de pain
dans le lit, rien n'est plus désagréable et même dangereux
dans certains cas, lorsque la
peau se trouve dans de mauvaises conditions de nutrition :
on pourrait voir survenir des
escarres.

Fig. 5. — Pupitre pour soulever la tête et
les épaules.

La position de repos dans un
lit est le décubitus dorsal, les jambes étendues. Cette position
sera souvent modifiée : par exemple, quand il existe de la gêne
respiratoire, on soulève le tronc en accumulant des oreillers sous
la tête et les épaules ou en employant un pupitre spécial (fig. 5) ;

Fig. 6. — Position d'une malade après une opération sur l'abdomen ou les organes
génito-urinaires. Les jambes sont attachées l'une à l'autre.

après les opérations abdominales, quand il est nécessaire d'obtenir le relâchement des muscles de l'abdomen, on glisse un
traversin sous les genoux de manière que ceux-ci soient pliés et
la cuisse fléchie sur le bassin (fig. 6).

En principe, la tête du lit doit toujours être un peu plus élevée que les pieds ; quand on veut faire de l'extension sur le membre inférieur, il faut élever les pieds du lit au moyen de quelques briques. Quand le malade doit reposer sur un plan rigide, on interpose une large planche entre le sommier et le matelas. Pour les malades en proie au délire, on se trouvera bien de glisser de chaque côté du lit, entre le matelas et le rebord du lit, une longue planche dont le but sera de prévenir les chutes. De même les

Fig. 7. — Matelas d'eau.

lits d'enfant ont sur les côtés une petite balustrade qui se rabat à volonté.

Quand un malade est très amaigri, qu'il est obligé de rester longtemps dans l'immobilité dorsale, que l'on craint l'apparition d'une escarre au niveau du sacrum, on cherchera à atténuer l'influence du poids du corps en changeant légèrement le malade de position, *toutes les trois heures,* en l'inclinant tantôt sur le côté droit, tantôt sur le côté gauche, ou en plaçant sous le siège un rond de caoutchouc gonflé d'air, ou un matelas d'eau (fig. 7). Le matelas d'eau est en caoutchouc et peut être rempli d'eau chaude ou d'eau froide ; soutenant également toutes les parties du corps qui repose sur lui, il empêche les douleurs vives du décubitus. Sauf des circonstances exceptionnelles on doit le remplir d'eau tiède. Une fois remplis, ces matelas acquièrent un poids considérable, aussi est-il prudent de les placer sur le lit avant de procéder à leur gonflement ou de les gonfler sur un drap qui servira à les placer.

Table de nuit. — Une très bonne table de nuit est la table du modèle des hôpitaux ; elle consiste en quatre piliers métalliques supportant deux ou trois plateaux superposés. Sur le plateau supérieur sont placés, verre, pot au lait, pot à tisane ; sur le plateau inférieur, l'urinal, le flacon aux canules, le crachoir.

Canard. — On donne vulgairement le nom de canards à des

tasses à bec, permettant de faire boire les malades couchés
sans que le liquide se déverse. On
peut se servir dans le même but d'un
verre muni d'un tube
aspirateur coudé.

Fig. 8. — Canard.

Fig. 9. — Verre avec aspirateur.

Crachoir. — Tout
crachoir doit être faci-
lement nettoyable ; il
sera toujours à moitié plein d'un liquide antiseptique. La solution
de soude à 10 pour 100 fluidifie les
crachats et les désinfecte.

Fig. 10. — Crachoirs pour table de nuit.

Urinal. — L'urinal est un vase de
verre dont le col est incliné pour permettre l'urination commode. Pour les
hommes on se sert en général de l'urinal représenté fig. 11, pour les
femmes on
emploie soit
l'urinal 12,
soit le bassin
ordinaire.

Fig. 11. — Urinal pour homme.   Fig. 12. — Urinal pour femme.

Bassin. —
Les bassins sont des vases aplatis, souvent munis d'un manche
servant à recevoir les excréments des malades incapables de se
lever. On doit faire usage, de préférence, du bassin en faïence
ou en tôle émaillée. Pour donner le bassin au malade, l'infirmière

Fig. 13. — Bassin pour garde-robe.   Fig. 14. — Bassin pour lavages.

glisse doucement le bassin sous le siège du malade tandis que
celui-ci se soulève ; on ne doit pas pousser ou tirer brusquement le
bassin, on pourrait par cette brusquerie déterminer l'apparition
d'escarres. Si le malade ne peut se soulever lui-même, une seconde

personne est nécessaire pour soulever le malade tandis que l'infirmière glisse le bassin. Il est important de nettoyer les malades après la défécation ; c'est à la garde-malade à rendre ce service. Dès que le malade est nettoyé, l'infirmière doit emporter le vase hors de la chambre et le nettoyer de *suite*. Si le médecin a prescrit de garder les matières, l'infirmière les conservera dans des vases soigneusement couverts.

Avant de passer le vase au malade, il est bon de le chauffer en mettant dedans un peu d'eau chaude. En laissant une certaine quantité d'eau dans le fond du bassin, on évite l'adhérence des matières ; le nettoyage est par là même facilité.

Avant de vider dans les lieux d'aisance, bassins, urinaux ou crachoirs, on ajoutera à leur contenu une certaine quantité d'une solution antiseptique, par exemple une solution de soude à 10 pour 100, cette solution ne dégage pas d'odeur, ou du crésylol sodique en solution forte, ou bien encore.

Chlorure de chaux	50 grammes	
Eau	1 000	—

On passera ensuite les bassins ou urinaux à l'eau bouillante.

Canules. — Les canules sont des tubes de verre, de forme variable, destinés aux lavages des cavités du corps. Les canules, dans l'intervalle de leur emploi, devront être placées dans une éprouvette remplie d'une solution de sublimé au millième.

Bouillotte. — Les bouillottes sont des récipients fermant hermétiquement et aptes à recevoir de l'eau chaude. On les place, une fois remplies, le long du corps du malade, ou au niveau des pieds. L'infirmière devra veiller attentivement à ne pas mettre une bouillotte d'eau chaude en contact immédiat avec les téguments d'un malade plongé dans le sommeil de l'anesthésie ou dans le coma. *Toute bouillotte devra être enveloppée de plusieurs couches de flanelle ou de toile* ; des *brûlures* sont trop souvent le résultat de ce manque de précautions. Après une opération les bouillottes seront toujours placées en dehors de la couverture.

Généralement le matin de bonne heure, les malades sont déprimés et leur température est basse : il est très important de changer les boules d'eau chaude vers 5 heures du matin.

SOINS JOURNALIERS A DONNER AUX MALADES

Quand un blessé est apporté dans un hôpital ou à son domicile, l'infirmière doit le faire déposer tout d'abord dans un fauteuil ou sur une chaise longue.

Une règle que l'infirmière doit observer est de ne pas importuner le malade par un interrogatoire indiscret et déplacé : le soin d'interroger le malade sera laissé au médecin. Par contre il sera bon de s'enquérir auprès des personnes qui ont amené le malade, du nom, du domicile du malade, des circonstances qui nécessitent son transfert à l'hôpital, des particularités de l'accident, s'il y a lieu.

Changement de linge. — Pendant qu'on prépare le lit, l'infirmière déshabille le malade. S'il s'agit d'un homme, on commence par lui enlever sa blouse ou sa veste, son gilet, en faisant glisser si on peut, en coupant ou en décousant s'il est nécessaire d'éviter des mouvements à l'un des membres supérieurs. Pour enlever la chemise on commence par sortir successivement les bras, on fait glisser ensuite la chemise de haut en bas sur le tronc, on la remplace ensuite par une chemise propre.

En cas de blessure, pour *déshabiller* on commence par le membre *sain* ; pour *habiller* on commence par le membre *malade*.

Quand on a terminé cette première partie du changement de linge, on passe aux régions inférieures du corps. Les chaussures devront être retirées sans brusquerie, le pantalon et le caleçon seront enlevés ensuite. S'il y a un traumatisme du membre inférieur, fracture par exemple de la jambe, pour éviter des mouvements douloureux au membre lésé, on ne devra pas hésiter à couper la chaussure et à découdre le pantalon. Au cours de ces manœuvres l'état des téguments du blessé, plaies, changement de volume ou de forme, l'état des vêtements, leur souillure, les traces de violence seront notés avec soin, et indiqués au médecin lors de son arrivée. Les vêtements aussitôt retirés seront portés sans retard hors de la chambre ou de la salle.

Si l'état ne paraît pas grave, s'il n'y a ni blessure, ni fracture, ni fréquence anormale du pouls, ni élévation de température, ni dyspnée, ni tendance à la syncope, on pourra donner au malade un *grand bain* et on ne le mettra au lit que lorsqu'il sera propre. S'il était impossible de donner un bain, on aura soin de laver le malade avec des linges humectés d'eau tiède et de savon, en insistant surtout sur le nettoyage des mains, des organes génitaux, de l'ombilic, des pieds, où l'on passera entre chaque orteil un linge pour enlever l'accumulation si fréquente des débris épidermiques. Il faut aussi penser au nettoyage de la tête, peigner les cheveux au peigne fin. Si la tête est très malpropre, on lavera d'abord les cheveux avec de l'eau chaude, de la soude et du savon, puis on les peignera au peigne fin. S'il y a des parasites, on enveloppera la tête avec une compresse trempée dans du vinaigre ou dans une solution de sublimé, ce bonnet sera laissé plusieurs heures ; après l'avoir enlevé, on passera de nouveau le peigne fin. Le malade déshabillé et propre sera revêtu d'une chemise propre chauffée si possible ; puis on le transportera dans son lit où on le placera dans le décubitus dorsal, un oreiller sous la tête et les jambes allongées.

Soins journaliers. — Tous les matins, l'infirmière doit laver le visage et les mains du malade, brosser et peigner les cheveux. Elle lui fera brosser les dents, ou si le malade est incapable de le faire lui-même, elle frottera les dents avec une compresse humide ou imprégnée de poudre dentifrice, en passant le doigt entre la joue et l'arcade dentaire.

Une excellente préparation de poudre dentifrice est la craie camphrée qu'on formule ainsi :

Craie préparée.. . . . . } àà 25 grammes
Camphre finement pulvérisé. . . . . . . }

Les lavages de la bouche doivent être pratiqués après chaque repas ; pour cela l'eau de Vichy est excellente ; quelques gouttes d'eau de Cologne dans l'eau constituent un très bon dentifrice.

Frictions. — Quand un malade reste constamment couché sur le dos il faut toujours craindre l'apparition d'escarres. L'humidité due à la transpiration facilite singulièrement l'apparition de ces accidents ; il est essentiel de tenir parfaitement sec le dos des malades ; pour cela, on pratiquera une friction de la région dorsale avec un linge rude imbibé d'alcool ou d'eau de Cologne.

On pourra ensuite poudrer le dos avec du talc ou de la poudre d'amidon. Ces frictions seront faites deux ou trois fois par jour.

PRÉCAUTIONS A PRENDRE EN CAS DE
MALADIES CONTAGIEUSES

Les découvertes de Pasteur nous ont appris que les maladies contagieuses sont produites par des microbes et se prennent surtout par contact direct ou indirect ; cette connaissance a permis d'organiser d'une façon efficace la lutte contre la contagion.

On tend trop, dans le public, à croire que la question de désinfection est *résolue* par les services de désinfection des municipalités. En réalité la désinfection de la chambre ou de l'appartement d'un malade après une maladie contagieuse est une question relativement peu importante. Ce qui importe ce sont les précautions prises *autour du malade*.

La première précaution est de ne laisser auprès du malade que les personnes strictement nécessaires à son traitement. Le médecin doit s'opposer de tout son pouvoir à ce qu'une commerçante, par exemple, soigne son enfant atteint de scarlatine sans cesser de veiller à son magasin et de servir la clientèle ; le fait n'est malheureusement pas exceptionnel.

Il est essentiel que tout médecin, toute infirmière soient pénétrés de la nécessité de prendre en cas de maladies contagieuses, une foule de précautions pour ne pas être eux-mêmes des agents propagateurs de la maladie.

Supposons par exemple, au cours de la maladie, un cas de *fièvre typhoïde* en ville. Les germes de la fièvre typhoïde ne se propagent pas par l'air ; il y a peu de chance qu'ils aillent se loger au plafond de la chambre du malade ; les germes de la fièvre typhoïde, les bacilles typhiques, se trouvent particulièrement dans les selles et les urines du malade. On éviterait la propagation de la fièvre typhoïde si on empêchait ces germes d'être transportés au dehors.

Propreté des malades. — L'infirmière devra veiller à la propreté des malades ; elle surveillera particulièrement les pieds, les organes génitaux ; elle surveillera la chevelure, la démêlera et la peignera dès qu'il sera possible. Les malades doivent avoir leurs mains *lavées avant et après chaque* repas. Il faut aussi procéder avec grand soin au nettoyage de la bouche après chaque repas ; cette *propreté de la bouche* est indispensable pour éviter un grand nombre de complications. La propreté la plus minutieuse des orifices naturels sera assurée par des lavages fréquents.

Destruction des insectes. — Il est indispensable de lutter contre les mouches, les puces, les punaises, agents possibles de transmission de la maladie. Le meilleur procédé pour détruire les mouches consiste à placer çà et là sur les meubles ou sur le plancher des soucoupes contenant un peu de lait additionné de 10 pour 100 de formol. Ce liquide leur plaît beaucoup et les empoisonne.

Propreté de l'entourage. — Les personnes chargées de visiter et de soigner les malades doivent d'abord éviter de s'infecter elles-mêmes et d'être les propagateurs des bacilles.

Pour éviter de souiller leurs vêtements les médecins comme les infirmières, doivent, en rentrant dans la chambre du malade, revêtir des habits de toile blanche sur lesquels on aperçoit facilement les taches et qui peuvent être facilement désinfectés.

L'infirmière ne mangera jamais dans la chambre du malade.

Il serait fort à désirer que le médecin quand il va toucher un typhique revête des *gants en caoutchouc* comme le chirurgien qui va inciser un abcès. En tous cas, après chaque visite, le médecin doit se laver soigneusement les mains. De même une bonne précaution pour le médecin serait de recouvrir ses souliers de ville avec des chaussures de caoutchouc qu'on pourra rapidement désinfecter en les essuyant avec un linge imbibé d'une solution d'eau de Javel à 1 pour 50.

Désinfection des excreta. — Les excrétions des typhiques étant extrêmement dangereuses, il importe donc de tuer les germes infectieux dans les selles et l'urine avant de s'en débarrasser. Dans les hôpitaux modernes pour maladies contagieuses on désinfecte les matières fécales en les incinérant.

Quand on n'a pas d'installation spéciale pour désinfecter les matières, il faut avant de les envoyer à l'égout les mettre en contact *prolongé* avec du lait de chaux ou du chlorure de chaux.

Pour préparer du lait de chaux on prend de la chaux de bonne qualité ; on la fait déliter en l'arrosant petit à petit avec moitié de son poids d'eau. Quand la délitescence est effectuée, on met la poudre dans un récipient soigneusement bouché et placé dans un endroit sec ; pour l'usage il suffit de la délayer dans le double de son volume d'eau, on obtient ainsi un lait de chaux qu'on peut conserver quelques jours, à condition de le maintenir dans un vase bien bouché. Pour désinfecter les selles, on versera dans le récipient une proportion de lait de chaux égale en volume à 10 pour 100.

Le chlorure de chaux se trouve dans le commerce sous forme d'une poudre blanche. La solution doit être fraîchement préparée. Pour cela on délaye 100 grammes de chlorure de chaux dans 1 200 grammes d'eau. On obtient ainsi une bouillie blanche qu'on laisse reposer une heure, puis que l'on jette sur un filtre ; on recueille alors un litre d'un liquide jaune verdâtre. Cette solution, même diluée au dixième, donne de très bons résultats pour la désinfection des locaux et des matières fécales (Martin).

On peut employer également la composition suivante :

Acide crésylique du commerce.. . . . . 3o cc.
Carbonate de soude. . . . . 10 gr.
Eau.. . . . . 96o —

On met dans le vase un volume égal à la moitié des matières.

Quel que soit le désinfectant choisi, il faut lui laisser le temps de bien pénétrer les matières, sans cela il serait sans action.

Pour les *urines* on conseille de mélanger aux liquides urinaires 1 pour 1 000 d'eau de Javel et en plus 1 pour 1 000 d'acide chlorhydrique, ou encore quantité suffisante de sublimé pour en faire une solution à 0,10 pour 100 ou de formol pour qu'il soit en proportion de 3 à 5 pour 100.

Désinfection des crachats. — On aura soin de mettre dans les crachoirs une solution de soude à 10 pour 100.

On peut encore employer les solutions suivantes :

De chlorure de zinc liquide à 45o. . . . . . 10 p. 100
Ou de lysol ou lusoforme.. . . . . 2 —
Ou de formol. . . . . 2 à 5 —

On peut de temps à autre faire bouillir les crachoirs dans de l'eau sodée ou carbonatée.

Désinfection des linges. — Les linges de corps ou de lit sont toujours plus ou moins souillés des excrétions ou des sécrétions du malade, aussi est-il indispensable de ne pas les envoyer directement à la blanchisserie, mais de les mettre dans un récipient fermé, d'où ils ne sortiront que pour aller à l'étuve municipale.

Il serait encore plus prudent d'agir comme à l'hôpital Pasteur où le linge provenant des malades infectieux est trempé immédiatement dans un récipient contenant une solution à 4 pour 100 du mélange suivant :

Crésyline à 50 p. 100. . . . . ⎫
Lessive de soude à 30 p. 100. . . . . . ⎬ àa parties égales
Savon noir à 20 p. 100.. . . . . . . ⎭

Le tout est porté à la température de 60° ou laissé à froid une demi-journée. Cette opération qui consiste à laisser tremper le linge quelques heures dans un liquide alcalin pour que les taches d'albumine se solubilisent est appelé essangeage. Le linge sera ensuite porté à l'appareil laveur qui détruit les spores et termine ce que l'essangeage n'aurait pas parfait. Il est inutile dans ce cas de passer le linge à l'étuve.

On pourrait encore plonger le linge dans une solution de formol à 40 gr. pour 1000, qui, à l'inverse des alcalis, agit en coagulant les taches d'albumine, ou dans une solution de carbonate de soude à 20 pour 100 pendant 3 heures. Le formol a l'inconvénient de rendre indélébiles les taches de sang.

Désinfection des vêtements. — Les vêtements ne pourront guère être placés dans des solutions désinfectantes ; en général, d'ailleurs, ils sont, les vêtements extérieurs surtout, moins souillés que le linge. Aussi la désinfection par la vapeur de formol leur est-elle parfaitement applicable, bien que le formol, on le sait, ne soit qu'un désinfectant de surface.

Pour cela, dans un local clos d'une contenance de 10 à 12 mètres cubes, on fera dégager des vapeurs de formol, soit par la pulvérisation d'une solution d'aldéhyde formique à 5 pour 100,

---

Les crésols, crésylols, crésyls, lysols sont des antiseptiques extraits des goudrons de houille ; ils sont peu solubles dans l'eau. Pour augmenter leur solubilité ou ajoute des alcalis.

soit par l'évaporation de 10 centimètres cubes d'aldéhyde formique ajoutés à 20 centimètres cubes d'eau par mètre cube de l'espace clos renfermant les vêtements. Le séjour dans cet espace clos doit être de 10 heures.

Désinfection des services de table. — Après chaque repas il faut recueillir les objets de table, cuillers, fourchettes, couteaux, verres, assiettes et soumettre le tout à l'ébullition pendant *un quart d'heure* dans une solution sodique. Après l'ébullition l'eau est envoyée à l'égout et remplacée par de l'eau propre pour rincer la vaisselle. On ne donnera donc au malade que des couteaux capables de supporter l'ébullition.

Désinfection de l'eau des bains. — On est souvent obligé de donner des bains aux malades atteints de fièvre typhoïde et d'autre maladie contagieuse. Avant d'envoyer l'eau du bain à l'égout on aura soin de désinfecter l'eau avec des crésyls ou avec du formol en ajoutant une quantité suffisante pour obtenir une solution au taux de 3 à 5 pour 100 ou avec du lait de chaux dans la proportion de 2 pour 100.

APRÈS LA MALADIE.

Désinfection des objets de literie. — Après la maladie il sera indispensable d'envoyer aux étuves à désinfection les objets de literie, matelas, traversins, oreillers, couvertures. L'étuve à vapeur sous pression est néfaste pour la laine, aussi emploie-t-on maintenant les étuves à formacétone qui peuvent être portées à une température de 80° et qui permettent de désinfecter la profondeur des matelas sans les détériorer.

Désinfection de la chambre. — Quand le malade aura quitté la chambre, on laissera les fenêtres ouvertes. Le soleil tue les microbes, il faut donc utiliser son concours en aérant et en éclairant largement les pièces.

On s'occupera ensuite de désinfecter la chambre, pour cela on lavera le parquet, les soubassements avec de l'eau de Javel à 1 pour 50 ou avec une solution de sublimé salée au millième.

Pour ce qui est literie en fer, tables de nuit en métal, on peut savonner d'abord, puis utiliser les solutions de lysol, lusoforme.

On fera bouillir les urinals, vases de nuits, crachoirs, dans une solution sodique.

On fera ensuite agir l'aldéhyde formique qui désinfectera en surface les meubles et les parois non lavables de la pièce.

Sans avoir recours à aucun appareil spécial, on peut pratiquer une désinfection à foyers multiples en utilisant la solution de formol du commerce d'après le procédé suivant (Lemoine).

On fait le mélange :

Formol du commerce à 40 o/o. . . . . 10 parties.
Eau.. . . . . 3 —

On compte 12 centimètres cubes environ de cette solution par mètre cube à désinfecter et on répartit le liquide dans des récipients placés sur des trépieds disséminés sur le plancher, dans la proportion d'un foyer par 80 mètres cubes. On clôt hermétiquement le local et, sous chaque récipient, on allume un foyer destiné à porter le liquide à l'ébullition jusqu'à évaporation complète. Il est prudent d'utiliser des vases métalliques très larges, de façon que la flamme du foyer ne lèche pas les bords, car la solution de formol du commerce renferme quelquefois de l'alcool méthylique qui pourrait s'enflammer et causer un incendie. Dans tous les cas, pour éviter ce danger, on mettra sur le récipient un couvercle portant à son centre une large ouverture et on placera les trépieds sur du sable si le sol est constitué par du plancher.

Il pourrait être utile d'associer à l'évaporation la pulvérisation de la solution de formol, dans tous les coins et placards, et *sur tous les objets particulièrement suspects* (taches des tapis, etc.). En certains cas mêmes, dans de petites pièces, la pulvérisation pourrait peut-être suffire à désinfecter, à la condition d'être faite très soigneusement.

On pourrait encore pulvériser, par mètre cube, 10 grammes de formol sur des draps suspendus en ligne à travers la pièce. Un drap de 1m,50 à 2 mètres retient environ 150 grammes de solution sans dégoutter. On peut, mieux encore, laisser évaporer des bandes de toile imprégnées de solution de formol et suspendues dans la pièce. La chambre doit être fermée hermétiquement et maintenue close au moins vingt-quatre heures. Ces méthodes sont limitées à des pièces ou à des appartements ne dépassant pas 100 mètres cubes au maximum.

La dose à employer doit toujours correspondre à 4 grammes d'aldéhyde formique par mètre cube.

La désinfection terminée, l'appartement est ouvert et aéré avec soin ; on peut neutraliser au besoin l'excès de formol par l'ammoniaque, en disposant ce dernier dans des plats ou des cuvettes à travers les chambres, à raison de 1 litre par 100 mètres cubes.

Le formol, germicide puissant, n'a presque aucune action insecticide.

*
* *

Nous avons pris comme exemple la fièvre typhoïde, les précautions que nous avons énumérées sont indiquées pour toutes les maladies contagieuses ; ce sont celles que l'on prend à l'hôpital Pasteur de Paris consacré à toutes les maladies contagieuses quelles qu'elles soient. Qu'il s'agisse de fièvre typhoïde ou de scarlatine, le grand principe est de désinfecter les sécrétions et les excrétions du malade et les objets qu'elles ont souillés ; tantôt, suivant telle ou telle maladie, on portera plus de soin à la désinfection des sécrétions nasales, tantôt plus d'attention à la désinfection des déjections intestinales, mais le principe est le même.

*
* *

Modes de contagion. — Si nous résumons le mode de contagion des infections les plus fréquentes et par suite les modes de désinfection qui sont nécessaires pour chacune d'elles, nous voyons qu'on peut les classer en deux groupes.

1° *Maladies dont le contage est contenu dans les matières fécales et les urines* : fièvre typhoïde (quelquefois crachats pneumo-typhoïdes), dysenterie, choléra et maladies cholériformes (vomissements).

Dans ces maladies, la désinfection logique doit consister essentiellement en la destruction des germes infectieux à leur sortie du corps, avant qu'ils aient eu la possibilité de contaminer le voisinage, les eaux ou les aliments. La désinfection portera donc avant tout sur les matières fécales et les urines. Elle doit atteindre en outre, tous les objets qui ont été souillés par excrétions, et spécialement les serviettes de toilette, draps de lit, linges, etc.

Le plancher ainsi que toutes les surfaces seront tenus propres
par de fréquents lavages avec les solutions antiseptiques con-
venables. La propreté de la peau et des orifices naturels du malade sera méticuleusement assurée par le lavage fréquent de sa
bouche et de ses lèvres avec des solutions antiseptiques faibles,
par le savonnage et le lavage de son corps à l'eau alcoolisée. Les
fesses et l'anus seront lavés avec des linges imbibés d'une solution de sublimé à 1/1000ᵉ qui, aussitôt après, seront placés dans
une solution germicide ou mieux brûlés. Enfin les mains de la
garde-malade ou des autres personnes qui sont en contact avec le
malade ou ses excrétions seront désinfectées d'une façon extrêmement soigneuse. On veillera spécialement à la désinfection des
mains des personnes qui préparent les aliments.

2° *Maladies dont le contage est contenu dans les produits bucco-
pharyngés et nasaux-bronchiques :*
Diphtérie (catarrhe nasal fréquent, sécrétions pharyngées). —
Grippe (produits d'expectoration). — Pneumonie et broncho-
pneumonie (crachats). — Peste pneumonique (crachats et sécrétions nasales). — Rougeole (sécrétions oculaires, buccales et
pharyngées). — Scarlatine (mucus pharyngé et nasal et fragments d'épiderme provenant des parties ayant pu être en contact
immédiat avec lui). — Coqueluche (produits d'expectoration). —
Oreillons (mucosités de la bouche et du nez). — Méningite
cérébro-spinale épidémique (mucosités buccales et nasales). —
Tuberculose pulmonaire (crachats secs et portions humides de
crachats projetés par la toux ; parfois, matières fécales et produits de suppuration).

Pour toutes ces maladies, les indications primordiales seront :
désinfecter les crachats, les linges, les ustensiles de table, diminuer, autant que possible, l'infection des cavités muco-pharyn-
gées par des lavages fréquents ; dès la guérison du malade, désinfecter la chambre et son contenu par lavage des murs et
planchers et action d'un gaz. De plus, toutes les personnes
approchant ces malades auront soin de désinfecter aussi soigneusement que possible leur gorge, leurs cavités nasales, leurs
mains, leurs vêtements, autant pour éviter d'être contagionnées
elles-mêmes que de contagionner à leur tour les personnes
qu'elles peuvent approcher (Desfosses et Lagane).

ALIMENTATION DES MALADES

L'infirmière doit s'occuper tout particulièrement de l'alimentation des malades alités. Elle se conformera strictement pour cela aux indications du médecin. En veillant à cette alimentation, l'infirmière notera d'une façon précise quel est l'appétit du malade, s'il mange avec plaisir ou avec répugnance, s'il rejette sa nourriture et ce qu'il en rejette, s'il souffre de nausées ou de malaises.

Une exquise propreté est essentielle dans le service ; le verre ou la tasse doit être très propre ; le pot de lait ou de limonade qu'on laisse à portée du malade doit toujours être couvert, pour préserver son contenu de la poussière. Dès que le malade a bu, la garde doit nettoyer le verre, et ne pas laisser, sur la table de nuit, un verre malpropre où viennent s'abreuver les mouches.

Quand il s'agit d'un malade qui prend de véritables repas, on mettra sur son lit un linge propre ; on apportera les aliments sur un plateau propre juste au moment de les servir ; les mets qui doivent être servi chauds seront particulièrement surveillés ; on aura donc soin de tout préparer, avant d'apporter les plats.

Dans la surveillance de l'alimentation, deux points principaux sont à surveiller : le défaut d'alimentation, l'excès d'alimentation.

Un malade affaibli, souvent, ne pense pas à prendre des aliments dont il ne sent pas le besoin, parfois même il est incapable de porter à ses lèvres un verre ou un bol. A l'infirmière incombe la tâche de penser pour le malade et de s'ingénier pour le faire boire et manger. Quand on fait manger un malade qui ne peut s'aider lui-même on doit donner la nourriture lentement en quantité facile à prendre ; on laisse avaler chaque morceau avant d'en offrir un autre. On protègera la chemise du malade par une serviette. Si le malade est dans le coma, ou dans la torpeur, et s'il ne desserre pas les dents, il faut introduire le bec d'un biberon entre les arcades dentaires et les joues et verser peu à peu ; les liquides pénétreront par la partie postérieure de l'arcade dentaire et pourront glisser dans le pharynx et l'œsophage. Il faut veiller à ce que la tête du patient ne penche ni d'un côté ni de l'autre, le liquide pourrait couler au coin de la bouche au lieu de descendre vers l'arrière-gorge. Dans certains cas on est obligé d'introduire une sonde en caoutchouc par l'une des narines et la pousser jusque dans le pharynx ou même jusque dans l'œsophage, on versera ensuite du lait et du bouillon (Voy. p. 49).

Un malade, qui peut ouvrir la bouche mais qui doit rester dans

Fig. 15. — Tablette facilitant les repas d'une malade assise dans son lit.

le décubitus horizontal, prendra ses aliments au moyen du biberon ou du canard. Il est bon de lui soulever légèrement la tête à ce moment. Les malades qui peuvent s'asseoir dans leur lit s'alimenteront plus aisément si on a soin de disposer sur leur lit une petite tablette portative où ils pourront poser leur assiette (fig. 15).

Un malade au début de sa convalescence, un enfant surtout ferait volontiers des excès d'alimentation : il doit être surveillé de très près. Cette surveillance sera faite d'ailleurs avec tact : beaucoup de malades n'aiment pas qu'on les regarde manger.

*
* *

Glace pour l'usage interne. — On ordonne parfois au malade de sucer de la glace ou d'avaler des petits fragments de glace pour combattre les nausées, les vomissements, pour arrêter une hémorragie de la bouche, de la gorge, de l'estomac et du poumon, pour enrayer une amygdalite. Pour arrêter les nausées, il faut que les fragments de glace soient avalés tout ronds.

La glace que l'on destine à l'usage interne doit être en petits fragments (Voir plus loin conservation et cassage de la glace). On les place souvent dans une soucoupe ce qui est défectueux, car la glace baigne alors dans l'eau et fond très rapidement; si l'on n'a pas de verres spéciaux, il est bon de placer les fragments de glace sur un morceau de flanelle tendu au-dessus d'un pot de confitures, placé lui-même dans une soucoupe.

*
* *

Tisanes. — Les tisanes sont des hydrolats médicamenteux, destinés à servir de boisson habituelle aux malades.

Elles peuvent être préparées avec la plupart des matières végétales employées en médecine. Ces matières doivent être choisies

avec soin, mondées des corps étrangers et, quand cela est nécessaire, convenablement divisées pour être plus facilement péné-
trées par le dissolvant. Pour la préparation des tisanes, on a
recours, selon la nature des substances qui entrent dans leur
composition, à la *solution*, à la *macération*, à *l'infusion* ou à la
décoction ; et il convient d'employer de l'eau distillée ou de l'eau
potable.

Les tisanes doivent être préparées au moment du besoin et
passées à travers un linge ou une passoire métallique fine ou
même quelquefois filtrées ; elles sont sucrées soit avec du miel,
soit, plus souvent encore, avec du sucre ou quelque sirop médicamenteux.

La tisane par solution est celle où la substance à employer est
soluble dans l'eau. Par exemple la tisane de gomme arabique
se prépare en mettant 20 grammes de gomme par litre d'eau.

On prépare de cette façon l'eau albumineuse, on bat 4 blancs
d'œufs, dans une petite quantité d'eau distillée, on ajoute le
reste du litre d'eau ; on passe, et on aromatise avec 10 grammes d'eau de fleur d'oranger.

La tisane par macération s'obtient en mettant en contact avec
de l'eau froide, la substance médicamenteuse, afin d'en isoler les
parties solubles. On prépare de cette façon, les tisanes amères de
gentiane, de quassia amara. On laisse macérer, pendant 4 heures,
5 grammes de ces substances par litre d'eau.

La tisane par infusion s'obtient en versant un liquide bouillant
sur les substances médicamenteuses, puis en laissant en contact
un temps plus ou moins long, c'est ainsi que l'on prépare le *thé*,
le *tilleul*.

On prépare, à la dose de 5 grammes par litre, les tisanes de
fleurs de bourrache, de feuilles d'orangers, etc. On prépare à la
dose de 10 grammes par litre les tisanes de houblon, de stig-
mate de maïs, de tilleul, de thé, de violette, etc.

TISANE DE CAMOMILLE : 3 fleurs pour une tasse à thé d'eau. Versez
l'eau bien bouillante sur les fleurs ; laissez infuser 4 à 5 minutes.

La tisane par décoction se prépare en faisant bouillir les substances actives pendant un temps plus ou moins long. Voici quelques exemples de tisanes fréquemment employées.

Tisane d'orge :

Orge perlé, lavé à l'eau froide..	20 grammes
Eau.	Q. S.

Faites bouillir l'orge dans une quantité d'eau suffisante jus-qu'à ce qu'il soit crevé et que le liquide soit réduit à un litre. Laissez reposer pendant quelques instants et passez à travers une étamine peu serrée.

Tisane de chiendent :

Racines de chiendent coupées.	20 grammes
Eau.	Q. S.

Faites bouillir le chiendent pendant une demi-heure dans la quantité d'eau nécessaire pour obtenir environ un litre de tisane. Passez.

Tisane d'oseille composée ou bouillon aux herbes :

Feuilles fraîches d'oseille..	40	grammes
— de laitue.	20	—
— de cerfeuil..	10	—
Sel marin.	2	—
Beurre frais..	5	—
Eau distillée.	1 000	—

Lavez les plantes : faites bouillir pendant une demi-heure à petit feu. Ajoutez le sel et le beurre. Passez.

Cette tisane se donne beaucoup après les purgatifs.

Tisane de légumes ou bouillon de légumes. — Le bouillon de légumes est très employé pour les nourrissons ou les enfants dyspeptiques. Voici une formule due à Méry :

Eau.	1	litre
Pommes de terre..	65	grammes
Carottes..	65	—
Navets.	25	—
Haricots et pois secs.	25	—

Faire cuire pendant 3 heures, et ajouter 5 grammes de sel, en ayant soin de ramener la quantité au litre. Passez ce bouillon.

Ensuite, ajoutez une cuillerée à café de farine de riz pour 100 grammes de bouillon, et laissez cuire un quart d'heure. La provision doit être renouvelée tous les jours, et conservée au frais.

Autre formule de tisane de céréales ou bouillon de légumes

(due à Comby). — Faire bouillir 3 heures dans 3 litres d'eau.

1 cuillerée à soupe (30 grammes de) :

Blé.. . . . . ⎫
Orge perlé. . . . . ⎪
Maïs concassé. . . . . ⎬ bruts ou décortiqués
Haricots secs.. . . . . ⎪
Pois secs. . . . . ⎪
Lentilles. . . . . ⎭

Vers la fin de la cuisson ajouter 5 grammes de sel. On passe ; il reste environ un litre de bouillon qu'on ne gardera pas plus de 24 heures.

*
* *

Limonades. — Une boisson excellente pour les malades est constituée par les limonades.

LIMONADE AU CITRON :

Citron. . . . . nº 1
Eau. . . . . 500 grammes
Sucre. . . . . 25 —

Couper le citron en tranches minces et en retirer les semences qui communiquent à la limonade une saveur amère. Presser et passer.

LIMONADE CITRIQUE :

Sirop d'acide citrique. . . . . 100 grammes
Eau distillée. . . . . 900 —

Mêlez.

LIMONADE VINEUSE. — La limonade vineuse est de la limonade citrique contenant 100 grammes de vin rouge par litre.

LIMONADE LACTIQUE :

Acide lactique officinal . . . . 10 grammes
Eau distillée. . . . . 890 —
Sirop simple. . . . . 100 —

Mêlez.

ORANGEADE :

Jus de deux oranges et d'un demi-citron.
Eau . . . . 500 grammes
Sucre. . . . . 25 —

Passez à travers un linge fin.

ADMINISTRATION BUCCALE DES MÉDICAMENTS

Certains malades, les enfants surtout, montrent parfois une grande résistance à l'absorption des médicaments. L'infirmière peut beaucoup pour vaincre cette résistance si elle a de l'adresse et du soin ; on voit souvent des enfants refuser une potion d'une personne et l'accepter d'une autre, parce que cette seconde personne sait présenter la potion d'une façon plus engageante. La manière d'administrer les médicaments a donc une grande importance. Il ne faut pas oublier en outre que la négligence ou l'étourderie peut avoir des conséquences fatales.

Principes généraux. — Les médicaments doivent être administrés avec exactitude, attention, ponctualité, habileté. L'infirmière doit se conformer strictement et scrupuleusement à l'ordonnance du médecin. Avant d'administrer un médicament, elle doit s'assurer, en *lisant l'étiquette*, qu'il s'agit bien du médicament à donner.

La façon d'administrer le médicament varie suivant le mode de préparation adopté, potion, gouttes, pilules, poudres, cachets.

Potion. — Pour verser une potion, l'infirmière doit : se munir d'une cuiller ou d'un verre absolument propre, *agiter* le flacon avant de s'en servir pour que le liquide soit bien homogène, ne verser le médicament dans le verre que si le malade est prêt à l'absorber, car si on attend, le dépôt se reforme au fond du verre.

Elle versera le liquide du côté opposé à l'étiquette de la bouteille pour éviter qu'une goutte de liquide ne vienne souiller l'étiquette voire même effacer l'inscription.

Après avoir versé, il faut *essuyer* la bouteille : rien n'est malpropre comme une bouteille de sirop, par exemple, sur laquelle le contenu a laissé de longues traînées gluantes. Une bouteille de médicaments doit toujours être tenue parfaitement *bouchée* pour éviter que l'odeur du médicament ne se répande dans l'atmosphère, ce qui pourrait être très désagréable.

Il ne faut jamais donner une potion d'un goût désagréable à un malade dont les lèvres, la bouche sont desséchées et prêtes à absorber le premier liquide offert ; si le malade se rince la bouche avant d'avaler le médicament, il en ressentira beaucoup moins l'âcreté. Si on doit verser un mélange effervescent, on prendra un verre assez large pour que la potion ne déborde pas.

Avant de donner la potion l'infirmière placera un mouchoir à portée de la main du malade pour qu'il puisse s'essuyer les lèvres après avoir bu. Si elle administre un vomitif; elle aura soin d'avoir un récipient à portée de la main en cas d'effet soudain.

ADMINISTRATION DES HUILES. — L'huile de ricin se prend plus facilement mélangée à l'eau-de-vie, au café ou au bouillon. Il faut mouiller le pourtour du verre avec le liquide choisi, en versant quelques gouttes au fond, ensuite verser l'huile, par-dessus verser à nouveau du liquide.

Gouttes. — Si le médicament doit être pris par gouttes, l'infirmière veillera à se servir d'un bon compte-gouttes. Les gouttes se versent généralement dans de l'eau, du vin, du thé; parfois on les verse sur un morceau de sucre. S'il s'agit d'éther, il ne faut pas compter les gouttes à proximité d'une flamme.

L'huile de croton est un purgatif très violent, très âcre, qui se prend à la dose d'une seule goutte; on l'administre dans une tasse de bouillon ou dans du beurre.

Pilules. — Les pilules sont souvent difficiles à faire avaler. Pour avaler une pilule certaines personnes la projettent sur la base de la langue, ce qui détermine un mouvement de déglutition réflexe; d'autres déposent la pilule sur le milieu de la langue et la font descendre avec une gorgée d'eau.

Poudres. — Les poudres se donnent dans une cuiller ou agitées dans de l'eau; si elles ont trop mauvais goût, il est préférable de les enfermer dans un pain azyme.

Cachets. — Pour faire avaler un cachet, on le dépose sur une cuiller remplie d'eau et on le présente au malade qui l'avale aisément avec la cuillerée d'eau.

APPLICATION DES AGENTS PHYSIQUES USUELS

Dans les soins habituels que l'on donne aux malades, on a souvent l'occasion d'appliquer certains agents physiques très simples; le froid et le chaud sont les plus usuels.

Sac de glace. — La vessie de caoutchouc remplie de glace s'applique très souvent, aussi bien au cours des maladies médicales qu'au cours des maladies chirurgicales. On utilise un sac de caoutchouc à large ouverture, fermant par un bouchon à vis. C'est ainsi qu'au cours des *maladies infectieuses,* et surtout au cours de la *fièvre typhoïde,* on recommande souvent d'appliquer sur la région du cœur une vessie de caoutchouc remplie de glace, avec une flanelle interposée. La glace précordiale abaisse la température du malade et constitue un modérateur très puissant du rythme cardiaque.

Le sac de glace sur le crâne s'emploie dans les *méningites aiguës,* le *rhumatisme cérébral,* la *congestion encéphalique.* Le sac de glace sur l'abdomen est classique dans le traitement de l'*appendicite,* des *péritonites aiguës,* des *annexites,* des *périmétrites.*

Fig. 16. — Sac à glace.

Le froid, agissant sans interruption sur une partie du corps, l'insensibilise à la façon d'un anesthésique, et finirait même par amener la gangrène ; aussi, il ne faut pas placer le sac de glace directement sur la peau, il faut toujours *interposer, entre le sac et la peau, un morceau de lint ou de flanelle* en double épaisseur qui empêchera la peau de geler et absorbera l'humidité condensée à la surface du sac. Il faudra même changer fréquemment cette flanelle, pour qu'elle soit sèche et remplisse bien son rôle.

CONSERVATION DE LA GLACE. — La glace doit se conserver en gros morceaux qu'on enveloppe de flanelle, qu'on laisse dans un endroit frais et qu'on divise seulement au moment de s'en servir.

CASSAGE DE LA GLACE. — Il faut en cassant la glace, éviter de faire du bruit; il faut prendre un instrument à pointe bien aiguisée, une grosse épingle de nourrice par exemple, et l'enfoncer dans le bloc de glace, on obtient ainsi très facilement la cassure.

DISPOSITION DES SACS DE GLACE. — Les sacs de glace doivent être remplis à moitié, pour ne pas être trop lourds. En cas de ballonnement abdominal extrême, on peut au début éviter l'impression pénible pour le malade du poids de la glace, en suspendant

la vessie à un cerceau, mais au bout de quelques heures, l'insensibilité relative de la paroi abdominale est obtenue par la glace
qui peut être appliquée directement. Pour empêcher le déplacement du sac de glace, on le maintient par un bandage de corps
peu serré.

RENOUVELLEMENT DE LA GLACE. — Les sacs de glace exigent beaucoup de surveillance. Si on ne les enlève pas dès que la glace est
fondue, l'application froide cessant, il se produira une réaction et
une action inverse de l'effet que l'on désire. Il faut donc mettre
à nouveau de la glace aussitôt que celle du sac sera fondue, en
général toutes les 3 heures.

Lotion froide. — La technique de la lotion froide est très
simple : le malade étant couché sur son lit, enveloppé de façon à
pouvoir mettre facilement et successivement à nu les membres
et le tronc, on promène sur l'une de ces parties une serviette ou
une éponge imbibée d'eau à 10-15°. On commence par le *bras*,
on passe à la *poitrine,* puis au *dos,* enfin, aux *membres inférieurs.*
Aussitôt après on essuie avec un linge sec. Le tout doit durer
4 à 5 minutes.

Ce procédé agit de deux façons : par soustraction de calorique,
il se produit donc une tendance à l'abaissement de la température corporelle ; et par action tonique sur le système nerveux
en général, grâce à l'excitation thermique de l'eau froide. Au
moment de l'essuyage, si l'on frictionne vigoureusement avec le
linge sec, on détermine une excitation mécanique des nerfs
cutanés, donc on accentue l'action tonique. On s'abstiendra de
cette pratique chez les individus trop irritables.

Les lotions froides s'emploient beaucoup dans les maladies
infectieuses, fébriles.

Drap mouillé froid. — On emploie l'enveloppement humide
froid avec grand succès comme antipyrétique dans les maladies
infectieuses aiguës. Pour l'appliquer, les draps du lit sont enlevés et deux couvertures de laine sont placées sous le malade.
Le malade est allongé, bras allongés, sur un drap mouillé dont
les bords viennent se croiser en avant sur la poitrine pour être
ramenés derrière le dos ; l'excédent par le bas du drap est rabattu
sur les pieds ; les couvertures de laine sont disposées de la même

façon et soigneusement bordées. Le malade peut rester ainsi, trente, cinquante minutes et même plus longtemps.

On aura soin, avant de commencer l'opération, de rafraîchir le front et la tête du patient avec de l'eau froide.

*
* *

Compresses chaudes. — Les compresses chaudes ont un grand nombre d'indications : placées au-devant de la trachée elles calment merveilleusement les accès de *faux croup* ; sur la poitrine dans les cas d'*affections pulmonaires* ou *pleurales,* elles soulagent les toux opiniâtres, atténuent ou font disparaître la dyspnée, facilitent l'expectoration ; appliquées sur l'abdomen ou la région rénale, elles sont très efficaces dans les cas de *coliques* (hépatiques, néphrétiques, utérines), dans les *troubles gastriques ou intestinaux.* On les emploie dans les *états inflammatoires chroniques* des organes abdomino-pelviens (annexites, paramétrites), pour hâter la résolution des exsudats.

Pour faire des compresses chaudes, on emploie soit de la gaze mousseline, soit de la flanelle, soit encore des couvertures amollies par l'usure. On trempe les compresses dans de l'eau aussi chaude que possible, on les tord à fond pour exprimer le liquide, on les détord rapidement, et on les applique sur le malade, en les recouvrant d'un imperméable. Pour plus de soin, on rentre les bords de l'imperméable en dedans, de façon que le caoutchouc enveloppe le tout ; et on met par-dessus l'imperméable un tissu sec, mauvais conducteur de la chaleur, flanelle, laine, pour que les compresses gardent leur chaleur le plus longtemps possible.

Pour être efficaces, les compresses chaudes seront changées de quart d'heure en quart d'heure ; on aura deux jeux de compresses, on prépare l'une avant d'enlever l'autre, de façon à ne pas découvrir le malade deux fois et ne pas le faire attendre.

COMPRESSES CHAUDES A LA CAMOMILLE OU AU PAVOT. — Certains médecins ordonnent quelquefois de tremper les compresses dans de l'eau de pavot ou de camomille.

Pour préparer l'eau de pavot, on prend 100 grammes de têtes de pavot bien sèches, on les casse en morceaux, on enlève les graines et on fait bouillir, pendant un quart d'heure, dans un litre et demi d'eau. Les eaux de camomille se préparent de la même façon en faisant bouillir des fleurs de camomille pendant 10 à 15 minutes.

Cataplasme de farine de lin. — Pour faire un cataplasme de farine de lin, il faut délayer la farine dans l'eau froide, de façon à faire une bouillie très claire, sans laisser de grumeau. On fait ensuite chauffer en remuant continuellement, pour éviter que la pâte ne s'attache au fond de la casserole ; on cesse quand la masse a pris une consistance convenable.

Après cuisson, la pâte est étendue bouillante sur un linge fin, une gaze mousseline, d'une dimension deux fois supérieure aux dimensions à donner au cataplasme ; on replie ensuite sur le cataplasme les bords de l'étoffe de façon à enfermer la pâte dans la mousseline, et à éviter qu'elle ne puisse s'échapper d'aucun côté.

C'est le côté où le linge n'est pas replié qui est appliqué sur la partie malade.

L'épaisseur d'un cataplasme doit être d'environ 12 millimètres : trop épais, les cataplasmes sont lourds ; trop minces, ils ne gardent pas la chaleur : il faut éviter ces deux extrêmes.

On roule ensuite le cataplasme ainsi préparé dans un morceau de taffetas gommé pour empêcher le refroidissement ; et on l'apporte ainsi dans la chambre du malade ; on l'applique sur la région à recouvrir, en ne laissant le taffetas qu'à la partie supérieure, pour conserver la chaleur le plus longtemps possible.

Un cataplasme doit être aussi chaud que le malade peut le supporter sans souffrance. On doit toujours faire le cataplasme à une température aussi élevée que possible, car les cataplasmes refroidissent très vite et n'ont toute leur action que s'ils sont très chauds.

Quand un cataplasme est destiné à servir d'excipient à un médicament actif, il faut ajouter celui-ci à la surface du cataplasme au moment de l'appliquer.

CATAPLASME SINAPISÉ. — Pour préparer un cataplasme sinapisé, il faut saupoudrer d'une couche plus ou moins épaisse de farine de moutarde la pâte d'un cataplasme de farine de lin ordinaire ; ou encore mélanger au moment de la préparation de ce dernier, moitié farine de moutarde à la farine de lin, pour cela il faut bien délayer d'abord la moutarde avec un peu d'eau froide, avant d'ajouter la farine de lin.

CATAPLASME LAUDANISÉ. — On versera sur la surface du cataplasme qui s'applique sur la peau 30 à 40 gouttes de laudanum.

*

* *

Les Bains. — Les bains jouent dans la thérapeutique journalière et dans l'hygiène un rôle extrêmement important.

Bains de propreté. — Le premier rôle du bain, le plus simple, est un rôle de propreté; dans beaucoup d'hôpitaux modernes, tout malade entrant est d'abord dirigé sur la salle de bains; pendant qu'il est baigné ses effets d'habillement sont envoyés à la stérilisation. Au sortir du bain, le malade revêt le costume hospitalier et est dirigé vers la salle de malades.

Le bain est le meilleur et le plus rapide moyen pour nettoyer un malade.

Le bain de propreté, le bain simple, se donne à la température de 28 à 34°; il doit être court, 10 à 15 minutes au maximum.

Avant de donner un bain à un nouveau malade, l'infirmière doit s'assurer que le malade n'a pas fait de véritable repas depuis 3 ou 4 heures, que le médecin n'a trouvé aucune contre-indication à ce bain. Elle recommandera au malade de se savonner dans le bain. On ne laissera pas sans surveillance un malade dans l'eau; certains malades affaiblis peuvent s'y évanouir et la syncope peut être mortelle.

*

* *

Les bains thérapeutiques s'emploient :
Froids (de 10° à 28°);
Tièdes (de 28° à 34°);
Chauds (de 34° à 38°);
Très chauds (de 38° à 41°).

Emploi du thermomètre. — Généralement les infirmières chargées de donner des bains apprécient la température en plongeant la main et le bras dans l'eau. Cette méthode (suffisante à la rigueur quand l'infirmière à une grande habitude des bains) est dénuée de toute valeur scientifique. On ne saurait trop recommander l'usage du thermomètre; il faut plonger complètement le thermomètre durant quelques secondes dans l'eau.

Maintien de la température. — Si le bain doit être d'assez longue durée, l'infirmière aura soin de constater de temps en temps si le bain est toujours à la température ordonnée, si l'eau se refroidit, elle ajoutera de l'eau chaude.

Le bain tiède (de 28° à 34°) a une action sédative sur le système nerveux, surtout si on le prolonge pendant une demi-heure ou une heure; on l'emploie dans l'insomnie nerveuse, dans les formes éréthiques de la neurasthénie et de l'hystérie, dans les douleurs internes diffuses des polynévrites, du tabes. Les grands bains tièdes ou chauds prolongés facilitent la déplétion de la vessie et le cathétérisme dans les rétrécissements de l'urètre.

Les dermatologistes emploient des bains tièdes très prolongés dans certains prurits.

Les aliénistes les emploient dans certaines psychoses.

Le bain très froid (bain de piscine) ne convient qu'aux personnes jeunes, le sujet se plonge tout d'un coup dans de l'eau à 10 ou 15° et s'y livre à des mouvements énergiques. La durée du bain ne doit pas dépasser une minute au maximum. Au premier moment, la peau devient pâle exsangue, puis elle rougit fortement. Au sortir du bain, on devra se frictionner vigoureusement et prendre de l'exercice.

Le bain très froid et très court possède une puissante action stimulante; il sera interdit aux personnes souffrantes d'une lésion organique du cœur, des poumons, aux personnes excitables.

Le bain froid reconnaît comme principale indication les maladies infectieuses, fébriles et, avant tout, la fièvre typhoïde. Le traitement de la fièvre typhoïde par le bain froid, ou *méthode de Brandt*, est devenu tout à fait classique.

La méthode de Brandt est la suivante : donner un bain à 20° et de 15 minutes de durée toutes les fois que la température rectale, prise régulièrement toutes les trois heures, atteint ou dépasse 39 degrés.

La baignoire doit être placée près du lit et suffisamment remplie d'eau pour que le malade en ait les épaules complètement couvertes.

Avant le bain, il est bon d'asperger la figure et le thorax du malade avec de l'eau plus froide que celle de la baignoire, afin de rendre le saisissement moins violent; puis le malade est plongé dans l'eau. Le premier bain nécessite de la part du médecin et de ses aides du sang-froid et de la patience, car le malade crie, se débat et veut sortir de l'eau ; il s'apaise néanmoins et acceptera plus ou moins facilement le second bain. Il est nécessaire de surveiller attentivement le malade afin de le sortir immédiatement de l'eau et de le ranimer s'il se produit une syncope.

Le malade doit boire, aussitôt après son entrée dans l'eau, quelques gorgées de limonade vineuse.

Pendant le bain, on verse lentement et d'une faible hauteur sur la nuque de l'eau plus froide que celle du bain (à 10 degrés) ; les affusions se font toutes les cinq minutes et durent, chacune, pendant deux minutes ; en outre, l'infirmière pratique des frictions sur tout le corps à l'exception de l'abdomen.

La durée totale du bain est de 15 minutes environ. Habituellement le frisson apparaît vers la dixième minute, on ne doit pas laisser ce frisson se prolonger au delà de 2 à 3 minutes ; le malade est alors retiré, porté dans son lit où il est étendu sur un drap sec.

Il ne faut pas « trop réchauffer » le fébricitant en accumulant couvertures, édredons et boules d'eau chaude ; puisque le bain est avant tout institué pour abaisser la température du patient. Après le bain, on donne à boire au patient une gorgée de grog chaud, de tisane chaude, de lait chaud.

Le bain froid dans la fièvre typhoïde est contre-indiqué quand le malade a plus de 40 ans, quand le malade présente des tendances à la syncope, des hémorragies intestinales, de la péritonite.

Presque toujours le bain est suivi de transpiration, de bien-être, d'un sommeil calme et d'un abaissement thermique.

On aura soin de changer l'eau de la baignoire si elle a été souillée par les déjections.

Bain progressivement refroidi.—Le bain froid suivant la méthode de Brandt est souvent mal accepté par le malade ou son entourage ; dans ce cas on peut avoir recours au bain progressivement refroidi. Le bain est préparé à 28° ; en deux à quatre minutes, on refroidit progressivement l'eau jusqu'à la température de 23, 22, 20 degrés.

Le bain chaud (et le bain très chaud) produit une très forte hyperémie de la peau, une dilatation paralytique des vaisseaux superficiels, une élévation de la température corporelle, une accélération du pouls jusqu'à 120 à 130 pulsations par minute.

On l'emploie dans les rhumatismes, les affections respiratoires aiguës surtout chez l'enfant (bronchite capillaire, broncho-pneumonie), dans les néphrites aiguës.

On ne doit pas donner de bains chauds et surtout très chauds aux individus à partir de 45 ans, c'est-à-dire à tous ceux qui, en raison de leur âge, sont soupçonnables de lésions cardio-vasculaires latentes.

Dans la broncho-pneumonie des enfants on recommande les bains chauds à 38°. L'enfant est laissé dans l'eau pendant 10 à 20 minutes, on place une compresse froide sur sa tête pendant toute la durée du bain et on lui fait boire de temps en temps un peu de grog ou de champagne étendu d'eau.

Bains sinapisés. — Les bains sinapisés agissent surtout par révulsion cutanée. Ils sont très employés chez les nouveau-nés én état de mort apparente, ou chez les tout jeunes enfants dans les cas de broncho-pneumonie avec cyanose et tendance au collapsus.

La moutarde sera mise dans un sac ou dans un nouet de linge, et plongée dans l'eau froide, on ajoutera ensuite l'eau tiède du bain. La quantité de moutarde est variable, on conseille généralement 50 grammes de farine de moutarde pour 25 litres d'eau.

La durée du bain sera de 10 à 15 minutes, on couvrira la baignoire avec une toile entourant bien le cou, afin d'empêcher que les vapeurs viennent irriter les muqueuses nasales ou oculaires. Au sortir du bain pour enlever les particules de moutarde adhérentes à la peau, on fera une affusion avec de l'eau tiède.

Bains alcalins. — Pour un bain de 250 à 300 litres d'eau, on ajoute 250 grammes de carbonate de soude.

Bains salés. — Les bains salés sont très employés chez les enfants scrofuleux, rachitiques; ce sont des succédanés des bains de mer.

Sel gris.	500 à 1 000 grammes
Eau.	20 à 60 litres

Bains d'amidon. — On prépare le bain d'amidon en délayant au préalable dans l'eau froide, 1 kilogramme d'amidon en poudre, on ajoute cet amidon délayé à l'eau du bain.

CHAPITRE II

OBSERVATION DU POULS

On donne le nom de pouls à la sensation de choc, de soulèvement, éprouvée par le doigt qui déprime une artère.

Le pouls est dû à la distension de l'artère par l'effet du choc du sang lancé par le cœur. La paroi du vaisseau se laisse distendre, puis revient aussitôt à son calibre normal en vertu de son élasticité.

Pour que le doigt puisse percevoir les caractères du pouls il faut que l'artère soit superficielle et qu'elle puisse être légèrement comprimée contre un plan osseux (artère radiale, à l'extrémité inférieure du radius ; faciale, au niveau du maxillaire inférieur ; temporale, en avant de l'oreille ; pédieuse, au niveau de la partie antérieure du tarse).

Variations du pouls. — La fréquence du pouls, chez l'adulte, est de 60 à 70 pulsations ; elle varie avec l'âge, le sexe. D'après une moyenne établie par Landois et citée par Mathias Duval, la fréquence du pouls aux différents âges est la suivante :

AGE	MOYENNE DE FRÉQUENCE du pouls.
1 an..	134 pulsations
3 —	108 —
7 —	90 —
11 —	80 —
20 —	69 —
30 —	70 —
60 —	75 —
80 —	80 —
82 —	95 —

La différence suivant les sexes serait :

AGE	HOMME	FEMME
20 à 25 ans.	69	77
25 à 30 —	71	72
30 à 50 —	70	74

La fréquence du pouls augmente après l'ingestion d'aliments, à la suite des exercices musculaires. A l'état normal, et à l'état pathologique également, le pouls est plus fréquent le soir que le matin.

Le pouls est dit *ralenti* quand le nombre des battements par minute est inférieur à la normale.

Le pouls est *fort* ou *faible* suivant que la distension de l'artère plus ou moins vigoureuse ; lorsque le pouls est très petit on dit qu'il est *filiforme*.

Le pouls est dit *irrégulier* quand les battements ne sont pas de la même force, les uns étant normaux, les autres à peine sensibles.

Le pouls est dit *intermittent* quand les battements sont séparés par des intervalles où le pouls n'est pas perceptible.

Le pouls est dit *dicrote* quand le battement est dédoublé, que le soulèvement de l'artère se fait en deux temps.

Exploration du pouls. — L'exploration du pouls peut être faite au moyen de la palpation digitale, au moyen du sphygmographe. Nous nous occuperons uniquement de la palpation digitale.

On peut examiner le pouls sur différentes artères : la temporale, la carotide, la crurale. On prend ordinairement le pouls sur l'artère radiale au niveau du poignet.

Le malade devra être immobile, assis ou couché, ou au moins au repos ; sa main sera légèrement fléchie. Le médecin applique les quatre derniers doigts de la main rapprochés sans effort les uns des autres sur le trajet de l'artère, le pouce venant s'appuyer sur la face dorsale du poignet. La pulpe des doigts étant ainsi appliquée parallèlement à l'artère, on comprime légèrement le vaisseau sur la face antérieure du radius. L'exploration ne doit pas être trop rapide ; elle doit durer au moins trente secondes et être reprise pour peu qu'on ait constaté quelque anomalie. Il est utile de répéter l'exploration du pouls à la fin de la visite médicale, car l'émotion morale produite par l'arrivée du médecin produit souvent une accélération marquée du pouls. On ne doit pas oublier que l'artère radiale peut présenter des anomalies congénitales qui pourraient induire en erreur, sur l'absence du pouls, sa force ou sa faiblesse ; on fera donc bien, quand on constate une particularité insolite, d'examiner comparativement l'artère du membre opposé pour contrôler les premières constatations ; dans quelques cas il est utile de comparer les battements artériels aux battements cardiaques.

Indications données par l'état du pouls. — En explorant le pouls, le médecin devra noter les diverses particularités que le pouls présente. Les variétés du pouls sont nombreuses ; elles sont déterminées :

Par la rapidité avec laquelle s'effectuent les battements artériels, pouls fréquent et pouls lent. On ne doit considérer chez l'adulte comme un pouls morbide que celui dont la fréquence dépasse 80 pulsations ou est inférieure à 5o.

Par la manière d'être et le rythme de ses battements : pouls inégal, pouls irrégulier, pouls intermittent, pouls fort et ample, pouls petit et faible.

Par l'exagération de certains caractères physiologiques : pouls dicrote et pouls paradoxal.

L'élève devra s'habituer à noter les diverses manières d'être du pouls et avertira le chef de service, lors de la visite, des observations qu'il aura pu faire.

Il marquera sur la feuille de température le nombre de pulsations observées le matin et le soir, à l'heure où l'on prend la température du malade. Il est d'usage de marquer le pouls au crayon rouge sur les feuilles de température.

La fréquence du pouls s'observe dans un très grand nombre d'états morbides, elle constitue un des symptômes de la fièvre. D'une manière générale, le degré de fréquence est en rapport avec le degré de température ; mais parfois cette marche parallèle de la courbe du pouls et de la courbe de la température ne se continue pas, il y a *dissociation*.

Le pouls en chirurgie. — L'étude du pouls en chirurgie a une importance capitale aussi bien pour le diagnostic que pour le pronostic, elle est plus importante que l'étude de la température.

Toute infirmière placée auprès d'un opéré devra surveiller soigneusement l'état du pouls. Immédiatement après l'opération, un pouls, qui devient rapidement petit, faible, fréquent, surtout s'il coïncide avec la pâleur de la face, une soif d'air, de la dyspnée, est un signe d'hémorragie, et la garde-malade qui le constate devra s'empresser de mander le chirurgien.

Après une laparotomie, les jours suivants, la fréquence et la petitesse du pouls, surtout si elles s'accompagnent d'intermittence, qu'elles coïncident ou non avec une élévation de température, doivent faire craindre l'apparition de la septicémie péritonéale. A partir de 125 et de 130, le pronostic devient grave. Le pouls filiforme est l'indice de la mort prochaine. Si le pouls est peu fréquent, même si la température est haute, le pronostic n'est pas mauvais.

Le pouls des infections générales graves est *petit, mou, dépressible, fréquent.*

Le pouls chez les enfants. — Quand, appelé auprès d'un enfant malade, le médecin arrive au moment du sommeil, il se trouvera bien de suivre le conseil donné par Rigal, de prendre le pouls sur la temporale ; avec un peu d'habitude et de douceur dans le tact, le médecin pourra constater l'état du pouls sans troubler le sommeil. Il obtiendra ainsi le nombre véritable de pulsations en évitant l'agitation du réveil brusque qui peut, pendant toute la durée de la visite, rendre l'exploration du pouls difficile et défectueuse.

Le pouls chez les enfants est variable sous l'influence de la moindre impression morale. Des enfants bien portants peuvent présenter un pouls irrégulier en force et en vitesse.

OBSERVATION DE LA TEMPÉRATURE

La fièvre est un des symptômes les plus importants à connaître pour le médecin et pour le chirurgien. La fièvre est caractérisée par une élévation de la température du corps ; pour la reconnaître et en apprécier les degrés le thermomètre est indispensable.

Thermomètre. — Pour les usages médicaux, le thermomètre communément employé est le thermomètre à mercure et à maxima.

C'est-à-dire un thermomètre à mercure dans lequel la portion
supérieure de la colonne mercurielle est séparée du reste du mercure par une petite bulle d'air. Cette portion de la colonne dé-
tachée se nomme index ; et, une fois qu'elle a été chassée par
l'ascension du mercure contenu dans la cuvette, elle reste fixe et
indique la température la plus élevée à laquelle le thermomètre
a été porté. Avant de faire usage du thermomètre, il faut avoir

Fig. 17. — Thermomètre à maxima.

soin de faire descendre l'index juste au-dessus de la cuvette. Pour
cela on saisit à pleine main le thermomètre à quelques centimètres de la boule, on lui imprime de haut en bas deux ou trois
secousses brusques comme pour faire claquer un fouet, ou bien
on frappe avec le talon de la main qui tient le thermomètre de
petits coups secs sur le talon de l'autre main.

Feuille de température. — La feuille de température est une
feuille quadrillée, spéciale, divisée au millimètre avec indication
spéciale des centimètres ; les temps sont marqués en abscisses,
c'est-à-dire sur une des lignes horizontales, et les degrés de
température sont marqués en ordonnées, c'est-à-dire sur une ligne
verticale.

En même temps que l'indication de la température, la feuille
porte les indications relatives à la fréquence du pouls et à la fréquence des mouvements respiratoires.

Manuel opératoire. — La température d'un malade peut être
prise dans l'aisselle, la bouche, le rectum ou le vagin. C'est surtout chez les enfants en bas âge et chez les vieillards qu'il est
utile de prendre la température rectale, car la température de la
peau est parfois fort différente de la température centrale.

Température axillaire. — En pratique ordinaire de clientèle
privée, on se contente généralement de prendre la température
axillaire. Avant de mettre le thermomètre dans l'aisselle, il faut
la débarrasser de tous les vêtements qui la cachent et l'essuyer
pour enlever l'humidité fréquente en cette région. Le réservoir
de l'instrument est placé dans le creux axillaire, immédiatement

en arrière du relief du pectoral qui forme son bord antérieur, on ramène le bras du malade et on croise l'avant-bras sur la poitrine. S'il s'agit d'un enfant ou d'un malade trop affaibli, l'infirmière devra maintenir elle-même le bras du patient appliqué contre la poitrine. Cette position devra être gardée pendant dix minutes.

Au bout de ce temps, on enlève le thermomètre, on note le

Fig. 18. — Feuille de température en usage à Paris. Sur la colonne de gauche sont indiqués la respiration R, le pouls P, la température T.

degré marqué par l'index de mercure et on marque ce degré sur la feuille de température.

TEMPÉRATURE DANS LE RECTUM. — Pour prendre la température dans le rectum, on procède exactement comme pour introduire une canule à lavement : on fait placer le malade sur le côté, la jambe de ce côté reposant sur le lit, allongée, l'autre jambe étant maintenue demi-fléchie. En lubréfiant le thermomètre d'huile, de glycérine ou de vaseline, on rend son introduction plus facile. De grandes précautions sont nécessaires quand le malade est

dans le délire : on fera tenir la fesse du malade par une autre
personne, et à la moindre tentative de mouvement brusque du
malade on devra retirer le thermomètre qui pourrait se briser
et blesser le rectum. La durée de l'application du thermomètre
dans le rectum sera beaucoup plus courte que pour la température
axillaire : cinq minutes sont suffisantes.

TEMPÉRATURE DANS LE VAGIN. — Le thermomètre sera placé dans
le vagin comme une canule à injection et sera laissé en place

Fig. 19. — Feuille de température en usage dans les hôpitaux d'Edimbourg. A gauche
on voit l'indication des degrés Fahrenheit, à droite l'indication des degrés centigrades.

cinq minutes également. On recommande de ne pas prendre la
température vaginale chez les jeunes filles vierges.

TEMPÉRATURE DANS LA BOUCHE. — On peut prendre également la
température buccale ; pour cela, on place dans la cavité buccale,
sous la langue, un thermomètre bien propre et on recommande
au malade de tenir les lèvres parfaitement fermées et de respirer
exclusivement par le nez. Trois minutes d'application sont en général suffisantes.

Très souvent, le malade prend lui-même sa température ; l'infirmière devra veiller cependant à ce que le thermomètre soit placé
bien régulièrement et devra vérifier l'ascension thermique. Dans

les milieux hospitaliers, cette surveillance doit être assez exacte ; certains individus cherchent à faire croire à une fièvre qui n'existe pas en provoquant artificiellement une ascension thermométrique.

La température devra être prise matin et soir à des heures fixes, de 7 à 9 heures du matin, de 5 à 6 heures le soir, par exemple.

Les chiffres recueillis sont pointés sur la feuille de température : on réunit par un trait chacun des points notés au point suivant, et on a ainsi une ligne brisée dont les ondulations traduisent graphiquement la marche générale de la température, c'est la courbe de température.

La température normale du corps est de 37°. Elle peut varier de 36°,5 à 37°,5. Elle varie aussi suivant les heures ; plus basse vers deux ou trois heures du matin ; elle est généralement plus élevée vers quatre ou cinq heures de l'après-midi.

Indications données par le thermomètre. — La fièvre est dite légère quand la température s'élève au-dessus de 37°,5 jusqu'à 38°,5, elle est modérée quand la température s'élève de 38°,5 à 39° ; elle est forte de 39° à 40°,5 ; très forte au-dessus de 40°,5. La température peut s'élever mais exceptionnellement à 42°, 43° et même 44°.

Après toute opération chirurgicale, l'infirmière doit prêter une attention extrême aux indications du thermomètre ; l'élévation de la température est l'indice d'une complication.

En médecine on distingue plusieurs types de fièvre ; voici les principaux :

La *fièvre continue* qui se maintient élevée pendant un temps plus ou moins long (comme dans la fièvre typhoïde par exemple).

La *fièvre intermittente* caractérisée par des élévations de température en accès entre lesquels l'apyrexie est complète (comme dans le paludisme).

La *fièvre rémittente* où la différence entre le maximum et le minimum de chaque jour est supérieure à 1 degré (tuberculose pulmonaire).

La température chez les enfants. — L'observation de la température chez les jeunes sujets est extrêmement importante ; le pouls étant très variable chez les enfants, la température seule peut donner des renseignements sur la présence ou l'absence de la fièvre.

La température de l'enfant au moment de sa naissance est supérieure à la température moyenne de l'adulte et en particulier supérieure à la température de la mère. Pour Roger la température de l'enfant au moment de sa naissance est de 37°,28.

La température du *nouveau-né s'abaisse sensiblement pendant la demi-heure qui suit la naissance,* cet abaissement serait d'autant plus marqué que l'enfant serait plus faible ; d'où le précepte de maintenir l'enfant chétif dans un milieu à température élevée et constante. Chez les enfants bien portants cette déperdition de chaleur n'est que momentanée et au bout d'une demi-heure ou d'une heure la température commence à se relever graduellement pour atteindre un chiffre normal qui serait légèrement supérieur à 37°.

L'enfant présente des variations thermométriques brusques sous l'influence de causes minimes telles que le travail de la dentition, une indigestion. Ces élévations brusques de température qui monte parfois jusqu'à 40°, alarment vivement les mères ; elles ne doivent pas en général inquiéter le médecin, c'est l'évolution ultérieure qui juge la question.

Chez les tout jeunes enfants on prend généralement la température rectale ; on maintient solidement l'enfant pendant tout le temps que le thermomètre est dans le rectum.

Asepsie du thermomètre. — Dans les services hospitaliers où les thermomètres servent à plusieurs malades, l'infirmière devra *nettoyer* avec soin et désinfecter avec une solution antiseptique forte l'instrument qui aura été placé dans le rectum ou le vagin. La transmission d'agents infectieux par le thermomètre est possible. Weil et Barjon ont vu, par exemple, dans un service d'enfants, un seul cas de vulvite blennorragique devenir le point de départ d'une série de 24 cas de vulvites analogues par suite de la contagion la plus évidente propagée par le thermomètre qui avait servi à prendre la température rectale des fillettes.

Vérification du thermomètre. — Il est souvent utile de vérifier le fonctionnement d'un thermomètre ; pour cela on le plongera dans une solution tiède en même temps qu'un autre thermomètre.

CHAPITRE III

LAVAGE DE LA BOUCHE

Les soins journaliers, les lavages de la bouche, ont une grande importance en médecine au cours des maladies infectieuses. Les soins minutieux de la bouche sont indispensables pour prévenir les infections buccales proprement dites (ulcérations, muguet), les infections salivaires (parotidites), les angines, les stomatites, etc., etc. Les soins de la bouche doivent être continués pendant la convalescence, particulièrement dans la diphtérie, les germes pouvant conserver plus ou moins longtemps leur virulence après la guérison et les sujets qui en sont porteurs pouvant ainsi transmettre la maladie.

En chirurgie, les lavages de la bouche ont une grande importance dans les cas de plaies de la langue, des gencives, du palais ou des joues, et à la suite des opérations sur la bouche.

Dans tous ces cas, la cicatrisation régulière de la plaie est sous la dépendance de la détersion mécanique par des lavages fréquents.

Les lavages ont surtout une action mécanique, l'addition de substances antiseptiques n'augmente pas sensiblement leur efficacité.

Pour les lèvres, les gencives, on débarrassera les muqueuses des fuliginosités à l'aide de tampons d'ouate imbibés d'eau de Vichy.

Les adultes, à moins d'être dans un état de faiblesse extrême ou d'inconscience, peuvent avoir recours aux *gargarismes*.

Dans les autres cas il faut avoir recours aux grands *lavages*.

Technique des lavages. — Pour pratiquer les grands lavages on se munit d'un bock à injections, d'une canule de verre ; dans le bock placé à 5o centimètres au-dessus du visage du patient, on verse de l'eau stérilisée tiède ou une solution boriquée, ou une solution très diluée d'eau oxygénée. Le malade est maintenu assis, la tête légèrement penchée en avant ; autour de son cou et au-devant de sa poitrine une serviette ou une alèze est placée ; un bassin est disposé sous le menton pour recueillir le liquide. On place la canule au niveau de l'orifice buccal, on engage le malade à respirer par le nez et à ouvrir la bouche. On dirige le jet de liquide sur la face interne des joues, le palais, la langue, suivant le point lésé. L'eau balaie le fond de la gorge et retombe dans le bassin. Quand un ou deux litres ont passé ainsi dans la bouche du patient, on essuie ses lèvres et son menton.

Le lavage doit être renouvelé souvent dans la journée et *après chaque repas*. Les fermentations intrabuccales se développent si rapidement que dans les opérations sur la bouche, nous recommandons des lavages toutes les demi-heures quand le malade est réveillé.

Lavage de la bouche chez l'enfant. — Le lavage de la bouche facile à faire chez un adulte, exige des précautions chez l'enfant toujours indocile ; voici sa technique d'après G. Lyon.

L'enfant est tenu sur les genoux d'un aide qui le maintient.

L'opérateur est assis en face de l'enfant, le bock étant disposé sur une table et élevé d'environ 5o centimètres au-dessus du niveau de la bouche. La canule est introduite directement entre les dents ou bien dans le vestibule de la bouche, pour faire parvenir le jet derrière les arcades dentaires, en cas de résistance de l'enfant. Le réflexe provoqué de cette façon fait ouvrir la bouche à l'enfant et on met à profit l'instant où il l'ouvre pour glisser la canule entre les dents. La tête de l'enfant doit être légèrement inclinée en avant et le jet doit être assez fort pour que le liquide ne soit pas dégluti et retombe dans une cuvette. On interrompt fréquemment le jet de façon à permettre à l'enfant de reprendre haleine et on a soin de diriger le jet à droite et à gauche sur les amygdales, sur le pharynx en évitant d'atteindre le palais ou le voile. La quantité d'eau nécessaire au lavage est de 1 litre à 1 litre et demi.

ÉVACUATION ET LAVAGE DE L'ESTOMAC

L'évacuation et le lavage de l'estomac se pratiquent aujourd'hui à l'aide d'un tube souple de caoutchouc rouge de 1^m,50 de longueur environ, dont il existe deux modèles principaux : le tube de Faucher et le tube de Debove. La paroi de ces tubes est assez épaisse pour que le tube puisse se couder sans que sa lumière s'efface. A ce tube est adapté un récipient en forme d'entonnoir.

Introduction du tube. — Les malades intelligents peuvent introduire le tube eux-mêmes.

Pour cela, le malade, assis, introduit dans son pharynx l'extrémité du tube, préalablement mouillé, et pousse le tube en faisant des mouvements de déglutition; le tube progresse, petit à petit, dans l'œsophage, et arrive

Fig. 20. — Tube pour le lavage de l'estomac.

dans l'estomac. Dès que le tube est arrivé à la marque faite à 50 centimètres de l'extrémité libre, en verse dans l'entonnoir une certaine quantité d'eau ; le liquide descend rapidement et, lorsque l'entonnoir est presque vide, on l'abaisse rapidement au-dessous du niveau de l'estomac ; on voit refluer le liquide, mélangé du contenu de l'estomac. Souvent, à ce moment, le malade éprouve des efforts de vomissements et rejette le liquide avec force.

Fréquemment, pour le premier lavage de l'estomac, le malade ne peut pratiquer lui-même l'introduction du tube. Voici comment il faut procéder:

Le malade est assis, une serviette ou une alèze entoure son cou et préserve ses vêtements ; la tête est penchée en avant et non pas rejetée en arrière. L'opérateur, placé en face de son malade, saisit de la main droite le tube de caoutchouc comme une plume à écrire, ordonne à son malade d'ouvrir la bouche, place l'index gauche sur la langue du malade. Le long de cet index gauche, l'extrémité de la sonde est poussée et arrive dans le pharynx. A ce moment le malade éprouve des envies de vomir. On lui recommande d'*avaler* et on continue à pousser la sonde, jusqu'à ce qu'elle soit arrivée dans l'estomac, ou plutôt jusqu'à ce qu'on soit arrivé au trait marqué sur le tube. Une fois la sonde introduite, on ordonne au malade de faire de grandes inspirations, et on peut procéder au lavage.

Quelquefois, chez certaines personnes, pour empêcher les efforts de vomissements, il est bon de badigeonner le fond de la gorge avec une solution de cocaïne. Un gargarisme au bromure de potassium (15 pour 300) remplit le même but, s'il est donné un quart d'heure avant le lavage.

Fig. 21. — Dispositif pour le lavage de l'estomac.

La *quantité de liquide* qu'il faut introduire en une fois, ne doit pas dépasser 500 grammes. La quantité de liquide qu'il faut faire passer dans l'estomac, pour obtenir un bon lavage, est extrêmement variable ; en général, 4 ou 5 litres sont suffisants. Le liquide sera froid.

Ce liquide sera de l'eau ordinaire ou additionnée d'une faible quantité de bicarbonate de soude, 3 ou 4 grammes par litre. L'eau de Vichy, naturelle, convient parfaitement pour ces lavages.

Faucher, dans son travail, insiste sur un des réflexes produits par le contact du tube dans le pharynx, c'est la sécrétion d'un flot de salive qui tend à s'écouler vers le larynx si le malade a la tête penchée en arrière, et alors, le malade, suffoquant, rejette le tube dans un effort de toux ; si, au contraire, la tête est penchée en avant, la salive coule le long du tube, et le tube est plus facilement introduit. Pour l'introduction du tube, il n'est pas indispensable que le malade soit assis, on peut pratiquer l'opération sur un malade couché, mais cette position est moins commode.

Indications. — Les indications du lavage de l'estomac sont multiples. En cas d'*empoisonnement* par voie gastrique, la première chose à faire est de pratiquer un lavage de l'estomac, il faut recourir à ce lavage, même si le malade est dans le coma.

Dans les *gastrites chroniques,* le lavage de l'estomac est souvent indiqué ; c'est un des modes de traitement de certaines *sténoses pyloriques* ; le lendemain d'une *gastro-entérostomie,* quand l'estomac ne se vide pas, il est souvent avantageux de vider l'estomac par le cathétérisme et de le laver ; toutes les *stases gastriques aiguës* relèvent de ce traitement. Après les opérations abdominales la *dilatation aiguë de l'estomac* est justiciable de ce traitement.

CATHÉTÉRISME DE L'ŒSOPHAGE
ET ALIMENTATION PAR LES FOSSES NASALES

Le cathétérisme de l'œsophage par les fosses nasales a pour but d'introduire, par cette voie, une sonde en gomme ou en caoutchouc durci jusque dans l'estomac, pour y déverser des liquides alimentaires. Le gavage par les fosses nasales est une idée très ancienne. Fabrice d'Aquapendente avait imaginé une canule pour introduire, par les narines, des bouillons, dans les cas où les dents serrées ne peuvent être écartées.

Indications. — Le cathétérisme de l'œsophage par les fosses nasales s'emploie surtout chez les aliénés qui refusent toute alimentation : c'est pour éviter l'ouverture forcée de la mâchoire, souvent difficile et dangereuse, qu'il est préférable, dans ces cas, de recourir à la voie nasale. On a recours également à cette voie,

chez les malades qui ont subi des opérations sur la bouche, telles
que : résection des maxillaires, suture du maxillaire inférieur,
ablation de la langue pour néoplasme, etc., etc. La constriction
des mâchoires, quelle qu'en soit la nature, peut amener à recourir à ce cathétérisme, qui est le procédé de choix dans tous les
cas où il faut alimenter un malade qui, pour une raison quelconque, ne peut ouvrir la bouche.

Sondes à employer. — La sonde œsophagienne, destinée à
être introduite par les fosses nasales, doit présenter plusieurs qualités : souplesse et flexibilité alliées à une certaine rigidité, dimensions appropriées : trop étroite, elle permettrait difficilement le
passage des liquides, trop volumineuse, elle ne franchirait pas les
fosses nasales ; les parois doivent être lisses ; l'extrémité inférieure présentera des ouvertures latérales ; l'extrémité supérieure
sera évasée pour permettre l'adaptation facile d'un entonnoir.

La longueur de la sonde est d'environ 90 centimètres, un diamètre commode est celui de 6 millimètres. Pour lubréfier la
sonde, il faut se procurer de l'huile d'olive aseptique.

Entonnoir. — Autrefois on se servait volontiers d'une seringue pour injecter le liquide dans la sonde ; il est plus simple
d'employer un entonnoir de verre de 500 grammes ou d'un litre
de capacité. On l'adaptera directement au pavillon de la sonde.

Liquides alimentaires. — Un adulte peut être suffisamment
nourri, à l'aide de deux cathétérismes par jour, introduisant
chaque fois un *litre de liquide* dans l'estomac. Comme le goût
n'entre pas en jeu, on n'a point à se préoccuper de la saveur du
mélange. On prend habituellement du lait et du bouillon auxquels on incorpore du chocolat, des jaunes d'œufs, voir même
une ou deux cuillerées d'huile de foie de morue. On peut y joindre
du vin ou quelques cuillerées de rhum ou de cognac. L'important
est que le mélange, tout en étant nourrissant, soit bien liquide,
bien homogène et ne contienne pas de grumeaux qui puissent
oblitérer les yeux de la sonde. Un des mélanges le plus souvent
employés est le suivant:

Lait.. . . . . 1 litre
Jaune d'œuf. . . . . n° 2
    N. s. a.
        Administrer deux fois par jour.

Le mélange du vin au lait produit des grumeaux.

Le liquide devra être administré à la température de 36° ou de 37°. Si le malade a des vomissements, il sera souvent utile de donner le liquide glacé.

Le régime alimentaire doit varier suivant les indications spéciales ; il n'y a aucun inconvénient à mélanger au liquide alimentaire les médicaments que l'on désire faire prendre au malade.

Bien que les aliments ne soient pas soumis à l'influence directe de la salive, ils sont, en général, très bien digérés.

Manuel opératoire. — Avant toute tentative d'introduction de la sonde, il est absolument indispensable de prendre les moyens d'assurer l'immobilité du malade. L'aliéné sera revêtu de la camisole de force, ses jambes seront ligotées, un aide spécial maintiendra la tête fortement entre ses mains ; si c'est un opéré sain d'esprit, l'aide pour maintenir la tête suffit, mais il est toujours nécessaire. Le malade sera assis ou couché, selon les préférences de chaque opérateur ; chacune de ses positions a ses avantages.

La route que doit parcourir la sonde est la suivante : introduite par une des narines, la sonde suivra le plancher des fosses nasales ; arrivée à la face postérieure du voile du palais, elle se coudera à angle droit pour suivre la paroi postérieure du pharynx et, après avoir évité l'orifice supérieur du larynx, grand écueil, elle descendra d'elle-même dans l'œsophage.

Avant l'opération, il est utile d'assouplir entre ses doigts l'extrémité terminale de la sonde, de l'arquer légèrement pour que, en arrivant au contact de la paroi postérieure du pharynx, elle se recourbe plus facilement. La sonde sera lubréfiée avec de l'huile dans toute son étendue.

Ces préparatifs faits, on prend la sonde légèrement entre le pouce et l'index, on l'introduit dans une des narines et on la fait glisser sur le plancher des fosses nasales. Si du côté choisi il existe un rétrécissement congénital ou une déviation de la cloison, et que la sonde éprouve des difficultés, il faut s'adresser à la narine du côté opposé. En général, la sonde pénètre très facilement et vient buter contre la paroi postérieure du pharynx ; poussée doucement mais avec insistance, elle doit se recour-

ber à angle droit et descendre ; la courbure que l'on a donnée
à l'extrémité de la sonde facilite cette descente. Si le malade est
conscient, il faut lui dire d'avaler sa salive ; les mouvements de
déglutition facilitent la progression de la sonde qui, ordinairement, descend d'elle-même dans l'œsophage, sans occasionner de
nausées.

La sonde une fois introduite dans toute sa longueur, on verse
doucement le liquide alimentaire dans l'entonnoir, que l'on vient
d'adapter au pavillon de la sonde. Le liquide descend par son
propre poids. Quand tout a passé et bien complètement passé, il
faut avoir soin de fermer le pavillon de la sonde avec le pouce
pendant qu'on la retire. Si le pavillon de la sonde restait ouvert,
le liquide contenu encore dans la sonde s'écoulerait peu à peu
et pourrait pénétrer dans le larynx.

Accidents et complications. — On peut se trouver en présence de malades récalcitrants, on peut avoir à lutter contre
des obstacles.

La traversée des fosses nasales est facile. Le seul accident à
craindre c'est l'épistaxis occasionné par des déchirures de la
muqueuse ou des cornets ; cet épistaxis n'est presque jamais
important.

Le temps difficile est le second temps. La sonde, arrivée au
niveau du pharynx, butte contre la paroi postérieure et n'avance
plus ; que faire ? insister d'abord avec douceur, éviter la violence,
retirer la sonde et la recourber davantage avant de la réintro-
duire. La patience triomphe de cet obstacle ; la sonde descend,
arrive au niveau de l'orifice supérieur du larynx. Le malade a des
nausées, lutte, fait des efforts et réussit parfois à amener la sonde
dans sa bouche et à la couper avec ses dents. Dès qu'on s'aperçoit que la sonde vient dans la cavité buccale il faut la retirer.

Le grand danger, c'est *l'introduction de la sonde dans les voies
aériennes* ; ordinairement on se rend compte tout de suite de l'erreur : le malade qui vociférait devient tout de suite aphone et
prend une teinte asphyxique. Il suffit alors de retirer la sonde de
quelques centimètres et de faire une seconde tentative pour trouver la bonne voie. Quand on se trouve en présence d'un malade
comateux ou dont la région pharyngo-laryngée est anesthésique,
il peut se faire que la sonde pénètre dans la trachée sans qu'on

en soit averti. Il faut donc, dans tous les cas, s'assurer, avant de verser le liquide, que la sonde n'est pas dans la trachée mais bien dans l'œsophage. Si le malade crie ou cause nettement, aucun doute à avoir ; dans le cas de mutisme, on s'apercevra que la sonde est dans la trachée à ce qu'il s'en échappe de l'air pendant les mouvements d'expiration ; le passage de l'air dans la sonde produit un bruit caractéristique. La sonde dans l'œsophage peut donner passage à quelques gaz, mais leur issue est irrégulière et ces gaz sont odorants. Pour plus de sûreté, en cas de doute, on peut recourir à de petits moyens : fermer avec le doigt le pavillon de la sonde, et le malade, complètement privé d'air, devient asphyxique ; injecter quelques gouttes d'eau qui provoqueraient la toux si elles descendaient dans le larynx.

La *crainte de l'introduction de la sonde dans la trachée* a fait imaginer plusieurs instruments : sonde à double mandrin de Baillarger, sonde à mandrin articulé de Blanche, sonde à double mandrin de Farabeuf, etc., etc. En certains cas difficiles, ces procédés particuliers peuvent rendre de réels services, mais on n'a généralement pas ces instruments à sa disposition. Il est certain qu'avec de la patience on réussit, dans la presque totalité des cas, à faire le cathétérisme de l'œsophage avec une simple sonde.

Un accident possible est la *perforation du pharynx* complète ou incomplète, déterminant un phlegmon du tissu cellulaire du cou ou du médiastin.

Le cathétérisme est très peu douloureux, le passage de la sonde détermine des nausées désagréables plutôt que de véritables souffrances. L'alimentation par les fosses nasales est bien supportée et peut être continuée sans inconvénient pendant plusieurs semaines, même pendant plusieurs mois.

Chez les opérés on continuera cette alimentation jusqu'à cicatrisation complète de la plaie. Chez les aliénés, il est rare qu'au bout de quelque temps les conceptions morbides ne changent point ; comprenant l'inutilité de leurs efforts pour éviter l'alimentation forcée, les aliénés soumis à cette alimentation se remettent d'eux-mêmes à l'alimentation spontanée.

GAVAGE DES NOUVEAU-NÉS

Le gavage est quelquefois indispensable chez les enfants

atteints de faiblesse congénitale et dans certains cas de bec de lièvre compliqués. Dans ces cas on nourrira l'enfant en déversant du lait directement dans son estomac à l'aide d'une sonde de Nélaton n° 14 ou 16 de la filière Charrière ; à cette sonde on adaptera un petit entonnoir en verre, ou mieux un récipient spécial gradué. La sonde et l'entonnoir doivent être fréquemment bouillis.

Fig. 22. — Appareil à gavage pour nouveau-nés.

La sonde humectée de lait est introduite jusqu'à la base de la langue ; l'enfant fait des mouvements instinctifs de déglutition, on pousse doucement la sonde et quand elle a pénétré de 15 centimètres y compris la traversée de la bouche, on verse le lait dans l'entonnoir. Le liquide pénètre directement dans l'estomac. Quand la quantité de lait suffisante a pénétré, on retire vivement la sonde ; si on la retirait lentement, le liquide alimentaire suivrait et serait rejeté.

Pour la quantité de lait, on se conformera aux indications générales de l'alimentation des nouveau-nés. Pour un enfant très petit, né loin du terme de la grossesse, atteint de faiblesse congénitale, Tarnier conseille 8 grammes de lait toutes les heures.

CHAPITRE IV

LAVEMENT

Le lavement, introduction de liquide dans le rectum, est une manœuvre que l'infirmière aura très souvent à pratiquer.

Instrumentation. — Les seringues à lavement dont on se servait jadis ont été abandonnées; l'irrigateur Eguisier est de moins en moins employé aujourd'hui. Le meilleur appareil, celui que l'on emploie de plus en plus pour donner un lavement, est le bock à injection ou la cloche Tarnier; à ces récipients on adapte un tube de caoutchouc muni d'une canule de verre ou de caoutchouc. Un robinet ou un interrupteur placé sur le trajet du tube de caoutchouc permet d'interrompre à volonté le courant d'eau. Le lit devra être, si possible, garni d'une toile cirée ou d'une alèze. On mettra dans le récipient de 250 à 500 grammes d'eau tiède.

Fig. 23.
Cloche Tarnier.

Moment propice. — Les lavements peuvent être administrés à toutes les heures du jour; il est préférable néanmoins, sauf les cas d'urgence, de les administrer deux ou trois heures après le repas, afin de ne pas troubler le travail de l'estomac.

Position du malade. — Pour donner un lavement à un malade, il faut faire coucher le patient sur le côté droit du corps, le bassin un peu plus élevé que le tronc, le tronc légèrement fléchi sur le bassin pour relâcher les muscles abdominaux.

Le décubitus latéral droit est la position classique; on peut néanmoins prendre un lavement en étant dans le décubitus latéral gauche. Très souvent, dans les hôpitaux de Paris, les infirmières administrent les lavements aux malades couchés sur le dos.

Manuel opératoire. — La canule préalablement enduite d'un corps gras (huile, vaseline, axonge, graisse) sera introduite dans l'anus dans la direction d'une flèche allant de l'*orifice anal à l'ombilic*, sur une longueur de 2 à 3 centimètres, puis elle sera poussée en arrière pour suivre la courbure rectale ; son introduction sera arrêtée quand 6 ou 7 centimètres auront pénétré dans le rectum.

Il est essentiel de conduire la canule au-dessus des sphincters ;

Fig. 24. — Direction à donner aux canules à lavement.

sans cela le liquide, au lieu de pénétrer dans le rectum, se répandrait sur le lit.

L'introduction de la canule doit être faite sans violence, dans la crainte de déchirer l'intestin et de déterminer des accidents graves.

La canule étant bien placée, on desserre la pince qui comprime le caoutchouc et on soulève le bock à 40 centimètres du plan du lit ; quand une partie du liquide a pénétré, on donne une élévation de 60 à 80 centimètres ou même de un mètre au-dessus du lit. Lorsque l'écoulement du liquide est terminé, le patient reste quelques secondes immobile et contracte autant que possible son sphincter.

Quand le malade aura des lésions du gros intestin, épithélioma, rétrécissement, il sera prudent, le plus souvent, de munir l'extrémité de la canule d'une grosse sonde de caoutchouc rouge n°s 17 et 18, ou bien de prendre une canule en gomme élastique ; le caoutchouc sera incapable de nuire aux parois rectales.

Lavement évacuant. — Le lavement de 500 grammes d'eau tiède est le lavement simple, le lavement évacuant.

Les lavements évacuants sont surtout indiqués quand l'absence de selles ne dépend pas tant d'un défaut d'activité de la partie supérieure du canal intestinal que d'un état atonique du rectum.

En ce cas, l'addition de glycérine, par l'action

Fig. 25. — Technique du lavement.
La malade est couchée sur le côté droit, le siège relevé par un coussin, les cuisses fléchies sur le tronc ; la main gauche de l'infirmière écarte la fesse supérieure, la main droite enfonce la canule dans la direction indiquée.

excitante qu'elle exerce sur la muqueuse rectale, avec le réflexe expulsif qu'elle détermine, est tout à fait recommandable. On peut introduire la glycérine en solution dans l'eau (2 à 3 cuillerées de glycérine pour 500 grammes d'eau), ou pure à la dose de 5 grammes avec une petite seringue, mais alors le suppositoire est préférable.

Un bon lavement évacuant est le lavement d'huile de ricin, soit 30 grammes d'huile de ricin émulsionnés dans de l'eau savonneuse, ou encore dans une décoction faible d'amidon.

Lavements purgatifs. — Quand il est à craindre que par suite d'intolérance stomacale, un malade ne puisse conserver un purgatif administré par la bouche,

Fig. 26. — Canule à lavement.

quand on craint d'irriter la partie supérieure du tube digestif ou qu'on veut exercer une action plus spécialement dérivatrice sur la portion terminale de l'intestin, — on remplacera le purgatif par un lavement purgatif.

Si l'on recherche une *action simplement laxative* on pourra employer la formule :

> Feuilles de séné.. . . . . } ăă 10 grammes
> Sulfate de soude.. . . . .
> Décoction émolliente. . . . . 500 —
> 　　F. S., passez, exprimez, à prendre en lavement et à garder.

ou encore :

> Miel de mercuriale. . . . . 3o à 6o grammes
> Eau de guimauve.. . . . . 400 grammes
> 　　F. S., pour un lavement.

Si l'on veut obtenir une *action purgative* on doublera ou triplera la dose de sulfate de soude :

> Feuilles de séné.. . . . . 10 grammes
> Sulfate de soude.. . . . . 3o —
> Décoction de guimauve. . . . . . . 3oo —
> 　　F. S., passez, exprimez, pour un lavement purgatif.

Lavement d'huile. — Les lavements d'huile étaient déjà recommandés par Solenander en 1609, comme traitement de la constipation habituelle ; ils sont encore classiques de nos jours.

L'appareil employé pour ces lavements est un bock métallique à parois assez minces pour que l'huile puisse facilement y être chauffée au bain-marie, l'orifice de la sonde sera plus large que celui des canules ordinaires.

Fig. 27. — Bock pour donner un lavement d'huile.

L'huile sera de l'huile d'olive : 25o grammes d'huile suffisent pour un adulte, 6o à 8o grammes pour un enfant.

Le malade peut se donner un lavement à lui-même sans aide,

Pour cela il mettra dans le bock le quantité d'huile nécessaire, puis il placera le récipient dans un bassin d'eau chaude jusqu'à ce que l'huile devienne tiède.

Il fixera le bock à un crochet à 75 centimètres au-dessus du plan du lit. Il n'aura plus qu'à se coucher sur le côté; de la main droite il introduira la sonde anale et ouvrira le fermoir; lorsque l'huile sera écoulée, il rabaissera le fermoir et enlèvera la canule. Le lavement d'huile doit toujours être pris le soir; cette huile sera gardée dans le rectum le plus longtemps possible; l'intestin n'entrera souvent pas en action avant le matin suivant.

Les bons effets d'une injection rectale d'huile d'olive persistent ordinairement plusieurs jours.

Lavements alimentaires. — Le rôle des lavements alimentaires est basé sur le pouvoir absorbant du gros intestin; le gros intestin absorbe l'eau, les sels, les vins, l'alcool, probablement les peptones.

Le gros intestin n'a pas de pouvoir digestif; les matières albuminoïdes qui y sont introduites s'y putréfient sans être digérées.

Il faut donc : ou bien introduire des substances immédiatement assimilables (peptones liquides, graisses émulsionnées), ou bien des lavements renfermant avec la substance nutritive choisie le ferment modificateur (pepsine, pancréatine). On devra du reste savoir que quelque parfaite que soit l'alimentation rectale elle est toujours déficitaire, que la perte de poids plus ou moins tardive est pourtant fatale et qu'en conséquence *les lavements alimentaires ne peuvent constituer qu'un mode d'alimentation supplémentaire et temporaire.*

Les lavements alimentaires sont indiqués dans les cas de rétrécissement de l'œsophage et du pylore, dans les cas d'ulcère de l'estomac. Les chirurgiens les utilisent à la suite des interventions portant sur l'estomac, l'œsophage, la première portion de l'intestin grêle (résections stomacales, pylorectomie, entéro-anastomose).

A côté des lavements alimentaires il faut citer les lavements de vin, fort en honneur autrefois; on administrait 150 à 250 grammes de vin rouge dans les cas de syncope, de faiblesse post hémorragique, dans les états cachexiques.

Une condition importante que doit réaliser un lavement alimentaire, c'est le petit volume. En général, il ne faut pas administrer plus de 200 à 250 grammes de liquide.

Un lavement simple à l'eau tiède, purement évacuateur, précédera le lavement alimentaire, ce lavement préalable débarrassant l'intestin des matières qui peuvent y séjourner, facilitera la tolérance et l'absorption rectales.

Il est nécessaire de porter les lavements nutritifs le plus haut possible; on y parvient à l'aide d'une sonde molle introduite à 30 centimètres de profondeur.

Dujardin-Beaumetz préconise le lavement suivant : dans un verre de lait additionné d'un jaune d'œuf, on met deux cuillerées à dessert de peptone solide ou bien deux cuillerées à soupe de peptone liquide, puis cinq gouttes de laudanum et enfin 0,50 de bicarbonate de soude.

On peut employer la formule suivante :

Lait. . . . . $\Big\}$ àà 50 grammes
Bouillon.. . . . .
Rhum. 30   —
Jaune d'œuf. . . . . n° I
Peptone.. . . . . 5 grammes

Lavements médicamenteux. — Ce n'est qu'à une époque relativement récente que l'on mit en pratique la propriété, dès longtemps reconnue, du gros intestin d'absorber les substances médicamenteuses.

Beaucoup de lavements médicamenteux, jadis fort en usage, sont aujourd'hui délaissés.

Par contre, certaines médications, la médication arsenicale par exemple, bénéficient toujours de la méthode intestinale.

Parmi les lavements médicamenteux, les uns sont beaucoup plus des lavages, des pansements, que des lavements proprement dits et se proposent pour but une action modificatrice locale bien plus qu'une action générale; les autres, au contraire, mettant à profit les propriétés absorbantes de la muqueuse rectale, cherchent à réaliser l'administration par voie rectale de substances médicamenteuses vraies.

Au premier groupe appartiennent par exemple les lavements astringents, les lavements antiseptiques, les lavements anthelminthiques,

Pour les *lavements astringents* on pourra formuler :

Extrait de ratanhia..	2 à 5 grammes
Décocté de guimauve.	100 grammes

Dans les dysenteries et les diarrhées rebelles, on a prescrit parfois de *grands lavements antiseptiques* de un demi-litre et plus d'une solution de sulfate de zinc, de sulfate de cuivre, voire de nitrate d'argent ou de permanganate de potasse ; il faut commencer par des solutions très faibles (sulfate de zinc, sulfate de cuivre 1/500, permanganate 1/10000), et n'en augmenter que lentement et progressivement la richesse.

Un bon *lavement anthelminthique* de la médecine infantile est le suivant quasi classique :

Mousse de Corse..	12 grammes
Eau..	300 centimètres cubes

Faire bouillir dix minutes et ajouter :
Huile de ricin..	30 grammes

Comme exemples de *lavements médicamenteux proprement dits,* nous citerons les plus employés : les lavements laudanisés d'un usage si fréquent dans les diarrhées rebelles, les douleurs vésicales et péri-vésicales, et surtout dans les menaces d'avortement, les lavements de chloral dans les insomnies rebelles avec estomac irritable, les lavements d'antipyrine.

On formulera par exemple :

Laudanum de Sydenham..	I à XX g. suiv. l'âge
Amidon..	10 grammes
Eau tiède.	100 —

F. S., pour un lavement à garder.

Antipyrine..	2 grammes
Jaune d'œuf.	n° I
Eau tiède.	120 grammes

Les *lavements carminatifs* se rapprochent dans une certaine mesure des lavements précédents ; ils peuvent être d'un grand secours dans les cas de distension abdominale par des gaz. On peut employer le lavement d'assa-fœtida qu'on peut formuler :

Teinture d'assa fœtida.	5 grammes
Eau d'anis..	50 —
Décoction de guimauve..	100 —

F. S. pour un lavement.

Les lavements médicamenteux ne doivent pas contenir plus de 125 grammes de liquide, et ils doivent être précédés de lavements détersifs donnés dix à vingt minutes avant. Leur tolérance sera assurée, s'il est nécessaire, par l'addition de quelques gouttes de laudanum.

Les doses des agents thérapeutiques pris en lavement peuvent être doubles ou triples, au maximum, de celles prises par la voie buccale ou hypodermique. Une exception doit être faite pour les médicaments alcooliques qui produisent l'ivresse plus facilement par la voie rectale que par la voie stomacale :

Lavements thermiques. — Les lavements peuvent enfin agir par la température à laquelle ils sont donnés.

Les *lavements froids* ont été plus spécialement étudiés au point de vue médical. Ils constituent un bon moyen de combattre l'hyperthermie, et de favoriser la diurèse dans la fièvre typhoïde et le typhus. De plus, les irrigations froides seraient cholagogues. Elles sont enfin recommandables chez les hémorroïdaires.

Les *lavements d'eau chaude* (40 à 45°) donnent d'excellents résultats dans les prostatites aiguës; il faut dans ces cas les administrer avec une sonde à double courant. Ils pourront rendre service dans les hémorragies anales et rectales, mais alors ils se montrent généralement inférieurs aux lavements froids ou très froids. Les *lavages très chauds* du rectum ont une influence des plus heureuses sur les inflammations des organes du petit bassin chez la femme, utérus et annexes; on les emploie concurremment avec les injections vaginales.

Lavement de sérum. — L'absorption d'une certaine quantité d'eau salée par le rectum a une action tonique et diurétique comparable aux résultats donnés par l'injection sous-cutanée de sérum artificiel.

A la suite des opérations abdominales ou chez les malades qui ont subi une intervention sur la bouche, le pharynx, l'œsophage, on peut avec avantage administrer des lavements hydratants à la dose de 1 500 à 2 500 grammes par jour ; chaque lavement contiendra 200 à 250 grammes d'eau bouillie additionnée d'une petite cuillère à café de sel marin.

Enteroclyse. — Au lavement ordinaire, la thérapeutique

moderne a ajouté la douche ascendante, le lavage intestinal, l'enteroclyse.

L'enteroclyse ou lavage du gros intestin est un moyen théra-
rapeutique excellent qui a de nombreuses indications dans le
traitement de la lithiase biliaire et des ictères infectieux, dans
les néphrites et surtout dans les entérites, entéro-colites, dysenterie chronique, diarrhée des pays chauds.

Le liquide employé pour l'enteroclyse sera de l'eau aseptique,
que, eau bouillie ou eau stérilisée à 120°. Les eaux alcalines
faibles telles que l'eau de Pougues se prêtent admirablement au
lavage du gros intestin. On a également employé la teinture
d'iode à 10/000, le nitrate d'argent à 1/000.

La *technique* de l'enteroclyse est aussi simple que celle du lavement. Le malade devra avoir une attitude telle que le cæcum
soit en position déclive ; pour cela, il devra être couché sur
le côté droit ou avoir la hanche gauche soulevée. Le récipient
contiendra *deux litres* de liquide, il sera placé à 60 ou 80 centimètres (on ne devra jamais dépasser 1 mètre) au-dessus du
plan du lit. La *canule* doit être molle, en caoutchouc rouge,
d'une longueur de 50 centimètres environ. Elle sera enfoncée le
plus profondément possible. On l'introduira avec précaution, et,
dès qu'elle aura franchi le sphincter, on laissera écouler le liquide ; en même temps on poussera la canule ; le liquide en s'é-
coulant déplisse, ouvre, l'intestin au-devant du bec de la sonde
qui peut ainsi être poussée jusqu'au milieu du côlon transverse.
On peut sentir son cheminement quand la paroi abdominale du
malade est mince. Une fois la canule bien placée, on réglera la
hauteur du récipient d'après la rapidité d'écoulement du liquide ;
cet écoulement doit être en général dix minutes par litre.

Parfois, au cours de l'opération, lorsque le sphincter manque
de tonicité, le liquide s'échappe par l'anus ; on peut éviter cet
accident en entourant le tube avec des tampons d'ouate non
hydrophile, et en les maintenant à l'orifice anal. Le mieux est
d'employer un obturateur ; celui d'Oser est un cône tronqué en
caoutchouc mou percé à son centre d'une ouverture, par où
passe la sonde.

DOUCHE ASCENDANTE. — La *douche ascendante*, utilisée dans différentes stations thermales, emploie une quantité d'eau variable
projetée avec une force assez grande dans le rectum.

LAVAGE INTESTINAL. — Le *lavage intestinal* consiste à introduire par l'anus une quantité d'eau suffisante pour franchir la valvule de Bauhin, pénétrer dans l'intestin grêle et même dans l'estomac. Pour pratiquer un lavage intestinal complet, il faut une quantité d'eau considérable, trois à six litres. C'est là une pratique qu'on ne doit employer qu'exceptionnellement, mais qui présenterait un réel intérêt dans les cas d'empoisonnement, par exemple.

Lavements anesthésiques. — Pirogoff en 1847 tenta de déterminer l'anesthésie générale par l'introduction de vapeurs d'éther dans le rectum. Pour cette administration, on coiffe un flacon d'éther d'un tube de caoutchouc, on introduit dans le rectum l'extrémité de ce tube ; on place le flacon dans l'eau à 50°, l'éther se vaporise et les vapeurs pénètrent dans le rectum. Ce mode d'anesthésie, remis en honneur ces derniers temps, est peu recommandable.

* * *

Les lavements chez les enfants. — Les lavements sont d'un emploi courant dans la thérapeutique de l'enfance.

Le liquide employé pour un lavement ne doit pas dépasser les quantités suivantes : pour les très jeunes enfants au-dessous d'un an, 60 à 90 grammes ; pour les enfants de deux à cinq ans, 120 à 150 grammes ; pour les enfants de cinq à huit ans, 250 grammes ; la dose sera moindre s'il s'agit d'un lavement qui doit être gardé.

On peut se servir pour donner ces petits lavements d'un entonnoir en verre avec tube de caoutchouc. On emploie volontiers des poires de caoutchouc et on arme le bec de la canule d'une sonde molle en caoutchouc, du n° 15 ou n° 16, pour éviter la blessure du rectum.

L'enfant est couché sur le côté droit ; on le maintient immobile : la canule, lubréfiée, est enfoncée directement en avant jusqu'à une profondeur d'un travers de doigt, puis on la dirige en arrière doucement et lentement.

INJECTION VAGINALE

Les injections vaginales sont de très ancienne pratique en gynécologie. A notre époque, on tend trop à généraliser d'une façon banale la pratique des injections.

La femme saine n'a nullement besoin d'injections hygiéniques. *Chez la femme saine l'injection vaginale ne sert à rien* et elle a de graves inconvénients : l'injection la plus simple, la plus inoffensive en apparence, est un obstacle important à la fécondation, et de plus elle nuit au pouvoir bactéricide spécial de la muqueuse vaginale.

Les injections ne doivent être prescrites aux femmes que dans un but thérapeutique déterminé et pour lutter contre un état maladif.

Bactériologie du canal génital de la femme. — *A l'état sain.* — Les travaux de certains bactériologistes (Winter, Witte) avaient indiqué dans le vagin de la femme de très nombreux organismes parmi lesquels se trouvaient des organismes pathogènes : staphylocoque doré, streptocoque. Des travaux plus récents ne montrent au contraire dans les voies génitales inférieures que des saprophytes sans danger.

Hallé a trouvé, dans des recherches minutieuses, que le vagin contient à l'état normal des microbes aérobies et des microbes anaérobies. Les microbes anaérobies (micrococcus fœtidus, bacillus nebulosus, bacillus caducus) augmentent d'abondance à mesure qu'on prélève les sécrétions en une région plus profonde du vagin. A partir de l'orifice externe du col de l'utérus, le reste de l'appareil génital (utérus, trompe) ne contient pas de germe à l'état normal.

Aucune des espèces aérobies du vagin n'est pathogène pour l'animal. Les microbes anaérobies, hôtes normaux du canal génital, sont pathogènes pour l'animal.

A l'état pathologique. — A l'état pathologique, dans les affections du canal génital de la femme et de l'enfant, les espèces aérobies pathogènes que l'on rencontre n'appartiennent pas à la flore habituelle du canal, elles ont été apportées : ce sont très souvent le gonocoque de Neisser et le streptocoque pyogène.

Les espèces aérobies normales du vagin sont inoffensives. Par contre, les microbes anaérobies qui existent normalement dans le vagin et qui sont pathogènes pour l'animal sont capables seuls ou associés au gonocoque et au streptocoque, de déterminer certaines suppurations et de leur imprimer des caractères spéciaux (fétidité, gangrène).

Stroganoff et Menge ont démontré, le premier chez la lapine, le second chez la femme, que les espèces pathogènes, staphylocoques, streptocoques, introduites dans un vagin sain ne se développaient pas ; après un temps très court les espèces introduites disparaissent. Les sécrétions vaginales seraient douées d'un pouvoir bactéricide.

Les moyens de défense de la muqueuse vaginale contre les invasions microbiennes sont multiples ; les principaux sont pour Menge l'antagonisme entre les bacilles vaginaux et les micro-organismes pénétrant par hasard, la phagocytose, l'acidité des sécrétions vaginales, le pouvoir bactéricide spécial des sécrétions vaginales. Toute stagnation de liquides dans le vagin, en amenant une dilution des sécrétions vaginales normales, peut mettre la muqueuse du vagin dans un état favorable à l'infection.

D'après Cahanesco, chez les animaux, la défense du vagin contre les invasions microbiennes serait le résultat du sens du courant de la sécrétion dirigée vers l'entrée du vagin, de la desquamation épithéliale continuelle entraînant mécaniquement les microbes vers l'extérieur, mais surtout de l'action des leucocytes, ces derniers agissant et comme phagocytes et comme producteurs de substances bactéricides qu'ils élaborent à l'intérieur du vagin.

Fig. 28. — Bock à injection.

Mode d'action des injections vaginales. — Il ne faut pas croire à la réalisation d'une désinfection parfaite du vagin par les irrigations antiseptiques,

Steffeers prétend, d'après ses expériences, que l'irrigation du vagin avec une solution de 1 litre de sublimé à 1 pour 1 000 est absolument sans action sur sa contenance en germes.

Ce qu'il faut surtout chercher à obtenir c'est une *action mécanique,* une détersion des parois vaginales, un entraînement par le flot de liquide des sécrétions muqueuses, des mucosités adhérentes et des liquides irritants pathologiques.

Les irrigations vaginales ont deux buts différents : 1° les unes sont pratiquées pour nettoyer complètement le vagin, ce sont les injections préopératoires ; 2° les autres sont faites surtout pour donner

Fig. 29. — Canules à injection.

au vagin et au col utérin une sorte de bain local, le nettoyage est alors accessoire ; l'action utilisée est l'action calorique ; l'injection vaginale dans ce cas doit être très chaude.

Appareils. — Le meilleur appareil pour injections vaginales est l'injecteur à récipient de verre : simple, facile à nettoyer, bien transparent, il constitue un appareil parfait. On y adaptera un tube de caoutchouc de 1ᵐ,50 environ de longueur sur lequel sera appliquée une pince permettant d'interrompre à volonté le courant du liquide. A défaut de cet appareil, un bock en fer émaillé, un entonnoir de verre, une bouteille munie d'un vide-bouteille seront parfaitement utilisables. Les avantages de ce genre d'appareils sont leur simplicité extrême, la facilité de leur nettoyage, la régularité de l'écoulement du liquide dont la force de projection, proportionnelle à la hauteur du récipient, peut être parfaitement réglée.

Les *canules* doivent être de préférence en verre épais et fort, droites, renflées à leurs deux extrémités, d'une longueur de 20 centimètres environ. Un des renflements sert à fixer le tube de caoutchouc, l'autre doit présenter des ouvertures latérales qui permettent au liquide de s'écouler dans toutes les directions.

Les canules, avant d'être utilisées, seront bouillies.

Liquides d'injection. — La quantité de liquide nécessaire est en général de 1 à 2 litres.

Le liquide devra être à la température du corps, 36 à 37°. Dans les cas d'hémorragie, on ordonne des injections aussi chaudes que la malade peut les supporter, 45 degrés, 50 degrés. Le réservoir doit être placé à une hauteur variant entre 50 centimètres à 1 mètre.

On a recommandé les injections boriquées à 3 ou 4 pour 100, les injections au permanganate à 1 ou 2 pour 1 000.

Lucas Championnière indique la formule suivante :

Tanin.	3 grammes
Borate de soude.	10 —

pour un paquet.

Un paquet dans un litre d'eau bouillie tiède.

Position à donner à la femme. — La position accroupie que prennent beaucoup de femmes pour pratiquer leurs injections est défectueuse. La position assise au-dessus d'un bidet n'est pas à recommander. Le décubitus dorsal devra être conseillé.

Technique de l'injection. — Dans les hôpitaux, la manière de donner une injection est la suivante : l'infirmière fait placer la malade dans le décubitus dorsal, un bassin plat sous le siège ; parfois un des pieds de la patiente appuie sur le bassin pour l'empêcher de basculer, l'autre jambe est tendue. L'infirmière a préparé quelques tampons d'ouate hydrophile trempés dans de l'eau bouillie tiède et un morceau de savon.

Elle *savonne la vulve* et la face interne des cuisses, fait couler un peu du liquide à injection sur les régions savonnées pour enlever la mousse et les mucosités. Puis, avec les doigts de la main gauche, elle écarte les grandes lèvres de la femme et fait pénétrer doucement la canule dans le vagin en suivant de préférence

Fig. 3o. — Attitude d'une malade au moment de prendre une injection.

la *paroi postérieure*. Pendant que le liquide coule, la canule doit appuyer sur la *commissure postérieure* de la vulve pour favoriser la sortie du liquide. Immédiatement avant que le liquide soit complètement écoulé la canule est retirée ; on déprime une dernière fois la fourchette. Au besoin on peut recommander à la femme de tousser pour chasser les dernières gouttes de liquide restant dans le vagin.

Après l'injection, la canule sera lavée avec soin, et placée dans une éprouvette remplie de sublimé à 1 pour 1 000. Chaque malade d'hôpital doit avoir une canule personnelle

Injection vaginale chez les fillettes. — Les vaginites blennorrhagiques ne sont pas rares chez les fillettes, surtout dans les hôpitaux d'enfants ; on traitera ces vaginites comme les vaginites aiguës des adultes par des lavages au permanganate de potasse. En raison de l'existence de l'hymen on utilisera pour ces lavages une sonde en caoutchouc de Nélaton de petit calibre ; à cette sonde introduite dans le vagin, on adaptera le tube de caoutchouc du laveur placé à une faible hauteur : o^m,5o. La solution employée sera la solution de permanganate à 1 pour 2000. Les vaginites blennorrhagiques des fillettes sont très ténaces ; il faudra continuer longtemps les injections vaginales.

DEUXIÈME PARTIE

PETITES INTERVENTIONS COURANTES

CHAPITRE V

INJECTIONS HYPODERMIQUES

La seringue de Pravaz est devenue un instrument médical de première nécessité. Tout médecin la possède, elle, ou plus exactement, une de ses nombreuses dérivées.

L'injection hypodermique est la méthode de choix pour l'administration d'un très grand nombre de médicaments, auxquels elle assure une absorption rapide et sûre, un dosage exact, tout en respectant l'intégrité du fonctionnement stomacal ; son emploi est une méthode de nécessité pour certaines médications telles que sérums thérapeutiques, sucs organiques.

Instruments. — SERINGUE. — Toutes les seringues dont on se sert actuellement pour les injections hypodermiques dérivent de la seringue de Pravaz. Elles sont construites dans le but de pouvoir supporter la stérilisation ; il en existe de nombreux modèles ; une des seringues les plus remarquables est la seringue toute en verre ; le piston lui-même est en verre (fig. 31).

AIGUILLE. — L'aiguille qui termine la seringue est en acier le plus généralement ; mais, pour avoir des aiguilles que l'on puisse passer à la flamme sans les détériorer et sans risquer les cassures au cours de l'injection, il faut prendre des aiguilles en platine iridié.

L'asepsie des seringues et des aiguilles est facile à réaliser; l'ébullition dans l'eau *simple* est suffisante.

Il faut se garder, sauf nécessité, d'utiliser la même seringue successivement pour les injections hypodermiques et pour les ponctions exploratrices de liquides septiques.

Solutions. — Schimmelbusch et Hohl, à la clinique de von Bergmann, ont fait des recherches sur le degré d'asepsie de diverses solutions destinées à être injectées. Ils ont vu que la solution de pilocarpine à 1 pour 100 contenait des germes en quantité innombrable; la solution ordinaire d'ergotine en renfermait environ 10 000 par centimètre cube; la même abondance de germes se décelait dans les solutions d'atropine à 1 pour 100, de chlorhydrate de morphine à 1 pour 100, de cocaïne à 1 pour 100. Ces auteurs ont retrouvé des bactéries, rares il est vrai, jusque dans la glycérine iodoformée à 10 pour 100, dans l'huile camphrée à 1 pour 10.

Fig. 31. — Seringue en verre à piston de verre.

Pour serrer de plus près la question, Schimmelbusch a voulu voir si des germes pathogènes conservaient leur vitalité dans les solutions sus-nommées. Il prit des cultures de microcoques du pus et en mélangea de petites quantités avec les solutions préalablement stérilisées. Or, il vit que si certaines solutions, les solutions de quinine à 10 et 20 pour 100, les solutions de caféine à 20 pour 100, les solutions d'antipyrine à 50 pour 100, tuaient rapidement les staphylocoques, ces mêmes microbes se retrouvaient, par milliers, après huit jours, dans la cocaïne à 1 pour 100, et que leur nombre s'accroissait facilement dans les solutions d'atropine à 1 pour 100 et de morphine à 1 pour 100. Hallion et Carrion ont pu obtenir des cultures microbiennes abondantes dans du bouillon contenant près de 2 pour 100 de chlorhydrate de cocaïne. Cependant on considère que la cocaïne a une action paralysante sur les organismes inférieurs.

Ces recherches de laboratoire prouvent que les solutions communément employées peuvent renfermer des bactéries ; la stérilisation de ces solutions est donc nécessaire.

Parmi les solutions le plus souvent employées, nous citerons simplement les solutions de caféine, de morphine, de cocaïne.

Solution de caféine à 1 pour 20.

Caféine.	0^{gr},50
Benzoate de soude.	2 grammes
Eau stérilisée. . . . . Q. s. pour	10 centimètres cubes

Un centimètre cube de cette solution contient 25 centigrammes de caféine.

Le Codex indique la technique suivante pour la stérilisation de cette solution : interposez un fil entre le goulot et le bouchon pour prévenir l'adhérence et permettre la sortie de l'air ; placez le flacon dans l'eau froide jusqu'à la naissance du col, puis portez l'eau à l'ébullition, que vous maintiendrez pendant un quart d'heure ; laissez refroidir et fermez ensuite exactement le flacon.

Solution de cocaïne à 2 pour 100.

Chlorhydrate de cocaïne.	2 grammes
Eau distillée.	100 —

On obtient une stérilisation parfaite, sans aucun risque d'altération, en procédant de la façon suivante : on dissout, dans de l'eau distillée stérilisée, le chlorhydrate de cocaïne, suivant la proportion voulue, et on répartit la solution dans des ampoules stérilisées. Ces ampoules sont chauffées au bain-marie à la température de 70 degrés pendant deux heures ; la fixité de cette température est assurée par un régulateur approprié. La même opération est répétée à deux autres reprises, pendant le même temps, les deux jours suivants. L'examen bactériologique a prouvé que la stérilisation est absolue dans ces conditions, et d'autre part l'épreuve physiologique, d'accord avec les réactions chimiques, démontre que le sel de cocaïne n'a subi aucune altération.

On peut également stériliser la solution de cocaïne, à l'autoclave en tube scellé à la lampe. Ce procédé le plus simple et le meilleur s'est généralisé pour toutes les solutions injectables.

Solution de morphine à 1 pour 50.

Chlorhydrate de morphine.	1 gramme
Eau distillée stérilisée.. . Q. s. pour	50 centimètres cubes

Un centimètre cube de cette solution contient 2 centigrammes de chlorhydrate de morphine.

Solution de morphine à 1 pour 100.

Chlorhydrate de morphine. . . . . . 1 gramme
Eau distillée stérilisée. . Q. s. pour 100 centimètres cubes

Un centimètre cube de cette solution contient un centigramme de chlorhydrate de morphine. Ce mode de préparation des solutions de morphine est généralement considéré comme donnant une sécurité suffisante au point de vue de l'asepsie.

Toute solution devra être puisée dans un petit récipient stérilisé par l'ébullition où on versera la quantité nécessaire.

Actuellement le commerce vend volontiers les liquides injectables en ampoules scellées à la lampe, on brise les extrémités effilées de ces ampoules et on verse le contenu dans le petit récipient stérilisé. On peut également puiser directement le liquide dans l'ampoule.

Fig. 32. — Manière de puiser une solution versée dans un récipient stérilisé.

Il faut se garder de puiser directement dans un flacon avec la même aiguille non désinfectée qui a déjà servi à une piqûre.

Manuel opératoire. — La seringue stérilisée est remplie par aspiration d'une solution aseptique ; on chasse les bulles d'air que peut contenir la seringue en mettant l'instrument perpendiculairement le piston en bas et en poussant légèrement le piston jusqu'à ce que les bulles d'air soient sorties (fig. 33).

On choisit alors le point d'injection. Les *points d'élection pour les piqûres* sont ceux où les vaisseaux et les nerfs sont peu nombreux et où le tissu cellulaire est très abondant. La fossette *rétro-trochantérienne*, ou bien la partie supérieure de la fesse, au-dessus d'une ligne horizontale passant à 3 centimètres plus haut que le grand trochanter, est la région de choix pour les injections de sels mercuriels. La *paroi abdominale antéro-latérale* est la région choisie pour les injections de sérum antidiphtérique. La fosse sus-épineuse, la région thoracique latérale, la *face externe de la cuisse* sont les points d'élection pour les injections de solutions salines physiologiques. Le *côté externe* de l'avant-bras est le point où sont pratiquées volontiers les injections de morphine.

A moins d'indications spéciales, on respectera le trajet des gros vaisseaux artériels ou veineux. *La tête et le cou, la face interne du bras, la région du coude, les mains, les mamelons, les organes génitaux, le périnée, la face antéro-interne de la cuisse, le creux poplité, les pieds*, sont, à moins d'indications spéciales, évités pour les injections hypodermiques (fig. 34).

Fig. 33. — Manière d'expulser les bulles d'air contenues dans une seringue; la main gauche maintient la seringue verticale, la main droite pousse le piston.

Le bon sens indiquera les conditions qui obligent à enfreindre ces règles.

On recommande généralement de ne pas multiplier outre mesure, à intervalles rapprochés, les injections dans le même point du corps. On doit mettre, entre chaque piqûre, un certain intervalle de temps, suivant d'ailleurs les nécessités du traitement.

Pour pratiquer l'injection, on fait un gros pli à la peau avec le pouce et l'index de la main gauche, et à la base de ce pli **on**

enfonce rapidement l'aiguille. Dès que le derme est traversé, —
on s'aperçoit de ce fait par la sensation d'une résistance vaincue,
on pousse doucement le piston de manière à chasser lentement le liquide
dans le tissu cellulaire sous-cutané.

Quand il s'agit de liquides huileux
ou irritants, il faut enfoncer l'aiguille
seule, non adaptée à la seringue, *perpendiculairement* à la peau, jusqu'à la
garde, traversant ainsi la couche cellulo-adipeuse et pénétrant jusqu'aux
muscles. Pour les injections mercurielles, on fera bien de se munir d'une
aiguille plus longue que les aiguilles
ordinaires, de 4 à 5 centimètres de
longueur, de façon que le liquide
soit injecté très profondément, en
plein muscle ; cette longueur de l'aiguille est surtout importante chez les
femmes et chez les hommes à pannicules graisseux épais.

Quand la seringue est vidée, on
retire l'aiguille un peu obliquement
et d'un seul coup rapide. Il est inutile de recouvrir le point piqué d'une
couche de collodion ou d'un pansement; la petite plaie se referme
d'elle-même.

Le liquide injecté détermine sous
la peau une petite tuméfaction, une
boule qui se dissipe rapidement.

Après chaque injection, on doit
laver la seringue avec un peu d'eau
bouillie et introduire un fil d'argent
dans la lumière de l'aiguille.

Fig. 34. — *Vue antérieure du corps.*

Les parties ombrées indiquent les
régions où on ne doit pas pratiquer
d'injections hypodermiques, sauf indications spéciales.

Après l'injection huileuse, un bon procédé de nettoyage consiste à passer la seringue à l'alcool, puis à l'éther.

Accidents. — Il ne faudrait pas croire que la méthode hypodermique soit absolument sans inconvénients. Si les accidents déterminés par la seringue à injections sont rares, ils ne sont cependant pas exceptionnels ; ils ont même été, dans quelques cas, mortels. C'est ainsi qu'on a signalé un cas de mort subite survenue dix minutes après une injection sous-cutanée de morphine. D'autre part, à la suite d'injections de sels de mercure, on a observé assez fréquemment des accidents pulmonaires plus ou moins graves qu'on attribue à des embolies capillaires dues à la pénétration directe du contenu de la seringue dans une

veine ; on a même signalé plusieurs cas de mort subite à la suite d'injections de calomel.

ABCÈS. — En général, les injections sous-cutanées, de solutions aqueuses surtout, sont bien tolérées ; le liquide se résorbe rapidement et les

Fig. 35. — *Injections profondes* (de sels mercuriels par exemple). L'aiguille est enfoncée seule perpendiculairement à la peau. C'est la meilleure technique des injections sous-cutanées.

leucocytes arrivent facilement à bout des germes introduits accidentellement, avant que ces microbes aient eu le temps de pulluler et d'infecter l'organisme. Parfois, on voit survenir des accidents infectieux : soit que par sa nature le liquide ait été peu résorbable ou nocif pour le tissu cellulaire, soit que les germes introduits aient présenté une virulence exceptionnelle, soit que les tissus du malade se soient trouvés dans un état d'affaiblissement organique. La présence de cicatrices d'abcès sur les téguments des cuisses ou du ventre d'un malade est considérée comme un indice de morphinomanie ; on trouve souvent de nombreux abcès chez les cancéreux, dont les douleurs sont calmées par l'administration de la morphine. Ces abcès consécutifs aux injections sous-cutanées sont d'ordinaire bénins. Leur formation détermine de la douleur, une zone d'empâtement et de lymphangite autour du lieu de la piqûre ; une collection se forme ; spontanément ou chirurgicalement, elle est évacuée ; au bout de quelques jours, tout rentre dans l'ordre.

Les infections peuvent cependant acquérir, dans certains cas, une haute gravité. On a cité plusieurs cas d'infections mortelles consécutives à une injection sous-cutanée : un interne, après avoir pratiqué une injection de morphine à un malade atteint d'érysipèle, se sert de la même seringue imparfaitement nettoyée pour pratiquer la même injection à quatre tabétiques ; deux jours plus tard, les quatre tabétiques sont frappés à leur tour d'érysipèle grave et trois d'entre eux succombent ; deux typhisés, à l'hôpital de la Charité, à Berlin, reçoivent chacun une injection de teinture de musc faite avec la même seringue ; tous les deux succombent à un œdème purulent dont le point d'origine se trouvait à l'endroit de la piqûre[1]. Sans atteindre cette gravité exceptionnelle, des phlegmons à symptômes généraux menaçants, localement très étendus, ne sont pas rares chez les morphinomanes.

A la suite des injections de sels mercuriels, on voit parfois se produire de petites nodosités du volume d'une noisette. Ce nodule disparaît en général au bout de quelques jours ou de quelques semaines.

Escarres. — Quand on fait trop superficiellement une piqûre d'éther ou de solution irritante, on peut voir survenir une plaque noire de sphacèle. Cette escarre ne guérit que très lentement.

Douleurs. — La douleur provoquée par une injection d'un centimètre cube d'une solution de morphine ou de caféine est d'ordinaire nulle ou minime ; il n'y a pas lieu de s'en préoccuper.

A la suite des injections de substances plus ou moins irritantes, *éther*, sels solubles de *mercure*, la douleur fait rarement défaut. Beaucoup de malades, par exemple, ne peuvent ni se coucher, ni s'asseoir sur le côté où l'injection a été faite et se plaignent même d'irradiations névralgiques le long de la cuisse et de la jambe. Il est sage de prévenir d'avance les malades traités par les injections mercurielles de la possibilité de ces dou-

---

1. Nous avons vu nous-même une femme morphinomane faire avec sa seringue une injection d'éther à sa mère mourante d'une infection gangreneuse, puis s'injecter sa morphine à elle-même quelques heures après. Cette femme fut atteinte d'un phlegmon gangreneux auquel elle faillit succomber.

leurs qui le plus souvent sont passagères, ne persistant généralement pas au delà de la première journée.

Les injections de *quinine* sont quelquefois très douloureuses,
de suite après l'opération ; puis, la douleur se calme pour persister localement, à un degré supportable, pendant un temps parfois très long.

Quant aux injections de sels insolubles de mercure, elles déterminent fréquemment des douleurs telles qu'elles entraînent pendant quelques jours une véritable impotence. Il y a, du reste, à
ce point de vue, des réactions individuelles très différentes, dont
on ne saisit pas la cause.

RUPTURE DE L'AIGUILLE. — La rupture de l'aiguille dans les téguments est un accident qui peut arriver au cours des injections
hypodermiques ; cet accident n'a pas grande gravité. Toutes les
fois que l'intervention sera possible et facile, on pratiquera l'extraction du fragment d'aiguille : dans le cas contraire, il n'y a pas
grand inconvénient à le laisser sous la peau.

Précautions. — Les accidents de la méthode hypodermique
sont faciles à éviter et on devrait avoir toujours présentes à
l'esprit les précautions à prendre au cours des injections.

La *rupture de l'aiguille* dans les téguments ne se produira pas
si on emploie des aiguilles de bonne qualité. A ce point de vue,
l'emploi des aiguilles en platine iridié est bien préférable à l'emploi des aiguilles d'acier ;. les premières sont inaltérables, les
secondes, s'oxydant facilement, deviennent rapidement fragiles.

Les *escarres* seront évitées, les *douleurs* atténuées, si on choisit
une région du corps pauvre en filets nerveux, riche en tissu cellulaire, et si on enfonce profondément l'aiguille.

Les *précautions contre l'embolie* sont faciles. On se garantira
contre ces accidents si on a soin d'enfoncer d'abord l'aiguille
séparée de la seringue et de n'y adapter la seringue que si aucun
écoulement de sang ne se produit. Généralement, si l'aiguille
pénètre dans une veine, quelques gouttes de sang viennent sourdre au niveau de l'ajutage, il faut alors la retirer et ponctionner
ailleurs.

De Lavarenne conseillait, après avoir enfoncé l'aiguille, d'aspirer avec la seringue ; si la pointe de l'aiguille est dans un vaisseau, du sang apparaîtra dans le corps de pompe ; si rien ne

vient, on peut injecter sans crainte. Il peut être nécessaire parfois
de faire plusieurs aspirations, avant de voir sourdre le sang.

Ces précautions sont de mise surtout pour les injections hui-
leuses ou les injections de sels mercuriels.

Les *accidents infectieux* ne se produiront pas si on prend des
précautions d'asepsie. A moins que la peau du malade soit particulièrement malpropre, le danger d'infection, par les germes
qu'entraînerait l'aiguille traversant les téguments, paraît assez
aléatoire. Il n'est donc pas toujours indispensable de laver la
peau du malade ou de la badigeonner de teinture d'iode avant
de pratiquer une injection sous-cutanée ; mais c'est une précaution recommandable. De même il n'est pas indispensable que
l'opérateur se lave les mains. On ne doit toucher l'aiguille que
par son ajutage qui ne pénètre pas le tégument.

Les précautions indispensables sont : la désinfection rigoureuse
de la seringue et de son aiguille et l'emploi de solutions aseptiques.

INJECTIONS SOUS-CUTANÉES DE SOLUTIONS SALINES.

Certains auteurs dénomment sérothérapie artificielle, lavage du
sang, hématocatharsie, l'*injection sous-cutanée ou intra-veineuse*
de solutions salines.

Cette méthode thérapeutique a pris depuis quelques années
une place importante en médecine aussi bien qu'en chirurgie.

Solutions. — La solution saline la plus employée répond à la
formule suivante :

Chlorure de sodium.	$7^{gr},5o$
Eau distillée stérilisée..	1 000 grammes

Des recherches expérimentales et cliniques de Quinton et de
ses collaborateurs, il ressort que l'*eau de mer*, rendue isotonique
par addition d'eau en proportion voulue, est de composition très
rapprochée de celle du plasma sanguin et paraît être un des
meilleurs sérums artificiels.

Au moment d'être utilisés, ces liquides devront être portés à
une température de 3o à 38°.

Appareils nécessaires. — On a construit un nombre considérable d'appareils destinés aux injections hypodermiqnes de sérum ; beaucoup de ces appareils sont très bons.

La seringue de Roux, l'appareil de Potain peuvent être utilisés.

Le meilleur appareil sera constitué par un bock ou un entonnoir de verre, un tube de caoutchouc, une aiguille fine. Dans ce cas l'injection sera pratiquée sans autre pression que la pression résultant d'une différence de niveau, en élevant le réservoir à 1 mètre ou 1ᵐ,5o du plan du lit. Le poids de la colonne d'eau suffit pour refouler le liquide dans le tissu cellulaire sous-cutané.

Un bon appareil est l'appareil de Hallion et Carrion. Il comprend les pièces suivantes : 1° une ampoule de verre disposée de manière à être aisément suspendue à une hauteur convenable ; 2° un tube de caoutchouc de 2 mètres de long, adapté à une effilure inférieure de cette ampoule ; 3° une aiguille de platine terminant le tube de caoutchouc et stérilisée dans un tube à essai ; 4° une pince à vis placée sur le tuyau et permettant d'en faire varier à volonté le débit.

L'ampoule est fermée à sa partie

Fig. 36.— Appareil Hallion et Carrion. Cet appareil est applicable à l'injection intra-veineuse de sérum ; seule l'aiguille varie.

supérieure par un « bouchon-robinet » ; le bouchon est constitué par un bouchon de caoutchouc dont la tubulure centrale reçoit un tube de verre coudé, capable de pivoter sur son axe. En lui faisant exécuter ce mouvement de pivot, on peut à volonté intercepter ou établir une communication entre le contenu de l'ampoule et l'air extérieur. Le tube de verre contient une bourre d'ouate destinée à filtrer l'air. Au moyen du bouchon robinet, on peut, sans risques de contamination, fractionner le contenu de l'appareil en plusieurs injections successives.

Pour que le liquide s'écoule de l'ampoule de verre, on suspend d'habitude l'appareil à la hauteur déterminée, mais on pourrait également adapter une poire de caoutchouc au tube du bouchon-robinet et injecter le liquide par insufflation.

Régions à choisir. — Dans quelle région devra-t-on faire l'injection hypodermique de sérum ? Il suffit que le lieu d'élection réponde à certaines indications, telles que abondance de tissu cellulaire sous-cutané, accès facile pour l'opérateur.

Toutefois, on choisit de préférence, soit la région trochantérienne et la face antéro-externe de la cuisse, soit la paroi abdominale et la partie latérale du tronc, ou enfin la face interne du creux axillaire. Dans toutes ces zones le tissu cellulaire sous-jacent est particulièrement abondant.

Précautions à prendre. — Le malade est couché. La région de son corps choisie pour l'injection est lavée à l'eau chaude et au savon, puis à l'alcool, ou simplement badigeonnée de teinture d'iode.

La solution saline stérilisée est versée dans le bock stérilisé ; le liquide coule par l'aiguille de manière à chasser l'air ; on pince le tube de caoutchouc entre les doigts ou entre le mors d'un instrument apte à cet usage. Le bock est élevé au point voulu.

Manuel opératoire. — L'opérateur, tenant de la main gauche un pli de peau entre le pouce et l'index, de la main droite enfonce profondément sous la peau, l'aiguille fixée au tube en caoutchouc. Le liquide s'écoule dans le tissu cellulaire et ne tarde pas à former une tuméfaction manifeste, « une boule ». On laisse ainsi les choses en état pendant que le liquide s'écoule lentement ; on peut pendant ce temps placer sur la région des compresses chaudes.

Lorsque la quantité fixée a pénétré dans le tissu cellulaire, on arrête l'opération en pinçant le tube de caoutchouc et en tirant obliquement l'aiguille. L'orifice d'entrée et de sortie de l'aiguille s'oblitère spontanément, sans qu'il soit nécessaire de le couvrir de collodion.

Accidents. — Cette petite opération fort simple en elle-même ne s'accompagne jamais d'accidents si elle est faite avec une rigueur scientifique suffisante. Les *accidents infectieux* qui peuvent survenir sont dus à l'oubli des précautions aseptiques.

CHAPITRE VI

VENTOUSES

On donne le nom de ventouses à des vases destinés à être appliqués sur les téguments pour y déterminer de la congestion dans toute la zone qu'ils recouvrent ; pour que ce résultat soit obtenu, l'air doit être raréfié dans l'intérieur du vase[1].

Les vases à ventouses sont des sortes de cloches dont l'ouverture est plus étroite que le fond et où l'on fait un vide relatif par la combustion d'une substance inflammable. Ces vases sont en verre.

Quand la ventouse est appliquée directement sur les téguments sains, elle est dite *sèche* (ventouse sèche). Quand l'application des ventouses a été précédée d'incisions, de scarifications sur les parties destinées à recevoir cette application, la ventouse est dite *scarifiée*.

Pour raréfier l'air dans la ventouse, on peut placer l'ouverture du verre à ventouse sur la flamme d'une lampe à alcool, ou bien jeter au fond de la ventouse un petit morceau de papier, un flocon d'ouate, des filaments de charpie imbibés d'alcool et que l'on enflamme.

---

1. Les anciens employaient couramment les ventouses. Ils se servaient de cornes de bœuf et de certaines courges (cucurbita lagenaria). C'est même par le nom de ce végétal que les Latins et les Grecs désignaient les ventouses. La partie évasée était appliquée sur les téguments et par la pointe perforée l'opérateur aspirait l'air avec la bouche. Un nombre assez considérable de ventouses de verre des époques antiques sont parvenues jusqu'à nous. Mais les ventouses de bronze qui existent aujourd'hui dans les collections sont en très petit nombre. Le British Museum en possède une, trouvée à Corfou. On en voit une autre découverte à Tanagra, au musée de la Société archéologique de l'École polytechnique d'Athènes. Le Musée de Naples en possède quatorze provenant d'Herculanum et de Pompéi (Hamonic)

L'ingéniosité des médecins et des fabricants a multiplié singulièrement les appareils et les méthodes ; mais l'idée directrice
est toujours la même : faire le vide dans un vase à embouchure
relativement étroite que l'on applique sur les téguments.

Technique de l'application des ventouses. — Dans les hôpitaux de Paris, un grand nombre d'infirmiers emploient journellement une mé-
thode d'applica-
tion des ventou-
ses très pratique
et très simple.
Cette méthode
nécessite un nom-
bre fort restreint
de substances et
d'objets ; une tige
mince de bois ou
de métal, quel-
ques filaments
d'étoupe, de
linge ou d'ouate,
quelques gram-
mes d'alcool ou
d'essence miné-
rale, des verres à

Fig. 37. — Manière de faire le vide dans une ventouse à l'aide
d'un pinceau enflammé.

ventouses et « s'il advient qu'on ne trouvait des ventouses on se
peut aider d'un verre ou gobelet, ou d'un petit pot de terre ».
L'ouate ou l'étoupe, placée au bout de la baguette, trempée dans
l'alcool et enflammée donne une sorte de torche minuscule. Cette
torche sera coiffée pendant quelques secondes de la ventouse ou
du récipient dans lequel on veut faire le vide. La combustion de
l'alcool raréfie l'air du récipient. La ventouse aussitôt appliquée
sur la peau détermine une élévation rapide des téguments dans
l'intérieur du vase. Si le pinceau inflammable est de faible dimension, les bords du récipient ne seront pas échauffés ; le patient
ne sera pas brûlé par eux comme il l'est parfois lorsque sont
mis en usage des moyens plus compliqués et d'une application
plus difficile.

Dans l'intérieur du récipient la peau s'élève, se congestionne, prend une teinte violacée.

En général, la ventouse est laissée deux ou trois minutes en place. Pour enlever la ventouse on déprime les téguments sur un des côtés avec l'extrémité d'un doigt pendant que l'autre main bascule le vase et l'enlève.

La peau, après l'ablation des ventouses, reste congestionnée et

Fig. 38. — Application des ventouses.

violacée pendant plusieurs heures, elle ne reprend sa coloration normale que plusieurs jours après.

Position à donner au malade. — Quand on veut appliquer des ventouses, il est bon en général de faire coucher le malade sur le côté opposé à celui où les ventouses doivent être appliquées (fig. 38). On peut se contenter de le faire asseoir, le corps penché en avant; d'une façon générale, on disposera le malade de manière que, si la ventouse se détache spontanément, elle ne puisse tomber sur le sol et s'y briser.

VENTOUSES SCARIFIÉES

On appelle ventouses scarifiées des ventouses appliquées sur des régions scarifiées. La ventouse scarifiée a pour but de faire une saignée locale.

Technique. — Pour appliquer une ventouse scarifiée on pose d'abord, au point indiqué, une ventouse sèche; la peau sous-jacente devient rouge, tuméfiée; on scarifie cette calotte tuméfiée soit avec le scarificateur à ressort, soit avec un instrument tranchant quelconque, bistouri, rasoir. Le sang coule aussitôt, par gouttelette, en rosée; on essuie le sang avec un tampon stérile, puis on applique à nouveau la ventouse au même point; le sang coule en nappe avec plus ou moins de rapidité, et remplit partiellement le verre à ventouse. Dès que le sang cesse de couler, on retire la ventouse, on essuie la surface de la plaie avec une compresse stérilisée. Si on veut tirer une quantité plus considérable de sang, on applique une seconde fois le verre à ventouse; si on juge la saignée locale suffisamment abondante, après avoir essuyé la région scarifiée, on se contente d'y maintenir pendant un jour une compresse stérilisée.

Les plaies linéaires succédant aux scarifications se cicatrisent très rapidement : elles laissent des *cicatrices persistantes*.

Le scarificateur à ressort journellement utilisé pour l'application des ventouses scarifiées n'est pas d'invention récente : on le trouve décrit dans Ambroise Paré. Il se compose d'une boîte de cuivre nickelé contenant seize à vingt-quatre lames tranchantes montées sur un axe. A l'aide de cet axe on peut au moyen d'un ressort faire exécuter à ces lames un très rapide mouvement de demi-cercle. La face de la boîte destinée à être mise en contact avec les téguments présente des fentes dans lesquelles les lames passent à l'instant même où elles sont mises en mouvement.

Fig. 39. — Scarificateur à ressort.

Pour se servir du scarificateur on commence *par l'armer*, c'est-à-dire : on tend le ressort commandant le mouvement des lames. Une fois armé, le scarificateur est appliqué sur les téguments, et une simple pression sur le bouton spécial déclenche brusquement le ressort; les lames passent rapidement dans les fentes qui leur sont ménagées sur le couvercle; en passant elles incisent avec une rapidité telle que la douleur est à peine perçue.

Tout scarificateur doit être nettoyé après chaque séance de

scarification : le nettoyage consiste, après avoir dévissé le couvercle, à faire bouillir, dans une solution de borate de soude, les lames, l'axe qui les maintient et le couvercle.

*
* *

Indications des ventouses sèches et des ventouses scarifiées. — L'emploi des ventouses sèches et des ventouses scarifiées a survécu à toutes les révolutions dans les théories médicales. La ventouse sèche détourne momentanément, la ventouse scarifiée soustrait, une certaine quantité de sang. L'une et l'autre sont employées avec avantage contre les phénomènes inflammatoires ou congestifs.

Elles agissent indubitablement contre certaines *douleurs névralgiques.*

Quatre ventouses scarifiées sont, dans les hôpitaux parisiens, le traitement classique du *lumbago,* « du tour de rein » des ouvriers.

On les emploie fréquemment dans le traitement de la *bronchite aiguë,* de la *bronchite chronique,* où elles font merveille.

La *pneumonie* est souvent justiciable de l'emploi des ventouses scarifiées ; surtout quand la pneumonie survient chez des individus adultes, pléthoriques. Dans ces cas on posera six à douze ventouses scarifiées au niveau du poumon malade, plus particulièrement au siège du souffle et de la matité.

La *congestion pulmonaire* dans un grand nombre de ses formes, congestion d'origine grippale, congestion des artério-scléreux, congestion des brightiques, devra être traitée par l'emploi des ventouses sèches ou même des ventouses scarifiées.

La *pleurésie,* pleurésie diaphragmatique en particulier, sera souvent améliorée par ce moyen surtout quand il existe un point de côté très violent.

Les *péricardites,* les *myocardites,* les *endocardites aiguës,* présentent l'emploi des ventouses scarifiées toutes les fois que la tachycardie, la douleur précordiale, la dyspnée sont très marquées ; on appliquera 2, 3 ou 4 ventouses scarifiées au niveau de la région précordiale. On répètera cette application tous les 3 ou 4 jours.

La *congestion hépatique,* la *congestion splénique* sont quelquefois traitées par les ventouses scarifiées quand l'état général du sujet ne s'oppose pas à une déperdition sanguine et quand il existe de vives douleurs au niveau du viscère.

Les *néphrites aiguës* sont souvent traitées par les ventouses scarifiées, appliquées au niveau de la région lombaire, de chaque côte de la colonne vertébrale, dix environ de chaque côté. Dans ces cas, il est souvent avantageux de réappliquer les ventouses pour obtenir une quantité de sang assez considérable. On recommencera l'application aussi large le lendemain et pendant plusieurs jours, en combinant l'emploi des ventouses scarifiées avec les injections de sérum artificiel.

Les ventouses scarifiées outre l'effet dérivatif des ventouses sèches ont un effet spoliatif, elles déterminent une saignée locale ; elles amènent une diminution de tension au niveau des veines sous-jacentes, et une décongestion plus ou moins accusée des organes voisins.

Les ventouses scarifiées sont contre-indiquées chez les individus très affaiblis, chez les jeunes enfants, chez les hémophiles.

MÉTHODE DE BIER

L'application des ventouses constitue un des points principaux du traitement de certaines affections chirurgicales par l'hyperémie veineuse suivant la méthode de Bier.

Fig. 40.

Ventouses munies de leur poire
de caoutchouc.

Ventouse spéciale pour
les seins.

La stase veineuse ou hyperémie passive s'obtient de deux façons : 1° par l'interposition d'un obstacle à la circulation veineuse superficielle entre le foyer inflammatoire et le cœur, en l'espèce une bande de caoutchouc ; 2° par l'application d'une ventouse appropriée dans la région malade ; ces deux procédés pouvant d'ailleurs être combinés.

Les *ventouses* employées par Bier sont de formes très variables et parfois de dimensions très considérables ; le vide y est fait au moyen de l'aspiration produite par de fortes poires en caoutchouc ou par une pompe aspirante. Certaines de ces ventouses peuvent contenir tout un membre ou tout un segment de membre ; dans ces cas l'adhérence au tissu se fait par l'intermédiaire d'une zone de caoutchouc (fig. 41, 42).

Toutes les fois qu'il s'agit de traiter un furoncle, un anthrax, un panaris, une piqûre sep-tique ou lymphangite cir-conscrite, Bier emploie la ventouse de la manière suivante :

Sur la région siège de l'inflammation et après nettoyage préalable, on applique une ou plusieurs ventouses suivant l'éten-due des tissus envahis. Une légère couche de va-seline ou de lanoline sur le bord de la ventouse en assure la parfaite adhé-

Fig. 41. — Ventouse pour l'hyperémie du coude.

rence sur la peau. Dans la ventouse on fait le vide par aspiration. Le vide ne doit pas être poussé à l'extrême ; il doit être proportionnel à l'étendue de la région, à la souplesse des tissus et au degré de l'in-flammation. Le contrôle de ce degré de vide réside dans la couleur de la partie hyperémiée qui doit devenir rouge bleu, jamais bleu foncé ni livide. On laisse la ventouse en place pendant cinq minutes et on

Fig. 42. — Ventouse pour l'hyperémie de la jambe et du pied.

l'enlève. On laisse alors la région malade au repos pendant trois minutes. Au bout de ce temps, nou-velle application de la ven-touse pendant cinq mi-nutes, suivie de trois minutes de repos et ainsi de suite jusqu'à la fin de la séance, qui est de qua-rante-cinq à cinquante mi-nutes. Une séance par jour suffit.

INDICATIONS. — On a essayé ce traitement dans un très grand nombre d'affections.

Les *furoncles, anthrax, abcès tubéreux* sont tous justiciables des ven-touses ; souvent avec ce procédé les petits furoncles guérissent sans incision. La *mastite puerpérale* est traitée au moyen d'une grande ven-touse qui peut contenir le sein en entier, l'aspiration dans ce cas n'est pas douloureuse ; sous son influence le pus s'écoule par la petite inci-sion mélangé à du sang et souvent à du lait.

CAUTÉRISATION IGNÉE

Indications. — La cautérisation ignée, comme la saignée, est une des plus anciennes pratiques thérapeutiques. Dès Hippocrate, ses deux modes d'action, son action immédiate, *caustique*, destructive sur les tissus, et son action à distance, *révulsive*, sur les organes profonds, sont nettement distingués.

L'action caustique proprement dite est bien connue ; elle se confond avec l'étude de l'action du feu sur les tissus ; c'est une brûlure ; le fer rouge appliqué sur les tissus en produit, suivant la durée d'application, la rubéfaction, la vésication, ou la destruction. L'escarre produite est sèche, noirâtre ; son épaisseur varie suivant les cas de 2 à 4 millimètres ; elle est un peu plus large que la surface d'application du cautère (zone carbonisée), circonscrite d'ordinaire par une auréole blanche de 3 à 4 millimètres (zone exsangue), où le sang ne pénètre pas par suite de l'oblitération des vaisseaux par l'albumine coagulée, entourée elle-même d'une auréole rouge (zone congestionnée) résultant de l'action de la chaleur rayonnante. L'escarre agit à la façon d'un corps étranger inclus dans la peau, elle détermine autour d'elle une inflammation dont le résultat est le détachement et l'élimination des parties mortifiées du cinquième au huitième jour. La petite plaie produite évolue ensuite comme une plaie ordinaire.

L'action caustique est un peu différente, suivant le cautère employé (thermo ou galvano-cautère), suivant la température à laquelle le cautère est porté.

Au rouge blanc, l'action est rapide et profonde ; le cautère n'adhère pas à la surface d'application, il agit à la façon d'un bistouri, il est surtout tranchant ; en sorte que les tissus sont divisés plus que carbonisés ; la coagulation des albumines, la formation d'une escarre est incomplète, l'action hémostatique est nulle. La douleur est moins vive que celle provoquée par l'application du rouge sombre.

Au rouge sombre, l'action est moins profonde et plus limitée ; le cautère adhère aux tissus qu'il carbonise, les albumines sont coagulées, une escarre est formée, en sorte que l'action hémostatique est puissante. La douleur est manifestement plus vive qu'avec le rouge blanc. Suivant la comparaison de Percy, « un cautère très rouge est à un cautère simplement chaud, pour la douleur de la cautérisation, ce qu'est un bistouri bien tranchant à un bistouri émoussé pour celle de l'incision ».

Le rayonnement dépend surtout du cautère employé ; il est surtout marqué avec les cautères actuels, il est à peu près nul avec le galvano-cautère, dont l'action est surtout pénétrante. Le thermocautère convient donc plutôt pour les applications en surface, le galvanocautère pour les applications en profondeur.

Ajoutons que dans les cautérisations profondes, au galvanocautère par exemple, la cicatrisation donne lieu à la production d'un tissu conjonctif dense, épais, tissu de sclérose relativement assez étendu et que cette action sclérosante est à rechercher en certains cas.

Cette action caustique, destructive, de la cautérisation ignée est la source d'indications multiples. On l'a employé de tous temps dans le traitement des plaies réputées venimeuses, morsures de chien enragé, morsures de vipères, où on se propose de détruire le virus *in situ* ; cette cautérisation, très douloureuse, n'a du reste qu'une efficacité bien douteuse.

On emploiera souvent la pointe rougie du thermocautère ou du galvanocautère pour ouvrir certaines collections purulentes, *acné phlegmoneuse, furoncles, anthrax, phlegmon du cou*.

La cautérisation ignée peut être employée dans un but d'hémostase.

La cautérisation ignée est employée journellement, dans le traitement des petites tumeurs de la peau, verrues, molluscum pendulum, papillome. Pour les *verrues*, avec la pointe fine du thermocautère ou mieux du galvanocautère, on brûle à petits coups le tissu néoplasique en allant assez profondément. Il se forme une croûte brunâtre qui se détache au bout de quelques jours ; à la chute de l'escarre la guérison est ordinairement complète ; s'il persistait encore quelques vestiges de la tumeur on procéderait à une seconde séance de cautérisation. Cette cautérisation ignée des verrues est très peu douloureuse et toujours efficace.

Pour l'ablation d'une petite tumeur cutanée comme un *papillome pédiculé*, un *molluscum pendulum*, le main gauche de l'opérateur saisit la tumeur avec une pince à griffes tandis que sa main droite armée du cautère sectionne le pédicule de la tumeur. On termine en détruisant par la cautérisation le point d'implantation de la tumeur.

Le *lupus vulgaire* est une des principales indications de la galvanocaustie cutanée. Il faudra au préalable faire tomber les croûtes, s'il en existe, pour bien délimiter le lupus, et, la tête étant bien fixée pour éviter les échappées, si le lupus est exubérant, turgescent, on le réprimera par quelques pointes superficielles, puis on pratiquera des cautérisations profondes pénétrant jusqu'aux limites mêmes du mal dans l'épaisseur des téguments. On circonscrira d'abord le mal par une série de cautérisations ponctuées empiétant de 2 à 3 millimètres sur les tissus sains, puis on couvrira de pointes de feu la surface ainsi circonscrite. Il est absolument nécessaire de pénétrer jusqu'au tissu sain, en pratique jusqu'au point où la pointe galvanique éprouve une résistance manifeste ; dans le tissu malade la pointe pénètre « comme dans du beurre ». Il faut espacer les pointes de 2 ou 3 millimètres pour éviter les mortifications étendues. La surface ainsi traitée peut à la rigueur rester sans pansement. Toutefois, s'il y a réaction vive, tuméfaction, congestion, il sera bon d'appliquer, au moins temporairement, des pansements appropriés ; il faudra surveiller la cicatrisation avec la plus grande sollicitude, et, dès qu'elle sera complète,

c'est-à-dire en moyenne au bout de quinze à vingt jours, on procédera à une nouvelle séance de cautérisation. Le nombre de ces séances
sera variable suivant les cas. Cette méthode conviendra surtout aux
lupus peu étendus, aux tubercules isolés, dans les régions particulièrement dangereuses, à la face en particulier.

L'action révulsive de la cautérisation ignée n'est pas bien établie en
ce qui concerne le mécanisme interne de la révulsion. On constate
néanmoins que la cautérisation ignée superficielle exerce une action
manifeste sur le cœur et la circulation, sur la respiration, les échanges
nutritifs, les localisations microbiennes et la phagocytose.

La *circulation* est remarquablement impressionnée par la cautérisation
ignée. La tension artérielle subit une élévation légère et passagère,
suivie d'un abaissement notable avec élévation de la pression veineuse.
Il se produit un balancement remarquable entre les circulations superficielles et profondes, et c'est là probablement une des actions les plus
remarquables et les plus puissantes de la révulsion : il y a congestion,
hyperémie, vasodilatation des tissus superficiels révulsés, exonération,
anémie relative, vaso-constriction des tissus et des organes profonds,

La *respiration* est modifiée quant à son rythme et à son ampleur :
elle est plus lente et plus superficielle. La révulsion contribue donc à
assurer aux poumons un repos relatif.

L'action sur les localisations microbiennes et la phagocytose a surtout été
étudiée par Charrin. Il s'exprime ainsi dans ses leçons de pathologie
de 1897 et au congrès de Lisbonne de 1906 : « La révulsion exonère
les tissus profonds (par suite du balancement qui existe entre les
réseaux externe et interne) d'une congestion qui accumule les germes
dans ces tissus ; elle favorise la réunion de ces germes dans le derme,
dans les mailles sous-cutanées, dans les parties d'une dignité physiologique médiocre. »

Quoi qu'il en soit la cautérisation ignée au point de vue révulsif reconnaît trois grandes indications : la douleur, la congestion, l'inflammation.

Dans ces cas on fait ce qu'on appelle des pointes de feu superficielles.
Pour cela avec le cautère chauffé au rouge vif on fait des attouchements
rapides sur les téguments en prenant soin de laisser entre chaque cautérisation des intervalles de peau saine. On saupoudre ensuite la région
de poudre d'amidon ou de poudre de talc.

L'élément douleur sera heureusement combattu par les pointes de feu
dans les *névralgies,* en particulier dans les *névralgies intercostale* et *sciatique* dont la cautérisation ignée constitue souvent le remède héroïque.
Les pointes de feu feront merveille dans les *névralgies a frigore* et dans
les *névralgies hystériques,* dans les *névralgies intercostales post-pleurétiques* ;
elles pourront constituer un utile adjuvant du traitement général dans
les *sciatiques syphilitiques* et dans les *névralgies sciatiques des tuberculeux* ;
encore conviendra-t-il, dans ce dernier cas, de ne les appliquer
que chez des malades apyrétiques.

Dans les névralgies, les pointes de feu seront appliquées sur le tra-

jet du nerf malade sur une ou plusieurs lignes et assez rapprochées ;
on en appliquera un plus grand nombre aux points d'émergence du
nerf, qui coïncident généralement avec les points douloureux : c'est
ainsi que, dans la névralgie intercostale, on les appliquera surtout près
des vertèbres (point postérieur), au niveau de l'espace intercostal
(point médian), près du sternum (point antérieur).

On tirera souvent grand profit de la cautérisation ignée à la période
d'état des *myélites* évoluant d'une façon torpide, ainsi que l'enseignait
Charcot, au déclin des myélites aiguës, alors que les phénomènes
d'excitation de la phase aiguë tendent à disparaître, et, d'une façon
systématique, dans les myélites chroniques. Toutes les semaines
environ, plus fréquemment ou moins fréquemment, suivant l'évolution
générale de la maladie, on ponctuera la région vertébrale, dans toute
sa longueur, de pointes de feu disposées de chaque côté de la gouttière vertébrale sur une largeur de 3 à 4 centimètres ; il faudra être
circonspect dans la région sacrée sur laquelle repose, au lit, le malade
dans la position normale et que le décubitus prolongé expose aux
excoriations.

Les pointes de feu sont encore fréquemment employées, et en
diverses circonstances, contre la *congestion pulmonaire*. Dans les *congestions pulmonaires* hypostatiques, dans les splénisations pulmonaires
si fréquentes dans les *grippes prolongées*, elles peuvent rendre de très
grands services grâce à leur action réflexe vaso-motrice.

L'indication de la cautérisation ignée dans les *phénomènes congestifs
péri-tuberculeux* soulève un point de pratique des plus importants. Il
faut avant toute chose, se bien rappeler que les pointes de feu ne
doivent être employées que dans les formes apyrétiques, torpides, et
que la fièvre et les phénomènes d'excitation constituent une contre-indication presque absolue. La plupart des auteurs la conseillent en deux
circonstances :

1° Contre ces congestions péri-tuberculeuses apyrétiques, relativement fugaces, qui apparaissent parfois brusquement autour d'une lésion
bacillaire ancienne, quelquefois presque latente, et s'accusent à l'oreille
par une extension plus ou moins considérable de la région soufflante
et de la matité, avec tachycardie et dyspnée manifeste.

2° Contre les congestions péri-tuberculeuses, presque permanentes,
que l'on rencontre chez beaucoup de tuberculeux apyrétiques, et qui
constituent une lésion véritable : des séries répétées de pointes de feu
en triomphent parfois.

Les pointes de feu constitueront encore un excellent adjuvant du
régime, des cholagogues et des alcalins dans la *congestion hépatique*,
quelle qu'en soit l'origine ; on les appliquera sur la partie débordante
du foie, c'est-à-dire au-dessous des côtes et parallèlement à elles en
une bande de quelques centimètres de largeur.

Les mêmes indications s'appliquent aux *pleurites*. Les pointes de feu
conviennent surtout à la période de déclin, quand la fièvre est tombée,
qu'il s'agisse de pleurésie sèche ou de pleurésie avec épanchement ;

on les appliquera donc à ce moment de la résorption de l'épanchement, soit que celui-ci n'ait qu'un faible volume, soit qu'après une ou deux thoracentèses le liquide, ayant peu de tendance à se reproduire, il persiste de la dyspnée, de l'obscurité respiratoire ou des douleurs intercostales.

Les pointes de feu ont été employées, quoique plus rarement, dans les formes sèches, ou, au contraire, dans la forme ascitique de la *péritonite tuberculeuse.*

Contre l'éréthisme cardiaque du début des *péricardites,* M. Roger conseille l'application quotidienne de pointes de feu.

Enfin la cautérisation ignée de la région lombaire a été conseillée dans le traitement des *néphrites*; elle est certainement inférieure aux ventouses, aux ventouses scarifiées en particulier.

La cautérisation ignée est employée dans le traitement des *arthrites chroniques,* des *tumeurs blanches* torpides.

CONTRE-INDICATIONS. — Il faut enfin bien se rappeler qu'en thérapeutique médicale, il existe à l'application révulsive de la cautérisation ignée deux contre-indications au moins relatives : la *fièvre,* en particulier chez les bacillaires, la *dégénérescence cardiaque,* en particulier chez les artério-scléreux.

Fig. 43. — Cautères actuels. Cautères d'Ambroise
Paré.
On voit au milieu de la figure le réchaud pour
chauffer le cautère.

La cautérisation ignée, les pointes de feu, chez les bacillaires pyrétiques, provoquent, en effet, souvent une exaspération des phénomènes aigus, principalement de la fièvre ; elle peut provoquer l'insomnie, l'agitation, l'excitation cardiaque, les palpitations, etc. D'une façon générale donc, on s'abstiendra des pointes de feu dans les états fébriles.

De même, si le myocarde est quelque peu fléchissant, si le patient est un prédisposé à la syncope, qui peut être particulièrement grave chez les athéromateux, les artério-scléreux, les pointes de feu, par la douleur qu'elles occasionnent, en pourraient être la cause provocatrice ; on s'abstiendra donc également dans ces cas.

Instrumentation. — Nous possédons plusieurs excellents procédés de cautérisation ignée.

I. — *Cautères actuels*. — La cautérisation chez les anciens se pratiquait au moyen d'instruments appelés *cautères actuels*, composés d'une tige métallique supportée par un manche de bois et terminée par une partie affectant des formes variées. Ces cautères étaient chauffés dans des réchauds où brûlait du charbon de bois. On les chauffait au rouge blanc, au rouge cerise ou au rouge obscur. Le cautère actuel n'est plus de nos jours que d'un emploi absolument exceptionnel. La dernière application du cautère actuel dans les hôpitaux parisiens a résidé dans la volatilisation des hémorroïdes avec la pince spéciale.

*
* *

II. — *Thermocautère Paquelin*[1]. — Le thermocautère Paquelin est d'un usage courant. Sa construction est basée sur ce fait

Fig. 44. — Thermocautère Paquelin.

que le platine porté au rouge se maintient incandescent au contact d'un mélange d'air et de vapeur inflammable.

Le thermocautère se compose : d'une lame creuse de platine maintenue par un manche de bois ; d'un récipient pour l'essence,

---

1. M. Tuffier a modifié le thermocautère de manière que la lame soit à une température constante.

d'une soufflerie analogue à celle des vaporisateurs de flacon de toilette. Il y a plusieurs variétés de lames de platine, quelques-unes sont terminées en pointe plus ou moins fine.

Pour se servir du thermocautère, *on fait rougir la lame de platine en la maintenant quelques instants dans la partie supérieure d'une flamme de lampe à alcool*; dès que la platine est rouge, on insuffle des vapeurs d'essence minérale ; l'appareil est prêt à fonctionner.

Suivant que l'on pressera avec plus ou moins d'énergie sur la poire en caoutchouc de la soufflerie, le platine sera porté à une température plus ou moins élevée. Quand la cautérisation est terminée, avant de laisser éteindre le thermocautère, il faut le porter au rouge vif pour brûler toutes les particules charbonneuses qui auraient pu se déposer soit à l'intérieur, soit à l'extérieur de la lame de platine, puis enlever brusquement le tube de caoutchouc. L'instrument une fois refroidi, on nettoiera l'extrémité.

PRÉCAUTIONS A PRENDRE. — Il faut ne remplir le réservoir à essence qu'au tiers ; ne faire jouer la soufflerie que lorsque le cautère est rouge ; ne pas souffler trop brusquement ; on doit éviter de porter la lame au blanc lumineux, car cette température pourrait fondre le tube intérieur de l'appareil. Si, pendant une opération, le cautère chauffe mal, il faut chercher par quelques insufflations rapides à activer son incandescence ; si cela ne suffit pas, il faut chauffer à nouveau le cautère dans la flamme de la lampe.

Il existe dans le commerce différents modèles de thermocautères basés sur le même principe que le thermocautère Paquelin : thermocautère avec carburateur, chalumeau de Chazol, thermocautère de poche de Wasseige.

L'aphyso-cautère. — L'*aphyso-cautère* (α privatif, φυση soufflerie), ou cautère sans soufflerie, a été présenté à l'Académie

Fig. 45. — Aphyso-cautère Dechery,

de médecine le 22 juin 1897 par M. Tillaux au nom de son inventeur M. Dechery.

Il se compose d'un *couteau* en platine, qui peut revêtir toutes les formes désirables ; d'un *manche* creux à l'intérieur, et qui sert de réservoir à de l'éther ; d'une *ouverture* fermée à l'aide d'un bouchon à vis, et par où l'on introduit le carburateur ; enfin d'une autre *vis* qui actionne du dehors l'orifice de communication du réservoir avec l'intérieur du couteau.

La boîte renferme, outre une pointe différente de forme, une petite clef pour l'écrou et une lampe à alcool en métal nickelé dont le bouchon, de métal également, se visse à fond et permet de poser la lampe dans toutes les positions sans crainte de fuite.

FONCTIONNEMENT. — Pour se servir de l'aphyso-cautère, voici comment il faut procéder :

1° Fermer l'orifice qui fait communiquer le réservoir avec le cautère ;

2° Remplir le réservoir d'éther à 65° ou d'éther anesthésique.

3° Essuyer soigneusement si l'éther a débordé ;

4° Présenter l'appareil dans la position de la figure 46 à la flamme de la lampe, c'est-à-dire en position oblique, la pointe en bas, la flamme portant au niveau de l'extrémité inférieure du réservoir, précisément au point où se trouve la vis bouchon.

Fig. 46. — Chauffage de l'appareil.

On chauffe en tournant l'appareil entre les doigts, pour présenter à la flamme sa circonférence complète à ce niveau.

Rapidement apparaît sur le métal *où l'on chauffe* une buée qui servira de guide pour l'allumage. On doit, en effet, chauffer *jusqu'à ce que cette buée ait disparu*, c'est-à-dire environ une minute en été, deux minutes en hiver.

5° Quand la buée a disparu, il faut amener la *pointe* du cautère dans la flamme et chauffer dix à quinze secondes, jusqu'à ce que le cautère commence à rougir un peu ;

6° Ouvrir alors légèrement et graduellement le réservoir, en tournant à gauche le bouton qui ouvre le réservoir, et en laissant toujours le cautère dans la flamme. Le cautère devient incandescent ;

7° Chauffer alors à nouveau le réservoir en baissant et levant successivement la pointe du cautère jusqu'à ce que la pointe du cautère conserve son incandescence dans toutes les positions. Dès lors, l'instrument est prêt à être utilisé.

Pour l'*éteindre*, il suffit de fermer à droite la vis.

Pour *conserver allumé sans dépenser* de carburateur en attendant le moment de l'utilisation, il suffit de laisser la pointe dans la flamme, vis fermée, en faisant reposer l'instrument sur la lampe.

Pour s'en servir à nouveau, il suffit de rouvrir en tournant à gauche la vis. Le cautère se rallume aussitôt.

Pour obtenir le *rouge sombre,* il faut allumer l'instrument comme d'ordinaire jusqu'au maximum de chaleur, et fermer en suite le réservoir en tournant à droite la vis. Pour rallumer le cautère, il suffit de tourner à gauche la vis.

*
* *

III. — *Le galvanocautère.* — Le galvanocautère se compose essentiellement d'un fil de platine en anse qu'on fait rougir à volonté par le passage d'un courant électrique.

L'ANSE de platine est la forme la plus simple ; les formes les plus variées sont données aux galvanocautères ; il y en a de spé-

ciaux pour le larynx, le pharynx, les amygdales, les fosses nasales, etc. Généralement le médecin se contente de trois ou quatre modèles : une pointe fine, une plus grosse (fig. 47).

Fig. 47. — Lames pour galvanocautère.

Le cautère ou anse galvanique est adapté à un *manche isolant* ; à l'extrémité postérieure de ce manche aboutissent les fils conducteurs ; à la partie antérieure s'adaptent les cautères ; le manche présente un

Fig. 48. — Manche de galvanocautère avec pointe fine.

interrupteur qui, au repos, empêche le fonctionnement du galvanocautère.

COURANT ÉLECTRIQUE. — Pour rougir l'anse de platine, il faut un courant de grand débit, car la masse des cautères à chauffer est considérable. Un cautère de platine consomme 15 à 20 ampères.

Sa résistance est de 0,02 ohm environ qui, jointe à la résistance des fils et du manche, donne une résistance extérieure totale de 0,06 ohm. Si nous employons la formule

$$I = \frac{E}{R} \text{ en mettant } I = 20 \text{ R} = 0,06 \text{ ohm,}$$

on voit qu'il suffira d'un courant de faible tension,

$$E = 1 \times R = 1 \text{ vol. } 20.$$

Le courant destiné à faire fonctionner un galvanocautère est fourni soit par des piles, soit par des accumulateurs, soit directement par le courant urbain sous certaines conditions.

Les piles. — Les piles destinées à l'électrocautère doivent présenter des éléments à grande surface, capables de donner un courant très intense ; on emploie généralement des couples au bichromate de potasse, où les surfaces actives sont très grandes en raison du grand nombre de

Fig. 49. — Appareil Chardin mis en train à l'aide d'une poire.

zincs et de charbons baignant dans la même solution. Les éléments de la pile doivent être disposés de telle sorte : 1° que, la pile étant au repos, les zincs soient complètement en dehors du liquide ; 2° qu'on puisse, au moment d'utiliser la pile, immerger les zincs plus ou moins profondément, suivant l'intensité du courant nécessaire. Cette condition est réalisée de diverses façons, soit par une vis ou une crémaillère qui permet de faire monter ou descendre les zincs, soit par une poire en caoutchouc qui fait monter le liquide au niveau voulu.

Accumulateurs. — On a souvent avantage à se servir d'accu-

mulateurs; les accumulateurs sont toujours prêts à servir et donnent un courant très constant.

COURANTS URBAINS. — Les courants urbains sont fournis généralement sous une différence de potentiel de 110 volts à 120 volts. La canalisation ordinaire établie pour l'éclairage de l'appartement, qui suffit pour les moteurs électriques, pour l'électrolyse, est insuffisante pour rougir un instrument galvanocaustique : en intercalant un cautère sur une canalisation de lumière, on fait sauter les coupe-circuits. Pour amener au cautère les 15 ou 20 ampères qu'il consomme, il faut faire une canalisation spéciale à gros fil dont le diamètre est du reste imposé par le secteur, 1 millimètre carré par ampère.

Fig. 5o. — Appareil Chardin manœuvrant à l'aide d'une vis.

Il faudra également un RÉDUCTEUR DE POTENTIEL capable de diminuer considérablement le voltage : un courant de 110 volts avec une résistance de 0,06 ohm fournirait près de 2 000 ampères :

$$I = \frac{E}{R} = \frac{110}{0,06} = 1833,$$

et le galvanocautère n'en exige que 20.

Il faudra donc intercaler une résistance de 5 ohms environ.

$$I = \frac{E}{R} = \frac{110}{5 + 0,06}.$$

On peut encore se servir du courant continu du secteur comme moteur pour entraîner une *dynamo*, qui produit elle-même un courant continu de 5o volts et 15 ampères, par exemple, avec lequel on réalise toutes les applications médicales du courant continu depuis le cautère, la lumière électrique médicale, jusqu'au courant galvanique de 1 ou plusieurs milliampères, sans avoir à redouter un accident de tension pour le malade, puisque le courant du secteur est absolument en dehors du circuit actif.

Quand on est éclairé par un courant urbain *alternatif*, l'appareil permettant de réaliser la cautérisation est beaucoup plus simple. On emploie un TRANSFORMATEUR. Un transformateur n'est autre qu'une bobine d'induction dans laquelle le fil inducteur est très fin et très long, tandis que le fil induit est gros et court. L'usine génératrice fournissant dans le circuit inducteur des courants alternatifs de grande force électromotrice et de faible intensité, il se développe dans le circuit induit des courants alternatifs

Fig. 51. — Transformateur à courant alternatif.

secondaires, de même fréquence mais de force électro-motrice beaucoup plus faible et d'intensité beaucoup plus grande. Ce sont ces courants secondaires qu'on utilise pour le cautère.

MODE D'EMPLOI D'UN GALVANOCAUTÈRE. — Au moment de se servir du galvanocautère, on adapte aux bornes du manche le cautère choisi, on fixe les fils conducteurs qui sont fixés par leur autre extrémité aux bornes de la pile. En appuyant sur le bouton, on fait passer le courant qui vient chauffer plus ou moins la lame de platine ; on peut à ce moment agir sur les tissus à cautériser. Le courant cesse de passer quand on laisse la pédale se relever. Quand on veut obtenir une action continue d'une certaine durée, on ferme le courant d'une manière fixe. Si le cautère est porté au rouge blanc et qu'on désire seulement le rouge cerise, on règle

le courant au moyen du rhéostat. L'opération terminée, on détache les fils conducteurs, on enlève la lame de platine et on relève
le zinc des piles au-dessus du niveau du liquide.

Quelle que soit la source d'électricité employée, lorsqu'on se
sert du galvanocautère, il faut éviter avec soin de porter la température du cautère au delà du rouge vif; l'incandescence au
blanc éblouissant indique que la fusion du platine est près de se
faire.

Il est utile, pour éviter tout accident de fusion. d'introduire
dans le circuit un *rhéostat* ou un réducteur de potentiel permettant de diminuer ou d'augmenter à volonté l'intensité du courant.
Le rhéostat est nécessaire quand on utilise les accumulateurs :
il n'est pas indispensable quand on emploie des piles, car on peut
dans ce cas régler l'intensité du courant en plongeant plus ou
moins les électrodes dans le liquide.

Le cautère de platine, se ramollissant par la chaleur, se
déforme très facilement quand il est rouge ; l'opérateur qui se
sert d'un électrocautère doit donc s'habituer à une grande légèreté de main.

INCIDENTS. — Il peut arriver qu'au moment d'utiliser un galvanocautère le cautère ne rougisse pas, ou que brusquement il
s'éteigne ; il y a interruption de courant ; il faut rechercher la
cause de cette interruption ; elle peut tenir, soit à un arrêt dans
le débit de la force électro-motrice, soit à un court circuit ou à
une interruption accidentelle sur le trajet du courant. Il faut donc
passer en revue successivement toutes les pièces :

Le cautère. — Il peut se faire que la lame de platine se soit
dessoudée de son support, ou bien que cette lame ait fondu ; il
n'y a alors qu'à remplacer le cautère.

Le manche. — Il peut se faire qu'une couche d'oxyde de cuivre se soit amassée au niveau des sections de l'interrupteur ; il
faut alors nettoyer ces surfaces.

Les fils conducteurs. — L'interruption peut être due : à la rupture d'un fil, il faut le raccorder ; à un mauvais contact au niveau
de la lame, il faut dans ce cas vérifier le serrage ; à un court-cir-
cuit tenant à l'usure de la gaine isolante, on réparera les fils ou
on les changera.

La source électro-motrice. — Si la source électro-motrice est
constituée par une pile et qu'elle ne fonctionne pas, il faut la

nettoyer, changer les zincs ou renouveler le liquide suivant le cas. Si l'accumulateur est déchargé, on le vérifiera et on le fera charger à nouveau. L'interruption du courant urbain est due généralement à la fusion d'un coupe-circuit; il faudra renouveler le fil fusible.

*
* *

AVANTAGES DU GALVANOCAUTÈRE. — Le galvanocautère est un appareil plus coûteux que les autres cautères; mais il présente sur eux de précieux avantages : étant de faible masse le cautère électrique peut être porté à une très haute température sans qu'on ait à redouter les effets du rayonnement sur les tissus voisins de ceux qu'on veut détruire; il présente par conséquent une grande supériorité sur les autres moyens pour des cautérisations exercées sur des surfaces peu étendues, dans le voisinage d'organes délicats ou dans la profondeur des cavités naturelles. Le galvanocautère peut être réglé facilement à la température que l'on veut; enfin on peut donner à la partie active les formes les plus variées. Le galvanocautère a de nos jours sa place marquée dans l'arsenal du praticien. Il est indispensable à certaines spécialités médicales, à la *rhinologie* et à la *laryngologie* en particulier.

CHAPITRE VII

BANDAGES HERNIAIRES

Les bandages herniaires sont des appareils mécaniques qui, placés au-devant des orifices herniaires, sont destinés à empêcher la sortie de la hernie. Depuis la généralisation de la cure chirurgicale des hernies, les bandages herniaires ont perdu beaucoup de leur importance, néanmoins ils constituent encore le traitement palliatif le plus communément employé ; le bandage herniaire est un appareil de pis-aller, mais c'est un appareil utile.

Historique. — Dans l'antiquité, les bandages herniaires étaient constitués simplement par des bandes de toile, maintenant une pelote au-devant de l'orifice herniaire.

C'est à Bernard de Gordon qu'on attribue la première ceinture rigide en fer, comme moyen de contention des hernies (1306). Cependant à l'exposition universelle de 1900, dans l'exposition rétrospective des instruments de chirurgie, on voyait figurer dans la vitrine des collections particulières un bandage herniaire en fer, attribué au vii° siècle ; ce bandage appartient au musée de Bar-le-Duc, et fut trouvé dans le cimetière d'Euville.

Le bandage élastique *en acier* fut inventé par Nicolas Lequin. Tiphaine en 1761 appliqua l'idée de Lequin à la construction du bandage double et fixa chaque pelote sur un bandage à part.

En 1807, Salmon, mécanicien anglais, imagina le bandage qui embrasse le côté du corps opposé à celui où existe la hernie.

Bandage français. — Le bandage français se compose d'un ressort en acier embrassant la demi-circonférence du bassin répondant à la hernie, se *moulant sur les contours de cette demi-*

circonférence et se terminant d'un côté par une *pelote* que son élasticité maintient appliquée sur l'orifice herniaire, de l'autre par une *courroie* qui, contournant le côté opposé du corps, vient se fixer à la pelote (fig. 52).

Le ressort français est une *lame d'acier trempé,* courbé non seulement sur le plat, mais aussi sur les bords et tordu sur l'axe, de façon que cette lame d'acier épouse complètement la forme du bassin, que le point d'appui postérieur du ressort sur la ré-

Fig. 52. — Bandage inguinal droit français.

gion rachidienne soit plus élevé que le point d'application de la pelote, que le bord inférieur de la pelote soit porté plus en arrière que son bord supérieur. La longueur du ressort est calculée pour avoir les dimensions de la demi-circonférence du corps.

La force du ressort doit être suffisante pour maintenir la hernie ; mais ne doit pas déterminer une pression intolérable.

Fig. 53. — Bandage français inguinal gauche appliqué.

La *pelote* est constituée par une lame métallique, l'écusson, sur lequel est rivée l'extrémité antérieure du ressort, et sur laquelle vient se fixer la courroie d'attache. Du côté de la peau l'écusson est rembourré par une masse molle en rapport avec la peau et composée soit de laine et de crin, soit de lames superposées de molleton et de laine enveloppées d'une toile solide recouverte de peau. On a construit également des pelotes dures en caoutchouc durci, en émail, en buis, en ivoire, en aluminium, des pelotes présentant des ressorts dans leur épaisseur, etc.; les pelotes dures ou compliquées sont peu utilisées, en France du moins. La forme de la pelote est variable, ovalaire, elliptique, ronde. Il en est de triangulaires dites à bec de corbin ; cette variété de pelote est généralement bombée en son milieu. Certaines pelotes sont échancrées en croissant ou en fer à cheval pour épargner quelque organe, le testicule en ectopie, par exemple.

La face profonde de la pelote est plus épaisse au centre qu'à la circonférence, elle doit présenter un relief suffisant pour que la partie du ressort qui s'y rattache ne repose pas sur les téguments. La pelote doit être assez large pour recouvrir la totalité de l'orifice herniaire et dépasser ses bords en tous sens.

Fig. 54. — Bandage bec de corbin avec sous-cuisse.

Courroie. — Le ressort se continue par une courroie ou patte percée de trous qui vient se fixer à un bouton situé sur la pelote.

Sous-cuisse. — Souvent, on ajoute un sous-cuisse qui a pour but d'empêcher le bandage de remonter. Dans les bandages dont la pelote est triangulaire, à bec de corbin, le sous-cuisse partant de la pointe que présente la pelote, croise obliquement la ligne médiane au périnée pour venir se rattacher sur le côté opposé.

Bandage double. — Pour les hernies doubles, le bandage français se compose de deux pelotes se terminant par deux ressorts qui viennent aboutir à un coussin dorsal ; les deux pelotes sont réunies par une petite lanière.

Fig. 55. — Bandage double.

Bandage anglais. — Le bandage anglais se compose d'un ressort embrassant la *demi-circonférence du corps opposée* au côté où siège la hernie, et terminé à chacune de ses extrémités par une pelote (fig. 56 et 57).

Fig. 56. — Bandage inguinal anglais.

La pelote postérieure prend point d'appui sur la région vertébrale, la pelote antérieure appuie sur l'orifice herniaire. Ces pelotes sont mobiles en tous sens sur les extrémités du ressort.

Le ressort du bandage anglais ne présente qu'une courbure sur le plat, il n'a pas besoin d'être modelé sur les contours du bassin. Il *agit à la façon d'une pince*, ne touche le patient que par ses deux pelotes et ne prend aucun point d'appui autour du tronc.

Le bandage anglais convient surtout pour les hernies inguinales. La pelote du bandage anglais se déplace moins dans les

Fig. 57. — Bandage anglais appliqué sur une hernie inguinale droite.

mouvements de la cuisse que celle du bandage français.

Bandage pour hernie crurale. — Le bandage pour hernie crurale est un bandage français. La partie antérieure du ressort s'incurve fortement en bas pour permettre à la pelote de maintenir la région crurale. Le sous-cuisse part du collet de la pelote et fait le tour de dehors en dedans de la racine de la cuisse.

En raison de la mobilité de la cuisse sur le bassin, on peut difficilement compter sur une exacte contention des hernies crurales ; aussi, ne saurait-on trop conseiller la cure opératoire aux malades atteints de hernie crurale.

Bandage pour hernie ombilicale de l'adulte. Le bandage pour hernie ombilicale de l'adulte consiste en un ressort embrassant la moitié du corps se terminant d'un côté par une large plaque ronde ou ovale, au centre de laquelle est une demi-sphère destinée à s'appliquer sur l'ouverture ombilicale ; et de l'autre côté par une ou deux courroies qui viennent se fixer à la partie antérieure de la plaque.

Fig. 58. — Bandage de Dolbeau.

On fait également volontiers usage du bandage de Dolbeau, dans lequel la pelote, au lieu d'adhérer à un ressort en demi-cercle, est fixée à une lame fenêtrée d'acier qu'elle déborde en haut et en bas. Aux extrémités de ce ressort est fixée une sangle qui fait le tour de la ceinture. Chez les femmes obèses ou chez les personnes à parois abdominales flasques et tombantes, il est difficile de faire tenir un bandage. Dans ces cas et dans les cas de grosses hernies incoercibles, il est parfois préférable de soutenir la hernie au moyen de plaques maintenues par des ceintures et des courroies. Toutefois ces appareils sont fort incommodes et presque toujours insuffisants et, quand il n'y aura aucune contre-indication, l'opération est à conseiller.

Application des bandages. — Le médecin ne doit pas s'en remettre exclusivement aux bandagistes pour déterminer le bandage qui convient à un cas déterminé. Il doit spécifier la forme, les dimensions de la pelote, son inclinaison, la force du ressort ; quand le bandage a été choisi ou fait sur mesure, le médecin doit en vérifier le fonctionnement.

Pour appliquer un bandage, le malade *étant couché,* la hernie est réduite, un doigt oblitère l'anneau pendant que l'on place en arrière du malade la partie postérieure du bandage ; puis on assujettit la pelote sur l'orifice herniaire. On fixe alors la courroie et les sous-cuisses. On ordonne au sujet de se lever, de tousser, de marcher, de s'accroupir, et pendant ces divers actes on s'assure que la pelote reste bien en place et que la hernie ne s'échappe pas au-dessous d'elle. Les essais doivent être répétés au bout de quelque temps pour constater que le malade sait bien placer son bandage et que ce bandage maintient bien la hernie.

Le malade, sauf certaines circonstances, ne porte pas son bandage la nuit, il l'applique le matin au lever en étant encore dans la position horizontale.

Il est bon de faire envelopper la pelote du bandage d'un linge fin que l'on changera de temps en temps, cette précaution a pour but de s'opposer à ce que le bandage ne soit sali par la sueur. Le malade devra des soins minutieux aux téguments en rapport avec le bandage.

Chez les sujets obèses, à ventre proéminent, le sous-cuisse n'est pas nécessaire ; il est indispensable chez les individus à ventre plat. Chez les obèses la pelote a une tendance à descendre, on a

conseillé dans certains cas de soutenir le bandage au moyen d'une
bande passant au-dessus de l'épaule.

Inconvénients du port de bandage. — Les premiers jours, le
bandage occasionne de la gêne, mais si le bandage est bien fait le
malade ne tarde pas à s'y habituer.

Les véritables douleurs tiennent à une défectuosité de l'appareil et le bandagiste devra y remédier sur l'avis du médecin qui
vérifiera si le ressort n'est pas trop puissant, si l'articulation
n'est pas mal placée, si la pelote n'est pas trop volumineuse ou
trop dure.

Presque tous les hernieux présentent au niveau des points de
contact du bandage une coloration brunâtre de la peau ; mais un
hernieux qui veille à sa propreté n'aura ni eczéma ni excoriation.

Les ulcérations et les escarres que l'on a parfois observées
tiennent à des bandages mal faits. Dès qu'il surviendra un de ces
accidents sous le bandage on devra l'enlever, le faire modifier par
le bandagiste et le malade gardera le lit pendant quelques jours.

*
* *

Bandage herniaire chez les enfants. — Chez l'enfant les
hernies peuvent guérir par le port
d'un bandage bien fait, gardé jour
et nuit, mais la cure radicale des
hernies chez les enfants est si facile
et si efficace qu'il est bien préférable de recourir à l'intervention
chirurgicale.

Fig. 59. — Bandage inguinal de
nouveau-né.

BANDAGE INGUINAL. — Pour les
hernies inguinales pendant le
cours de la première enfance on
prescrira le port d'un bandage.
Chez le nouveau-né, il n'y a
guère que le petit bandage en caoutchouc insufflé, disposé en
fer à cheval, qui ne soit pas trop mal supporté (fig. 59).

Vers l'âge d'un an, l'enfant pourra être muni d'un bandage à
pelote anglais ou français. Il sera bon d'appliquer un bandage
bilatéral, car ce bandage tient mieux, et il est fréquent que la
hernie soit bilatérale.

Ce bandage doit être enveloppé d'une étoffe imperméable et on veillera attentivement aux soins de propreté.

Au-dessous de deux ans la cure radicale n'est indiquée qu'en cas d'étranglement, car on a affaire à un enfant malpropre dont le pansement post-opératoire est exposé à des souillures continuelles.

Passé la première enfance, lorsque l'enfant sera devenu propre, on pourra : ou bien conseiller la continuation du port du bandage ou bien proposer aux parents la cure radicale.

L'ectopie testiculaire est chez le nouveau-né une contre-indication au port d'un bandage, on laissera la hernie aux ressources de la nature. Plus tard on proposera l'intervention chirurgicale.

HERNIE CRURALE. — La hernie crurale est exceptionnelle chez l'enfant ; elle est peu justiciable des bandages qui tiennent difficilement.

HERNIE OMBILICALE. — La hernie ombilicale est extrêmement fréquente chez les enfants au-dessous d'un an, après quoi elle devient rare.

Abandonnée à elle-même elle guérit très souvent.

Le meilleur bandage chez le nouveau-né consiste à mettre sur l'anneau, après réduction de la hernie, un tampon d'ouate maintenu par une bande de flanelle faisant deux fois le tour du corps. Cet appareil simple ne se déplace pas facilement, du reste, la mère peut l'arranger à nouveau toutes les fois qu'il s'est déplacé.

Un appareil assez utilisé est la ceinture en caoutchouc avec pelote de caoutchouc.

Chez les enfants plus âgés, on pourrait recourir aux bandages à ressort.

On a préconisé divers appareils formés d'une petite pelote maintenue sur le nombril par un agglutinatif ; ils sont peu efficaces.

CEINTURES

Les ceintures sont des appareils entourant l'abdomen et destinées à remédier soit à un relâchement des parois de l'abdomen. soit à une déviation d'un organe abdominal. Le nombre de ces ceintures est extrêmement considérable. Nous mentionnerons simplement les plus usitées.

On s'est occupé de trouver des ceintures pour soutenir la paroi abdominale chez les femmes à paroi grasse ou relâchée par suite de grossesses répétées, ou par suite d'une laparotomie antérieure ; pour soutenir le poids d'un utérus gravide ou pour maintenir une tumeur abdominale inopérable.

On a créé de nombreux modèles, faits en coutil, en tissu élastique, en peau de chamois. Ces ceintures se composent d'une partie pleine embrassant l'abdomen et maintenue en arrière par des courroies à boucles ou lacées sur les côtés. Des sous-cuisses sont souvent utiles pour empêcher ces ceintures de remonter. On a imaginé également des ceintures avec pelote pour maintenir en place un organe dévié.

Fig. 60. — Ceinture maillot (appliquée).

Ceinture maillot. — Dans les cas *d'entéroptose,* chez certaines de nos opérées de laparatomie nous employons une sorte de caleçon élastique, dont la résistance est variable suivant la région et qui est maintenue en place par des jarretelles ou des sous-cuisses (fig. 60).

Fig. 61. — Ceinture maillot pour rein mobile (appliquée).

Dans le cas de *rein mobile* la ceinture abdominale rend les plus grands services. Cette ceinture doit être un *maillot* prenant au-dessus du pubis, remontant jusqu'au-dessus des fausses côtes, son tissu doit être beaucoup plus dense en bas qu'en haut ; par conséquent, sa résistance doit aller progressivement en diminuant de bas en haut. Ce traitement simple et inoffensif doit être appliqué à tous les cas de néphroptose au début.

BAS ÉLASTIQUES. — SUSPENSOIRS

Les bas élastiques sont des bas fabriqués avec un mélange de caoutchouc et de soie ou de coton. Ils sont employés surtout dans les cas de varices. Exerçant une pression régulière de bas en haut, ils compensent pour ainsi dire, par leur élasticité, l'élasticité qui a disparu des parois veineuses.

Le bas élastique doit s'étendre depuis la région tarsienne jusqu'au niveau de la partie supérieure de la jambe, en laissant libres les orteils et le talon ; si les varices remontent plus haut, le bas élastique devra comprendre le genou et même remonter jusqu'à la région inguinale. Dans ce cas, il est bon d'adapter à la partie supérieure du bas une jarretelle se fixant au corset ou au

Fig. 62. — Bas élastiques remontant plus ou moins haut sur le membre.

caleçon. — Ces bas avec cuissards sont souvent employés chez les femmes enceintes atteintes de varices.

Dans les convalescences d'arthrite du genou ou d'entorse, on emploie souvent des genouillères élastiques ; elles ne devront pas être trop serrées : si elles comprimaient les muscles, elles seraient plus nuisibles qu'utiles.

Le malade qui porte des bas à varices doit les retirer pour la nuit, et avant de les remettre le matin au lit, il lavera soigneusement la jambe et la soupoudrera de talc ; l'absence de soins est le point de départ d'excoriations ou d'éruptions cutanées.

A la longue, les bas élastiques perdent leur élastiticité, aussi certains auteurs conseillent de leur substituer le port d'une bande de flanelle ou de crépon Velpeau que l'on enroule méthodiquement chaque jour autour de la jambe, en commençant par le pied pour s'arrêter au jarret.

On a fabriqué également des bandes de tissu élastique qui s'enroulent autour de la jambe, ce qui permet de graduer la pression. Jusqu'ici ces bandes élastiques n'ont pu détrôner le bas élastique dans le traitement palliatif des varices.

Avant de mettre ses bas à varices le patient aura soin de maintenir pendant quelque temps la jambe élevée pour chasser le sang veineux vers la racine du membre.

Un bon bas à varices ne doit être ni trop serré ni trop peu élastique ; il doit être fait strictement sur mesures.

∗
∗ ∗

Suspensoirs. — Le suspensoir des bourses est une petite pochette en tricot de coton ou de soie destinée à contenir le scrotum.

. Cette petite poche, à sa partie supérieure, laisse libre passage à la verge et vient se fixer à une ceinture. De la partie inférieure de la poche partent deux sous-cuisses qui viennent se fixer aux bords de la ceinture.

Fig 63. — Suspensoir Saint-Cène.

Un bon modèle de suspensoir est le suspensoir de Saint-Cène qui maintient bien réellement les testicules au moyen de tirants latéraux relevant l'organe malade.

On emploie les suspensoirs surtout en cas de *varicocèle*, *d'orchite* et au cours de la *blennorrhagie aiguë*.

PESSAIRES

Les pessaires sont des instruments qui, placés à demeure dans le vagin, ont pour but de lutter contre les déplacements de l'utérus.

L'emploi du pessaire remonte à une très haute antiquité. Soranus mentionne l'emploi de la grenade comme pessaire. Ætius, Oribase mentionnent l'usage de balles de laine. On trouve figurés des pessaires dans les œuvres de Scultet et de Paré.

Les variétés de pessaires sont extrêmement nombreuses.

Pessaire de Dumontpallier. — Le pessaire le plus connu est celui de Dumontpallier, formé d'un anneau de caoutchouc élastique dont l'armature intérieure est formée de fils de cuivre ou de lamelles d'acier.

Mise en place du pessaire. — La femme, après avoir vidé sa vessie, se place dans le décubitus dorsal, la tête

Fig. 64. — Pessaire de Dumontpallier. Manière de saisir le pessaire.

basse, les cuisses écartées l'une de l'autre, et légèrement fléchies sur le bassin. L'anneau du pessaire bien lubrifié, de glycérolé d'amidon par exemple, est saisi entre le pouce et l'index, et se

Fig. 65. — Coupe du bassin passant par la ligne médiane ; on voit la section de l'utérus et du pessaire annulaire.

trouve ainsi allongé. Le chirurgien placé à droite de la malade introduit ce pessaire à plat, en suivant la voie vaginale postérieure jusqu'à ce qu'il soit arrivé en arrière du col.

Il refoule alors le bord inférieur de l'anneau vers le cul-de-sac antérieur, l'autre bord restant dans le cul-de-sac postérieur, de façon que le col de l'utérus reste bien dans l'orifice de l'anneau comme le doigt dans une bague.

Le pessaire de Dumontpallier agit en distendant les culs-de-sac du vagin qui ainsi tendus fixent le col utérin.

Un pessaire qui ne blesse pas la malade peut sans inconvénient être laissé en place pendant deux ou trois mois, il ne met obstacle ni au coït ni à la fécondation. On le retirera de temps à autre pour le nettoyer et on le remettra si, au bout de quelques jours passés sans pessaire, le besoin s'en fait sentir.

Pour enlever le pessaire on l'accroche avec l'index introduit dans le vagin et on l'amène peu à peu au dehors.

Fig. 66. — Pessaire de Hodge.

Pessaire de Hodge. — Pour les rétrodéviations utérines, on se sert volontiers du pessaire de Hodge en caoutchouc durci ou en aluminium.

Pour introduire un pessaire de Hodge, la malade étant dans le

Fig. 67. — Pessaire de Hodge en place ; on voit la coupe de l'utérus et le pessaire embrassant le col.

décubitus latéral, on réduit d'abord manuellement la déviation, puis on introduit l'instrument à plat le long d'une des faces latérales du vagin. Dès que le pessaire est arrivé dans le fond du vagin, on le fait glisser en arrière pour qu'il embrasse le col dans la partie supérieure et on appuie sur la partie antérieure du pessaire, de façon que le pessaire ait une direction oblique en bas et en avant.

Dans les prolapsus accentués, les pessaires ne donnent pas toujours une amélioration bien appréciable. On essaiera les pessaires de Dumontpallier, le pessaire de Hodge : ce sont des palliatifs en attendant une opération curative, auxquels on pourra joindre comme adjuvant la pelote périnéale.

Le *pessaire Gariel* à air est également indiqué. Le pessaire de Gariel est une sorte de petit ballon de caoutchouc muni d'un tube à insufflation. On introduit le ballon vide dans le vagin, on le gonfle à l'aide d'un insufflateur, on ferme le robinet. La distension du ballon distend les parois vaginales et s'oppose à la descente de l'utérus.

Fig. 68. — Pessaire de Gariel.

Précautions à prendre. — Toute malade assujettie au port d'un pessaire devra prendre des soins de propreté minutieux du vagin. Avec des soins on ne verra survenir ni ulcérations, ni ces accidents de fistules du côté du rectum ou de la vessie dont on signale de temps à autre des exemples. Ces accidents ne surviennent qu'au bout d'un temps très long, ils sont dus à la négligence de la malade ou du médecin.

CHAPITRE VIII

SOINS A DONNER EN CAS DE SYNCOPE

La syncope est une perte subite et momentanée du sentiment et du mouvement avec cessation plus ou moins complète de l'action du cœur et des poumons. La respiration semble arrêtée, le pouls est absent, ou à peine perceptible ; à l'auscultation du cœur, il est rare qu'il y ait un silence absolu, on perçoit comme des bruits lointains et mal frappés qui prouvent la persistance d'un certain degré de contraction du myocarde. La face est pâle, décolorée, de même que les téguments : les lèvres sont blanches ; les extrémités froides et la sueur perle sur le front et les tempes. La syncope peut durer quelques secondes où le malade est sans connaissance, puis le visage prend une légère coloration rosée, le cœur bat faiblement, et lorsqu'il s'agit d'un sujet sain, le malade revient à lui ; il semble sortir d'un profond sommeil.

Dans certains cas, la syncope peut *se répéter* un certain nombre de fois, il en résulte un véritable état de *mal syncopal*.

La *lipothymie* est la syncope atténuée constituée par un malaise indéfinissable, des bâillements, des nausées, des vertiges, de l'obscurcissement de la vue, des tintements d'oreille, etc. Le pouls, quoique petit et ralenti, est perceptible à la radiale, la perte de connaissance n'est pas complète.

Étiologie. — La syncope sine materia ne se produit pas distinctement chez tout le monde ; elle survient chez les prédisposés : elle est l'apanage des individus nerveux. Elle peut être provoquée par les causes les plus diverses et souvent les plus minimes : la simple vue d'un animal (serpent, crapaud, araignée), le spectacle ou même le seul récit d'une opération la vue du sang, etc...

Des syncopes se produisent assez fréquemment dans les réunions publiques ou mondaines. Les malaises bien connus, auxquels peut s'appliquer la dénomination de *mal de théâtre*, surviennent principalement chez les femmes et dans des conditions identiques : la chaleur excessive de la salle, les repas rapides et plantureux qui précèdent souvent le spectacle, les vêtements fortement serrés en sont la cause.

Toutes les syncopes consécutives à ces diverses causes sont le plus souvent des accidents peu importants, elle ne durent que quelques instants. Il n'en est pas de même des syncopes survenant dans le cours des diverses affections pathologiques ou consécutive à une hémorragie ou une intoxication.

Traitement. — En présence d'une syncope, il y a une indication vitale, c'est de ne pas laisser la syncope se prolonger.

On transportera le malade devant une fenêtre ouverte ou au grand air, on le couchera *à plat*, la tête plus basse que les épaules.

Il est prudent d'écarter tout importun, de renvoyer les curieux attroupés ou les amis trop empressés, ne gardant près de soi que trois personnes au plus qui pourront se rendre utiles plutôt en aidant à dégrafer les vêtements et à chercher ce dont on pourrait avoir besoin, qu'en s'occupant directement du malade.

Dénouez les vêtements, non seulement la cravate et le col de chemise ou de corsage, mais la ceinture du pantalon ou de la robe, les jarretières et même les chaussures ; chez les femmes, il faut enlever immédiatement le corset.

Sous l'influence de l'air frais, à la suite de l'inhalation d'ammoniaque ou de sels anglais, il est rare que le malade ne revienne pas à lui quand il s'agit d'une lypothymie. Si la syncope se prolonge, il convient, pour réveiller les contractions cardiaques, d'agir en excitant les divers modes des sensibilités spéciale et générale. On pratiquera des frictions sur le corps, des flagellations de la face à la main ou à la serviette mouillée (sans occasionner de contusion, ni d'ecchymose au malade). On mettra des sinapismes aux jambes, aux poignets, sans négliger de les enlever après la cessation de la syncope ; on appliquera des boules, des briques chaudes, aux extrémités en ayant soin de vérifier qu'elles n'occasionnent pas de brûlure. On appliquera sur la région précordiale des compresses trempées dans de l'eau très chaude, fréquemment renouvelées.

Pour agir sur la sensibilité spéciale, faites respirer des sels anglais, de l'ammoniaque ; ou introduisez dans les narines une barbe de plume ou un stylet de papier roulé. On pratiquera des injections de caféine. Ou cinq injections d'un centimètre cube de la solution d'huile camphrée au 1/10, ou bien, et c'est là le médicament le plus actif, deux, trois seringues de Pravaz d'éther sulfurique. Dans les cas graves on pratiquera les *tractions rythmées de la langue,* ou même la *respiration artificielle,* voir p. 230.

Quand les mouvements respiratoires et le pouls auront reparu faites boire au malade quelques gouttes d'un *cordial* ou d'un stimulant quelconque, eau-de-vie, vin chaud, champagne, teinture de cannelle ou teinture de musc dans un peu de vin. *Il ne faut pas* essayer de faire boire le malade avant que la respiration ait repris. En effet, la sensibilité laryngée étant abolie, le liquide ainsi introduit pourrait s'engager dans les bronches et déterminer ultérieurement des accidents graves.

Une fois la syncope disparue et tout danger de rechute conjuré, couchez le malade dans un lit bien chaud et donnez à boire des boissons alcooliques chaudes (grog, vin chaud, etc.). On s'informera alors brièvement de la cause de la syncope et on conseillera de faire appeler sans retard le médecin habituel qui prescrira pour l'avenir, afin d'éviter les rechutes, un traitement en conséquence.

<center>
* *</center>*

Les syncopes survenant *au cours des affections pathologiques* sont généralement beaucoup plus graves surtout quand il s'agit d'affections vasculaires principalement dans les cas de *pouls lent permanent,* symptôme d'une dégénérescence du cœur. Dans les cas heureux, la position horizontale, les stimulants, éther, caféine, pourront la faire cesser.

Les syncopes qui accompagnent *l'angine de poitrine* sont le plus souvent mortelles. Le traitement consistera en inhalations de nitrite d'amyle.

Les syncopes peuvent se produire dans les affections thoraciques, dans les *pleurésies abondantes,* à l'occasion d'un mouvement, d'une évacuation de liquide trop rapide ou trop complète; dans les *pleurésies avec grosse matité* « vous devez craindre, dit Trousseau, la syncope, n'attendez pas la syncope pour faire la thoracentèse ». Si elle survient, la mort peut être foudroyante.

Dans les syncopes dues aux pleurésies il ne faut pas désarmer ; on pratiquera au plus tôt une ponction évacuatrice, puis on mettra en œuvre tous les moyens, injections, respiration artificielle, etc. La même thérapeutique s'impose dans les syncopes consécutives aux *péricardites* avec épanchement.

La syncope survient aussi dans le cours de la diphtérie, de la fièvre typhoïde. Elle doit être traitée préventivement par des injections de caféine et de sérum, aussitôt que l'état du pouls la fait craindre.

Dans la *fièvre typhoïde*, elle peut être provoquée par une abondante *hémorragie intestinale*, elle est alors en général mortelle. Il en est ainsi lorsqu'elle est due à une rupture d'une *grossesse extra-utérine* avec une inondation péritonéale. Seule l'opération ou l'arrêt de l'hémorragie par un procédé quelconque sont capables de sauver le malade.

Dans les pays chauds et dans les pays à malaria, les médecins assistaient autrefois à des syncopes souvent mortelles et dues à des accès de *fièvres pernicieuses* (à forme syncopale). Dans ce cas si l'on arrive à temps, il convient de pratiquer immédiatement une injection d'un sel de quinine sans oublier de mettre en œuvre tous les moyens indiqués plus haut,

SOINS A DONNER AUX ASPHYXIÉS

L'asphyxie est la mort apparente par manque d'air respirable.

Ce manque d'air respirable peut être dû : ou bien à *un obstacle à l'entrée* de l'air dans les poumons, ou bien à ce que l'air inspiré est *impropre* à la respiration, est vicié.

Les asphyxiés par *obstacle à l'entrée de l'air* sont les noyés, les pendus, sans parler des personnes qui ont fait pénétrer un corps étranger dans leur larynx.

Les asphyxiés par *l'air vicié* sont les personnes qui se trouvent dans un milieu dont l'air est irrespirable.

Les personnes asphyxiées ne sont souvent que dans un état de *mort apparente*. La couleur rouge, violette ou noire du visage, le froid du corps, la raideur des membres ne sont pas des signes certains de mort. On doit, à moins que la putréfaction ne soit évidente, administrer des secours à tout individu noyé ou asphyxié, même après un séjour prolongé dans l'eau ou dans le lieu où il a été asphyxié. Les secours doivent être continués pendant très longtemps : on a vu des asphyxiés revenir à la vie après des heures de soins continus. Les secours doivent être administrés avec activité, mais sans affolement et sans précipitation.

On éloignera toutes les personnes inutiles, 3 ou 4 personnes sont utiles, plus seraient nuisibles.

Soins à donner aux pendus. — Le temps pendant lequel on peut rappeler à la vie un pendu est assez variable : cinq à dix minutes suivant certains auteurs, beaucoup plus de temps suivant d'autres. Le relâchement des sphincters, l'émission d'urine ou de matières fécales, indique une asphyxie avancée.

Il faut tout d'abord couper le lien qui entoure le cou, et descendre le corps en le soutenant de manière qu'il n'éprouve aucune secousse. Tout cela doit être fait sans délai et sans attendre l'arrivée de l'autorité de police. On enlèvera ensuite ou on desserrera le col, la cravate, la ceinture du pantalon, les cordons de jupes, le corset, en un mot toute pièce de vêtement qui pourrait gêner la circulation. On placera le corps, mais sans lui faire éprouver de secousses, selon que les circonstances le permettront, sur un lit, sur un matelas, sur de la paille, etc., de manière cependant qu'il y soit commodément et que la tête ainsi que la poitrine soient plus élevées que le reste du corps.

Si la suspension a eu lieu depuis *peu de minutes,* il suffit quelquefois pour rappeler à la vie le malade, d'appliquer sur le front et sur la tête des linges trempés dans l'eau froide et de faire en même temps des frictions aux extrémités inférieures. Dans tous les cas et dès le commencement, il faut exercer sur la poitrine et le ventre des *pressions intermittentes* comme on le fait chez les noyés ; afin de provoquer les mouvements de la respiration. Les manœuvres constituent la partie la plus importante du traitement. On ne négligera pas non plus de *frictionner* l'asphyxié avec des flanelles et des brosses, surtout à la plante des pieds et dans le creux de la main.

Dès le début aussi on appliquera des sinapismes et on fera une ou plusieurs piqûres d'éther.

Dès que le sujet peut avaler, on lui fait prendre, par petites quantités de l'eau tiède additionnée d'un peu d'eau de mélisse, d'eau de Cologne, de vin ou d'eau-de-vie.

Soins à donner aux noyés. — On réussit parfois à rappeler des noyés à la vie après plusieurs heures de manœuvres et de soins persistants.

Dès que le noyé est retiré de l'eau, on ne doit le coucher ni sur le dos, ni sur le ventre, mais sur le côté, de préférence *sur le côté droit.* On incline légèrement la tête en la soutenant par le front : on écarte doucement les mâchoires et l'on facilite aussi la sortie de l'eau qui pourrait s'être introduite par la bouche et par les narines.

On débarrassera rapidement le noyé des vêtements mouillés, de tout lien qui le serre. On commencera immédiatement les tentatives pour rétablir la respiration. On nettoiera la bouche et le nez des impuretés qui s'y trouvent. On tirera la langue hors de la bouche et on la maintiendra ainsi avec un mouchoir ou en attachant la pointe avec une cordelette.

Pour provoquer des mouvements respiratoires spontanés, on pourra titiller l'orifice des narines avec une barbe de plume, frictionner avec ardeur la poitrine ou battre le visage avec un linge mouillé. Il sera plus pratique de commencer de suite la *respiration artificielle,* qui a pour but de dilater et de comprimer alternativement la cage thoracique, afin de permettre à l'air de pénétrer dans les poumons.

La meilleure méthode de respiration artificielle est la méthode de Sylvester (voir respiration artificielle, p. 230). Les mouvements de la respiration artificielle doivent s'exécuter quinze fois environ à la minute et se répéter avec persistance jusqu'à ce qu'on aperçoive un *commencement* de mouvements spontanés.

Ces mouvements *spontanés* s'annoncent par un changement brusque de coloration du visage qui de pâle devient plus rouge.

La méthode de Laborde consiste à faire des *tractions rythmées de la langue* saisie entre deux doigts avec un mouchoir ou avec une pince (voir p. 229). Le mouvement est répété longtemps d'une façon rythmée et suscite la respiration spontanée par l'excitation des nerfs laryngés.

Il est très avantageux de joindre aux manœuvres de Sylvester les tractions de Laborde. Ces deux méthodes se combinent heureusement et obtiennent un résultat utile plus rapide.

En même temps qu'on pratique les mouvements de respiration artificielle un aide peut pratiquer une injection hypodermique d'éther, de caféine ou d'huile camphrée.

Lorsque les mouvements respiratoires se seront produits on cessera les manœuvres de respiration artificielle et on commencera de rétablir la circulation du sang et la chaleur animale. Pour cela on enveloppera le malade de couvertures chaudes et sous ces couvertures on frictionnera énergiquement les membres de bas en haut. Si l'on manque de couvertures on empruntera des vêtements chauds et les frictions se feront au-dessus des vêtements.

A ce moment, on couchera si possible le malade dans un lit chauffé de cruchons placés sous les aisselles, entre les cuisses et la plante des pieds (se méfier des brûlures faciles de la peau).

Quand le malade pourra avaler, on lui donnera à boire par *cuillerées à café* des boissons chaudes : eau chaude, thé, café, grog, vin chaud, etc.

Soins à donner en cas d'intoxication par le gaz d'éclairage. — L'asphyxie par le gaz d'éclairage se produit le plus souvent pendant la nuit, par suite d'une mauvaise fermeture d'un robinet à gaz, ou par suite d'une fissure dans une conduite.

Il faut d'abord retirer le malade le plus vite possible du milieu délétère, l'exposer au grand air et desserrer tous ses vêtements. *L'asseoir* et non le coucher, afin de diminuer la congestion encéphalique ;

L'asperger d'eau froide ;

Frictionner énergiquement les membres inférieurs ;

S'il ne respire plus, pratiquer la respiration artificielle, recourir aux tractions rythmées de la langue ;

Pratiquer le *plus rapidement possible* une saignée, qu'on fera au besoin avec un instrument de fortune, canif, ciseaux, à défaut de lancette ou de bistouri. On retirera environ 400 à 500 grammes de sang. Dès que la saignée sera finie, on posera des ventouses au niveau de la base des poumons, en avant et en arrière du cou.

Ceci fait, on fera respirer au malade *beaucoup* d'oxygène.

Enfin, on administrera un lavement purgatif.

Il faudra ensuite traiter les accidents consécutifs.

Les *névralgies,* qui sont très fréquentes, ne devront pas être combattues par le pyramidon, l'antipyrine, la phénacétine, etc., parce que tous ces médicaments ont tous plus ou moins une action toxique sur les globules rouges, et que ceux-ci sont en train de se rénover. Le meilleur médicament, ce sont les *opiacés*.

Soins à donner en cas d'asphyxie par des gaz délétères. — Les gaz délétères capables de déterminer des phénomènes d'asphyxie peuvent être l'oxyde de carbone, ou l'acide carbonique provenant des réchauds de charbon de bois, de poêles, de cuves de vin, de bière, de cidre en fermentation, l'acide sulfhydrique ou du sulfydrate d'ammoniaque provenant des fosses d'aisances, des égouts, des puits, etc.

Lorsqu'il s'agit de porter secours à un asphyxié, de retirer d'un milieu délétère une personne en danger de périr, il ne faut songer, bien entendu, qu'à la ramener le plus rapidement possible.

En portant secours à un asphyxié par des gaz délétères on doit veiller à n'être pas victime soi-même. Si l'asphyxié est tombé dans une fosse d'aisances, dans une cuve à vin, à bière ou à cidre, le sauveteur doit se faire attacher par une corde et descendre dans la fosse en retenant le plus possible sa respiration. On doit descendre en même temps une corde munie d'une ceinture ou d'un crochet, destinée à ramener la victime.

Lorsque l'agent méphitique est de l'*acide sulfhydrique* (hydrogène sulfuré) ou du *sulfydrate d'ammoniaque* comme cela a lieu dans les fosses d'aisances, le sauveteur peut se servir avec avantage d'un sachet contenant une certaine quantité de chlorure de chaux, humecté d'eau et placé devant la bouche.

Dès que l'asphyxié est retiré du lieu méphitisé, les soins qu'on donne sont à peu près les mêmes quel que soit le gaz en cause.

Le malade sera exposé au grand air et débarrassé de ses vêtements. S'il ne respire pas, on pratiquera immédiatement la respiration artificielle comme pour les noyés. Ces manœuvres seront continuées très longtemps ; on les interrompra quand la respiration spontanée paraîtra se rétablir pour les reprendre dès que celle-ci cessera de nouveau. Si le malade respire, mais reste sans connaissance il sera très utile de lui faire des inhalations d'oxygène.

Quand il est sans connaissance, dès le début appliquez des sinapismes et faites une ou plusieurs piqûres d'éther, on pourra aussi lui jeter de l'eau froide à la face, le pincer, le flageller avec un linge mouillé, lui faire respirer brusquement des sels anglais, de l'ammoniaque. Lorsque la respiration sera rétablie, il faut bien essuyer le malade, le coucher dans un lit bassiné, la tête maintenue élevée et lui faire avaler des boissons chaudes.

Soins à donner dans le « coup de froid ». — Les cas de mort par le froid ne sont pas exceptionnels en France.

ÉTIOLOGIE. — Le coup de froid n'est pas rare en hiver chez les soldats en montagne ; il constitue une cause de mort assez fréquente pour les alcooliques et les ivrognes.

Combemale en a bien décrit les différentes variétés : *Le coup de froid* peut se montrer sous différentes formes :

1º Par quelques degrés seulement au-dessous de zéro, mais par une bise violente, un chemineau, inanitié et surmené, en marche dans la campagne, mal vêtu, défaille, tombe à terre, le pouls est petit, imperceptible, la respiration rare et à peine sensible, les yeux fixés, ternes, hagards, le sang sort par le nez ou les oreilles : la mort survient en quelques instants. C'est le *coup de froid suraigu* des miséreux, des troupes en marche. Pendant la guerre de 1870 beaucoup de soldats ont péri ainsi.

2º Dans les mêmes conditions de température, un ivrogne sort d'un cabaret, tout à coup un voile couvre ses yeux, il s'enraidit comme pour une attaque d'épilepsie et tombe lourdement à terre : puis un frisson survient, auquel succède une tendance invincible au sommeil ; le pouls est petit, la respiration lente, les yeux saillants, les lèvres violacées, la peau livide. Le mort survient dans les deux heures qui suivent. C'est le *coup de froid ordinaire* des ivrognes.

3º Toujours par un temps modérément froid et du vent, un citadin taré urémique latent, artério-scléreux qui s'ignore, cardiaque qui ne se soigne point, tuberculeux au début est pris dans la rue, sur l'impériale d'un omnibus, d'oppression subite et d'obnubilation concomitante de la vue. Il se débat, s'affaisse, le visage violacé, tuméfié. La respiration, d'abord rare, pourra spontanément se rétablir, et devenir même ultérieurement rapide ; en même temps, le pouls sera faible, mais très rapide. C'est la congestion causée par le froid.

Dans l'asphyxie par le froid il est de la plus haute importance de ne rétablir la chaleur que *lentement et par degrés*. Un asphyxié par le froid qu'on approcherait du feu ou que dès le commencement des secours on ferait séjourner dans un lieu trop chauffé serait irrévocablement perdu. Il faut, en conséquence, le porter dans une chambre sans feu et là lui administrer les premiers soins et secours que réclame son état.

Si l'asphyxie a eu lieu par un froid de plusieurs degrés au-dessous de zéro, on déshabillera le malade dont on couvrira tout le corps y compris les membres, de linges trempés dans l'eau et à laquelle on aura ajouté des glaçons concassés. Il y aurait même avantage à le plonger dans une baignoire contenant assez d'eau additionnée de glace pour que le tronc et les membres en fussent couverts. Enfin il y a utilité à pratiquer des frictions avec de l'eau glacée et mieux encore avec de la neige.

Il est indispensable de pratiquer en même temps la respiration artificielle et les tractions rythmées de la langue.

Lorsque le malade commence à se réchauffer, ou lorsqu'il manifeste des signes de vie, essuyez-le avec soin, placez-le dans un lit, en vous abstenant toutefois d'allumer du feu dans la pièce où est le lit tant que le corps n'a pas recouvré sa chaleur naturelle.

Dès que le malade peut avaler faites lui prendre un demi-verre d'eau froide dans laquelle vous aurez versé une cuillerée à café d'eau-de-vie, ou d'un spiritueux quelconque.

Quand le mieux est manifeste, il ne faut pas abandonner votre malade mais il faut s'ingénier à le tenir éveillé, ne pas le laisser s'assoupir.

Cas léger. — Ces moyens suffiront dans les cas légers. Une fois que les malades seront revenus complètement à eux, la respiration plus libre, la circulation rétablie on fera prendre quelques tasses de tisane diurétique, chiendent par exemple. On les gardera pendant quelques jours au lit ou à la chambre.

Cas graves. — La respiration s'est rétablie, mais il survient de la toux, de la dyspnée, on compte quarante respirations par minute, à l'auscultation on trouve une pluie de râles fins, c'est l'*œdème aigu du poumon*; combattez-le par des sinapismes, des ventouses sèches, des ventouses scarifiées ou même une saignée.

Au contraire si la dyspnée s'accompagne de turgescence des jugulaires et si la matité cardiaque est nettement augmentée du côté droit, c'est que de la *dilatation du cœur droit* se produit, pratiquez une saignée déplétive de 150 à 200 grammes, immédiate, en même temps tonifiez le myocarde d'urgence, par des injections sous-cutanées d'huile camphrée.

Le sommeil devient-il irrésistible, la lenteur de la respiration, la cyanose du visage, la résolution musculaire reparaissent-elles avec l'insensibilité aux excitants externes ? C'est que la congestion cérébrale domine. Il faut pratiquer à nouveau la respiration artificielle ; appliquer des ventouses scarifiées. Le lendemain une purgation achèvera de régulariser la circulation.

Soins à donner dans le « coup de chaleur ». — Le coup de chaleur se produit surtout au milieu des foules exposées à un soleil ardent ou à une température élevée, soldats en marche, ouvriers près de chaudières, etc.

La victime de cet accident éprouve des vertiges, un trouble de la vue, des nausées, de l'obnubilation intellectuelle ; parfois elle tombe comme foudroyée. Il faut tout d'abord transporter le sujet dans un endroit plus frais ; desserrer ou couper les vêtements qui peuvent gêner la respiration et la circulation ; asperger la face et la partie supérieure du tronc avec de l'eau fraîche. Il ne faut pas coucher le malade, on maintiendra plutôt la tête élevée.

Si l'état est sérieux pratiquez le plus tôt possible une *saignée*; en l'absence d'un médecin mettez des ventouses scarifiées ou des sangsues à la région lombaire. Dès que le malade peut avaler, faites-lui boire, par petites gorgées, de l'eau fraîche acidulée avec du jus de citron ou du vinaigre, maintenez pendant quelque temps des compresses fraîches sur le front.

SOINS A DONNER EN CAS D'EMPOISONNEMENT

L'*empoisonnement* ou *intoxication aiguë* est l'introduction ou l'absorption dans l'organisme d'une substance toxique à dose assez élevée pour déterminer, immédiatement ou peu de temps après son absorption, *des phénomènes locaux ou généraux graves ou même mortels*. Quand, au contraire, le poison est absorbé à doses assez faibles pour ne pas entraîner immédiatement de troubles morbides appréciables, mais pour déterminer néanmoins le tableau d'une maladie à évolution chronique, il s'agit d'une *intoxication chronique.* Nous nous occuperons ici de l'*intoxication aiguë.*

L'*introduction* du poison peut se faire par la bouche, c'est la voie ordinaire, par lavement, par injection hypodermique.

Les *poisons* minéraux, végétaux, animaux sont extrêmement nombreux, et il est à peu près impossible de donner une classification rationnelle des poisons en raison de la complexité de leur action. Certains poisons sont caractérisés néanmoins par l'*action locale, destructive* qu'ils exercent, tels les acides et les bases, d'autres par leur action *générale* sur le *système nerveux* comme la strychnine, d'autres par leur action sur *le cœur* comme la digitale, sur *le foie* comme le phosphore.

Généralement quand le poison est absorbé à doses considérables tous les appareils sont touchés : le système nerveux, le cœur, les appareils respiratoires et digestifs sont atteints.

Traitement général des empoisonnements. — Le traitement général des empoisonnements doit répondre à trois indications principales :

1° Éliminer aussi vite et aussi complètement que possible le poison qui a pénétré dans l'organisme ;

2° Combattre ce poison et ses effets immédiats par une substance qui le neutralise chimiquement ;

3° Parer aux conséquences de l'empoisonnement, aux accidents généraux qui résultent de son absorption.

1ᵗᵉ INDICATION. — Le poison est absorbé le plus souvent par la voie gastrique, il faut donc l'évacuer de l'estomac. Le meilleur moyen d'assurer l'évacuation complète de l'estomac est le *lavage de l'estomac,* son efficacité est bien supérieure à celle des vomitifs. Pour cela on se sert du tube de Faucher ; on peut utiliser un tube de caoutchouc quelconque pourvu qu'il ait 2 mètres et demi de long et qu'il ne dépasse pas la grosseur d'un doigt.

Si l'on n'a pas sous la main ce qu'il faut pour faire le lavage de l'estomac, on s'empressera de provoquer le vomissement, soit par des titillations de la luette au fond de la bouche, soit à l'aide d'une substance émétisante que malheureusement on ne peut pas toujours se procurer de suite ; on utilisera, par exemple

Sulfate de cuivre. 0ᵍʳ,30
Eau. . . . . un demi-verre

à faire prendre en 3 ou 4 fois à cinq minutes d'intervalle.

Un bon vomitif est la farine de moutarde.

Farine de moutarde.	8 à 10 grammes
Eau.	un demi-verre

Ou encore

Ipéca.	1^{gr},50
Eau.	un demi-verre

Bien délayer la poudre dans l'eau.

On peut encore provoquer le vomissement immédiat en injectant sous la peau 1 ou 2 centigrammes de chlorhydrate d'apomorphine

Chlorhydrate d'apomorphine.	0^{gr},10
Eau stérilisée.	10 grammes

Injecter un centimètre cube.

Comme le poison peut avoir *pénétré* de l'estomac jusque dans l'intestin, on débarrassera l'intestin par un purgatif. Il est préférable de ne pas employer d'huile de ricin qui pourrait dissoudre et faciliter l'absorption d'un certain nombre de poisons.

Les meilleurs purgatifs à employer sont le sulfate de soude, le sulfate de magnésie, le sel de Seignette (tartrate de potasse et de soude), on formulera par exemple

Sulfate de magnésie.	30 grammes
Eau.	un verre

ou bien

Sel de Seignette.	20 grammes
Eau.	un verre

2° INDICATION. — Pour combattre le poison et ses effets immédiats, on introduira par la sonde dans l'estomac certaines substances destinées à neutraliser le poison, à le transformer en un composé moins soluble ou moins toxique ; c'est ainsi que l'on donne de l'*eau de chaux* dans l'empoisonnement par l'*acide oxalique* et les *oxalates*, une solution de *sulfate de soude* dans l'empoisonnement par l'*acide phénique*, de l'*eau albumineuse*, dans l'empoisonnement par le *mercure*, de la *magnésie calcinée* ou à son défaut de l'*eau de savon* dans l'empoisonnement par les *divers acides minéraux*, etc.

3° INDICATION. — Lorsqu'on s'est efforcé d'évacuer dans la mesure du possible ou de neutraliser le poison, il faut ensuite *parer aux accidents généraux* qui résultent de son absorption ; pour

cela prescrivez un régime et des médicaments appropriés. Le
régime lacté est indiqué dans la plupart des empoisonnements
puisqu'il favorise la diurèse et par suite l'élimination de la substance toxique. Cette question du traitement consécutif des empoisonnements est du reste œuvre médicale qui n'est pas du cadre
de ce livre.

Empoisonnements par les aliments. — On observe assez
souvent des intoxications, des empoisonnements par l'ingestion
d'aliments devenus toxiques par suite de la putréfaction, de l'infection ou qui sont toxiques normalement. Les plus communes
des *intoxications alimentaires* sont celles que détermine l'ingestion de viandes altérées, viandes de conserve, gibiers faisandés,
viandes provenant d'animaux malades, etc. Les symptômes d'empoisonnement se manifestent tantôt quelques heures après
l'absorption des aliments altérés, tantôt au bout d'un ou plusieurs jours. Les accidents qui surviennent les premiers sont
les troubles digestifs (vomissements et diarrhée fétide), puis
les exanthèmes (urticaire, purpura), les troubles nerveux (céphalée, vertiges, dilatation pupillaire), et, dans les cas très graves
(le délire, le coma); enfin différents troubles circulatoires
(petitesse du pouls, irrégularités, angoisse précordiale).

L'intoxication par les *poissons*, les *crustacés* et les *mollusques*, est due à l'ingestion de toxines.

Les accidents que provoquent les moules sont fréquents, le
foie des moules renfermerait sous certaines influences un alcaloïde, la mytilotoxine dont l'action est analogue à celle du
curare. Les accidents dus à l'ingestion de poisson altéré ou de
mollusques, de crustacés surviennent en général rapidement;
ils ne diffèrent pas sensiblement de ceux que provoque l'ingestion de viandes altérées. Il faut noter l'angoisse respiratoire, la
tendance aux syncopes, l'intensité de l'urticaire ou de l'exanthème comme plus spéciales aux intoxications de ce genre.

Les empoisonnements par les champignons sont souvent très
graves. On divise à ce point de vue les champignons en deux
ordres :

Champignons purgatifs drastiques ;

Champignons vénéneux proprement dits.

La première catégorie détermine des accidents rapides et bruyants ; après une période d'incubation très courte qui ne dépasse pas deux heures surviennent des coliques avec vomissements, selles diarrhéiques et sanglantes, de l'excitation cérébrale. La guérison est habituelle après une période de maladie d'un à deux jours.

La seconde catégorie détermine des symptômes beaucoup plus tardifs. C'est environ dix heures après le repas qui contenait les champignons vénéneux que l'intoxication se déclare. Le malade éprouve des coliques violentes, une diarrhée séreuse, abondante, dysentériforme. Comme symptômes nerveux vous trouverez du délire, des maux de tête, des crampes très douloureuses, dans les membres, des vertiges, on observe du rétrécissement pupillaire ; avec ces symptômes apparaissent des signes de dépression, sueurs froides, collapsus, pouls petits, syncopes. On note souvent des accidents hépatiques avec ictère. La mort peut survenir en deux ou trois jours.

TRAITEMENT. — *La conduite à tenir* dans un cas d'empoisonnement de cause alimentaire varie peu, quelle que soit la nature de l'aliment altéré ou toxique. Si l'on est appelé dès le début, ce qui est rare, il importe d'*évacuer le contenu de l'estomac* au moyen du lavage avec le tube Faucher. Si la majeure partie des matières toxiques a eu le temps de pénétrer dans l'intestin, on administrera un *purgatif* (l'huile de ricin de préférence) et l'on donnera des lavements répétés. On réchauffera le malade par tous les moyens ; on mettra des cataplasmes sur le ventre. *Les troubles respiratoires* qui consistent souvent en une sensation d'angoisse seront calmés par quelques bouffées d'éther ou l'inhalation de quelques litres d'oxygène. Pour relever l'état du cœur on pratiquera des injections d'*éther* et d'*huile camphrée* au dixième. Pour renforcer l'action du foie on donnera du *salicylate de soude*.

Lorsque parmi les symptômes observés, on note la dilatation des pupilles avec anesthésie du pharynx, les accidents sont dus à des alcaloïdes dont l'action est analogue à celle de l'atropine, on injectera de la *pilocarpine* à raison d'un centimètre cube deux fois par jour de la solution suivante :

Nitrate de pilocarpine. . . . . $0^{gr},10$
Eau distillée bouillie. . . . . 10 grammes

On a recommandé les injections sous-cutanées d'*atropine* quand au contraire l'iris est contracté, ce qui indique l'action d'un alcaloïde du type muscarine; mais c'est là un antidote théorique et la *morphine* constitue pratiquement le calmant le plus efficace dans les cas d'intoxication par la muscarine.

Si le malade survit aux premiers accidents on lui donnera des toniques, alcool, champagne, décoction de quinquina; on fera des injections de sérum artificiel. Le régime lacté est de rigueur.

Empoisonnement par les acides. — Les empoisonnements par un acide tel que : acides azotique, chlorhydrique, sulfurique, nécessitent des soins un peu spéciaux, les acides corrodent tous les tissus sur leur passage et peuvent déterminer rapidement des perforations de l'estomac.

Les empoisonnements se traduisent par des *douleurs atroces* à la bouche, à l'estomac, des boursouflures, des taches jaunes ou blanches sur les lèvres, dans la bouche, des taches sur les vêtements (taches rouges sur les habits et jaunes sur le linge blanc avec les acides azotique et chlorhydrique ; taches rouges sur les habits et noires sur le linge blanc avec l'acide sulfurique). Bientôt surviennent des vomissements, souvent noirs, renfermant de volumineux débris des muqueuses de l'œsophage et de l'estomac, le pouls devient petit, les extrémités se refroidissent.

Dans ces empoisonnements, n'essayez pas de pratiquer un lavage d'estomac, le plus rapidement possible donnez un *antidote* qui dans l'espèce sera un alcali capable de neutraliser l'acide. On donnera ce qu'on trouvera sous la main, de l'eau de chaux, de l'eau de savon (15 grammes de savon blanc pour deux litres d'eau), *magnésie* hydratée, magnésie calcinée, ou encore du bicarbonate de soude [on conseille de donner du bicarbonate en petite quantité, pour ne pas déterminer une production trop considérable d'acide carbonique qui distendrait l'estomac et favoriserait une perforation].

Quand les vomissements se produisent on recommence l'administration des antidotes. On donnera ensuite de *l'eau albumineuse*, du lait, des bouillies épaisses. On calmera les douleurs par une piqûre de morphine; on réchauffera le malade par des cataplasmes sur l'abdomen, des bouillottes aux pieds, des frictions.

SOINS A DONNER EN CAS D'HÉMORRAGIE

L'hémorragie est l'écoulement de sang en dehors d'un vaisseau sanguin. Si elle se fait sous les téguments elle est dite *hémorragie interne*; nous envisagerons ici les hémorragies *externes*.

L'hémorragie peut être artérielle, veineuse ou capillaire, suivant la nature des vaisseaux lésés.

Hémorragie artérielle. — L'hémorragie artérielle est caractérisée par un jet de sang rouge rutilant, le jet est continu avec des saccades impulsives isochrones aux battements ventriculaires, la force de projection est variable suivant que l'artère est plus ou moins rapprochée du cœur ; la *compression* du vaisseau ou du membre entre la plaie et le cœur diminue ou arrête complètement l'hémorragie.

Hémorragie veineuse. — L'hémorragie veineuse est caractérisée par un écoulement de sang noir en nappe ou en un faible jet continu, dont la force augmente sous l'influence des efforts et de la contraction musculaire. L'écoulement cesse lorsqu'on comprime *entre la plaie et les capillaires,* il augmente lorsqu'on comprime entre la plaie et le cœur.

Hémorragie capillaire. — L'hémorragie capillaire est caractérisée par un écoulement de sang rouge en nappe et peu abondant.

Toute hémorragie qui ne s'arrête pas spontanément ou qui n'est pas arrêtée par un moyen quelconque peut conduire le blessé à la mort.

Les hémorragies *capillaires*, les hémorragies veineuses, les hémorragies de petites artères peuvent s'arrêter *spontanément*

Les hémorragies des artères et des veines de *gros calibres* ne s'arrêtent pas spontanément. Les hémorragies des *très grosses* artères et des très grosses veines, artère et veine iliaques, jugulaires, carotides, peuvent amener la *mort foudroyante*.

La distinction entre les différentes variétés d'hémorragies : hémorragie *artérielle*, hémorragie *veineuse* et hémorragie *capillaire*, n'a pas un très gros intérêt au moment même de l'hémorragie. La question principale est de savoir si on est en présence d'une hémorragie par petits vaisseaux ou d'une hémorragie par gros vaisseaux. La réponse à cette question est ordinairement facile.

Les hémorragies traumatiques (qui sont celles dont nous nous occupons ici) se produisent dans des circonstances différentes : le traumatisme a déterminé une section ou un écrasement des vaisseaux, l'hémorragie se fait immédiatement : *hémorragie primitive*. Ou bien, le traumatisme a provoqué le sphacèle de la paroi vasculaire, et l'hémorragie ne se produit qu'à la chute de l'escarre : hémorragie *secondaire* ; c'est ce que l'on voit à la suite des contusions, à la suite des interventions chirurgicales septiques ou des plaies gangreneuses.

Les hémorragies sont *externes* ou *internes* suivant que le sang s'écoule à l'extérieur ou se collecte dans une cavité naturelle (cavité péritonéale par exemple). Les hémorragies de certains organes (fosses nasales, bronches, intestins) constituent autant de variétés spéciales.

La pâleur extrême des téguments et des muqueuses, la décoloration de la face et des lèvres, la fréquence et la petitesse du pouls, la précipitation et l'assourdissement des bruits du cœur, la dyspnée et l'accélération des mouvements respiratoires, la soif si pénible qui tourmente tous les blessés, le refroidissement des extrémités sont des signes qui, en dehors de l'écoulement du sang à l'extérieur, peuvent faire reconnaître une hémorragie après un accident ou une opération.

Si l'hémorragie est *continue ou abondante,* ces phénomènes vont en augmentant, et la *syncope* se produit, avec arrêt des battements du cœur et des mouvements respiratoires. La syncope est un accident grave, souvent mortel ; mais elle peut être un accident sauveur : à l'arrêt des battements du cœur correspond l'arrêt de l'hémorragie, et grâce au ralentissement de la circulation, la coagulation du sang peut se faire, et l'hémostase peut se réaliser ainsi : c'est la syncope providentielle.

Si le malade survit, il reste dans un état de faiblesse extrême, avec une dyspnée très pénible à l'occasion du moindre mouvement, une pâleur livide des téguments, et un abaissement notable de la température centrale, jusqu'à ce que la réparation sanguine soit faite. Cette réparation surtout chez les femmes se fait très rapidement en quelques jours.

Le rôle du médecin en présence d'une hémorragie est donc : 1° d'arrêter l'hémorragie ; 2° de remonter l'état général du malade et de faciliter la réparation sanguine.

Nous aurons en vue ici les hémorragies traumatiques externes.

*
* *

Grande hémorragie (hémostase provisoire). — *Quand un gros vaisseau est atteint,* que l'hémorragie est abondante et périlleuse pour le blessé, c'est un devoir pour tout homme d'arrêter l'hémorragie sans nuire au blessé. On y parvient par la *compression.*

Qu'il s'agisse d'une plaie du cou, d'une plaie de la racine d'un membre où la compression à distance, au-dessus de la plaie, est impossible, s'il s'agit également d'une hémorragie veineuse, il faut avoir recours à la *compression directe dans la plaie,* avec la main, à l'aide d'un linge propre. Il est bon de se rappeler à ce moment qu'un linge « blanc de lessive » est à peu près aseptique ; c'est le linge qu'il faut employer. En appuyant de toutes ses forces sur ce tampon maintenu dans la plaie on arrêtera l'hémorragie quelle qu'elle soit.

En présence d'une plaie *artérielle* large ou mal localisée, s'il s'agit d'un membre, saisissez-le à la racine, à pleines mains, serrez de toutes vos forces, en même temps, ordonnez à un assistant de passer un lien, courroie, mouchoir, ceinture, autour de la racine du membre ; avec ce lien circulaire serrez fortement.

Lorsque l'on reconnaît immédiatement, au siège de l'hémorragie, l'artère lésée, on peut, au lieu de pratiquer sur tout le membre une compression brutale, exercer sur le trajet du vaisseau la *compression digitale.* Elle ne peut être faite que dans certaines conditions, lorsque l'artère, assez superficielle et recouverte par une faible épaisseur de tissus, repose sur un plan osseux.

L.-H. Farabeuf a décrit, d'une façon parfaite, la façon de comprimer les artères. La seule manière de ne pas se fatiguer trop vite en comprimant une artère est de *bien se placer,* pour agir passivement de son propre poids et non pas à l'aide des muscles de l'avant bras tendu.

On peut avoir besoin de comprimer la *carotide* pour une plaie de la région cervicale. On cherchera avec le bout des doigts à aplatir cette artère devant les apophyses transverses des vertèbres cervicales. Mais on réussira difficilement, soit à cause du volume du corps thyroïde, soit plus souvent à cause de la douleur, malgré la précaution recommandée de changer de temps en temps le lieu de la pression.

Sur quelques sujets maigres, on arrive, entre les doigts enfoncés dans la fossette sus-sternale ou plus haut très près du larynx, et le pouce placé en dehors du sterno-mastoïdien, à pincer à la fois les vaisseaux et le muscle et à suspendre la circulation sans comprimer les nerfs pneumogastrique et autres sur les vertèbres. Pour faire ainsi la compression, les bouts des doigts s'appliquent sur le bord antérieur du sterno-mastoïdien, refoulent la peau en dedans et s'enfoncent le plus près possible des voies respiratoires, jusqu'à la colonne, qu'il faut sentir. Si cela est bien fait, le paquet vasculo-nerveux est refoulé en dehors avec le muscle : il n'y a plus qu'à rapprocher le pouce des doigts pour pincer le muscle et les vaisseaux (fig. 69).

Fig. 69. — Compression de la carotide (Farabeuf).

L'artère sous-clavière peut être comprimée chez presque tous les sujets au-dessus de la clavicule, sur la première côte, avec le pouce de n'importe quelle main. Le malade étant

Fig. 70. — Compression de la sous-clavière (Farabeuf).

couché, le chirurgien se tiendra debout, le bras tendu, le poing fermé, le pouce sur l'artère. Pour que cette compression soit possible et efficace, le moignon de l'épaule du blessé devra être *abaissé* et *rester abaissé* pendant toute la durée de l'opération, il faut aussi détourner la face du patient, en infléchir le cou, pour relâcher le muscle cleïdooccipito-mastoïdien. C'est en effet très près et en dehors du bord externe de ce muscle, un peu en dedans du milieu de la clavicule, qu'il faut appliquer le doigt (fig. 70).

L'artère *humérale* est très facilement comprimée sur la partie supérieure de la face interne de l'humérus. Il faut pincer le bras entre le pouce placé en dehors et les doigts placés en dedans sur l'artère, et par conséquent comprimer avec les muscles fléchisseurs des doigts, ce qui est très fatigant. En général on se sert des deux mains empoignant le bras, l'une en avant, l'autre en arrière et se renforçant

Fig. 71. — Compression de l'humérale (Farabeuf).

mutuellement. On facilitera la besogne en appuyant sur son genou fléchi le bras du malade (fig. 71).

Pour comprimer l'*aorte abdominale* on se mettra à genoux à côté du malade et on pèsera de tout son poids le poing appuyant sur la face dorsale des grandes phalanges, au-dessous de l'ombilic. La paroi antérieure de l'abdomen sera relâchée par une flexion légère du tronc.

L'artère *fémorale* est très facile à comprimer sur le pubis et l'éminence ilio-pectiné, juste dans le pli de l'aine. Le chirurgien devra se tenir *très près* du malade et dans une position assez *élevée* pour que son bras tombe presque verticalement sur le pli de l'aine.

Farabeuf conseille de comprimer l'artère avec le dos des deux dernières phalanges de l'index appliquées de manière à croiser à angle aigu à la fois la direction de l'artère et celle du pubis. Le poids du corps est transmis à cette espèce de pelote sensible par la première phalange du même doigt et surtout par le pouce qui vient s'appuyer sur la pulpe terminale. Lorsque la main est fatiguée, elle reste en place, mais peut se reposer, car les doigts de l'autre main viennent exercer la compression en prenant la place du pouce sur les phalanges de l'index.

On peut également comprimer avec la pulpe des pouces des deux mains pouce sur pouce.

Fig. 72. — Compression de la fémorale (Farabeuf).

La compression, manuelle ou digitale, ne peut être pratiquée longtemps sans fatigue. Tandis qu'on l'exerce, on fait préparer par un aide un *garrot*.

Un lien quelconque (corde, serviette, bande de toile), et une tige rigide (un bâton de bois, une canne), sont les seuls instruments nécessaires à la confection de cet appareil. On noue le lien autour de la racine du membre ; on glisse le bâton entre ce lien et les téguments, et on le fait tourner sur lui-même en tordant le lien jusqu'à ce qu'on exerce une constriction suffisante pour arrêter l'hémorragie. Un tube de caoutchouc énergiquement serré peut remplir le même but. Il est mieux de placer sur le trajet de l'artère une pelote formée par un linge roulé, un caillou enveloppé d'un linge et de serrer la corde par-dessus, on peut de cette façon localiser mieux la compression au niveau de l'artère.

L'hémostase provisoire étant assurée, on peut attendre l'arrivée d'un médecin. Il

Fig. 73. — Garrot du bras.

faut savoir cependant qu'un lien circulaire très serré autour d'un membre ne peut guère être laissé en place plus de deux heures, une plus longue constriction amènerait presque sûrement la *gangrène* du membre.

Hémostase définitive. — Quand l'*hémostase provisoire* est ainsi assurée, le médecin peut prendre le temps nécessaire et assurer l'*hémostase définitive* dans des conditions de propreté suffisantes.

Il faudra donc se munir d'instruments, de substances de pansement, de fils stérilisés. Avec de l'eau propre (stérilisée par ébullition ou par adjonction de sublimé) on détergera la plaie des caillots sanguins ou des corps étrangers qu'elle peut renfermer, on agrandira l'ouverture si elle est trop petite pour donner un champ suffisant. Si on voit les vaisseaux lésés, on les pince entre les mors d'une pince à forcipressure ; sinon, on fait cesser la compression et on pince le vaisseau qui saigne. A ce moment, on peut avoir recours à deux méthodes principales, la ligature ou la forcipressure à demeure.

Forcipressure. — La compression d'un vaisseau entre le pouce et l'index ou entre les mors d'une pince arrête l'hémorragie.

On donne au pincement instrumental le nom de *forcipressure*, du nom de l'instrument utilisé (*forceps, pinces*). Quand il s'agit de petits vaisseaux et que la pince à forcipressure est restée en place pendant quelques minutes, l'hémorragie est arrêtée d'une façon définitive, même après l'ablation de la pince. C'est ainsi, par exemple, qu'au cours d'une laparotomie, on place au début de l'opération des pinces à forcipressure sur les vaisseaux de la paroi abdominale ; quand à la fin de l'opération on enlève les pinces, l'hémorragie ne se renouvelle pas.

Quand il s'agit de vaisseaux de gros calibre, il est nécessaire, si on veut obtenir une hémostase définitive après l'ablation des pinces, de laisser les pinces à demeure pendant un temps assez long. C'est ainsi, par exemple, que pour des hystérectomies vaginales, on place de longues pinces à forcipressure (*pinces clamp*) sur les ligaments larges ; ces pinces sont retirées au bout de quarante-huit heures.

Temporaire, la forcipressure constitue l'*acte préparatoire* de la

---

La compression comme moyen d'hémostase est le procédé le plus ancien. On lit dans Dujardin (*Histoire de la Chirurgie*) l'anecdote suivante : « Alexandre le Grand, descendant de cheval, blessa par accident Lisimaque au front avec la pointe de sa lance. Voyant que rien ne pouvait arrêter le sang qui coulait de la plaie, il mit sur la tête de Lisimaque son diadème qui fit une compression si efficace que l'hémorragie cessa. »

ligature, la fixation du vaisseau que l'on va entourer d'un fil ; — *prolongée,* la forcipressure devient elle-même un agent d'hémostase définitive. C'est à Kœberlé, à Péan et à Verneuil qu'est due la vulgarisation de la forcipressure comme méthode d'hémostase.

Ligature. — La ligature est le procédé d'hémostase le plus simple, le meilleur.

Règles a observer. — Tout fil, pourvu qu'il soit *asetique* et assez solide, peut servir pour faire une ligature. On se sert généralement de catgut, fil le meilleur parce qu'il est résorbable, de tendons de rennes, de fil de soie, de fil ordinaire de couturière.

Quand on doit pratiquer la ligature d'un vaisseau dans une plaie accidentelle, il faut, autant que possible, *lier les deux bouts*

Nœud du chirurgien.

Fig. 74. — Nœud mal fait A non serré.
A' serré.

Fig. 75. — Nœud bien fait B non serré.
B' serré.

du vaisseau. La ligature ne doit porter *que sur le vaisseau lié,* artère ou veine ; il est mauvais de comprendre un nerf dans une ligature, la ligature d'un nerf peut être cause de douleurs persistantes après cicatrisation.

Le lien constricteur de la ligature doit être *perpendiculaire à la direction* du vaisseau lésé et non pas oblique. *La grosseur* du fil doit être proportionnée à la grosseur du vaisseau, les fils fins sont préférables pourvu qu'ils soient assez résistants.

Le fil doit toujours être lié en deux nœuds superposés ; quand il s'agit de catgut, le premier nœud doit être un *nœud de chirurgien,* le second nœud un nœud simple et il est souvent sage de faire un troisième nœud simple ; le nœud bien fait doit être un nœud droit.

Les fils doivent être coupés près du nœud pour ne pas laisser de corps étrangers inutiles. Quand il s'agit de catgut il est prudent de ne pas couper trop près du nœud, dans la crainte que le fil ne se desserre ; on laissera cinq millimètres environ.

MANUEL OPÉRATOIRE. — Le vaisseau étant maintenu oblitéré par une pince à forcipressure, le fil à ligature est conduit de façon qu'il dépasse l'extrémité du mors de la pince et aille étreindre le pourtour même du vaisseau. Pour cela le fil est jeté par-dessus la pince, et, pendant que le chirurgien conduit le fil, l'aide a soin de faire saillir l'extrémité de la pince. Après qu'on a passé à deux reprises l'un sur l'autre les chefs du fil, les extrémités du fil sont enroulées autour des doigts de chaque main, puis les deux pouces réunis dos à dos s'enfoncent comme un coin dans la plaie entre ces chefs assujettis par

Fig. 76. — Manière de lier un vaisseau.

les doigts. Il suffit alors, pour bien serrer le nœud, d'écarter brusquement, par la flexion, les extrémités unguéales des pouces qui se touchent toujours et se fournissent réciproquement un point d'appui par leurs articulations phalangiennes (fig. 76). On a de la sorte beaucoup de précision et on serre d'un petit coup sec, modéré, sans trem-

Fig. 77. — Manière de faire une ligature dans une plaie profonde.

bler, car les deux mains sont en contact (Farabeuf). Quand on opère dans une plaie *profonde* on se sert des index agissant comme les pouces, mais on a ainsi moins de précision et moins de force (fig. 77).

Lorsque l'on craint que le fil à ligature ne glisse il est avantageux de passer le fil à l'aide d'une aiguille dans les tissus, au-dessous de l'artère, et de nouer ensuite.

LIGATURE LATÉRALE. — Quand il s'agit d'une grosse veine qui présente une plaie latérale et dont il est important de conserver la perméabilité on pourra avoir recours à la ligature latérale, le procédé n'est applicable que si la solution de continuité n'intéresse pas plus du tiers de la circonférence du vaisseau.

La ligature latérale d'une veine s'exécute de deux façons, soit en saisissant délicatement avec une pince fine les deux lèvres de la plaie et en les serrant avec un fil, soit en les traversant avec une aiguille fine sous laquelle on place la ligature. On devra employer de la soie fine ou du fil de lin qui ne glisse pas. On serrera très fortement.

Torsion. — La torsion des artères, comme moyen d'hémostase, paraît très ancienne. Elle fut adoptée, abandonnée, remise en faveur, puis délaissée à nouveau. Actuellement, la torsion des artères est assez peu employée, sauf pour les artérioles. Tillaux, un des promoteurs de la torsion, conseillait la manœuvre suivante : saisir entre les mors de la pince, obliquement, toute la largeur de l'artère isolée, puis imprimer à la pince des mouvements de circumduction de manière à tordre l'artère sur place sans exercer de traction, continuer le mouvement de torsion jusqu'à ce que l'extrémité saisie se détache.

Angiotripsie. — L'angiotripsie est un procédé d'hémostase qui consiste à écraser les tissus, d'une façon excessive, entre les mors d'une forte pince nommée angiotribe. Ces pinces à écrasement ne sont utilisables que pour les opérations chirurgicales proprement dites, on n'aura pas à s'en servir pour la petite chirurgie.

Électro-hémostase. — L'idée directrice de l'électro-hémostase est d'arrêter une hémorragie avec une pince et de comprimer entre les mors de l'instrument une partie du vaisseau voisin de la section, afin d'en expulser le sang autant que possible, puis d'arriver à la dessiccation complète des tissus saisis, par la chaleur développée par un courant électrique passant dans les mors de la pince. La température nécessaire à cette coction ou dessiccation est de 80 à 90°. L'électro-hémostase paraît avoir été imaginée par un chirurgien américain, Skene, de Brooklyn.

Suture artérielle et suture veineuse. — Les procédés que nous

venons d'énumérer assurent l'hémostase en déterminant l'oblitération du vaisseau. Il existe cependant des cas où la conservation de la perméabilité du vaisseau est une condition indispensable pour la sauvegarde de la vie du malade ou pour l'intégrité d'un membre. Ces conditions se trouvent réunies dans les
plaies produites par les gros vaisseaux. On peut dans ces cas avoir
recours à la suture artérielle ou à la suture veineuse; mais ce
n'est pas un procédé de petite chirurgie courante.

*
* *

Hémorragie veineuse et hémorragie capillaire. — L'*hémorragie par petits vaisseaux*, l'hémorragie capillaire sera, facilement, arrêtée par la simple compression exercée par un pansement sec et une bande modérément serrée ; c'est à cette variété
d'hémorragie que peuvent être opposées les hémostatiques chimiques. La plupart des hémorragies ordinaires provenant des
capillaires, des veines et des petites artères superficielles sont
arrêtées par un pansement compressif. Un excellent moyen que
nous avons employé est la compression par un gant de caoutchouc roulé et faisant tampon.

Hémostatiques chimiques. — L'hémostase naturelle se produisant par la coagulation spontanée du sang au niveau des plaies
vasculaires, on s'est efforcé de renforcer ce processus en employant comme hémostatique ou bien des substances vaso-constrictives qui rétrécissent la lumière du vaisseau béant et laissent
à la coagulation spontanée le temps d'oblitérer l'ouverture, ergotine, par exemple ; ou bien des substances accélérant localement,
au point lésé sur lequel on les met, la vitesse de la coagulation
(perchlorure de fer, sels de calcium, gélatine, gélose).

Vaso-constricteurs. — L'emploi des hémostatiques vaso-constricteurs présente peu d'indications dans la petite chirurgie.

L'*antipyrine* $C^{11}H^{12}Az^2O$, en applications locales, est utilisable
comme hémostatique dans l'épistaxis, les hémorragies capillaires
en général. Elle agit en déterminant la constriction des vaisseaux
et en même temps en produisant la coagulation du sang. La solution doit être au 1/5e.

L'*adrénaline*, produit extrait par Takamine des capsules surrénales, présente des propriétés vaso-constrictives énergiques qui en font un hémostatique de premier ordre. Une muqueuse badigeonnée par cette substance prend une coloration blanc jaunâtre et ne saigne pas quand on l'incise. Cette action se produit, suivant le titre de la solution employée, de quelques secondes à deux minutes après l'application en surface ou l'injection interstitielle, elle persiste longtemps après.

Cette propriété de l'adrénaline explique d'une part, les hémorragies secondaires qui peuvent survenir par suite de la vaso-dilatation qui succède à la constriction vasculaire ; d'autre part, la *gangrène* provoquée par une ischémie exagérée. Ce double accident sera évité par l'emploi des doses faibles. C'est d'ailleurs un médicament dangereux. L'adrénaline s'emploie ou bien dissous dans l'eau salée (eau 1 000 grammes, chlorure de sodium 9 grammes) ou sous forme de chlorhydrate, en solution aqueuse.

La solution à 1 pour 1 000 est la solution forte ou solution mère dont il est facile d'abaisser le titre au degré voulu, si besoin est.

Les solutions d'adrénaline supportent sans s'altérer la stérilisation par ébullition. Pour les applications locales on se sert habituellement soit de la solution à 1 pour 1 000, soit d'une solution à 1 pour 2 000.

Coagulants locaux. — Le *perchlorure* de fer $Fe^3 Cl^2$, est aujourd'hui à peu près complètement abandonné comme hémostatique local. La solution de perchlorure de fer employée en médecine est un liquide rouge fauve, d'odeur forte, de saveur astringente et faiblement acide. Sa densité est de 1,26 ; elle contient 27 pour 100 de chlorure ferrique anhydre.

La *ferripyrine* ou ferropyrine (combinaison d'antipyrine et de chlorure ferrique) s'emploie sous forme de poudre ou de solution en application sur les surfaces saignantes.

La gélatine. — Les propriétés coagulantes de la gélatine ont été découvertes par Dastre et Floresco. Au cours de recherches sur les transformations subies par la gélatine dans l'économie, ces auteurs notèrent une coagulabilité anormale du sang après injection intra-veineuse de gélatine. Paul Carnot, le premier, utilisa les propriétés coagulantes de la gélatine pour l'hémostase locale ou générale.

La gélatine est d'une part un excellent coagulant, d'autre part

elle constitue une substance nutritive pour les cellules conjonctives qui, très rapidement, envahissent le caillot passif et l'or-
ganisent. Pour l'hémostase on emploie une solution de gélatine
dans l'eau ou mieux dans l'eau salée physiologique à 7 pour 1000.
On peut y joindre du chlorure de calcium (Carnot).

Gélatine..	50 grammes
Chlorure de calcium.	10 —
Eau.	1 000 —

Ces solutions doivent être stérilisées par le passage deux fois à l'étuve à 100°
pendant un quart d'heure, à deux jours d'intervalle.

La solution gélatinée sera employée tiède. Pour une plaie cutanée de la main par exemple, on verse simplement quelques gouttes
de la solution sur la plaie, ou bien on laisse quelques instants
en contact avec la plaie un tampon imbibé de cette solution.

Dans les cas où l'on agit sur un milieu septique, fosses nasales,
vagin, rectum, la gélatine très facilement putrescible doit être
antiseptisée. Pour cela, on additionne les solutions de gélatine,
de sublimé ou de quelques gouttes d'acide fluorhydrique, d'acide
chlorhydrique. Avec ces précautions, on peut employer la gélatine dans les épistaxis, les métrorragies, les hémorragies venant
du rectum (lavement d'eau gélatinée à 5 pour 100).

Par contre les hémorragies venant de l'estomac et du tube
digestif supérieur ne sont pas justiciables du traitement gélatiné,
car la gélatine est transformée par le suc gastrique.

PENGHAWAR. — Le penghawar-djambi est une fougère dont les
filaments possèdent un pouvoir hémostatique très accusé. Il suffit
d'en appliquer avec une pince quelques touffes sur la surface
cruentée.

Hémostase par cautérisation. — Dans le cas de plaie suintant
en nappe on peut obtenir l'hémostase en attouchant la plaie avec
le thermocautère porté au rouge rouge. Il se forme une escarre
qui amène l'hémostase. Si une hémorragie capillaire persiste,
c'est qu'il s'agit d'une hémophilie dont il faut chercher la variété.

En résumé, la compression digitale, la compression aseptique
par la gaze ou le caoutchouc, puis la ligature, telles sont les meilleurs modes d'hémostase.

Traitement de l'état général du blessé. — Une fois l'hémorragie arrêtée on s'occupera de relever l'état général du malade et de faciliter la réparation sanguine. Le sérum artificiel est un agent merveilleux qui rend les plus grands services et peut sauver des blessés désespérés en apparence.

Le sérum est injecté en quantité variable suivant l'abondance de l'hémorragie : on injecte en moyenne de un à deux ou trois litres.

Si l'hémorragie a été d'emblée très abondante, s'il faut, à tout prix, remonter rapidement la tension sanguine et activer la reproduction globulaire, il est utile d'injecter le sérum dans les veines, (voir p. 354).

Si l'hémorragie n'a pas été trop brutale, il faut pousser l'injection dans le tissu cellulaire sous-cutané (voir p. 78).

TROISIÈME PARTIE
MATÉRIEL CHIRURGICAL
ASEPSIE

CHAPITRE IX

INSTRUMENTS DE PETITE CHIRURGIE. — PLATEAUX ET BASSINS. — MATÉRIAUX DE PANSEMENTS. — SUBSTANCES CHIMIQUES.

INSTRUMENTS DE PETITE CHIRURGIE

La petite chirurgie n'exige qu'un nombre assez limité d'instruments chirurgicaux. Pour parer aux éventualités les plus pressantes, le médecin emporte généralement dans sa trousse :

Un bistouri ;

Une paire de ciseaux à pointes mousses ;

Trois pinces à forcipressure ;

Deux pinces à disséquer : une à dents de souris, une à mors simples ;

Une sonde cannelée. Un stylet ;

Un rasoir.

Une aiguille de Doyen ou une aiguille de Reverdin ;

Une pince à agrafes et des agrafes Michel ;

Les instruments chirurgicaux sont faits entièrement en métal ; on a renoncé à l'emploi de manches en écaille, en bois que l'on adaptait jadis aux lames d'acier. Les nécessités de la stérilisation sont la raison de ce changement.

Les instruments devront être placés dans des boîtes métalliques, constituées par deux sortes de petits bassins plats, à angles arrondis, s'emboîtant réciproquement. Pour éviter le ballottement et les heurts des instruments, au fond de la boîte est placée une couche d'ouate ou de gaze. Cette boîte présente le grand avantage de pouvoir être *stérilisée* en même temps que son contenu ; de plus, elle forme pour les instruments des plateaux naturels aptes à les recevoir au moment de leur utilisation.

Cette boîte métallique est ordinairement placée dans une gaine de peau, permettant son transport plus facile ; l'ensemble rem-

Fig. 78. — Boîte-trousse pour instruments ; à côté de la boîte est figurée la gaine.

place avec avantage les trousses, en maroquinerie plus ou moins dorée, doublées de velours ou de satin, que ménageaient religieusement nos pères pour le maintien de leurs instruments.

Bistouris. — Le bistouri moderne est une sorte de couteau composé d'une lame d'une dizaine de centimètres, et d'un manche de même longueur. L'extrémité de la lame opposée à la pointe porte le nom de talon.

Tantôt la lame est soudée au manche d'une façon fixe.

Tantôt la lame est articulée sur le manche formé de deux lames métalliques entre lesquelles sont reçus le tranchant et la pointe ; le talon présente deux échancrures dans lesquelles vient s'en-

Fig. 79. — Bistouri tenu comme un couteau à découper.

gager une petite tige métallique, mobile dans une mortaise pratiquée sur le dos des deux valves du manche. Cette petite tige métallique permet de tenir d'une façon ferme l'instrument ouvert.

Le bistouri le plus communément employé est le bistouri droit, dont le tranchant est droit ou plutôt légèrement convexe.

On peut tenir le bistouri de différentes manières :

1° Le bistouri peut être tenu comme *un couteau à découper* : le pouce et le médius sont placés à l'union de la lame et du manche, l'index appuie sur le dos de la lame, l'annulaire et le petit doigt assujettissent le manche dans le creux de la main. C'est dans cette position du bistouri qu'on a le plus de force. Le tranchant de la lame peut être dirigé en bas, position ordinaire, ou en haut.

2° Le bistouri peu être tenu *comme une plume à écrire*. Le pouce et l'index appuient sur le point d'union de la lame avec le manche.

L'annulaire et le petit doigt donnent à la main un solide point d'appui. C'est la façon de tenir le couteau pour la dissection des tissus. Le tranchant de la lame peut être dirigé en bas, ou en haut comme dans le cas d'incision sur une sonde cannelée.

Fig. 80. — Bistouri tenu comme une plume à écrire.

3° On peut encore tenir le bistouri comme *un archet de violon* : le pouce et le médius près de l'articulation du bistouri, l'index sur le plat de la lame tournée le tranchant en bas, l'annulaire et le petit doigt appliqués sur le côté externe du manche.

« *A lui seul, dit Velpeau, le bistouri vaut un arsenal de chirurgie.* » C'est avec le bistouri que sont faites les incisions des téguments.

Pour faire une incision, après que les précautions d'asepsie usuelle ont été prises, la peau de la région intéressée est tendue avec la main appliquée à plat, le pouce et l'index écartés l'un de l'autre ; prenant le bistouri comme un couteau, le chirurgien le plonge perpendiculairement à un profondeur déterminée par l'épaisseur des téguments,

Fig. 81. — Bistouri tenu comme un archet de violon.

puis il abaisse la main de façon que l'axe du bistouri fasse avec le plan de la peau un angle de 45° environ, il sectionne sur la longueur voulue, et en terminant l'incision, relève le manche de l'instrument pour le ramener à la perpendiculaire et éviter une section imcomplète nommée queue.

Le bistouri est généralement conduit de gauche à droite. Le bistouri doit toujours être tenu solidement en main, et l'opérateur doit être assez attentif ou assez adroit pour ne pas faire ce qu'on appelle des *échappées*, c'est-à-dire laisser aller son bistouri en dehors des limites tracées.

Un autre procédé de section consiste à *faire un pli aux téguments,* et à sectionner ce pli, en enfonçant le bistouri à la base perpendiculairement au pli et en relevant la lame vers soi. Dans ce cas le pli est maintenu par le main gauche du chirurgien et la main droite d'un aide ; la main droite de l'opérateur tient le bistouri.

Les incisions de la peau peuvent affecter des formes variables ; on les fait : droites, courbes, en T, en croix, en V, en H, en ellipses, en croissants, en baïonnette.

Ciseaux. – Les ciseaux usités en chirurgie ont en général la pointe mousse, il sont droits, ou courbes suivant le tranchant, ou courbes sur le plat. Les ciseaux courbes suivant le tranchant servent surtout à couper les pansements, les ciseaux droits et les ciseaux courbes sur le plat sont utilisés pour les opérations chirurgicales. Les ciseaux doivent être démontables pour pouvoir être nettoyés facilement.

Fig. 82. — Manière de tenir les ciseaux.
Souvent l'index est allongé le long de l'articulation.

A moins d'un entraînement tout spécial, on ne peut tenir les ciseaux que de la main droite ; pour avoir une tenue correcte on place la phalangette du pouce dans l'anneau supérieur, *la phalangine du médius dans l'anneau inférieur* ; l'index soutient le bras de levier du ciseau, l'annulaire et le petit doigt sont libres. Beaucoup de chirurgiens préfèrent mettre dans le second anneau l'annulaire et non le médius, et placer le bout de l'index au niveau de l'articulation des ciseaux.

Fig. 83. — Pince à forcipressure.

Les tissus que l'on veut sectionner sont pincés entre les branches des ciseaux et divisés par les mouvements de la branche tenue avec le pouce contre l'autre branche maintenue fixe par le médius.

Pinces à forcipressure. — La pince à forcipressure est maintenant entrée dans la catégorie des instruments indispensables. Elle est constituée essentiellement par deux tiges métalliques articulées entre elles ; chaque tige est terminée d'un côté par un anneau, de l'autre par une partie aplatie constituant les mors de la pince. Les mors affectent des formes variables. Le côté destiné à se mettre en rapport avec les tissus présente des rainures qui rendent la prise plus solide.

Pinces à disséquer. — Les pinces à disséquer se composent de deux lames d'acier maintenues écartées par leur élasticité. Les deux mors présentent des rainures transversales alternées pour faciliter la prise des tissus ; ces mors présentent souvent des pointes, d'où le nom donné à certaines de ces pinces, *pinces à griffes, pinces à dents de souris.*

Fig. 84. — Manière de tenir une pince à disséquer.

La manœuvre des pinces demande souvent plus de précision que de force. Pour pouvoir s'en servir avec adresse, il faut les tenir à peu près verticalement, le pouce placé sur la partie moyenne d'une des branches, l'indicateur et le médius allongés le long de l'autre branche. L'annulaire et le petit doigt doivent rester libres pour pouvoir dans certains cas prendre point d'appui sur les parties voisines du point intéressé (fig. 84).

Sonde cannelée. — La sonde cannelée est une tige de métal, présentant de côté une rainure en gouttière, mousse à la pointe et terminée à l'autre de ses extrémités par une plaque fendue dans le sens de la longueur.

Fig. 85. — Manière d'inciser sur une sonde cannelée.

La sonde cannelée est utile pour *explorer les plaies* et les trajets fistuleux, c'est elle qui sert de conducteur au bistouri quand on veut ménager certains organes. Pour cela, on place la sonde cannelée au-dessus de ces organes, la rainure dirigée en haut, et sur cette rainure on fait glisser la lame du bistouri. La sonde cannelée sert à dissocier les tissus que l'on ne veut pas couper. La plaque qui termine une de ses extrémités sert pour la petite opération de la section du frein de la langue chez les enfants, opération que l'on pratiquait assez souvent autrefois.

Stylet. — Le stylet est une tige métallique arrondie, de 15 à 18 centimètres de longueur. Il est mousse à ses deux extrémités. Il présente souvent sur une partie de sa longueur une rainure dans laquelle on peut faire glisser, comme sur la sonde cannelée, le dos d'un bistouri.

Le stylet est ordinairement fait en métal assez flexible pour qu'on puisse lui donner des formes en rapport avec les trajets à parcourir. Certains stylets, dits *stylets aiguillés*, présentent à l'une de leurs extrémités un large chas dans lequel on peut glisser une mèche de gaze. Le stylet est l'instrument, par excellence, d'exploration de la profondeur des plaies et des fistules.

Rasoir. — Le rasoir du chirurgien estanalogue au rasoir du barbier, il sert à enlever les poils autour des plaies et sur les régions où doit porter une opération. Le rasoir doit pouvoir être stérilisé comme tous les instruments chirurgicaux ; il doit être pourvu d'un manche métallique.

Aiguilles à suture. — Pour les petites opérations courantes l'aiguille de Reverdin est assez communément employée. C'est une longue aiguille fixée sur un manche métallique. Le chas de l'aiguille est près de la pointe. Une des parois latérales du chas est mobile et se continue par une tige, contenue dans une glissière placée sur un des bords latéraux de l'aiguille. Un bouton placé à l'union de l'aiguille et du manche, permet de tirer ou de repousser la tige glissante qui ouvre ou ferme le chas. On emploie souvent l'aiguille de Doyen, instrument plus robuste et d'un entretien plus facile (v. p. 288).

On tend beaucoup également, à revenir aux anciennes aiguilles droites ou courbes analogues aux aiguilles de couturière, que l'on monte sur une pince à forcipressure ou porte-aiguille spécial (v. p. 287).

Agrafes Michel (v. p. 293).

PLATEAUX ET BASSINS

Pour recevoir les instruments du chirurgien, pour contenir les liquides, les compresses, pour recueillir le pus, lors de l'incision d'un abcès, l'urine, lors d'un sondage, on se sert de plateaux et de bassins.

Pour placer les instruments, on emploie des plateaux en nickel, en verre, en porcelaine, en fer émaillé ; la matière composante importe peu, pourvu que le plateau soit facilement stérilisable.

Les cuvettes et les bassins doivent avoir des formes et des dimensions en rapport avec leurs usages. On doit se garder, comme on le voit faire encore trop souvent, d'utiliser le même bassin pour recevoir, à un moment, du pus ou des urines, à un autre moment, des compresses propres ou une solution antiseptique.

Pour l'eau stérilisée ou les solutions antiseptiques, pour les compresses et tampons, on aura des cuvettes rondes ou ovales ;

Fig. 86 et 87. — Deux modèles de bassins en verre.

Fig. 88 et 89. — Deux modèles de plateaux à instruments.

Fig. 90.
Bassin réniforme.

Fig. 91.
Bassin cordiforme.

pour recueillir les produits pathologiques, les liquides de lavage, on se servira de bassins en forme de *rein* ou de *triangle*, formes qui permettent une adaptation facile aux régions que l'on veut nettoyer.

MATÉRIAUX DE PANSEMENT

Le pansement d'une plaie doit jouer un double rôle : un rôle de *protection* de la plaie contre les contages extérieurs et un rôle *d'absorption* des sécrétions produites par cette plaie. Accessoirement le pansement d'une plaie peut avoir un rôle de *compression*.

Les matériaux de pansement, destinés à être mis en contact avec la plaie, doivent donc être *légers*, *élastiques*, doués d'une puissance d'absorption aussi considérable que possible. Actuellement les matériaux de pansement les plus employés sont *la gaze* et *l'ouate hydrophile*.

On a cherché à établir le pouvoir d'absorption pour une série de matériaux de pansement, en laissant 10 grammes de la substance étudiée se gorger de liquide jusqu'à saturation complète, et en établissant ensuite la différence de poids. Voici le tableau dressé par Rönnberg sur ces indications :

10 grammes d'ouate dégraissée (hydrophile) acquièrent un poids de.	250	grammes
10 grammes d'ouate de cellulose acquièrent un poids de.	230	—
10 — d'ouate de bois — — .	150	—
10 — de gaze — . — .	96	—
10 — de mousse — — .	82	—

L'ouate hydrophile est la substance la plus absorbante ; elle s'imbibe bien mais *évapore mal*. La gaze, bon absorbant, excellent évaporateur, est le tissu de choix pour être en contact direct avec la plaie ; la gaze a de plus l'avantage d'être un tissu assez cohérent pour ne pas laisser de filaments collés à la plaie ; l'ouate au contraire, en contact avec une plaie, laisse toujours des brindilles très difficilement enlevables.

Si dans une série de verres contenant du sang défibriné, dit Préobajensky, on met des matériaux de pansement divers (gaze, charpie, ouate), on voit que l'ouate sépare les éléments anatomiques ; *la gaze absorbe tout* et laisse tout passer. La gaze peut vider une cavité où la ouate laisserait des éléments figurés, du sang, pouvant subir la décomposition. Un fragment de caillot se dessèche s'il est enveloppé de gaze ; s'il est enveloppé d'ouate, il se décompose en se couvrant d'un voile bactérien.

Gaze mousseline. — La gaze mousseline, nommée aussi gaze à beurre, porte dans le commerce le nom de singalette ; c'est un tissu de coton à larges mailles, en usage maintenant pour la confection des compresses destinées aux pansements.

La *singalette* est constituée identiquement du même tissu que la tarlatane ; mais la tarlatane est apprêtée, c'est-à-dire enduite d'un empois qui lui donne plus de rigidité. Cet empois varie de composition, suivant les différentes tarlatanes du commerce ; il résulte généralement d'un mélange d'amidon et de dextrine, auquel est incorporée parfois une certaine quantité de plâtre de Paris. La singalette est *sans apprêt* ; tissu extrêmement souple, permettant l'absorption et l'évaporation du liquide, elle est apte à tous les usages chirurgicaux : mèches à drainage, compresses, bandes ; elle peut constituer à elle seule les matériaux d'un pansement complet; c'est le tisssu le meilleur pour les pansements.

Le centre principal de fabrication de la singalette se trouve dans la région de Tarare. Les fabriques fournissent au commerce ce tissu en pièces de 60 mètres de longueur sur 60 à 65 centimètres de largeur, suivant la qualité du tissu ; sur demande, elles peuvent la fournir sous forme de cylindres sur une longueur déterminée. Le numérotage des différentes singalettes est établi, d'après le nombre de fils qui se croisent sur un surface d'un centimètre carré. Pour savoir le numéro d'une gaze donnée, il suffit de compter le nombre de fils se croisant dans un centimètre carré; s'il y en a six, par exemple, il s'agira d'une singalette n° 6.

Son prix est proportionnel au numéro, par conséquent à la finesse du tissu.

Coton hydrophile. — Le coton hydrophile est du coton blanchi, privé de matières grasses et résineuses, qui imprègnent naturellement les fibres, et les empêchent d'être mouillées par les liquides aqueux.

Pour préparer ce coton on immerge, pendant quelques instants, le coton cardé dans de l'eau bouillante légèrement alcalinisée par la soude ou la potasse ; on exprime et on plonge ensuite dans un soluté aqueux de chlorure de chaux à 5 pour 100. Après un contact de quelques minutes, on exprime le coton, on le rince à l'eau pure, puis à l'eau très légèrement acidulée par l'acide chlorhydrique. On fait sécher après un dernier lavage à l'eau pure, prolongé jusqu'à ce que le *produit*, essoré puis comprimé sur une feuille de tournesol bleu, ne la rougisse plus.

Le coton hydrophile est blanc; un flocon qu'on dépose à la surface de l'eau doit s'imbiber spontanément.

Mousse. — *Sphagnum* est le nom botanique d'une mousse qui pousse en abondance, dans les forêts de sapins de la Suisse et de l'Allemagne du Nord. Une fois cueillie, cette mousse est lavée à grande eau et débarrassée des impuretés qu'elle peut contenir ; puis elle est placée sous des presses spéciales, dans des moules rectangulaires, et fortement comprimée. Le pouvoir absorbant du sphagnum, moindre que celui du coton hydrophile, est suffisant pour expliquer que l'on puisse en faire usage dans le pansement des plaies.

Lint. — Le lint est un tissu de coton dont une des faces est lisse,

l'autre recouverte de filaments. On l'utilisait autrefois pour le pansement des brûlures, des vésicatoires.

CHARPIE. — On donne le nom de charpie aux filaments que l'on retire
en effilochant des morceaux de linge. La charpie était autrefois la substance la plus employée pour les pansements. On la faisait avec des
morceaux de toile de lin ou de chanvre à demi usés. Elle est molle,
spongieuse, souple, très absorbante. Bien stérilisée, elle peut parfaitement être utilisée en chirurgie.

Drains. — Sous le nom de tentes cannellées, Guy de Chauliac,
et, après lui, Ambroise Paré, dans ses œuvres, décrivent les
drains métalliques à ou-
vertures latérales « afin
que la sanie entre icelle
et qu'elle soit vuidée par
dedans la dite cannelle ».

Fig. 92. — Drain métallique démontable (Tuffier)
constitué par divers segments vissés; disposition
qui permet de l'allonger ou de le raccourcir.

Les drains métalliques
sont encore utilisés de
nos jours; au lieu de les faire en or, en argent ou en plomb,
comme au temps de Paré, on les fait en aluminium. On vend
également des tubes à drainage en verre.

Les drains actuellement les plus employés sont les *drains en
caoutchouc rouge,* à parois assez épaisses et assez rigides pour
maintenir la lumière du tube. Ces drains doivent être criblés sur
leur longueur d'ouvertures latérales.

Un bon tube à drainage doit être perforé d'ouvertures latérales, qui ne doivent pas être sur la même ligne dans toute la longueur du cylindre, mais distribués sur le trajet d'une ligne spi-

Fig. 93. — Drains dans le flacon où ils ont été stérilisés.

roïdale qui se déroulerait sur le cylindre. Les trous ne doivent
pas dépasser les dimensions du diamètre intérieur du tube.

Toutes ces variétés de drains sont faciles à stériliser, soit par
l'ébullition dans une solution sodique, soit par le passage de l'autoclave.

CONDITIONS DU DRAINAGE. — Pour qu'un drain puisse remplir
son rôle et drainer efficacement une plaie, il doit être placé de

façon que les liquides dans le drain, puissent s'écouler *suivant les lois de la pesanteur*. Quand il est impossible de placer le drain de façon que son orifice extérieur soit déclive par rapport à son orifice intérieur, il est préférable d'avoir recours à une petite bandelette de gaze stérilisée, judicieusement employée. Préobajensky a étudié les conditions d'un drainage : il remplit de gaze un entonnoir dont le col communique par l'intermédiaire d'une *bandelette de gaze*, avec un flacon contenant une couche de bouillon ; autour de l'entonnoir, il met des tampons d'ouate et stérilise le tout à l'autoclave ; il infecte alors avec du colibacille la gaze de l'entonnoir et abandonne le tout à l'évaporation à l'air sec ; le bouillon est aspiré peu à peu et reste stérile jusqu'aux dernières gouttes ; le drainage par la gaze a vidé le flacon, il est évident qu'un drain ne l'aurait pas vidé. Le drain peut cependant jouer un rôle ; dans l'expérience qui précède il est nécessaire de laisser l'air pénétrer librement dans le flacon par un tube, pour remplacer le bouillon qui s'évapore, sans cela l'ascension capillaire serait gênée. Aussi Préobajensky conseille de mettre dans les plaies profondes, non seulement une mèche de gaze, mais un drain qui permette à l'air de rentrer et aux liquides exsudés de sortir.

Bandes. — Les bandes sont des pièces de linge de faible largeur et de grande longueur, destinées à maintenir les divers composants d'un pansement. Les extrémités d'une bande ont reçu le nom de *chefs*, la partie comprise entre les deux chefs est dite le *plein de la bande*. Le cylindre formé par l'enroulement d'une bande porte le nom de *globe*. Un tour de bande est un *doloire*.

L'emploi des bandes pour les pansements est probablement aussi ancien que l'humanité elle-même. Sur les momies égyptiennes on voit des bandelettes qui ressemblent beaucoup aux bandes qu'on emploie de nos jours pour les pansements ; l'enroulement de ces bandelettes sur le corps des momies est fait avec un soin qui dépasse de beaucoup l'habileté de nos modernes panseurs. Ces bandelettes sont faites probablement de tissu de lin.

De nos jours le commerce fournit une très grande variété de bandes, les principales sont :

La bande de toile forte des hôpitaux, tissée spécialement pour cet usage ; cette bande sert surtout quand on veut appliquer un appareil plâtré ou faire de la compression ouatée ;

La bande de tarlatane ou gaze empesée, très employée il y a quelques années pour les pansements, et qui est remplacée maintenant par des bandes de tissu souple ;

La bande de gaze simple, facile à tailler dans une pièce de gaze mousseline et qui est la meilleure, étant donnés sa souplesse et son bas prix. Dans une pièce de gaze de 60 centimètres on peut tailler cinq bandes de 12 centimètres de largeur ; le prix de revient d'une de ces bandes sera donc d'environ 15 centimes pour 10 mètres de longueur. Le prix d'une bande de toile de même longueur et de largeur moitié moindre est fixé à 1 fr. 25 sur les tarifs de l'administration de l'Assistance publique (prix minimum) ; *une bande de crêpe Velpeau* (trois quarts de laine et un quart de coton), d'une longueur de 10 mètres et d'une largeur de 10 centimètres, vaut un peu plus de 3 francs. La confection de ces bandes est facile : on prend un rouleau de gaze de la longueur voulue, 10 ou 15 mètres généralement, et ce cylindre de 60 à 65 cen-

Fig. 94. — Manière de tailler les bandes de gaze.

timètres est partagé en cinq ou six segments, au moyen d'un couteau bien tranchant. La figure 94 montre un rouleau de gaze maintenu par la main d'un aide et par la main gauche du chirurgien, dont la main droite, armée d'un long coutelas à lame mince et tranchante, abat, en quelques coups de va-et-vient, le segment demandé.

La bande de crêpe Velpeau est formée d'un tissu de laine et de coton. Il y a deux qualités de bandes de crépon Velpeau : dans l'une, le tissu comprend trois quarts de coton et un quart de laine ; dans la qualité supérieure, le tissu contient trois quarts de laine et un quart de coton. Ces bandes se lavent parfaitement bien dans l'eau de savon chaude. Après les avoir rincées à l'eau pure, on aura soin de les serrer fortement dans la main pour leur faciliter le recrépage, et de les laisser sécher sans les allonger. Traitées ainsi, elles conserveront leur élasticité et serviront longtemps. Le seul reproche qu'on puisse faire à la bande de crêpe Velpeau est l'élévation de son prix ; sa souplesse, son élasticité en font une *bande excellente*.

Les bandes de tissu de coton, dont il existe de nombreux modèles dans le commerce.

Les bandes de flanelle.

Quand on est pris au dépourvu, il est toujours facile de tailler des bandes dans une pièce de toile fine.

LONGUEUR ET LARGEUR DES BANDES. — La largeur d'une bande doit varier suivant la région que l'on veut recouvrir. Les bandes

Fig. 95. — Manière de commencer l'enroulement d'une bande.

pour les pansements du tronc et des membres pourront avoir une largeur de 10 à 12 centimètres ; pour les pansements de la tête et du cou on prendra des bandes de 4 à 5 centimètres de large ; les bandes qui doivent être appliquées sur les doigts pourront n'avoir qu'un ou deux travers de doigt de largeur.

La longueur des bandes est comprise en général entre 3 à 4 mètres et 10 à 12 mètres. Il ne faut pas que cette longueur soit dépassée, car le globe de la bande serait trop volumineux et d'une application difficile.

Si le pansement exige une longueur plus considérable de bande on emploiera successivement plusieurs globes.

MANIÈRE DE ROULER UNE BANDE — Pour enrouler une bande, on commence par replier sur elle-même, une des extrémités de la bande sur une longueur d'un demi-centimètre environ, puis avec le pouce de chaque main, on roule ce pli de manière à en former un petit cylindre très dur. On met ensuite ce cylindre entre le pouce et l'index de la main droite, on place le plein de la bande entre le pouce et l'index de l'autre main. La main droite fait tourner le cylindre sur son axe et sur ce cylindre s'enroule le plein de la bande que la main gauche étale et tend.

Quand on est arrivé à l'extrémité, on fixe le chef terminal de la bande par un point de suture ou une épingle. Lorsqu'on a un grand nombre de bandes à rouler, il faut se munir d'une machine à enrouler les bandes.

Autrefois on roulait les bandes soit en un seul cylindre, soit en deux cylindres, la bande était dite « roulée à deux globes » ; cet usage est tombé en désuétude.

Fig. 96. — Enroulement d'une bande.

Mackintosh. — Le mackintosh est une étoffe de coton très souple, de couleur rose, recouverte d'un enduit imperméable. Le mackintosh protège les régions qui peuvent être souillées par les liquides; mais il en doit, jamais, sous aucun prétexte, être appliqué sur tout un pansement; il empêcherait l'évaporation et ferait suppurer ; par exemple dans les spicas de l'aine chez les enfants, il est utile de recouvrir les couches externes du pansement, d'un morceau de mackintosh pour éviter la souillure du pansement par les urines.

Drap fanon. — On donne le nom de drap fanon ou de porte-attelle, dit Velpeau, à une pièce de linge un peu plus longue que le membre fracturé et sur laquelle sont d'abord étalées les autres parties de l'appareil.

A proprement parler, le drap fanon est une alèze simple ou une serviette destinée à envelopper les différents objets qu'on place autour de la jambe ou de la cuisse fracturée [1].

Echarpes. — L'écharpe triangulaire du bras et du thorax est le meilleur mode de contention temporaire, du bras et de l'avant-bras, dans les cas de contusion, de plaie et de fracture.

On l'emploie également dans le cas de fracture de la clavi-

Fig. 97.
Application d'une écharpe, 1er temps.

Fig. 98.
Application d'une écharpe, 2e temps.

cule. L'écharpe, modèle des hôpitaux, est une pièce de toile *triangulaire*. A défaut de la grande écharpe triangulaire, on peut utiliser n'importe quelle pièce de linge, une serviette par exemple, que l'on plie suivant la diagonale. Pour *l'appliquer* on place la base du triangle sur le thorax le plus haut possible, en laissant pendre la surface du triangle au-devant de la poitrine et de l'abdomen (fig. 97) du côté malade, on fixe deux des angles au niveau du dos ; l'avant-bras étant placé à angle droit, on relève l'angle restant, et on va le fixer, par-dessus l'épaule du côté malade, à la partie postérieure du bandage (fig. 98).

---

1. *Fanons.* — Les anciens chirurgiens se servaient fréquemment de fanons proprement dits. On entendait par là des faisceaux de forte paille destinés à tenir lieu d'attelles dans les fractures des membres inférieurs, de la jambe surtout.

Précautions a prendre. — Si l'écharpe est trop courte, il faut relier l'angle inférieur aux angles postérieurs avec un morceau de bande ou une compresse.

Pour fixer les deux angles postérieurs, il faut se servir d'épingles de nourrice ou faire quelques points de suture, et ne pas nouer les deux angles, ce qui ferait un bourrelet gênant pour le malade dans le décubitus dorsal.

L'écharpe la plus simple est une compresse longuette passée sous le poignet et attachée au moyen d'épingles aux vêtements du malade (fig. 99).

Fig. 99. — Écharpe simple.

SUBSTANCES CHIMIQUES

Teinture d'iode. — La teinture d'iode est une dissolution d'iode dans l'alcool. C'est un liquide rouge foncé, presque noir, d'odeur piquante, colorant les matières organiques en jaune. On ne peut employer pour sa préparation que de l'alcool rectifié ; car l'alcool contenant de l'acétone communique à la teinture d'iode des propriétés irritantes. La teinture d'iode doit être conservée dans des flacons de verre bouchés à l'émeri.

Teinture d'iode (ancien Codex).

Alcool à 90 degrés. . . . . 12 grammes
Iode. . . . . 1 —
Donc en poids au 1/13, nécessité de l'employer fraîche.

Teinture d'iode (nouveau Codex).

Alcool à 95 degrés. . . . . 10 grammes
Iode. . . . . 1 —
Un peu plus stable, plus active.

La teinture d'iode est une substance d'un usage courant en chirurgie depuis fort longtemps, c'est le meilleur des antiseptiques.

L'eau iodée est excellente pour le lavage des cavités suppurantes.

Voici les diverses proportions d'iode dans l'eau iodée :

Solution alcoolique nᵒ 1, eau iodée forte.

Teinture d'iode.. . . . .   6 grammes
Eau. . . . .   1 000   —

Solution alcoolique nᵒ 2, eau iodée moyenne.

Teinture d'iode.. . . . .   3 grammes
Eau. . . . .   1 000   —

Solution alcoolique nᵒ 3, eau iodée faible.

Teinture d'iode.. . . . .   1ᵍʳ,50
Eau. . . . .   1 000 grammes

La teinture d'iode en application sur un furoncle au début peut faire avorter le processus inflammatoire.

Une autre action de la teinture d'iode est la stimulation des plaies granuleuses et atones, des ulcères indolents.

On emploie beaucoup la teinture d'iode et l'eau iodée en obstétrique. Dans les hygromas, les synovites, ténosites, arthrites, les badigeonnages agissent comme révulsifs et aussi peut-être par pénétration du médicament.

Le *badigeonnage de la peau à la teinture d'iode* pour la désinfecter rapidement est d'un précieux concours lorsqu'il s'agit de nettoyer des plaies à pourtour encrassé comme on le voit aux mains, pieds, jambes des ouvriers, ou encore au cuir chevelu. Comme le fait remarquer M. Lejars, le brossage au savon risque dans ces cas de contaminer la plaie ; au contraire, sans laver, en rasant à sec, en badigeonnant le pourtour de la plaie de teinture d'iode, on peut suturer, recouvrir de gaze stérilisée et on aura une réunion par première intention.

NITRATE D'ARGENT. AzO³Ag. — Le nitrate ou azotate d'argent est cristallisé en lames incolores, anhydres, solubles dans l'eau et dans 10 parties d'alcool. Il fond à 200ᵒ. Il est toxique.

On emploie le nitrate d'argent soit en solutions aqueuses, soit sous forme de crayons que l'on obtient en coulant le nitrate d'argent fondu dans des lingotières en métal préalablement graissées. Ces crayons sont noirs, car une partie du sel a été réduite par la graisse dont on a enduit le moule. Les crayons blancs sont obtenus dans des moules saupoudrés de talc. On prépare des crayons d'aspect grisâtre, mais plus solides que les précédents, en ajoutant à l'azotate d'argent un dixième de salpêtre ; ce sont les crayons dits mitigés. Les solutions d'azotate d'argent doivent être préparées avec de l'eau distillée, car ce sel forme un précipité de chlorure d'argent, avec les chlorures contenus dans l'eau ordinaire ; on les conserve dans des flacons bouchés à l'émeri.

Usage. — Au contact de la peau, le nitrate d'argent en crayon détermine la formation d'un coagulum d'abord blanc, puis brunâtre, formé d'albuminate d'argent souvent mélangé de chlorure d'argent ; ce coagulum forme sur les plaies des plaques blanches empêchant le caustique de pénétrer dans les couches profondes de l'épiderme, ce qui fait que son action est très limitée. Ce corps est assez désagréable à manier, car il produit sur la peau et le linge des taches noires qu'on ne peut enlever qu'avec le cyanure de potassium ou l'un des liquides suivants A, B :

$$
\text{Formule A}\left\{
\begin{array}{ll}
\text{Iodure de potassium.} \ldots \ldots & \text{10 grammes} \\
\text{Iode.} \ldots \ldots \ldots & \text{2 —} \\
\text{Ammoniaque.} \ldots \ldots & \text{1 —} \\
\text{Eau.} \ldots \ldots \ldots & \text{100 —}
\end{array}
\right.
$$

On lavera avec ce liquide, puis avec de l'ammoniaque, enfin avec de l'eau ;

$$
\text{Formule B}\left\{
\begin{array}{ll}
\text{Bichlorure de mercure.} \ldots & \text{5 grammes} \\
\text{Chlorhydrate d'ammoniaque.} \ldots & \text{5 —} \\
\text{Eau.} \ldots \ldots \ldots & \text{40 —}
\end{array}
\right.
$$

Frotter les taches avec un chiffon imbibé de cette solution, puis laver à l'eau.

CHLORURE DE ZINC $ZnCl^2$. — BEURRE DE ZINC. — Le chlorure de zinc est produit par l'action de l'acide chlorhydrique sur le zinc. Ce sel est anhydre, il est difficilement cristallisable. Il est fusible vers 250°. Il est très déliquescent, très soluble dans l'eau et l'alcool.

Ses solutions doivent être préparées avec soin, car le chlorure de zinc sec et fondu renferme toujours de l'oxyde de zinc, sel peu soluble dans l'eau, surtout à chaud. Lorsqu'on fait une solution aqueuse de chlorure de zinc, il y a élévation de température et formation d'un précipité de cet oxychlorure qui se redissout en partie pendant le refroidissement. Alors seulement on filtre la liqueur. Il faut éviter ensuite d'y rajouter de l'eau, car il se reproduirait un nouveau précipité d'oxychlorure. La solution d'oxyde de zinc est d'ordinaire de 2 à 5 pour 1 000 d'eau. Les solutions de chlorure de zinc ne peuvent être faites qu'avec de l'eau distillée, car le carbonate de chaux contenu dans l'eau ordinaire précipite de grandes quantités d'oxychlorure, la liqueur devient alors acide et son emploi provoque de violentes douleurs.

Le chlorure de zinc était très employé autrefois comme escharifiant pour détruire les néoplasmes ; on l'utilisait sous forme de *pâte de Canquoin* :

$$
\begin{array}{ll}
\text{Chlorure de zinc.} \ldots \ldots & \text{32 grammes} \\
\text{Oxyde de zinc.} \ldots \ldots & \text{8 —} \\
\text{Farine de froment séchée à 100°.} \ldots & \text{24 —} \\
\text{Eau distillée.} \ldots \ldots & \text{4 —}
\end{array}
$$

F. pâte *s. a.*

CHAPITRE X

STÉRILISATION

« Si j'avais l'honneur d'étre chirurgien, pénétré comme je le suis des dangers auxquels exposent les germes des microbes répandus à la surface de tous les objets, particulièrement dans les hôpitaux, non seulement je ne me servirais que d'instruments d'une propreté parfaite, mais, après avoir nettoyé mes mains avec le plus grand soin et les avoir soumises à un flambage rapide, ce qui n'expose pas à plus d'inconvénients que n'en éprouve le fumeur qui fait passer un charbon ardent d'une main dans l'autre, je n'emploierais que de la charpie, des bandelettes,

Fig. 100. — Louis Pasteur, 1822-1895.

des éponges préalablement exposées dans un air porté à la température de 130 à 150°, je n'emploierais jamais qu'une eau qui aurait subi la température de 110 à 120°. Tout cela est très pratique. De cette manière, je n'aurais à craindre que les germes en suspension dans l'air autour du lit du malade ; mais l'observation nous montre chaque jour que le nombre de ces germes est pour *ainsi dire insignifiant à côté de ceux qui sont répandus dans les poussières, à la surface des objets ou dans les eaux communes les plus limpides. »*

Louis PASTEUR.

Académie de Médecine. Séance du 30 avril 1878.

PRINCIPAUX APPAREILS A STÉRILISATION

Ce n'est pas dans les livres que l'on apprend la stérilisation. Tout étudiant en médecine, à l'heure actuelle, devrait s'astreindre à suivre des travaux pratiques de bactériologie.

C'est dans les *laboratoires* seulement que l'étudiant peut comprendre en quoi la stérilisation consiste, quelles précautions elle exige. Une fois au courant pratiquement de la stérilisation de laboratoire, il lui suffira d'une matinée passée à l'hôpital auprès de la personne chargée des instruments et de la salle d'opérations pour pouvoir être capable dans la suite de se diriger soi-même et de diriger les autres pour les précautions à prendre.

Autoclave. — L'autoclave de Chamberland est un excellent appareil de stérilisation, d'un fonctionnement simple et sûr.

Fig. 101. — Autoclave.

L'autoclave se compose d'une marmite cylindrique en cuivre, pouvant être fermée hermétiquement par un couvercle en bronze portant sur une rondelle de caoutchouc et maintenu par des boulons mobiles. Ce couvercle est muni d'un manomètre indiquant la pression et la température, d'un robinet, d'une soupape de sûreté. La marmite et son couvercle sont supportés par un manchon cylindrique en tôle forte, à l'intérieur duquel sont placées au-dessous de la marmite, deux rampes à gaz circulaires et concentriques indépendantes l'une de l'autre. Au *fond de la marmite* de l'autoclave est un très large support percé de trous sur lequel on met les paniers ou les boîtes contenant les objets à stériliser.

Au-dessous de ce support, on met l'eau destinée à donner la vapeur, 1 à 2 litres suivant la capacité de la marmite de l'autoclave.

Pour se *servir* de l'autoclave, après s'être assuré qu'au fond de la marmite la quantité d'eau est suffisante, on place sur le support le panier en fil de fer contenant les objets à stériliser, on adapte le couvercle et on visse les boulons. On ouvre le robinet et on allume la rampe à gaz en ayant soin, pour éviter toute explosion, de présenter la bougie, l'allumette, enflammée aux becs de l'autoclave avant d'ouvrir le robinet de la conduite à gaz. L'eau de la marmite entre en ébullition et la vapeur s'échappe. Quand ce jet de vapeur est bien homogène, et que par conséquent il n'y a plus d'air dans la marmite, mais simplement de la vapeur d'eau, on visse à fond les boulons et on ferme le robinet.

Il est bon avant de fermer complètement le robinet, de pratiquer une ou deux détentes de vapeur, pour cela on ouvre le robinet et on le referme après quelques instants. Cette petite manœuvre est répétée deux ou trois fois.

L'appareil entre en pression et l'aiguille du manomètre monte lentement. Quand elle marque 2 atmosphères, on règle la flamme du gaz en fermant plus ou moins le robinet de la conduite, de façon à obtenir une température constante de 120 à 134° que l'on maintient pendant un quart d'heure, une demi-heure ou une heure, suivant la nature et le volume des objets à stériliser.

Lorsque la température est de 120 à 134°, le manomètre marque de 2 à 3 atmosphères. Quand la stérilisation est effectuée, on éteint complètement le gaz et quand l'aiguille du manomètre est descendue à zéro, on ouvre le robinet. L'air entre dans l'autoclave. On desserre les boulons, on enlève le couvercle et on retire les objets à stériliser. Il ne faut jamais attendre que l'appareil soit refroidi pour enlever le couvercle, car l'anneau de caoutchouc adhérerait au couvercle.

La manœuvre de l'autoclave est indispensable à connaître, car c'est de l'autoclave que dérivent une foule d'étuves à stérilisation.

Four Pasteur. — Le four Pasteur est, sans contredit, l'appareil le plus simple pour la *stérilisation des récipients,* vases de porcelaine, instruments de verrerie.

C'est un cylindre en tôle à doubles parois, à retour de flamme,

avec brûleur à gaz à la partie inférieure et cheminée latérale. Ce
four est fermé à sa partie supérieure par un couvercle percé d'un
trou dans lequel on fait pénétrer un bouchon traversé par un thermomètre. Pour le fonctionnement, on dispose dans un panier métallique, de dimensions appropriées, tous les objets à stériliser,
qui, bouchés d'ouate, devront tourner vers le haut du four
l'extrémité garnie du tampon ouaté. On allume le gaz en ayant
soin de présenter l'allumette ou le papier allumé avant d'ouvrir
le robinet d'arrivée du gaz. On met le couvercle du four, on place
le bouchon portant le thermomètre et on laisse la température
monter à 170 ou 180°. A ce moment, on règle la température en
fermant plus ou moins le robinet d'arrivée du gaz, de façon à

obtenir et à main-
tenir une tempé-
rature d'environ
170° pendant une
heure et demie ou
deux heures.
Après quoi on
éteint le gaz, on
laisse descendre
le thermomètre.
On a bien soin de
ne pas ouvrir le
couvercle avant
que les objets
soient refroidis.
Si on faisait arri-
ver brusquement

Fig. 102. — Étuve Poupinel.

de l'air froid sur des verres à 170°, on risquerait fort de les briser.

Une fois les objets refroidis, on les retire et on les conserve à
l'abri des manipulations et des poussières jusqu'au moment de
leur utilisation.

Etuve Poupinel. — L'étuve de Poupinel est une caisse en cuivre
rouge, à doubles parois, supportée par des pieds. Au-dessous de
la caisse métallique, on place une rampe à gaz et sur le trajet du
gaz on interpose un régulateur métallique à mercure dont la tige
plonge dans le stérilisateur lui-même (fig. 102).

Cette caisse métallique présente un ou deux rayons destinés à recevoir les boîtes. Pour faire fonctionner ce stérilisateur, on met dans les boîtes, sur un lit d'ouate, les instruments ou les compresses à stériliser; le couvercle des boîtes n'est pas fermé; on allume la rampe à gaz et quand l'air intérieur de la caisse est bien sec, on ferme la porte de l'étuve; quand la température est montée à 150 ou 170°, on maintient la température à ce degré pendant un temps suffisant, une heure au moins. Au bout de ce temps, on éteint le gaz, on ouvre le stérilisateur, on rabat les couvercles sur les boîtes et on laisse refroidir.

L'étuve Poupinel est l'objet de vives critiques; le régulateur ne fonctionne pas toujours parfaitement; la température dans les boîtes n'est pas seulement celle de l'air intérieur marquée par le thermomètre, mais il faut tenir compte de la conductibilité des métaux; la portion de l'étuve exposée à la flamme du gaz transmet à la boîte inférieure une température supérieure à celle qu'atteint la boîte de l'étage supérieur; aussi n'était-il pas rare de voir, dans les hôpitaux, retirer du stérilisateur des bistouris complètement détrempés.

Tubes témoins. — Il est bon de s'assurer de temps en temps du bon fonctionnement des appareils de stérilisation et de se rendre compte si l'intérieur des boîtes d'instruments ou de compresses a bien été porté à la température voulue. Terrier utilisait des tubes témoins remplis de la composition suivante :

Acide phtallique.	25
— picrique..	0,50
Hélianthine..	0,05

Ce mélange blanchâtre, pulvérulent, est enfermé dans de petits tubes de verre fermés à la lampe. Porté à 127°, le mélange fond et prend une belle teinte rouge. On peut faire des tubes témoins fondant à toute température; il en existe dans le commerce.

STÉRILISATION DES INSTRUMENTS ET DES FILS

Les instruments, pour pouvoir être stérilisés facilement, doivent être maintenus dans un état de propreté absolue.

Tous les instruments chirurgicaux sont maintenant en métal nickelé, leur nettoyage est facile, et le chirurgien doit veiller avec soin à ce que les infirmiers qui en sont chargés ne laissent pas s'accumuler de pus ou de sang dans les rainures des pinces, les interstices des articulations des ciseaux, la lumière des sondes. Après chaque opération; tous les instruments doivent être soigneusement lavés et brossés à l'eau chaude; puis on les fait bouillir pendant 10 minutes dans la solution de borate de soude, on les essuie et on les conserve dans une armoire close et sèche.

Pour stériliser les instruments, on peut : 1° les flamber ; 2° les faire bouillir dans une solution de borate ou de carbonate de soude ; 3° les placer à l'étuve de Poupinel ; 4° les mettre à l'autoclave.

Flambage. — Le flambage est un procédé de fortune. Pour le pratiquer, il faut, soit passer les instruments au-dessus d'une flamme, fourneau à gaz, lampe à alcool, etc., soit verser un peu d'alcool dans un récipient plat que la flamme ne cassera pas, y placer les instruments et allumer. Ce mode de stérilisation a de nombreux inconvénients : la température développée par l'inflammation de l'alcool est très élevée, le flambage détermine souvent la détrempe des lames. Il faut se garder d'appliquer le flambage à des bougies Béniqué en étain, car la température élevée du flambage pourrait les faire fondre.

Fig. 103. — Bouilloire pour instruments.

Cette bouilloire est chauffée par une rampe à gaz; des modèles analogues sont chauffés par des lampes à pétrole ou à alcool.

Ebullition. — L'ébullition est un excellent procédé de stérilisation des instruments, surtout si au lieu d'eau pure on emploie une solution de borate ou de carbonate de soude à 1 ou 2 pour 100. Il est bon d'attendre l'ébullition de l'eau avant d'y plonger les instruments, plongés dans une eau qui s'échaufferait peu à peu les instruments risqueraient de se tacher.

L'ébullition doit durer au moins un quart d'heure ou une demi-heure ; ce doit être une *ébullition vraie.*

Stérilisation par l'étuve de Poupinel. — La stérilisation

des instruments par l'étuve de Poupinel est à peu près complètement abandonnée, voir plus haut, p. 167.

Stérilisation au moyen de l'autoclave.

Stérilisation au moyen de l'autoclave. — La stérilisation à l'autoclave est le procédé *le meilleur et le plus sûr*. La vapeur d'eau a l'inconvénient, quand on met des instruments dans l'autoclave, de rouiller l'acier et de noircir le nickel ; mais il existe un moyen simple d'utiliser l'autoclave pour la stérilisation des instruments sans nuire au tranchant des lames ni au poli du nickel ; pour cela, il suffit, en les mettant dans l'autoclave, de les maintenir plongés dans un récipient empli d'une solution de borate de soude à 2 pour 100 ou de benzoate de soude au même titre.

Nous avons depuis longtemps adopté un dispositif plus simple et très sûr : au fond de la boîte à instruments, nous plaçons une compresse trempée dans une solution boratée ; sur cette compresse nous disposons les instruments après les avoir trempés. également dans la solution chaude de borate, et nous les recouvrons de plusieurs épaisseurs de compresses imbibées également de la solution. Par-dessus se place le couvercle de la boîte.

Les instruments bien préparés de cette façon et stérilisés à l'autoclave ne rouillent pas.

Dernièrement M. Bellanger a résolu d'une façon très élégante le problème de la stérilisation des instruments par la solution boratée. Au début de la stérilisation : les instruments sont plongés dans une solution boratée qui, par un dispositif spécial, a été amenée dans les boîtes. A la fin de la stérilisation, on débarrasse les boîtes de la solution boratée qu'elles renferment ; à ce moment, les instruments ne sont plus que dans un milieu de vapeur privé d'air.

Pour supprimer la vapeur, M. Bellanger a encastré dans la paroi inférieure de l'autoclave un serpentin dans lequel il lance brusquement un courant d'eau froide ; la vapeur enfermée dans l'autoclave se condense rapidement, le vide se lit sur le manomètre et évapore jusqu'à siccité complète toute l'humidité demeurée dans les boîtes. Après vingt ou vingt-cinq minutes, on fait, à travers un filtre d'ouate stérilisée, rentrer l'air dans un milieu qui ne renferme plus de vapeur. Les instruments ainsi stérilisés sont secs.

Notre procédé a l'avantage d'être plus simple, de ne pas exiger d'appareil spécial, et d'être aussi sûr.

Stérilisation du catgut. — Repin a démontré que « quarante-cinq minutes à 120° telle est la limite qu'il est nécessaire et suffisant d'atteindre pour obtenir la destruction des germes les plus résistants, dans des conditions ordinaires, avec la vapeur d'alcool ».

Son procédé de stérilisation du catgut est le suivant :

« 1° Dégraisser le catgut par l'éther ou le sulfure de carbone, de préférence à chaud, dans un appareil à épuisement, ou, à défaut par un séjour prolongé dans des flacons dont on renouvellera le liquide à plusieurs reprises. Rouler le catgut en rond, de manière à éviter les angles vifs, avant de le soumettre aux opérations suivantes.

« 2° Le dessécher à fond par un chauffage à l'étuve sèche, qui devra être conduit lentement et porté jusqu'à 110° environ.

« 2° Procéder, aussitôt après, à la stérilisation afin que le catgut n'ait pas le temps d'absorber de l'eau à nouveau. Le placer avec une petite quantité d'alcool anhydre dans un récipient hermétiquement clos et suffisamment résistant, qui peut être un simple tube de verre fermé à la lampe, ou un cylindre métallique, muni d'un couvercle à vis de pression et à garniture de caoutchouc. Mettre ce récipient dans un autoclave que l'on portera à 120° pendant une heure, afin de dépasser largement la limite requise. »

Le catgut soumis à ces manipulations n'est modifié en rien dans ses qualités de résistance ; il est seulement un peu raide ; il suffit de le tremper, au moment de s'en servir, pendant quelques secondes, dans l'eau stérile pour lui rendre sa souplesse. Il est indispensable que l'alcool employé soit de l'alcool absolu.

L'idée de Repin a été reprise par divers auteurs. On est arrivé à des résultats meilleurs au point de vue de la souplesse du catgut en ayant recours à la *tyndallisation* du catgut dans l'alcool à 90°.

MM. Hallion et Carrion, qui ont étudié cette question avec soin, ont constaté que le catgut devenait toujours parfaitement stérile lorsque, dans un récipient clos et scellé renfermant de l'alcool à 90°, on le portait à trois reprises, pendant 10 heures, à la température de 60°. Dans la pratique, pour exagérer encore les conditions requises, MM. Hallion et Carrion opèrent à une température un peu supérieure, prolongent la durée de chaque chauffage et renouvellent le chauffage deux fois de plus qu'il n'est nécessaire.

En fait, la pratique chirurgicale démontre que le catgut, ainsi préparé, est également recommandable par ses propriétés physiques que par sa stérilité, dont font également foi les épreuves d'inoculation et de culture.

Notons qu'à propos du contrôle de l'asepsie du catgut par culture, MM. Hallion et Carrion ont relevé une cause d'erreur qu'il importe de connaître et d'éviter. Il peut arriver que le catgut, au moment de sa fabrication industrielle, ait été additionné d'une faible quantité de substances antiseptiques. Même parfaitement stérilisé, ce catgut, immergé dans du bouillon, pourrait ne pas fournir de culture, surtout si, dans le but précisément de rendre l'expérience plus démonstrative, on avait employé à cet effet une plus grande quantité de catgut et, par suite, accru la quantité de l'antiseptique par rapport à la quantité de bouillon. Il faut donc employer, pour s'épargner un risque d'erreur très grave, faire séjourner à l'étuve pendant plusieurs jours le catgut successivement dans plusieurs bouillons, deux au moins, dont le premier servira à laver le produit, à en soustraire éventuellement l'antiseptique ajouté.

[A l'emploi de l'alcool dans la stérilisation du catgut, on a fait un reproche théorique, au sujet duquel MM. Hallion et Carrion nous ont soumis les réflexions suivantes : « L'alcool, a-t-on dit, ne pénètre que difficilement dans l'intérieur du brin de catgut ; celui-ci est peu perméable, sinon imperméable à l'alcool. Voyons ce que vaut cette assertion.

« Notons d'abord qu'elle étonnerait à coup sûr les histologistes, qui utilisent constamment, pour la fixation et l'inclusion des tissus animaux, le pouvoir de pénétration que l'alcool possède à leur égard.

« Mais on a prétendu démontrer l'imperméabilité du catgut pour l'alcool par une preuve directe, dont il importe de faire justice. Voici l'expérience invoquée : on fait une solution d'une matière colorante d'aniline dans l'alcool et l'on y place un fort brin de catgut ; on retire ce dernier au bout d'un certain temps, et l'on constate que la matière colorante ne l'a pas entièrement pénétré. On en conclut que l'alcool ne l'a point pénétré davantage.

« Pour faire fond sur une telle expérience, il faut ignorer totalement les principes physiques les plus élémentaires relatifs aux phénomènes de diffusion. Dans une solution colorante, le solvant, qui est ici l'alcool et la substance dissoute, qui est ici une couleur d'aniline, ne sont nullement solidaires dans leur diffusibilité. Ce principe se vérifie surtout quand la substance dissoute est une couleur de nature colloïdale, formant non pas une solution proprement dite, mais une pseudo-solution, c'est-à-dire, d'après les données de la physique moderne, une suspension, une sorte d'émulsion de granulations colorées.

« De toute manière, les différences de diffusibilité sont précisément marquées au maximum quand la diffusion s'opère dans un tissu animal, et c'est sur ce fait qu'est basé l'emploi des membranes (paroi d'intestin, en particulier, d'où est tiré le catgut) comme dialyseurs électifs.

« Par conséquent, une expérience comme celle dont il a été question plus haut ne prouve absolument rien, si ce n'est une méconnaissance profonde des données physiques les mieux établies. Il n'est peut-être pas sans intérêt d'en relever le vice fondamental, parce que d'une façon générale, la diffusibilité d'un agent stérilisant dans la substance à stériliser présente nécessairement une grande importance. Il ne faudrait pas qu'un expérimentateur, insuffisamment averti, fût tenté d'appliquer, à un problème comme celui-ci, une méthode dont la simplicité apparente se base sur une grave erreur. »]

Le catgut préparé par le procédé de Hallion et Carrion est à la fois stérile, souple et fort. C'est celui que nous employons depuis dix ans sans qu'il nous ait, une seule fois, donné une déception.

Le catgut est présenté soit roulé sur une bobine, soit en *brins libres,* c'est-à-dire tout coupé, comme le crin de Florence, à la longueur qui convient pour la pratique des ligatures. Ce dispositif est commode pour le chirurgien ; il supprime des pertes de temps et des manipulations qui comportent toujours, peu ou prou, des chances d'infection.

TENDON DE RENNE. — Certains chirurgiens font grand usage, pour les ligatures et sutures, d'une autre substance que le catgut: le *tendon de renne,* qui se stérilise de la même façon que le catgut.

Les fibres du tendon de renne, convenablement dissociées, triées en divers numéros suivant leur grosseur, puis stérilisées, présentent une résistance étonnante, par rapport à leur faible diamètre. Elles n'offrent pas la régularité de calibre, l'homogénéité de résistance, la surface parfaitement lisse du catgut ; mais elles ont sur lui, à certains égards, de sérieux avantages qui découlent de données histo-physiologiques fort simples.

1° Le catgut est formé des fibres musculaires lisses : le tendon de renne est formé de fibres tendineuses et élastiques, dont l'extrême résistance à la rupture par traction, jointe à une grande souplesse, est la propriété physiologique dominante. C'est pourquoi le tendon de renne, à calibre égal, est *plus résistant* que le catgut.

2° Le tissu musculaire et le tissu tendineux sont digestibles ; aussi le tendon de renne, comme le catgut, est-il digéré et résorbé par les tissus. Mais le tissu tendineux est bien plus lentement digéré que le tissu musculaire ; c'est pourquoi le tendon de renne est *plus lent que le catgut à se résorber.* Il en résulte que le tendon de renne pourra être logiquement préféré, tout au moins, dans les sutures et ligatures auxquelles on tient à assurer une durée relativement longue.

3° Cette différence de digestibilité entraîne encore une autre conséquence. Le tendon de renne est naturellement plus propre que le catgut, il est plus réfractaire à l'attaque des bactéries.

Stérilisation des soies, crins de Florence, drains en caoutchouc. Les crins de Florence, les drains en caoutchouc, n'étant pas altérés sensiblement par le contact de la vapeur d'eau, sont stérilisés à l'autoclave, dans des tubes de verre de la même façon qu'on stérilise un bouillon de culture.

M. Gendron, de Bordeaux, a imaginé un très ingénieux dispositif pour la fermeture de ces tubes : le tube où sont placés les objets à stériliser, soies, crins, etc., est coiffé d'un tube d'un diamètre un peu supérieur qui glisse sur lui à frottement doux et qui vient fixer sur son ouverture un tampon de coton ; une bague en caoutchouc large de 2 centimètres environ s'appliquant à la fois sur le tube et sur son capuchon en assure la fermeture hermétique. Pour saisir le contenu du tube il suffit de faire glisser la bague de caoutchouc en retirant le tube-capuchon.

STÉRILISATION DES MATÉRIAUX DE PANSEMENT

On ne saurait trop engager les médecins et les chirurgiens à se méfier des tissus vendus dans le commerce sous les noms de tissus « antiseptiques » ou « rigoureusement stériles » et qui sont livrés en paquets entourés de papier. L'intégrité même du papier qui entoure ces matériaux de pansement doit porter à penser que la stérilisation n'a guère été efficace, car le papier résiste mal aux hautes températures à sec, plus mal encore à l'autoclave.

Il faut porter grande attention au *mode de fermeture des récipients destinés à renfermer les matériaux de pansement,* s'assurer que le produit stérilisé n'a pas été, après stérilisation, soumis à des manipulations ou à des changements de récipient, cause possible de contamination. Les matériaux de pansement doivent être conservés dans le récipient même où ils étaient pendant la stérilisation ; le mode de *fermeture de ce récipient doit être rigoureusement aseptique*[1].

On ne croit plus à l'efficacité pratique des antiseptiques chimiques pour la stérilisation des matériaux de pansement.

La chaleur sèche n'est efficace que si on porte toute la masse de l'objet de pansement à une température de 160 à 200° ; or, la gaze, l'ouate, sont mauvaises conductrices de la chaleur, le centre d'un paquet d'ouate peut rester au-dessous de 100° pendant que la périphérie est complètement roussie par la chaleur. De plus, les températures voisines de 180° détériorent absolument les tissus végétaux et les rendent presque inutilisables.

Le coton hydrophile porté à 180°, à sec, se colore en brun et devient poussiéreux. Il faut se méfier de tout coton soi-disant stérilisé par la chaleur sèche et resté blanc.

---

1. Les pansements stérilisés renfermés dans certaines boîtes sont exposés à une contamination par les éléments septiques en suspension dans l'air qui peut venir à leur contact, par suite des variations de pression et surtout de température. Ainsi, dès la sortie de l'autoclave, le refroidissement des boîtes, généralement encore chaudes, occasionne l'introduction d'un volume d'air ambiant assez considérable, et par la suite encore, toute variation atmosphérique déterminera un échange entre l'air de la boîte et celui du milieu ambiant.

Le but précis de la fermeture aseptique est donc d'arrêter les germes qui peuvent pénétrer dans la boîte, à la faveur de ces rentrées d'air.

Deux solutions se présentent : empêcher absolument l'air de rentrer, c'est *la fermeture hermétique* ; ou bien laisser rentrer l'air en arrêtant les germes qu'il véhicule, c'est *la fermeture à étoupage aérifiltre.*

La fermeture hermétique serait assurément le moyen idéal ; mais en réalité, l'application en est hérissée de difficultés et d'inconvénients, trop souvent elle est illusoire.

La meilleure fermeture est la fermeture à étoupage à l'ouate naturelle tel qu'il est mis en pratique pour les tubes à culture dans tous les laboratoires. Quand le chirurgien achète dans le commerce des produits stérilisés, il fera bien de donner la préférence aux récipients munis de ce mode de bouchage.

Le meilleur agent de stérilisation est la chaleur humide.

Stérilisation des compresses. — Jusqu'à ces derniers temps, pour stériliser les compresses et les tampons, on les entassait dans des boîtes métalliques à fermeture à baïonnette que l'on plaçait dans l'autoclave. Les compresses étaient maintenues pendant une demi-heure ou une heure à la température de 130 à 134° ; et, au sortir de l'autoclave, on fermait les orifices du couvercle de la boîte en imprimant à ce couvercle un mouvement de rotation.

Quand on entasse un nombre considérable de compresses dans une boîte métallique portée à l'autoclave, la vapeur d'eau pénètre difficilement au centre de la boîte qui peut ne pas être portée à la température voulue. Aussi, pour obtenir une stérilisation plus prompte et plus facile des matériaux de pansement, on a déterminé une circulation méthodique de vapeur dans toute la masse.

Différents modèles d'autoclaves ont été construits pour assurer cette circulation de vapeur de haut en bas dans les boîtes. Un des plus connus est l'autoclave système Vaillard. Cet appareil est disposé de façon à assurer la circulation de vapeur de haut en bas. La vapeur produite entoure la boîte en chauffant son contour, puis pénètre par une ou deux ouvertures à la partie supérieure du couvercle pour s'échapper à la partie inférieure par une tubulure en bronze servant en même temps de support.

Une fermeture automatique est disposée au fond de la boîte de stérilisation pour obstruer toute communication avec l'air au moment où l'on retire cette boîte de l'autoclave.

Les compresses stérilisées de cette façon sont presque complètement sèches et sont très aptes aux emplois chirurgicaux.

La siccité des objets de pansements est en effet une condition essentielle de l'asepsie. Les autoclaves ordinaires n'assurent pas d'une façon suffisante cette siccité. Au moment de l'opération il importe peu que les compresses destinées à servir d'éponges soient absolument sèches ; au contraire, un certain degré d'humidité de la compresse favorise l'imbibition au premier contact. Pour les compresses destinées à être transportées, pour l'ouate destiné au pansement, l'humidité constitue une condition défectueuse. L'ouate ne peut jouer son rôle de filtre, pour l'air qui pénètre jusqu'à la plaie, que si elle est parfaitement sèche, car humide l'ouate n'est plus perméable à l'air. L'humidité des matériaux de pansements rend difficile sinon impossible leur conservation à l'état aseptique.

Aussi nombre de procédés et de systèmes ont été essayés pour épuiser l'humidité occasionnée par l'autoclave, détente brusque de la vapeur par échappement, action simultanée du vide et de la chaleur, circulation d'air chaud appelé par l'action d'une pompe. Un procédé récent, qui paraît bon, procédé Bellanger, consiste, une fois la stérilisation terminée, à refroidir brusquement les parois de la chaudière, ce qui détermine à l'intérieur un vide qui permet à la vapeur saturant les objets d'évacuer les objets pour se porter rapidement vers la paroi froide où elle se condense. La dessiccation obtenue par ce procédé est très complète.

STÉRILISATION DE L'EAU.

Nécessité de la stérilisation de l'eau. — L'eau d'une source profonde, dans le sol et au sortir immédiat du sol, est exempte de germes, c'est de l'eau stérile ; mais après sa sortie, dès qu'elle s'est collectée à la surface du sol, elle contient des bactéries.

L'eau des sources des régions calcaires contient des bactéries.

L'eau de pluie, la neige, la grêle sont souillées de microbes provenant des couches d'air que l'eau a dû traverser. D'après Miquel, l'eau de pluie arrive à la surface du sol avec plus de 13 microbes par centimètre cube à Montsouris et 19 dans l'intérieur de Paris. Bujwid, dans de gros grêlons tombés à Varsovie en 1877, a trouvé 21000 bactéries par centimètre cube d'eau de fusion de ces grêlons débarrassés de leurs impuretés superficielles. La glace n'est nullement exempte de germes.

L'eau dont on se sert habituellement, l'eau des robinets de conduites dans les villes, l'eau de puits à la campagne, est riche en bactéries de toute sorte.

Miquel, qui a étudié avec soin la bactériologie des eaux de Paris, indique les chiffres suivants :

Eau de pluie..	35 bactéries par cent. cube
Eau de la Vanne.	62 — —
Eau de la Seine à Bercy. .	1400 — —
Eau de la Seine à Asnières.. .	3200 — —

Proust et Fauvel, en automne 1884, trouvaient dans l'eau de la Seine, à Clichy, en amont du grand collecteur, 116000 bactéries par centimètre cube, et, en aval du grand collecteur, 244000 bactéries.

La plupart de ces microbes sont inoffensifs pour l'homme ; toutefois, on rencontre dans les eaux la plupart des microbes pathogènes ; parmi ceux qui intéressent plus spécialement le chirurgien, le staphylocoque blanc, le staphylocoque doré, le bacille pyocyanique, le coli-bacille y sont fréquemment rencontrés, le streptocoque est assez commun dans l'eau de rivière ou de puits (Macé). Les eaux boueuses contiennent presque toujours des microbes anaérobies pathogènes tels que le vibrion septique et le bacille du tétanos. Ces microbes pathogènes sont susceptibles de vivre pendant un temps assez long, soit dans l'eau distillée, soit dans les eaux ordinaires plus ou moins chargées de matières inorganiques et organiques. D'après Strauss et Dubarry, le bacillus anthracis est encore vivant au bout de seize, vingt-quatre, vingt-huit, soixante-cinq, cent trente et un jours ; le streptococcus pyogène est encore vivant au bout de huit, dix, quinze jours ; le staphylococcus pyogènes aureus vit encore après neuf, treize, quinze, vingt et un jours de séjour ; et, pour la plupart des microbes pathogènes, la vie dans l'eau n'entraîne pas toujours une modification appréciable de la virulence.

Pour les usages chirurgicaux, l'eau *doit être stérilisée.*

Une eau peut être privée de ses germes : 1° par filtration ; 2° par addition de substances chimiques bactéricides ; 3° par l'ozone ; 4° par l'action des rayons ultra-violets ; 5° par la chaleur.

Stérilisation de l'eau par filtration. — La filtration ne donne pas en pratique de garanties absolues. Les grands filtres à base de sable et de gravier que maintes municipalités ont installés pour procurer une eau pure aux habitants des villes peuvent fournir une eau limpide, mais ne donnent pas une eau stérilisée.

Pour une petite quantité d'eau, on peut réaliser une asepsie parfaite à l'aide d'un filtre Chamberland ; ce procédé excellent dans les laboratoires est inutilisable dans la pratique chirurgicale, en raison des soins minutieux qu'exigent les bougies pour qu'elles ne laissent pas passer de micro-organismes.

Stérilisation de l'eau par addition de substances chimi-

ques. — Pour les besoins de la petite chirurgie courante, on peut stériliser l'eau en y ajoutant des antiseptiques.

Les agents antiseptiques sont innombrables, bien peu sont véritablement utilisables en chirurgie. Pour qu'une substance soit un antiseptique utilisable, il faut qu'elle soit soluble, qu'elle détruise les microbes et leurs spores, qu'elle soit bien tolérée par les tissus de l'organisme humain. Les acides minéraux concentrés, acide sulfurique, acide nitrique, sont d'excellents antiseptiques, mais détruisent les matières organiques. L'acide borique est un piètre antiseptique : dans les cultures où on l'ajoute, l'évolution des microbes est à peine retardée. L'acide salicylique arrête les fermentations, entrave le développement des moisissures, n'a aucune action sur les spores et ne les empêche pas de germer ; son action sur les ferments, les bactéries est temporaire et bientôt les micro-organismes s'habituent à vivre dans les milieux contenant de l'acide salicylique. Comme antiseptiques ayant fait leurs preuves, capables de fournir des solutions aseptiques pour le lavage des plaies, on ne peut citer que quelques sels et certains corps de la série aromatique.

Les *chlorures d'or et de platine* sont d'excellents antiseptiques à faible dose ; l'élévation de leur prix ne permet pas d'en généraliser l'emploi. L'*acide phénique* est un antiseptique puissant. La solution forte détruit rapidement les bacilles non sporulés, mais, à ce taux, l'acide phénique est difficilement supporté par les mains du chirurgien. L'aseptol, les crésols sont également d'excellents antiseptiques égaux, sinon supérieurs, à l'acide phénique dont ils présentent, du reste, la plupart des inconvénients. Le *sublimé* peut être considéré comme un bon antiseptique. Le *permanganate de potasse* est un antiseptique très utilisé.

Sublimé. — Le sublimé, nommé aussi chlorure mercurique, bichlorure de mercure, répond à la formule $HgCl^2$.

Préparation. Propriétés chimiques. — On le prépare en faisant réagir le sulfate de mercure sur le chlorure de sodium.

Le sublimé est en cristaux blancs, de saveur styptique très prononcée. Sa densité est 5,32. Il est peu soluble dans l'eau pure, mais sa solubilité augmente en présence de l'acide tartrique, du chlorhydrate d'ammoniaque ou du chlorure de sodium. Il est plus soluble dans l'alcool, l'éther et la glycérine. Lorsque le sublimé est pur, il se volatilise sans résidu.

Il attaque un certain nombre de métaux en donnant un chlorure et un dépôt de mercure métallique ; aussi ne faut-il jamais préparer ses solutions dans des vases métalliques ni tremper dans celles-ci les instruments de chirurgie.

Action du sublimé sur les micro-organismes. — Le sublimé détruit très rapidement les microbes à l'état mycélien. Les spores sont également détruites quand le sublimé traverse la membrane d'enveloppe. Mais il est des spores qui résistent très longtemps, celles du bacillus anthracis et du bacillus subtilis, par exemple. On devra donc, lorsqu'on se sert du bichlorure, tenir toujours compte du temps nécessaire pour que l'imbibition s'effectue.

D'après Geppert, la solution à 1 pour 1 000 peut laisser les spores du charbon encore intactes après vingt-quatre heures. Il est donc indiqué de préparer les solutions de sublimé quarante-huit heures au moins avant d'en faire usage.

Certaines conditions contrarient l'action bactéricide du sublimé. Ces conditions se trouvent réalisées dans les milieux alcalins, les milieux albumineux et les milieux contenant de l'acide sulfhydrique. Dans les milieux *alcalins* comme les eaux calcaires, il se forme un précipité de calomel insoluble. Dans les milieux *sulfurés,* il se forme un précipité noir de sulfure de mercure. Aussi le sublimé est-il impropre à la désinfection des selles qui contiennent du sulfhydrate d'ammoniaque. Dans les milieux *albumineux,* il se forme des composés organiques connus sous le nom d'albuminate de mercure. Dans la désinfection des crachats, le sublimé, pour cette raison, n'est pas un bon désinfectant.

Pour éviter la formation de ces précipités, on ajoute aux solutions de l'acide chlorhydrique ou de l'acide tartrique.

Comme pour les autres antiseptiques, il faut que le sublimé soit dissous dans un liquide qui puisse imprégner les objets à désinfecter.

Le sublimé dissous dans l'huile est absolument inactif quand il s'agit de germes logés dans des pièces de pansement. Des fils de soie chargés de micrococques pathogènes, imprégnés ensuite d'huile, ont pu rester des semaines et des mois plongés dans des solutions de sublimé sans que les germes aient perdu de leur vitalité. L'élévation de température augmente le pouvoir bactéricide du sublimé.

Mode d'emploi. Préparation des solutions. — Une des plus anciennes préparations à base de sublimé est la liqueur de Van Swieten dont la composition est la suivante :

Sublimé..	1 gramme
Eau. .	900 —
Alcool à 80°.	100 —

Dans les hôpitaux de Paris, pour les besoins des services de chirurgie, on se sert de solutions concentrées que l'on colore avec le bleu de méthylène ou le violet d'aniline. Ces solutions sont renfermées dans des brocs que l'on remplit d'eau distillée, de façon à avoir une solution au 1/1 000.

Pour la pratique extra-hospitalière, on formulera des solutions répondant à la formule suivante :

Eau. . . . . 1 000 grammes
Sublimé. . . . . 1 —
Chlorure de sodium ou acide tartrique. . . 2 —

pour l'usage externe.

En 1890 la commission de l'Académie de médecine a autorisé les sages-femmes à prescrire des paquets de sublimé dont voici la formule :

Sublimé. . . . . 0^{gr},25
Acide tartrique.. . . . . 1 gramme
Carmin d'indigo. . . . . Q. s. pour colorer

pour un paquet, à faire dissoudre dans un litre d'eau.

Les solutions de sublimé sont incolores ; pour éviter les accidents il est bon de les colorer, on emploie pour cela une des solutions suivantes :

Violet de méthyle au 1/20°. . . . . . I goutte par litre
Bleu Nicholson au 1/100°. . . . . . II —
Carmin d'indigo au 1/100°. . . . . . L —

Intoxication par le sublimé. — Quand on emploie le sublimé en lavages et en pansements, il faut toujours penser à son action nocive.

Dans la thèse de F. Brun, en 1886, on trouve signalés plusieurs faits d'empoisonnements par le sublimé ; depuis, de nombreux cas ont été publiés. Les injections de sublimé chez les femmes en état de puerpéralité ont été parfois suivies d'accidents mortels.

Les applications locales de sublimé peuvent s'accompagner d'érythèmes rubéoliformes ou scarlatiniformes.

PERMANGANATE DE POTASSE MnO^4K. — Le permanganate de potasse se présente sous forme d'aiguilles prismatiques de couleur noir violacé, à reflets métalliques. Il est soluble dans 15 fois son poids d'eau. Sa densité est 2,7. Ses solutions ont même à une faible concentration une couleur violacée vineuse ; elles ne se conservent bien qu'en flacons bouchés à l'émeri et placés à l'abri de la lumière. La glycérine et l'alcool les décomposent, et même avec explosion, selon les quantités de ces divers corps mises en présence. Les solutions de permanganate devront être faites dans l'eau distillée, car en présence des matières organiques contenues dans l'eau ordinaire ce sel est décomposé.

Le permanganate de potasse est désinfectant et antiseptique. Il détruit la matière organique en l'oxydant. Le titre des solutions employées pour l'antisepsie varie suivant l'usage, du 1/1 000 au 1/5 000.

Les solutions de ce sel produisent sur la peau et le linge des taches brunes qu'on ne peut enlever qu'avec le bisulfite de soude à 10 pour

100 ou avec l'acide chlorhydrique à 2 pour 100, ou avec l'acide tartrique et solution concentrée, ou avec l'acide oxalique.

À cause de l'instabilité de ce sel en présence des substances oxydables, on doit toujours l'employer seul en dissolution dans l'eau.

Stérilisation de l'eau par l'ozone. — Au début de 1898, Marmier et Abraham, à Lille, ont installé un appareil industriel producteur d'ozone pour la stérilisation des eaux de la ville. L'installation pour l'essai de stérilisation des eaux a été faite dans une petite usine contiguë à l'usine élévatoire des eaux de la ville de Lille. La production de l'ozone est assurée d'une façon régulière par deux appareils distincts : un ozonateur et un déflagrateur à tiges. Sous l'action des effluves électriques, l'oxygène de l'air se transforme en ozone. Au sortir de l'ozonateur, l'ozone est envoyé dans une grande colonne en maçonnerie, où il rencontre l'eau à stériliser. La stérilisation est obtenue grâce à une circulation méthodique de l'ozone et de l'eau. L'eau s'échappe au bas de cette colonne et se rend dans les réservoirs. Tous les microbes pathogènes ou saprophytes sont détruits par le passage de l'eau dans la colonne ozonatrice.

L'ozone n'étant autre chose qu'un état moléculaire de l'oxygène, l'ozonisation de l'eau n'apporte, dans celle-ci, aucun élément étranger préjudiciable à la santé, ne lui enlève aucun de ses éléments minéraux utiles. Au contraire, l'emploi de ce corps présente l'avantage d'aérer énergiquement l'eau et de la rendre plus saine et plus agréable. Cette méthode de stérilisation n'a aucun usage en chirurgie.

Stérilisation par les rayons ultra-violets. — Depuis les temps les plus éloignés, on connaît le rôle bienfaisant que joue la lumière solaire pour l'assainissement et la désinfection. Les bactériologues en exposant au soleil des cultures microbiennes ont établi nettement que la grande lumière solaire possède une action destructive manifeste sur les microbes. Ces propriétés bactéricides de la lumière n'appartiennent pas également à tous les rayons qui composent le spectre solaire; elles sont plus spéciales aux rayons violets. En faisant tomber un faisceau lumineux sur un prisme de quartz, on a pu étudier sur les microbes non seulement l'action du spectre visible, mais aussi celle du spectre ultra-violet invisible et on a constaté que c'est le spectre ultra-violet invisible qui possède les propriétés bactéricides les plus intenses.

La lumière solaire que nous recevons sur terre contient peu de rayons ultra-violets, ceux-ci étant absorbés par l'atmosphère terrestre. Les lumières les plus riches en rayons ultra-violets sont celle que donne l'étincelle d'une bobine d'induction éclatant entre électrodes de magnésium, celle qui provient de l'arc électrique entre électrodes de fer, ou enfin celle de l'arc électrique à vapeur de mercure.

Pratiquement pour avoir une source intense de lumière violette et ultra-violette, on emploie la lampe électrique à arc de mercure, mise au point par Cooper-Hewitt. La Société Westinghouse-Cooper-Hewitt construit, à Paris, des lampes à mercure en *quartz* présentant une ampoule de 3 à 4 centimètres de diamètre placée au-dessus de l'anode.

Ces lampes ont une colonne lumineuse qui a 60 millimètres de longueur sur 10 millimètres de diamètre pour la lampe de 110 volts et 130 millimètres sur 10 millimètres pour la lampe de 220 volts. Ces deux lampes prennent la même intensité de 3 ampères et consomment par conséquent la première 330 watts à l'heure, la seconde 660 watts.

Ces lampes sont particulièrement riches en rayons ultra-violets.

En faisant passer un courant d'eau très près de cette lampe on la stérilise en quelques secondes.

L'action microbicide des rayons ultra-violets varie beaucoup avec la distance à laquelle se trouve l'émulsion de microbes de la lampe. Ainsi, pour stériliser de l'eau contenant une émulsion de coli, il faut, avec une lampe Westinghouse-Cooper-Hewitt de 110 volts :

300″ d'exposition à une distance de 60 centimètres.
180″   —   —   40   —
20″   —   —   20   —
4″   —   —   10   —
Fraction de seconde   —   2   —

Avec la lampe de 220 volts la durée d'exposition nécessaire pour avoir une stérilisation est de :

30″ à une distance de 60 centimètres.
15 à 20″   —   40   —
4″   —   20   —
Moins de 1″   —   10   —

On voit donc que, pour un voltage seulement double et le même ampérage, la durée d'exposition est diminuée de 5 fois.

On trouvera bientôt dans le commerce des appareils permettant d'avoir avec une lampe de 110 volts et 3 ampères, un débit d'eau stérilisée de 400, 600 et 1200 litres à l'heure.

On a donc un écoulement très abondant d'eau stérile qui peut servir à l'alimentation comme aux usages chirurgicaux.

Stérilisation de l'eau par la chaleur. — L'ébullition est le plus simple moyen de stériliser l'eau. Une eau qui a bouilli pendant cinq minutes peut être considérée comme à peu près stérile ; les spores du *bacillus anthracis*, qui sont très résistantes, sont détruites par une ébullition maintenue plus de deux minutes. Il n'y a guère que les spores du *bacillus subtilis* qui résistent à une ébullition prolongée.

Certains chirurgiens se contentent de cette approximation, et il est possible qu'ils n'aient pas à s'en plaindre. Néanmoins si on veut agir scientifiquement il faut obtenir une stérilisation effective de l'eau.

L'appareil le plus communément employé dans les hôpitaux de Paris pour fournir l'eau des salles d'opération, était, il y a quelques années, un appareil qui donnait de l'eau filtrée bouillie. Dans cet appareil, l'eau était filtrée au filtre Chamberland et passait dans un réservoir de circulation en cuivre bronzé chauffé par une rampe à gaz qui permettait de porter rapidement l'eau à l'ébullition. L'eau qui arrivait aux mains du chirurgien était-elle toujours portée à l'ébullition? ceci n'était pas toujours certain. En tous cas, les conduites qui allaient des réservoirs aux lavabos de la salle d'opération n'étaient pas stérilisées. Ce procédé est, à juste titre, abandonné.

Afin d'obtenir une stérilisation absolue, les constructeurs ont produit différents appareils permettant de stériliser l'eau sous pression.

Au « Dispensaire de la cité du Midi » fonctionne, depuis 12 ans, un stérilisateur à eau sous pression, construit par M. Lequeux. Notre modèle a été copié et adopté dans tous les services.

Ce stérilisateur se compose d'un autoclave de Chamberland muni de deux robinets R et R', l'un à la partie supérieure de la chaudière; de différents réfrigérants et de réservoirs en cuivre, bouchés à leur partie supérieure, d'une façon apte à empêcher la contamination de leur contenu par les microbes de l'air; sur le trajet des tuyaux de conduite allant de l'autoclave aux réservoirs O. O_1 O_2 se trouvent des réfrigérants B et C, alimentés par l'eau de la ville arrivant en R.

L'autoclave, qui sert à la stérilisation de l'eau mise en réserve pour la salle d'opérations, peut servir également à la stérilisation des matériaux de pansement. C'est un autoclave à double emploi.

Un des principaux avantages de cet appareil, c'est que avant de pratiquer la stérilisation de l'eau, on peut avec lui stériliser toutes les conduites et tous les récipients qui se trouvent sur le trajet que suivra l'eau stérilisée. Pour cela, on met de l'eau dans l'autoclave A, et quand l'autoclave est sous pression, on ouvre le robinet supérieur R' de manière à envoyer de la vapeur dans les conduits jusqu'à ce qu'elle sorte par l'ouverture supérieure des récipients O, O, O₁ et du robinet de la salle d'opérations en V. Le courant de vapeur doit être maintenu pendant dix ou vingt minutes, temps suffisant pour tuer les spores les plus résistantes.

Cette stérilisation des conduits et des récipients étant faite, on remplit l'autoclave jusqu'en R′ au moyen du robinet R′ qui donne l'eau provenant du réfrigérant B. On place alors le couvercle, on serre les écrous, on chauffe en maintenant ouvert le robinet d'échappement de la vapeur jusqu'à ce que le jet sortant soit bien homogène. On ferme alors ce robinet et on laisse monter la pression jusqu'à deux atmosphères.

Fig. 104. — Stérilisateur à eau sous pression.

On règle le gaz. Au bout d'un quart d'heure, on est certain que la stérilisation est complète. On éteint alors le gaz, on ouvre doucement le robinet R. La pression de la vapeur chasse l'eau, qui monte dans le tube central du réfrigérant B, puis redescend dans le second réfrigérant, où circule l'eau de la ville venant par le robinet R₂. La présence de ces réfrigérants est nécessitée par ce fait que si on laissait sortir de l'autoclave de l'eau portée à 120°, elle se vaporiserait immédiatement en arrivant dans les réservoirs. L'eau stérilisée passe ensuite dans le filtre F et arrive dans les réservoirs O O₁ O₂. Ce filtre n'a pas la prétention d'améliorer la situation aseptique de l'eau qui est parfaite en ce moment, il n'a qu'une action purement mécanique, il est destiné à arrêter les matières en suspension dans l'eau, telles que le sulfate de chaux devenu insoluble par le fait de l'élévation de la température.

Lorsque l'autoclave est vidé par la pression intérieure de la vapeur, cette pression tombe rapidement; à ce moment, le niveau de l'eau est arrivé au niveau du robinet R, on ferme immédiatement ce robinet, sans quoi l'eau des réservoirs reviendrait à l'autoclave. L'eau qui a servi à refroidir celle qui est sortie de l'autoclave a passé successivement par le réfrigérant C, le tube T et le réfrigérant B muni d'un tube H pour le trop plein; cette eau est tiède, elle peut servir à une seconde stérilisation immédiate; pour cela, on enlève le couvercle de l'autoclave, on laisse couler l'eau du réfrigérant B, par le robinet R', et on procède à une seconde opération identique à la première.

L'eau qui séjourne dans les réservoirs se refroidit peu à peu; si, au moment de s'en servir, on veut de l'eau très chaude, on chauffe un des réservoirs O rendu indépendant des deux autres. Chaque réservoir présente, à sa partie inférieure, une rampe à gaz permettant de chauffer l'eau qu'il contient.

Les avantages de cet appareil sont multiples : il est économique, l'autoclave servant à la fois pour stériliser l'eau et stériliser les matériaux de pansement; il permet la stérilisation des conduites et des récipients destinés à recevoir l'eau stérilisée; il met le chirurgien à l'abri des négligences ou de l'inattention des infirmiers, l'eau ne pouvant se rendre dans les réservoirs que si elle a été portée à une température suffisante pour donner la pression nécessaire à son élévation.

⁎
⁎

La plupart des salles d'opérations modernes sont munies d'appareils de ce genre. Les dispositifs varient, parfois le réservoir à eau est un véritable autoclave, les autoclaves peuvent être verticaux ou horizontaux ; l'idée est la même, *stériliser l'eau sous pression* et stériliser en même temps tout le matériel chirurgical : blouses, matériaux de pansements, gants, instruments.

Au bref, le principe moderne est *la stérilisation simultanée à l'autoclave des blouses, des matériaux de pansements, des gants et des instruments du chirurgien.*

CHAPITRE XI

ASEPSIE DU CHIRURGIEN ET DE SES AIDES

Le temps n'est plus où les chirurgiens opéraient en redingote ou en habit.

Fig. 105. — Tenue du chirurgien moderne avec masque, gants de caoutchouc et bottes de toile.

Actuellement pour toute opération de quelque importance le chirurgien et ses aides revêtent des blouses de toile à manches coupées, ou retroussées au-dessus du coude. Quelques chirurgiens revêtent également des bottes de toile et des calottes avec masques. La blouse ne doit laisser paraître aucune portion des vêtements de dessous. Tablier et blouse doivent être, si possible, stérilisés.

En ville, pour les opérations de petite chirurgie, le médecin se contente de se mettre en manches de chemise, de relever ses manches au-dessus du coude, d'avoir un tablier autour de la ceinture, et une serviette nouée derrière le cou.

Dans tous les cas, quelque minime que soit l'opération à faire, qu'il s'agisse d'un examen buccal, aussi bien que d'un toucher vaginal, ou d'un cathétérisme de l'urètre, le médecin doit se laver les mains ou revêtir des gants de caoutchouc stérilisés.

Désinfection des mains. — Une cause des échecs chirurgicaux

complets ou partiels est l'infection due à la septicité des mains
de l'opérateur ou de ses aides ; c'est pourquoi nous devons tant
aux gants de caoutchouc.

La septicité des mains est *apparente* ou *cachée*, cachée quand
nul signe ne la décèle à nos sens, apparente quand il existe à la
surface de la peau des mains et des avant-bras une inflammation
quelconque : lymphangite, panaris, furoncles, plaies suppurées.

Cette septicité peut être plus ou moins intense et tenace. On
peut lui considérer trois degrés : 1° septicité *extrême* ; 2° septicité
moyenne ; 3° septicité *faible*.

Les mains doivent être considérées en l'état de *septicité extrême* toutes les fois qu'il existera une inflammation quelconque
à leur surface ou que le chirurgien aura pratiqué un des actes
suivants : autopsie d'un cadavre frais, dissection de cadavres
mal conservés, ouverture de phlegmons diffus, de foyers gangreneux, examen de malades atteints d'érysipèle, de tétanos, de
septicémie, de fièvre éruptive.

Les mains doivent être considérées en état de *septicité
moyenne* après l'un des actes suivants : incision d'un foyer de
suppuration ordinaire, dissection de cadavres bien conservés,
ouverture du tube intestinal, toucher rectal.

Les mains doivent être considérées en état de *septicité très
faible* à l'état normal chez le chirurgien qui se lave soigneusement
les mains toutes les fois qu'il est nécessaire.

RECHERCHES BACTÉRIOLOGIQUES. — Les mains en apparence très propres sont riches en micro-organismes de toute espèce. Il a été également établi que la flore microbienne de la main est en rapport avec
les manipulations auxquelles on a pu se livrer. Ainsi Fürbringer, après
avoir incidemment examiné des urines, retrouvait sur ses mains des
micrococoques appartenant à l'espèce qui provoque, d'habitude, la fermentation alcaline du liquide urinaire.

La flore microbienne du revêtement cutané du corps en général a
fait l'objet de nombreuses recherches. Eberth, en 1875, décrivait des
bactéries dans la sueur. Bizzozero décrit deux sortes de saccharo-
myces cutanés et un microcoque se présentant sous forme de diplo-
coque. Bordoni-Uffreduzi trouve six espèces microbiennes différentes.
Maggiora décrit jusqu'à vingt-neuf variétés de microbes dans les détritus sous-unguéaux. Damman, outre plusieurs espèces habitant des
régions diverses du corps, signale un microbe qu'il appelle le bacillus
fluorescens epidermitis et qui habiterait l'extrémité des doigts. Rem-
linger a étudié les microbes qui existent à la surface et ceux qui

existent dans les couches profondes de la peau. Ses recherches ont porté sur 5o militaires convalescents de maladies autres que des affections cutanées. A la surface de la peau, il a rencontré de nombreuses bactéries aérobies et anaérobies qui lui ont paru appartenir à des espèces banales, et en outre il a trouvé, chez 5o hommes examinés, 23 fois le staphylococcus albus, 11 fois le staphylococcus aureus, 14 fois le staphylococcus citreus, 8 fois le streptocoque pyogène et 5 fois le coli-bacille. Les microbes des couches profondes de la peau lui ont paru moins nombreux et d'espèces moins variées. On peut conclure que les bactéries pullulent à la surface de notre corps. Mais ces espèces paraissent en général peu pathogènes.

Les mains normales sont peu septiques.

Au contraire, quand les mains ont été en contact avec des matières putrides et virulentes, leur septicité doit être considérée comme extrême, et cette condition est une contre-indication absolue à une opération, car une désinfection extemporanée doit être considérée comme impossible.

L'état de septicité moyenne est une mauvaise condition et doit être considéré comme une contre-indication aux opérations ; en fait, elle peut se concilier avec la pratique de la chirurgie, mais elle nécessite une observation plus scrupuleuse des règles de la désinfection des mains et le port des gants.

Recherches bactériologiques sur la désinfection des mains. — Peut-on, par une désinfection appropriée, détruire la septicité des mains ? Quelles sont les meilleurs désinfectants ? Quelle est la manière de s'en servir ?

Les recherches bactériologiques ont essayé de répondre à ces questions.

Forster, après un lavage au savon et à la brosse dans l'eau chaude, plongea les mains dans une solution antiseptique, et, après les avoir essuyées avec du linge stérilisé à 140, en enfonça les extrémités dans du bouillon ou des plaques de gélatine. Il obtint des cultures dans tous les cas, sauf quand la solution antiseptique était du sublimé à 1 pour 1 000.

Kuemmel fit des expériences analogues, mais il établit un parallèle entre les mains non infectées et les mains infectées par un contact impur (matières cadavériques, pus de phlegmon). Les mains non infectées sont lavées, savonnées, brossées pendant trois minutes dans de l'eau ordinaire très chaude. Si à ce moment on plonge les extrémités des doigts dans des plaques de gélatine de Koch, il se développe toujours des colonies microbiennes ; au contraire, les milieux de culture restent stériles si le lavage est suivi de l'immersion des mains dans une solution antiseptique : acide phénique à 3 ou 5 pour 100, sublimé à 1 pour 1 000, thymol à 6 pour 100. Les mains infectées ne sont rendues stériles que si le savonnage a duré cinq minutes et que l'immersion des mains, dans les solutions antiseptiques, a duré deux minutes.

Encore l'immersion dans le sublimé à 1 pour 1 000 a-t-elle été insuffisante dans quelques cas. L'immersion dans l'eau de chlore dédoublée ou dans l'acide phénique à 5 pour 100 lui a donné une stérilisation parfaite.

Ces expériences furent reprises par Fürbringer qui serra de plus près la question. Il constata en effet que, si on se contente de plonger simplement les doigts dans la gélatine, on peut ne pas voir se développer de colonies microbiennes ; mais que si l'on enlève par raclage tout ce qui se trouve dans l'espace sous-unguéal et qu'on soumette ce produit à la culture, on voit se développer des colonies, alors que l'impression seule des doigts n'avait donné aucune culture. L'asepsie de l'espace sous-unguéal est un criterium de l'asepsie des doigts. Avec cette méthode, Fürbringer fit des expériences sur des mains non infectées et sur des mains souillées de pus ou de matières cadavériques. Il expérimenta successivement le savonnage, l'immersion dans les solutions antiseptiques et enfin l'influence de l'alcool. Dans une première série d'expériences, il se servit de la méthode suivante : le brossage et le savonnage des mains dans l'eau chaude étaient suivis de lavage dans l'alcool pendant une minute, puis de l'immersion d'une minute de durée dans la solution antiseptique, acide phénique à 3 pour 100, sublimé à 1 pour 1 000. Sur 16 expériences, le raclage de l'espace sous-unguéal soumis à la culture a donné une fois 5 colonies, une fois 6 colonies, 14 fois aucune culture. Dans quatre expériences, il se contenta du lavage au savon seul ; dans les quatre cas, il obtint des colonies microbiennes nombreuses (1er cas, 62 colonies ; 2e cas, 709 colonies ; 3e cas, 250 colonies ; 4e cas, 35 colonies). Le lavage au savon et à l'alcool lui donna des résultats un peu meilleurs : sur 4 cas, il obtint une fois 5 colonies, une 2e fois 268 colonies, une 3e fois, 9 colonies, une 4e fois aucune colonie. Le lavage au savon et au sublimé seuls lui donna des colonies au nombre de 5, 9, 143, suivant les différents cas étudiés par l'auteur. De même le lavage à l'alcool et au sublimé sans savonnage préalable ne donna qu'une seule fois la stérilisation parfaite, les autres fois il se développa 31, 42, et 202 colonies. Ces expériences démontrent que, pour obtenir la désinfection des mains, il faut employer successivement le *savon*, l'*alcool*, le *sublimé*, que ces trois étapes de la désinfection sont suffisantes, mais qu'elles sont nécessaires.

Ces résultats expérimentaux sont corroborés par la pratique de la majorité des chirurgiens modernes qui emploient cette méthode et la trouvent suffisante pour aborder sans crainte les opérations les plus délicates.

Quel est le rôle de l'alcool ? Fürbringer admet que l'alcool, en débarrassant les mains des substances grasses, rend plus facile et plus efficace l'action ultérieure des antiseptiques. Reinicke pense qu'en dissolvant les graisses, il emporte mécaniquement les bactéries. Pour Kronig, la stérilisation des mains par l'alcool n'est qu'apparente : l'alcool durcit simplement l'épiderme qui emprisonne ainsi les bactéries.

F. Ahlfeld et F. Vahle, d'expériences multiples, concluent que l'alcool a une action bactéricide propre, due aux affinités de ce liquide pour l'eau ; mais il faut que les objets à désinfecter ne soient pas desséchés, sinon les couches superficielles, dès qu'elles sont en contact avec l'alcool, se racornissent et forment une enveloppe protectrice qui met les bactéries profondes à l'abri de l'action de l'alcool ; il faut donc que l'épiderme soit ramolli et imbibé d'eau, pour que le lavage des mains soit bien fait. Cette désinfection basée sur l'emploi du sublimé parut cependant à Hovard Kelly inférieure à celle que donne le permanganate de potasse.

Koch, Geppert, ont démontré combien il était important, dans l'étude des moyens de désinfection, de tenir compte du transfert dans les milieux de culture de l'antiseptique dont on étudie la valeur. Geppert est arrivé à conclure que les traces les plus minimes d'un antiseptique, reportées sur le milieu de culture avec l'objet dont on étudie l'état d'asepticité, peuvent vicier les résultats des recherches.

Kelly a vu que, si on traite par le sulfhydrate d'ammoniaque les mains désinfectées au sublimé, on constate qu'après l'action de cet agent réducteur, l'épiderme fournit des cultures très riches en colonies microbiennes, tandis que les cultures faites auparavant étaient stériles. L'emploi du permanganate a donné au contraire les meilleurs résultats. Après avoir savonné et brossé ses mains pendant dix minutes dans de l'eau chaude, Kelly les plonge dans le permanganate de potasse en solution concentrée jusqu'à ce que l'épiderme ait pris une coloration brun-acajou ; il les décolore ensuite avec une solution saturée d'acide oxalique et finalement les débarrasse de cet excès d'acide par un dernier lavage à l'eau stérilisée chaude. Dans 50 expériences où Kelly a cultivé le produit du raclage de l'espace sous-unguéal de mains ainsi lavées, 44 fois la gélatine resta stérile ; 6 fois seulement se développèrent de 6 à 20 colonies microbiennes.

Kelly conclut que la meilleure méthode de désinfection consiste dans la technique suivante : les mains et les ongles tenus courts seront brossés et frottés pendant dix minutes dans de l'eau chaude à 40 degrés, puis elles seront plongées dans une solution de permanganate de potasse jusqu'à ce qu'elles aient pris une teinte brune ou noirâtre, elles seront ensuite décolorées par l'immersion dans une solution saturée d'acide oxalique. Un dernier lavage dans l'eau chaude stérilisée débarrassera les mains de l'acide oxalique.

La conclusion pratique qu'il faut dégager de cet ensemble d'études bactériologiques peut se résumer ainsi :

1° La désinfection absolue des mains ne peut être constamment réalisée ;

2° Elle sera obtenue dans la majorité des cas si le chirurgien y procède avec méthode, avec soin, en prenant le temps nécessaire ;

3° Elle est particulièrement difficile lorsque l'opérateur a, dans les deux ou trois jours précédents, été en contact avec des germes très virulents. La conclusion s'impose : les gants de caoutchouc qui peuvent être autoclavés doivent être constamment employés par les opérations.

Objets et liquides nécessaires à la désinfection des mains.

— Eau. — L'eau dans laquelle on se lavera les mains doit être chaude, l'eau froide lave mal. Ce doit être autant que possible une eau aseptique. Il faut savoir que l'eau filtrée n'est pas une eau absolument stérile, que l'eau distillée n'est pas une eau absolument stérile, que l'eau bouillie n'est pas stérile ; que pour avoir une stérilisation parfaite il faut porter l'eau à 120° sous pression. Quand on a un appareil permettant cette stérilisation de l'eau, c'est parfait. En pratique, on peut se contenter d'eau filtrée et portée à plusieurs ébullitions successives. Mais il faut, quand on veut faire une opération importante, que cette eau ait bouilli, il ne faut pas se contenter d'eau portée simplement à 60 ou 70°.

Antiseptiques. — Dans la pratique courante des hôpitaux de Paris, on se sert, pour la désinfection des mains, de sublimé à 1 pour 1 000. Les solutions de sublimé pratiquées avec de l'eau ordinaire ne sont pas bonnes, car les sels calcaires de l'eau forment avec le bichlorure un précipité d'oxyde mercurique. Pour faciliter la dissolution du sublimé et empêcher la formation de ce précipité, il faut ajouter de l'alcool, du chlorure de sodium ou de l'acide tartrique. Dans les hôpitaux, les solutions de sublimé sont généralement teintées en bleu.

Le *sublimé* a l'inconvénient d'altérer les métaux et de former avec le sang une substance colorante, difficile à enlever, surtout au pourtour des ongles [1].

L'*acide phénique* altère peu les métaux, on l'employait à la dose de 5 pour 100 (solution forte) ou de 2 pour 100 (solution faible). Son pouvoir microbicide paraît inférieur à celui du sublimé. Il a une odeur désagréable. Peu de personnes supportent bien le contact de l'acide phénique ; cet acide détermine

---

1. Pour faire disparaître les taches brunes que laissent sur l'épiderme le sublimé et le sang, il suffit, avant de se savonner les mains, de les laver dans une cuvette remplie d'eau tiède, tenant en dissolution une cuillerée à café d'acide tartrique, puis de les passer dans l'eau pure. Le lavage des mains dans une solution d'eau oxygénée ou dans une solution d'eau de Javel débarrasse également les mains des taches de sang.

des sensations d'engourdissement, de fourmillement, de cuisson très désagréables; chez quelques sujets, il provoque des éruptions diverses et même de véritables poussées d'eczéma.

On a préconisé également le *biiodure de mercure,* à la dose de 1 pour 2 000, l'*oxycyanure de mercure.* Leur emploi pour le lavage des mains ne paraît pas préférable à celui du sublimé.

Le *permanganate de potasse,* au contraire, compte de nombreux partisans; on l'emploie à la dose de 1 ou 2 pour 1 000. Il donne aux mains une coloration brunâtre qui disparaît rapidement dès qu'on les plonge dans une solution saturée de bisulfite de soude.

Tous les antiseptiques ont l'inconvénient d'altérer à des degrés divers l'épiderme des mains et des avant-bras. On devra donc, après les opérations, se laver très complètement les mains à l'eau simple, et les essuyer après les avoir enduites de glycérine. Ces soins de la main sont surtout importants en hiver, car, en cette saison, l'épiderme se crevasse facilement.

Alcool. — Pour le rinçage des mains on se sert le plus souvent d'alcool à 90°. L'alcool dénaturé, dont le prix est bien moindre, a l'inconvénient de posséder une odeur désagréable et tenace.

Savons. — En pratique journalière, on distingue deux principales sortes de savons : les savons mous et les savons durs. Les savons mous sont à base de potasse; on les appelle communément savons noirs, savons verts; leur seul inconvénient est de manquer de consistance. Les savons durs sont à base de soude; le plus répandu est le savon de Marseille, qui est neutre, doux à la peau; c'est celui qui est utilisé généralement dans les hôpitaux. On peut se servir également des savons dits de toilette, quand ils sont de bonne qualité.

On a préconisé un grand nombre de *savons antiseptiques* : savon à l'acide borique, au goudron, au bichlorure de mercure, etc., de savons ponce auxquels on incorpore de la poudre de pierre ponce.

On peut utiliser avec avantage les solutions alcooliques de savon ou les savons auxquels on incorpore de la glycérine.

Ces divers savons ne paraissent pas supérieurs au savon de Marseille qui est le plus employé. L'un de nous emploie dans son service hospitalier un savon obtenu en faisant fondre 3 kilogrammes de savon de Marseille dans 1 kilogramme de glycérine et en chauffant jusqu'à l'ébullition ; on étend la pâte ainsi obtenue sur un plateau stérile et on divise après refroidissement. Chaque pain ainsi obtenu est enveloppé dans une compresse aseptique.

CURE-ONGLES. — On se sert généralement de cure-ongles métalliques, ils sont plus faciles à désinfecter, mais ils ont l'inconvénient d'érailler l'épiderme et de former sous l'ongle des sillons qui se remplissent plus facilement de poussière. Les cure-ongles en os ou en ivoire n'ont pas cet inconvénient.

BROSSES. — Toutes les brosses dites à ongles sont bonnes pourvu qu'elles soient propres. On emploie très souvent la brosse commune, en chiendent, de forme rectangulaire. Elle est très bonne et très peu coûteuse ; elle est mieux en main qu'une brosse munie d'un manche. Quand on opère en ville, il faut se procurer des brosses neuves et des cure-ongles n'ayant pas servi.

Fig. 106. — Brosse à ongles dans son récipient.

A l'hôpital, brosses et cure-ongles devront être désinfectés tous les matins par l'ébullition prolongée dans une solution de carbonate de soude à 1 ou 2 pour 100 ; ils devront baigner constamment dans un petit cristallisoir rempli de sublimé. Avant les opérations on ne se servira que de brosses ou de cure-ongles stérilisés.

LAVABOS. — Les différents liquides nécessaires : eau chaude, alcool, sublimé, devront être versés dans des cuvettes, de verre ou de porcelaine, stérilisées par le passage à l'étuve, l'ébullition, ou par le flambage d'un peu d'alcool dans la cuvette[1].

A l'hôpital, le savonnage et le brossage des mains sont faits aux lavabos, les cuvettes sont réservées à l'alcool et au sublimé. Ces lavabos sont fixes ou mobiles. On peut leur faire un reproche, c'est que les robinets qui les alimentent et qui déversent l'eau sur les mains, se meuvent à la main. Le chirurgien, pour les refermer, est donc obligé de mettre sa main lavée en contact avec un objet non aseptique, et qui a pu, l'instant d'avant, être souillé par des mains infectées. Pour remédier à cet inconvénient certains constructeurs ont établi des lavabos dont les robinets sont mus par des pédales ou peuvent être actionnés par le coude.

---

1. Certains chirurgiens disposent, à côté des lavabos, des sabliers qui indiquent le temps que l'on doit mettre à chacune des phases de la désinfection des mains (10 minutes).

Manuel opératoire. — Pour être à même de se laver les mains convenablement, le chirurgien doit mettre ses avant-bras à nu, relever les manches de sa chemise jusqu'au dessus du coude et les maintenir à cette hauteur en fixant les plis avec une épingle de nourrice. A l'hôpital, et en ville s'il le peut, le chirurgien doit revêtir une blouse à manches courtes, fraîchement lavée ou mieux lavée puis stérilisée à l'étuve. La désinfection proprement dite des avant-bras et des mains doit comprendre plusieurs temps.

1° *Savonnage des mains.*

2° *Nettoyage des ongles.* Avec la pointe du cure-ongles, on enlève les débris épidermiques et les poussières accumulées sous l'extrémité unguéale. On peut, pour faciliter l'ablation de ces poussières, enfoncer l'extrémité des doigts dans du savon mou ; un peu de savon pénètre sous l'extrémité de l'ongle, et quand on l'enlève avec la pointe du cure-ongles, le savon entraîne avec lui les derniers débris épidermiques. Les sillons du pourtour de l'ongle seront nettoyés avec soin en y passant une compresse humide.

3° *Savonnage et brossage des mains.* C'est un des actes les plus essentiels de la désinfection des mains. On prend la brosse d'une main et on frotte énergiquement l'autre main en tous ses points : face palmaire, face dorsale, espaces interdigitaux. Le brossage et le savonnage doivent remonter jusqu'au niveau du coude. On insiste surtout sur les extrémités des doigts et la région unguéale, c'est la portion la plus difficile à désinfecter et c'est celle dont le contact avec la plaie est le plus intime. Ce savonnage doit durer 6 à 8 minutes ; puis quand il est suffisant on lave à grande eau sous un robinet.

4° *Lavage à l'alcool.* Les mains débarrassées du savon par un dernier rinçage sont plongées dans l'alcool, on les frotte l'une contre l'autre, on les brosse sur leurs différentes faces, surtout au niveau de leurs extrémités.

5° *Lavage au sublimé.* Il n'y a plus alors qu'à les plonger sans les essuyer dans de l'*eau simplement stérilisée* ou dans une *solution de sublimé* à 1 pour 1 000 pendant deux ou trois minutes, en les frottant énergiquement ainsi que les avant-bras.

Ces différents temps de la désinfection dureront environ 5 à 8 minutes pour le savonnage, deux minutes pour le trempage à l'alcool et au sublimé. Les mains une fois lavées ne seront pas essuyées et ne devront plus être en contact qu'avec des objets stérilisés ou avec le champ opératoire lavé. On devra se surveiller avec soin, ne pas toucher une portion des téguments du malade qui ne serait pas aseptisée, et se garder de tout contact.

Un petit nombre de chirurgiens et d'accoucheurs, entre le 3e et le 4e temps de la désinfection des mains, intercalent un lavage au permanganate de potasse. Ils trempent les mains au sortir de l'alcool dans la solution de permanganate de potasse, jusqu'à ce qu'elles aient pris une coloration brune : ils les décolorent ensuite par l'immersion dans une solution saturée de bisulfite de soude, les passent enfin au sublimé, comme précédemment. Ce procédé est surtout à recommander quand les mains ont été en contact avec des matières septiques et odorantes. Il a, en outre, l'avantage de montrer si le dégraissage des mains à l'alcool a été bien fait : la solution de permanganate ne mouille pas et ne colore pas les mains restées grasses.

Ce qu'il faut surtout retenir, c'est que, dans la désinfection des mains, l'important n'est pas la nature de l'antiseptique, le temps plus ou moins long que l'on met au lavage, ce qui est important, *c'est le soin qu'on y met.* Il vaut mieux inspecter dans les moindres détails les parties de la main qu'on nettoie, voir si aucun point n'échappe à l'action du savon et de la brosse, veiller à ne pas mettre ses mains lavées en contact avec des objets souillés, que de consulter sa montre ou son sablier, pour voir si le temps prescrit pour le lavage des mains est écoulé, ou de discuter sur la valeur de tel ou tel antiseptique.

Emploi des gants en chirurgie. — L'idée de se servir de gants pour les opérations n'a pu se généraliser qu'après la faillite de la théorie de la désinfection des mains. Aussi longtemps qu'on a cru à la possibilité de rendre les mains aseptiques par des lavages, personne n'a songé à employer des gants d'une façon courante et à se priver ainsi, ne fût-ce qu'en partie, de cette sensibilité si affinée du bout des doigts, qu'on n'arrive à acquérir que par une longue pratique. Néanmoins, J.-J. Bischoff, professeur d'obstétrique à Bâle, employait dès 1869 des gants de caoutchouc pour les cours de médecine opératoire afin de garantir ses mains du contact des cadavres.

En 1896, Mikulicz préconisa l'emploi des gants de fil stérilisés, mais ces gants, souples, faciles à stériliser, ne sont aseptiques que lorsqu'ils sont secs ; dès qu'ils sont mouillés, ils sont perméables aux microbes. Les gants doivent donc être changés très souvent au cours des opérations, ce qui en limite l'emploi.

Le gant le plus employé maintenant est le *gant de caoutchouc*.

On trouve actuellement dans le commerce des modèles d'une finesse et d'une résistance vraiment remarquables.

Il y a, en France, deux principaux modèles de gants, le gant Chaput, le gant américain. Le gant Chaput, plus grossier, plus résistant aussi, convient aux usages courants, à la chirurgie septique ; le gant américain, plus souple, est celui que nous préférons pour la chirurgie aseptique et pour les grandes opérations.

D'une façon générale, on admet la nécessité *absolue* du gant de caoutchouc dans deux variétés de cas : *pour préserver la main du chirurgien contre un contact septique* (toucher rectal, travaux anatomiques, ouverture d'abcès, pansement de lymphangite, d'abcès, etc., examen d'une parturiente infectée), *pour préserver la plaie opératoire quand le chirurgien doute de la propreté de ses mains* (qu'il a pratiqué récemment une opération septique, qu'il présente une affection cutanée de la main : eczéma, plaies, etc.).

Actuellement un très grand nombre de chirurgiens emploient des gants de caoutchouc dans toutes les opérations.

L'inconvénient des gants est de gêner le tact ; cet inconvénient diminue, disparaît même par l'habitude d'opérer la main gantée, et surtout par les perfectionnements utilement apportés à leur fabrication. Un autre inconvénient, assez grave dans la pratique, est la cherté des gants de caoutchouc et la facilité de leur détérioration.

Dans un grand nombre de cas, pour le toucher rectal par exemple, pour préserver du contact de la plaie un de ses doigts atteint d'une plaie, d'une gerçure, le chirurgien aura recours au doigtier de caoutchouc mince, qui se vend partout et qui est très facile à mettre.

Pour préparer les gants d'une façon aseptique et commode : on introduit dans le gant, avant de le placer à l'autoclave pour le stériliser, *une pincée de poudre de talc*. Avant de passer le gant ainsi préparé, on se désinfecte soigneusement les mains suivant la technique classique et on se frotte les mains avec un linge stérilisé jusqu'à ce que la peau soit absolument sèche ; rien de plus facile alors que de faire glisser le gant, dont l'intérieur est saupoudré de talc, sur les doigts secs.

Cette manière d'agir est plus économique que toute autre : les gants se déchirent bien plus rarement et le caoutchouc est moins altéré, de sorte qu'on peut stériliser et utiliser les gants plusieurs fois. Ce qui altère en effet le caoutchouc à chaud c'est l'eau ; si on les fait bouillir, les gants perdent vite leur élasticité et se déchirent. A l'autoclave les gants se trouvent aseptisés sans être altérés. En outre, il est plus agréable d'avoir, pendant l'opération, la sensation de mains sèches que celle de mains humides. D'autre part la peau des mains du chirurgien ne souffre nullement du contact d'un gant sec, tandis qu'un gant humide la macère.

Le gant de caoutchouc ne devrait pas être spécial au chirurgien, le médecin praticien, le médecin de campagne surtout, en tirerait un grand profit, lui qui est obligé de faire tout, les accouchements et la petite chirurgie, qui souvent, après avoir examiné un cas de fièvre puerpérale, touché un enfant atteint de scarlatine ou de diphtérie, incisé un furoncle, refait le pansement d'une plaie purulente, est contraint de pratiquer une opération obstétricale on de soigner une blessure fraîche. Le praticien devrait toujours emporter avec lui, enveloppées dans un linge propre, une ou plusieurs paires de gants de caoutchouc stérilisés par l'ébullition simple ou par l'autoclave (ce qui permet de les enduire de talc), il serait ainsi prêt à toutes les éventualités.

ASEPSIE DU MALADE

Désinfection des téguments du malade. — Les mêmes précautions que le chirurgien a prises pour les téguments de ses mains, doivent être employées pour les téguments du malade sur lesquels doit porter une opération chirurgicale quelconque.

La veille de l'opération, la peau est savonnée et s'il y a lieu rasée : avant le bain habituel préparatoire, on doit raser une surface qui dépasse largement dans tous les sens la ligne d'incision. La peau est savonnée, brossée, puis lavée à l'alcool et ensuite à la solution de sublimé ou à l'eau stérilisée. Ce nettoyage est pratiqué suivant les règles indiquées pour les mains du chirur-

gien. On applique ensuite un pansement aseptique qui restera
en place jusqu'au moment de l'opération.

Dans les opérations sur l'abdomen, il est nécessaire d'apporter
un grand soin au nettoyage de la cicatrice ombilicale, pour cela
on saisit et on déplisse avec une pince le fond de la cavité ombilicale. Il faut avoir soin quand on fait la dernière partie du lavage,
de promener son tampon du *centre à la périphérie* : c'est-à-dire il
ne faut pas aller passer son tampon sur les bords de la surface
lavée pour le ramener ensuite au milieu ; il faut commencer par
le centre, et le tampon qui a été sur les bords doit être remplacé
par un autre.

Lorsque la peau est désinfectée, le champ opératoire est entouré de compresses aseptiques qui le limitent.

Désinfection des téguments par la teinture d'iode. — L'emploi
de la teinture d'iode comme antiseptique est chose fort ancienne.

Mais l'emploi *exclusif* de cet agent pour stériliser la peau,
aussi bien des mains de l'opérateur que du champ opératoire, est
assez récent. Le premier emploi systématique de l'iode dans ce
but doit être rapporté à Heusner qui, en 1906, proposa d'utiliser
une solution d'iode dans la benzine au millième. Cet emploi se
recommandait, au dire de l'auteur, par une double raison :

1° La valeur de la benzine comme dissolvant des matières
grasses de la peau ;

2° L'action bactéricide puissante de l'iode qui, après dégraissage par la benzine, pénètre facilement jusque dans les couches
les plus profondes de la peau.

Cette méthode aurait donné de bons résultats à son auteur qui,
dans ses expériences de contrôle, aurait obtenu la stérilité de la
peau dans 77 pour 100 des cas, alors que, par les procédés habituels de stérilisation de la peau, elle ne serait obtenue que dans
52 pour 100 des cas. Néanmoins, elle ne s'est guère répandue et
était à peu près tombée dans l'oubli, quand Grossich l'a reprise
en utilisant, cette fois, non plus la benzine iodée, mais la teinture
d'iode, médicament fort répandu et qu'on trouve partout facilement à sa portée. La teinture d'iode répond d'ailleurs aux mêmes
indications que la benzine iodée avec cette différence que l'alcool
dissout beaucoup moins bien les matières grasses que le fait la
benzine, mais est aussi bien moins irritant pour la peau. Cette

méthode de *désinfection de la peau par application de teinture d'iode sans aucun lavage préalable* est aujourd'hui adoptée par beaucoup de chirurgiens.

Il est bien prouvé que, par le badigeonnage à la teinture d'iode, on peut obtenir une asepsie sérieuse de la peau. Grâce à son pouvoir de pénétration considérable, l'iode en solution dans l'alcool s'infiltre avec la plus grande facilité dans les espaces intercellulaires et les fentes lymphatiques de la peau, et pénètre dans les canaux excréteurs des glandes de la peau ; il va ainsi loin, jusque dans l'épaisseur du derme, détruire les microbes qui y sont contenus.

Heusner avait déjà attiré l'attention sur un petit point de technique ; l'inutilité et même l'inconvénient du savonnage de la peau avant l'application iodée. La raison en serait la suivante : le lavage à l'eau et au savon, en faisant gonfler les cellules épithéliales, obstrue tous les espaces intercellulaires et lymphatiques de la peau, de même que les conduits excréteurs des glandes et le collet des follicules pileux, il entrave la pénétration de l'iode, qui reste ainsi incomplète.

Indications et contre-indications de la méthode. — La désinfection de la peau par la teinture d'iode, semblant actuellement égale, comme valeur, à la désinfection par tout autre procédé, pourra être utilisée dans tous les cas. Cependant il ne faut pas oublier que, l'iode étant un caustique, il y a lieu de surveiller son emploi en certaines régions.

On ne peut trouver à l'emploi de cette méthode aucune *contre-indication* tirée de la nature de l'opération à pratiquer, mais il existe des contre-indications locales. On rejettera ce mode de désinfection pour les régions à peau fine et mince et au niveau des muqueuses : par exemple, au niveau des paupières et de la conjonctive, dans le conduit auditif externe à cause de la membrane du tympan ; en revanche, le pourtour des cavités buccale et nasale peut parfaitement être ainsi désinfecté à condition de ne pas faire couler de teinture d'iode dans les cavités elles-mêmes. Il convient d'être ménager de cet antiseptique pour les organes génitaux de l'homme où une application faite un peu largement aurait peut-être des inconvénients.

- Chez certains sujets diathésiques, à téguments prédisposés

aux éruptions cutanées (diabétiques, albuminuriques, eczéma-
teux, etc.), il semble avantageux de s'abstenir de cette méthode.

Au contraire, il semble que les *indications* puissent être déjà
fixées dans un grand nombre de cas. Ces indications découlent
de deux particularités de ce mode de désinfection, savoir : la rapidité et la facilité de son emploi, d'une part ; le pouvoir de pénétration du désinfectant, d'autre part.

La désinfection par la teinture d'iode semble indiquée :

1° Dans la chirurgie d'extrême urgence, où l'on n'a pas le
temps de procéder à un nettoyage sérieux de la région (plaies
artérielles, de la carotide par exemple, plaies du cœur, etc.) ;

2° Dans les cas où le nettoyage par les procédés ordinaires
présente des inconvénients ou des dangers, quand il est très douloureux (abcès, péritonite), ou quand il peut exposer à la rupture
d'une collection dans l'abdomen, au cours d'une hémorragie ;

3° Quand au cours d'une intervention il y a lieu d'allonger une
incision sur une région non préparée ou de pratiquer une contre-
ouverture dans les mêmes conditions ;

4° Quand on manque d'eau stérilisée, soit qu'on n'ait pas le
temps, soit qu'on n'ait pas le moyen d'en préparer. C'est dire que
ce mode de stérilisation de la peau trouvera des indications étendues en cas de guerre, de voyages, etc.

Une autre raison la rend également précieuse pour la chirurgie de guerre et pour la chirurgie des accidents ; c'est l'existence
d'une plaie. Car si la désinfection classique mérite peut-être de
l'emporter pour une opération pratiquée sur une peau intacte,
elle perd ici beaucoup de ses droits à cause des inconvénients
qu'elle présente. En effet, cette désinfection, non pas de la plaie
elle-même, mais de la peau avoisinante, est généralement *douloureuse* ; elle est presque toujours *difficile,* car cette peau est souillée de sang, de poussières et de toutes sortes de souillures pro-
fessionnelles (boue, cambouis, graisse, etc.) ; enfin elle est
dangereuse parce qu'il est difficile, en la pratiquant, de ne pas
inoculer la plaie avec les saletés entraînées par l'eau et les liquides
de lavage. La teinture d'iode ne présente aucun de ces inconvénients : son application est facile, sans danger et pour ainsi dire
sans douleur.

Enfin, une dernière indication, tirée du pouvoir de pénétration de la teinture d'iode, est la désinfection de certaines peaux, soit dans les régions où la peau est épaisse ou munie de glandes volumineuses, comme telles difficiles à désinfecter profondément (peau du dos, de l'aisselle, cuir chevelu), soit surtout pour les peaux profondément infectées, telles que celles qui entourent les orifices fistuleux ou les anus contre nature, spécialement les anus de l'intestin grêle ou du cæcum, et qui sont le siège de lésions d'irritation chronique presque indésinfectables par les procédés ordinaires.

MANUEL OPÉRATOIRE. — Qnand on veut employer la teinture d'iode pour désinfecter les téguments avant une laparotomie, la région sera préparée, si on a le temps, par un bain et un savonnage la veille de l'opération ; la peau sera rasée alors. Si l'opération n'a pas été prévue d'avance, on se contentera d'un rasage à sec.

Au moment d'intervenir, à l'aide d'un tampon d'ouate trempé dans la teinture d'iode ordinaire, on badigeonne largement toute la région opératoire. Doit-on pratiquer l'anesthésie locale, on pourra commencer dès que la teinture d'iode sera sèche. En tout cas, au moment d'inciser la peau, il sera bon de repasser une couche de teinture d'iode *sur la ligne d'incision*.

L'opération se pratiquera comme d'habitude ; puis, lorsque les sutures seront terminées, il sera bon de repasser un peu de teinture d'iode sur la ligne de suture : l'iode, en s'infiltrant dans le trajet des fils, ne pourra que contribuer à maintenir l'asepsie de ceux-ci.

On aura soin, après l'opération, avant de mettre le pansement, de passer une compresse imbibée d'alcool sur toute la région badigeonnée d'iode ; on enlèvera ainsi le superflu de cet iode et on préviendra les brûlures.

Il est assez fréquent, dans les jours suivants, de trouver la peau, traitée par la teinture d'iode, avec une coloration un peu cuivrée et un aspect boursouflé : il ne faut pas prendre cet œdème et cette coloration pour des phénomènes d'infection au début.

QUATRIÈME PARTIE
ANESTHÉSIE

CHAPITRE XII

ANESTHÉSIE GÉNÉRALE

L'anesthésie est un empoisonnement temporaire, une toxhémie. Elle consiste à faire pénétrer dans le sang un poison qui agira par élection sur le cerveau, la moelle, le bulbe, et respectera les pneumogastriques.

Le chloroforme, l'éther, le chlorure d'éthyle sont les trois principaux anesthésiques généraux. Ils avaient été précédés par le protoxyde d'azote.

Historique. — « Déjà, du temps d'Hippocrate, on se servait de l'ivresse produite par les narcotiques, tels que le pavot, la morelle, la mandragore, la ciguë, la jusquiame, pour atténuer la douleur dans les opérations chirurgicales ; et, d'après un ouvrage publié en chinois au IIIᵉ siècle, les chirurgiens de l'Extrême-Orient auraient utilisé une préparation de chanvre dans l'application des moxas, de l'acupuncture et même dans les amputations.

» Pendant tout le moyen âge et jusqu'au commencement de ce siècle, on voit les opérateurs employer de temps à autre des breuvages somnifères.

. . . .

« Des pratiques, mais d'un autre ordre, semblent également avoir été employées dès la plus haute antiquité, dans le même but. C'est ainsi que, du temps d'Aristote, on savait déjà que la compression des vaisseaux du cou peut amener la perte de la sensibilité et du mouvement sans asphyxie. Avant de pratiquer la circoncision, les Assyriens comprimaient le cou des enfants par une ligature. »

R. Dubois.

PROTOXYDE D'AZOTE

C'est la découverte des propriétés du protoxyde d'azote qui ouvre l'histoire de l'anesthésie. Les premiers essais d'administration de ce gaz à l'homme sont dus à Beddoes et à son préparateur Humphry Davy : ces essais furent exécutés en 1790.

En 1844, le dentiste américain Horace Wells retrouva la propriété anesthésiante du protoxyde d'azote. Son application jouit longtemps d'une grande popularité : du mois de février 1864 au mois de mai 1877, c'est-à-dire dans une période de treize ans, 97 429 personnes ont été insensibilisées dans le seul établissement de Colton à New-York.

Le protoxyde d'azote est aujourd'hui abandonné en chirurgie courante car les inhalations de ce gaz donnent une insensibilité qui ne dure que quelques secondes et qui ne peut être prolongée sans danger d'asphyxie. Les dentistes l'utilisent.

ÉTHER.

L'éther pur, anhydre, a une odeur agréable, une saveur fraîche et aromatique, il doit marquer 65° Baumé à + 15, sa densité est de 0,7154 à + 20. Il ne doit pas bleuir si on lui ajoute du sulfate de cuivre anhydre et blanc ; il ne doit pas se colorer en rouge brun par le phénate de potasse.

Fig. 107. — Masque pour éthérisation.

L'éther comme anesthésique a été employé pour la première fois par Long d'Athènes en 1842, puis par Morton en 1846.

L'éther éthylique a pour formule $C^4H^{10}O$.

L'administration de l'éther est plus facile et moins dangereuse que l'administration du chloroforme.

A la rigueur, on peut administrer l'éther à l'aide d'une simple compresse, mais il est préférable d'avoir recours à un *masque* spécial. Le masque généralement employé est composé d'un bâti en fil de fer, recouvert d'un imperméable et au fond duquel ont été disposées plusieurs rondelles de flanelle superposées. C'est sur cette flanelle que l'éther est versé.

On se munira comme pour la chloroformisation d'une pince à langue et de tampons montés. *Les précautions à prendre sont les mêmes que pour l'administration du chloroforme.* (Voir p. 212).

Mode d'administration. — Le malade étant couché, on place sur ses yeux une compresse de toile destinée à protéger les globes oculaires contre les vapeurs d'éther, toujours un peu irritantes.

Au fond du masque, sur le tampon de flanelle, on verse 15 à 20 grammes d'éther et on approche doucement le masque du visage du patient. Cette première période est souvent mal tolérée et assez pénible, elle peut provoquer quelques mouvements de défense. Dès que le malade s'est habitué à l'odeur de l'éther, on verse dans le masque 30 ou 40 grammes d'éther et on applique exactement le masque sur le visage. Le masque sera maintenu jusqu'à la fin de l'opération. Après quelques minutes survient une période d'excitation plus bruyante et plus agitée que celle de la chloroformisation, le visage devient congestionné, quelquefois même turgescent et un peu violacé, puis la détente se produit, le malade ronfle et en deux minutes l'anesthésie est complète.

L'anesthésie obtenue rapidement, il n'y aura plus besoin de verser d'éther pour maintenir longtemps l'anesthésie. Il faut à cet égard consulter les réflexes comme pour la chloroformisation, sauf le réflexe cornéen qui est ici aboli. Il suffit le plus souvent d'une centaine de grammes d'éther pour obtenir une anesthésie complète pendant la durée d'une opération.

La méthode qui consiste à verser l'éther « à la chopine », suivant l'expression de Roux, est une méthode que nous ne pouvons recommander.

Précautions à prendre. — L'anesthésie par l'éther s'accompagne souvent d'un *ronflement* sonore qui permet de suivre facilement le rythme respiratoire et cela sans grande attention ; les partisans de l'éther voient là un avantage sur le chloroforme. Une grande quantité de mucosités bronchiques sont sécrétées et peu vent devenir une gêne de la respiration. Il faut de temps à autre surveiller l'état de la face ; si le malade devient trop *violacé,* il est nécessaire de lui enlever le masque et de le laisser respirer l'air pur. La congestion bleuâtre de la face disparaît bientôt. On rabat alors le masque sans attendre que le malade se réveille.

Il est utile d'éponger, de temps à autre, à l'aide d'un tampon monté, le *mucus bronchique* dans le pharynx, cette tâche n'est pas toujours facile, en raison de la difficulté à ouvrir la bouche. On peut se contenter de passer un linge fin entre les arcades dentaires et la face interne des joues. Souvent, au début de l'éthérisation, le malade est en proie à des *quintes de toux* ; cette toux, due à l'action irritante de l'éther sur la muqueuse bronchique, cesse dès que la narcose est complète ; il n'y a pas lieu de s'en inquiéter ; elle indique souvent que l'anesthésique a été trop largement versé.

Le précepte de *faire sentir au malade l'odeur* de l'éther et de l'habituer progressivement mais rapidement à tolérer le masque est très important ; si on applique d'emblée, avec brusquerie, le masque sur le visage, le malade a une sensation d'étouffement extrêmement pénible, il se débat, et vous conduit à une sorte de lutte absolument inutile et souvent ridicule.

Inconvénients et contre-indications de l'éther. — 1° Les inhalations d'éther déterminent de la congestion de la face, de la cyanose.

2° L'éther produit une hypersécrétion salivaire et trachéo-bronchique.

3° L'éther est très inflammable.

4° Son emploi nécessite l'usage d'un masque spécial.

5° L'éther est souvent suivi d'accidents de congestion pulmonaire parfois très graves.

L'éther est contre-indiqué :

Dans les opérations de chirurgie portant sur le crâne, la face et le cou ; dans les opérations où l'on doit employer le thermocautère ou le galvanocautère ; chez les malades atteints d'une affection chronique des bronches et des poumons : asthme, emphysème, tuberculose.

L'inflammabilité de l'éther peut être une cause de danger ; un flacon d'éther débouché peut prendre feu à une certaine distance du corps en ignition. Dans sa thèse, J. Roux signale plusieurs faits de brûlures plus ou moins graves de l'opéré ou des aides au cours d'opérations sous anesthésie par l'éther ; au cours de ces opérations on avait eu recours à l'emploi du thermocautère Paquelin. Les brûlures chez les opérés siégeaient surtout à la face et au cou ; elles ont toutes été sans très grande gravité.

J. Roux signale surtout une observation d'opération pour ostéo-arthrite du genou droit où la cautérisation au thermocautère enflamma les vapeurs d'éther :

« MM. Poncet, Gros et Augagneur s'entretenaient d'accidents arrivés en pareil cas et des mesures à prendre pour les éviter. Quelques pointes de feu venaient d'être appliquées sur l'articulation malade, lorsque tout à coup l'appartement fut en feu et le chirurgien enveloppé d'une flamme intense.

« Rapidement revenu d'une telle surprise, on se précipita sur les couvertures, le lit étant tout en feu, et au même instant l'aide, qui pratiquait l'anesthésie, arrachait le bonnet d'éther tout en flammes, le jetait au loin, tandis que l'autre, prenant la malade à bras le corps, l'arrachait du lit embrasé. Tout ceci se passa en quelques secondes. L'incendie était allumé, l'éther avait mis le feu au parquet et à la boiserie, la taie d'oreiller, les couvertures et le matelas lui-même étaient en feu. M. Gros, qui donnait l'éther, eut les mains complètement brûlées, etc. Quant à la malade, par un hasard particulier, elle ne présenta qu'une brûlure au premier degré au bord des deux narines, les cheveux avaient été roussis, etc. »

Avantages de l'éther sur le chloroforme. — 1° L'éther déprime moins le cœur que le chloroforme.

2° L'éther expose moins au shock post-opératoire.

3° Les vomissements seraient moins fréquents après l'administration de l'éther.

4° L'éther est plus facile à administrer que le chloroforme, on peut confier l'administration de l'éther à une personne peu exercée, ce qui est très utile en cas de chirurgie d'urgence.

5° L'éther expose moins que le chloroforme à la syncope primitive, à l'alerte blanche du début. Les accidents qui se produisent pendant l'éthérisation sont surtout des accidents d'asphyxie contre lesquels on a plus de moyens d'action.

Dans le travail de Thorp, on trouve citées plusieurs statistiques comparées, de cas de chloroformisation et de cas d'éthérisation. Julliard cite 524 507 chloroformisations avec 161 morts, soit 1 mort sur 3 258 chloroformisations et 314 748 éthérisations avec

21 morts, soit 1 mort sur 14 987 éthérisations. Landau compte 686 886 choroformisations avec 170 morts, ce qui donne une proportion de 1 mort sur 3 700 et 300 157 éthérisations avec 18 morts, ce qui fait 1 mort sur 16 500. Poncet, de Lyon, compte 9 morts sur 29 000 éthérisations.

Pour notre part, d'après une longue pratique chirurgicale, nous sommes actuellement convaincus que l'éther bien administré est moins dangereux que le chloroforme ; nous lui donnons la préférence.

CHLOROFORME

Le chloroforme répond à la formule $CHCl^3$. Il a été découvert en 1731 par Soubeyran, son emploi chirurgical est dû au physiologiste français Flourens, 1847.

Qualités que doit réunir un bon chloroforme anesthésique. — 1° Il doit bouillir à 60°8. Ses vapeurs ne sont pas inflammables. D. 1,49 à +17°.

2° Il doit posséder une odeur nullement âcre ni suffocante ; par évaporation sur une feuille de papier blanc, ce dernier doit rester parfaitement sec et incolore.

3° Il ne doit ni rougir ni décolorer le papier tournesol (absence d'acide chlorhydrique, de chlore, d'éther chloroxycarbonique).

4° Le nitrate d'argent ne doit pas être précipité à froid (absence de chlorure), ni réduit à chaud (absence de formiates ou dérivés aldéhydiques).

5° Agité avec de l'acide sulfurique concentré, il ne doit pas le colorer (absence de dérivés chlorés).

Caractères pratiques de contrôle de pureté du chloroforme. — Dans la pratique on doit attacher une grande importance :

A l'odeur de chloroforme ;

A sa neutralité vis-à-vis du papier tournesol ;

A l'absence de précipité par l'action du nitrate d'argent ;

A l'état de conservation du bouchon quand il est dans un flacon bouché de liège ; le bouchon doit être en bon état et non se désagréger ce qui arrive quand le chloroforme a subi quelque altération (composés chlorés).

Altération du chloroforme. — Le chloroforme s'altère sous l'influence simultanée de l'air humide et de la lumière. Le phénomène fondamental a pour point de départ l'oxydation du produit.

Conservation du chloroforme. — Le chloroforme doit être mis en petits flacons ou, mieux encore, en ampoules scellées au chalumeau que l'on conserve à l'obscurité.

Les expériences de Regnault ont montré qu'une trace d'alcool éthylique pur suffit pour empêcher ou du moins retarder l'altération du chloroforme pendant une durée assez longue. Néanmoins, dans la pratique, tout chloroforme qui aura subi l'action de l'air et de la lumière, devra par précaution, avant d'être employé, être mis en contact avec du *carbonate de potasse pur et sec* qui a le double but de dessécher le chloroforme et de détruire les composés acides ou chlorés qui ont pu prendre naissance dans l'anesthésique en question.

Le mode d'administration du chloroforme le plus employé dans les hôpitaux de Paris est la chloroformisation à doses faibles et continues. Ce procédé a été signalé pour la première fois par L. Labbé, en 1881, à l'Académie de médecine.

Dans toute anesthésie il faut envisager *l'anesthésiste, son matériel* et *l'anesthésié*.

Objets nécessaires. — Au cours de l'opération les objets nécessaires au chloroformisateur devront être mis sur une petite table spéciale à portée de sa main.

Chloroforme. — Il faut toujours avoir à sa disposition *deux ou trois flacons de chloroforme* de 40 à 50 grammes.

Avec la méthode de chloroformisation à doses continues, il suffit ordinairement d'une trentaine de grammes de chloroforme pour une anesthésie d'une heure, mais il faut toujours avoir plusieurs flacons, pour ne pas rester à court de chloroforme avant la fin de l'opération.

Fig. 108.
Bouchon avec
encoche.

Il ne faut jamais se servir de chloroforme qui a pu rester *exposé à l'air* dans un flacon débouché.

Le flacon qui contient le chloroforme doit être débouché, au moment de s'en servir et bouché avec un stilligoute qui permettra de ne le verser que goutte à goutte sur la compresse; à défaut de stilligoute, on peut faire avec le couteau une légère encoche au bouchon (fig. 108).

Dans le commerce on trouve le chloroforme vendu en tubes de verre jaune scellés à la lampe; cet isolement est un excellent moyen de conservation du chloroforme.

Il faut se méfier du chloroforme conservé dans de grands flacons en vidange.

La conservation dans des ampoules scellées à la lampe est une garantie. Ces ampoules ne devront pas contenir plus de la quantité de chloroforme nécessaire pour une anesthésie.

Elles sont d'ordinaire de 30 centimètres cubes.

Compresses. — Pour administrer le chloroforme on peut employer un des différents masques que l'ingéniosité des chirurgiens et des fabricants a créés en si grand nombre. Un des modèles les meilleurs est le simple masque de fil de fer recouvert de flanelle.

Fig. 109. — Masque à chloroformisation.

Le plus simple est de se servir d'un mouchoir ou d'une compresse pliée de façon que ses dimensions soient suffisantes pour couvrir à la fois le nez et la bouche du patient. Trop grande, elle empêcherait le chloroformisateur d'inspecter la face et les yeux. Cette compresse devra être en toile non empesée et de trame peu serrée : de manière que l'air puisse la traverser. On devra donc se munir de plusieurs compresses ou mouchoirs.

Pour les opérations qui se pratiquent sur la tête, le chloroformisateur devra se servir de compresses stérilisées.

Pince à langue. —Par précaution il faut toujours que le chloroformisateur ait près de lui une pince destinée à saisir la langue et à l'attirer au dehors.

Fig. 110. — Pince à langue de Berger.

On se sert actuellement de la pince à langue dite de Berger ; c'est une pince analogue à une pince à forcipressure présentant sur un de ses mors deux pointes fines et sur l'autre mors, épais et large, deux orifices destinés à loger les pointes. On ne doit se servir de cette pince qu'au cas où elle est indispensable, car elle laisse au patient une vive douleur à la langue. On ne l'emploiera donc que si l'anesthésie devient irrégulière, ou si, dès le début de l'anesthésie, *malgré la propulsion de la mâchoire infé-*

Fig. 111. — Pince à langue de Collin.

rieure, la langue a une tendance à retomber en arrière, ce qui est exceptionnel. Un autre modèle de pince est la pince de Collin.

Ouvre-bouche. — En même temps qu'une pince à langue le chloroformisateur doit avoir à sa disposition un ouvre-bouche qui permettra le cas échéant de lutter contre la contracture des masséters. Il faut que les mors de l'ouvre-bouche soient disposés de façon à être facilement introduits entre les dents serrées.

Vaseline. Cold cream. — La compresse reposant sur le bout du nez et le menton du patient, il est à craindre que l'action irritante du chloroforme ne détermine des brûlures légères chez les personnes à peau fine (femmes, enfants). Il est utile chez ces personnes, aussi bien à l'hôpital qu'en ville, d'enduire légèrement de vaseline, de cold cream ou de glycérolé d'amidon le nez, le menton et les lèvres. Le chloroformisateur aura donc soin de se munir d'une certaine quantité d'une de ces substances.

Tampons montés. — Il est bon de se munir de tampons d'ouate ou de gaze montés sur des pinces, six pinces environ, pour déterger la bouche et le pharynx des mucosités qui pourraient les encombrer. Ces tampons montés servent beaucoup plus rarement pendant la chloroformisation que pendant l'éthérisation.

Fig. 112. — Appareil Chardin.

Serviettes. — Au cas où le malade vomirait au début, au cours, ou à la fin de la chloroformisation, il est bon de se munir de serviettes pour éponger et nettoyer la bouche du patient.

Machine électrique. Ballons d'oxygène. Seringue à injections. — Si l'on tient à s'entourer de toutes les précautions possibles, on pourra se munir de ballons d'oxygène et d'un appareil électrique d'induction, l'appareil de Chardin au bichromate de potasse, par exemple, pour faradisation des nerfs phréniques en cas de syncope, d'une seringue à injections hypodermiques, voire même des instruments et des canules pour la trachéotomie et y ajouter des ampoules d'éther ou de caféine.

Précautions à prendre pour l'anesthésie. — DU COTÉ DU MALADE. — Le malade aura naturellement, au moment de la décision de l'opérateur, été examiné complètement : *l'état des poumons, du cœur, des artères et du pouls sera bien établi* ; il y a deux affections cardiaques dont il faut se défier : la dégénérescence graisseuse du cœur et l'insuffisance aortique. Le rétrécissement aortique et les lésions mitrales sont moins dangereuses.

Au moment d'endormir un malade, on s'assurera avec soin de *l'absence d'appareil dentaire* dans la bouche, tout appareil de ce genre devra être retiré avant l'anesthésie.

Chez les femmes on devra veiller à ce que les cheveux soient solidement disposés sur le sommet de la tête, pour que, s'il survient des vomissements, la chevelure ne soit pas souillée.

1° Le sujet doit être à *jeun* depuis six heures au moins.

2° Il sera *débarrassé de tous liens capables de gêner la respiration ou la circulation,* tels que cravate, brides de bonnet, cordons de jupons, ceinture de pantalon, etc. Mais il devra être cependant préservé du froid par un drap ou une couverture, des bottes de flanelle ou de longs bas.

On *éteindra les flammes libres* qui se trouvent dans la pièce, sinon il se forme du gaz chloroxycarbonique qui expose l'opéré à la syncope immédiate et à la pneumonie tardive.

LOCAL OU EST COMMENCÉE L'ANESTHÉSIE. — En général, pour ne pas effrayer le malade par les préparatifs de l'opération, il vaut mieux ne pas l'anesthésier dans la salle d'opérations. A l'hôpital, il y a généralement une pièce attenant à la salle d'opérations, dite *salle d'anesthésie* ; en ville, on endort le malade dans son lit, puis on le transporte ensuite dans la pièce d'opération, et, une fois tout terminé, on le rapporte endormi dans son lit.

AIDE. — Le chloroformisateur ne doit *jamais être seul* dans la pièce où l'on endort un malade ; il doit toujours avoir avec lui un aide vigoureux ou deux aides pour maintenir le malade s'il y a une période d'excitation et pour porter aide s'il survient un accident.

POSITION DU MALADE. — On ne doit pas chloroformer un malade assis ; celui-ci doit être dans le décubitus dorsal, la tête au même niveau ou plus basse que les jambes et le tronc.

Il ne faut pas que, pendant l'anesthésie, des aides négligents prennent point d'appui sur le thorax ou l'abdomen du patient.

POSITION DU CHLOROFORMISATEUR. — Le chloroformisateur se placera de préférence derrière la tête du lit ou de la table d'opérations.

Ainsi placé, le chloroformisateur pourra facilement maintenir la tête du malade et la compresse, surveiller le visage et les yeux de l'opéré ; d'autre part, il ne gênera pas l'opérateur et ses aides.

S'il s'agit d'une opération sur le crâne ou la face, le chloroformisateur variera sa position suivant les cas.

SILENCE DU CHLOROFORMISATEUR. — Avant de commencer l'administration du chloroforme, le chloroformisateur doit, en quelques mots, rassurer son patient, l'avertir de ce qu'il va ressentir pendant les premières minutes de l'anesthésie, lui recommander de rester bien immobile, de respirer franchement, naturellement. Ceci fait, dès que la compresse humectée de chloroforme a été approchée de la face, le chloroformisateur doit garder jusqu'à la fin de la chloroformisation un silence absolu. Il doit s'abstenir de questions et ne pas répondre aux questions inutiles du malade. De même pendant l'opération, le chloroformisateur doit garder toute son attention pour surveiller la respiration et le facies, ne pas détourner un instant cette attention sur les phases de l'opération, et surtout ne pas faire la causette avec les assistants. Trop d'anesthésistes n'ont pas conscience de leur rôle capital et de leur responsabilité si grave. Beaucoup d'alertes sont dues, uniquement dues, à l'inattention du chloroformisateur.

Attention et *silence* sont les deux principales lois du chloroformisateur.

Technique de l'administration. — Tout étant prêt, l'aide tenant le pouls, le chloroformisateur, étant en bonne position, les doigts sous l'angle de la mâchoire prêts à la repousser en avant, saisit la compresse et verse au milieu trois ou quatre gouttes de chloroforme, l'approche du visage du patient pour l'habituer à l'odeur, puis l'applique sur les narines et la bouche. Sa main droite dispose la compresse de telle sorte que son bord supérieur ait le milieu placé sur le dos du nez et que les parties latérales soient rabattues sur les ailes du nez, d'un côté par le pouce, de

l'autre par l'index. L'autre main, restée libre, propulse en avant
le maxillaire inférieur (fig. 113). Il faut, à ce moment, avoir les
yeux fixés sur le visage du sujet, car une syncope mortelle, peut
se produire dès les premières inhalations.

Au bout d'un quart de minute environ, les 4 à 5 gouttes de chloroforme sont évaporées, on en verse de nouveau au milieu de la
compresse sans l'enlever, ni la changer de place, puis, brusque-
ment, on la retourne et on la réapplique très vite de la même façon. Une demi-minute après on refait la manœuvre, en versant chaque fois 4 à 6 gouttes de chloroforme sur la compresse et on continue environ chaque 3 minutes.

Fig. 113. — Manière de propulser le maxillaire inférieur.

Au début les ma-
lades se plaignent parfois qu'on les étouffe ; il ne faut pas leur
donner d'explications, mais continuer en leur disant de respirer
naturellement et largement. Après 4 ou 5 minutes, le sujet parle
ou s'agite quelque peu, *période d'excitation* qui devient longue
et pénible chez les alcooliques.

Si le malade cherche à se débarrasser de la compresse avec les
mains, il faut lui faire maintenir les bras par un aide. L'aide agira
doucement pour maintenir les membres ; en agissant *brusquement*
il provoquerait des réactions fâcheuses de défense et de lutte.
Au moment où l'anesthésie devient complète, il se produit parfois
des régurgitations ; il ne faut pas pour cela enlever la compresse
pour laisser arriver l'air, car le malade vomirait ; il faut au contraire appliquer plus étroitement la compresse et donner quelques
gouttes de chloroforme de plus. A ce moment la respiration et le
pouls sont calmes ; la pupille est normale.

Au bout de quelques minutes, huit à dix, l'anesthésie est com
plète ; la résolution musculaire est absolue, la respiration devient
un peu bruyante ; on peut alors faire transporter le malade dans
la salle d'opérations.

Période d'anesthésie complète. — L'anesthésie étant obtenue, il faut en général donner moins de chloroforme ; il suffit de déposer toutes les minutes 3 à 4 gouttes de chloroforme et retourner ensuite la compresse. Si l'on veut que l'opéré ne se réveille pas, il ne faut pas cesser de maintenir l'anesthésique au-devant des narines et de la bouche. Le réflexe cornéen guide à cet égard — l'index passe légèrement à la surface de la conjonctive.

Période de réveil. — L'opération finie, le pansement commencé, on cesse l'administration du chloroforme et le malade est reporté dans son lit et ne doit se réveiller que dans son lit, où on le place la tête basse, sans oreiller. Généralement, avec le procédé des doses faibles et continues, le réveil a lieu assez vite, il est complet au bout de dix à vingt minutes. Si le visage du malade est bien coloré, si la respiration est calme on laissera le sujet se réveiller de lui-même ; si la figure est pâle on provoquera le réveil en lui flagellant légèrement la face avec une compresse humectée d'eau froide ou en l'interpellant à haute voix.

On dispose sous sa tête et autour de lui des compresses ou des serviettes pour qu'il ne soit pas souillé si des vomissements viennent à se produire. On laisse jusqu'au réveil un élève ou une infirmière pour surveiller le sommeil et parer aux accidents de vomissement et en inclinant la tête de côté afin d'éviter toute entrée de mucosités dans le larynx. Le malade, pour éviter les vomissements, ne devra prendre, dans la journée ni boissons ni aliments. Il se lavera la bouche et la gorge, à l'eau de Vichy ou à l'eau alcaline (voir p. 392, soins postopératoires).

A quoi reconnaît-on qu'un malade est anesthésié? — Pour constater l'anesthésie du malade, on recherche la sensibilité de la conjonctive et de la cornée ; si cette sensibilité n'existe pas, on soulève le bras du malade pour constater si, oui ou non, le malade est en résolution musculaire, le bras soulevé doit retomber absolument inerte ; on presse sur la face interne des cuisses, le réflexe des adducteurs étant un de ceux qui disparaissent le plus tardivement. On conseille chez l'homme la recherche du réflexe crémastérien ; les frôlements ou les pincements provoquent l'ascension réflexe du testicule sous l'action de la contraction du crémaster ; c'est un complément inutile.

Phénomènes à surveiller au cours de la chloroformisation.

RESPIRATION. — 1° La respiration doit être surveillée avec une attention minutieuse ; car il est admis que dans la majorité des cas mortels de chloroformisation la respiration s'arrête avant le cœur, mais il existe des cas de syncope cardiaque primitive.

Il faut donc constamment regarder le va-et-vient de la paroi abdominale, ou le soulèvement rythmique du thorax ; cette constatation visuelle est ordinairement facile, même si le thorax ou l'abdomen sont couverts de compresses. Si l'on ne voit pas, ou si l'œil se fatigue d'une attention aussi continue, il faut écouter la respiration du malade, en mettant l'oreille près de la compresse, ou simplement en plaçant le dos de la main au-dessus de la compresse, on sent alors le passage de l'air à chaque expiration.

Un arrêt de la respiration durant quelques secondes n'est pas toujours l'indice d'un danger, souvent il s'agit d'un début de réveil, ou d'une tendance au vomissement. Il faut, dans ce cas, constater l'état de la face, si les lèvres sont rosées et le facies bon, verser quelques gouttes de chloroforme. Cet arrêt de respiration, dû à une contraction prolongée du diaphragme, n'est pas de longue durée. Certains chloroformisateurs cherchent à le faire cesser en frictionnant très légèrement le thorax. Cette pratique est le plus souvent inutile ; en tout cas, il ne faut pas que ce léger effleurage soit transformé en chiquenaudes vigoureuses, ou en véritables coups sur le creux épigastrique ou sur le thorax : de telles interventions seraient plus dangereuses qu'utiles. Quand l'arrêt de la respiration coïncide avec la pâleur de la face, ou, au contraire, avec la cyanose des lèvres, il est signe de danger et il faut, sans tarder une seconde : 1° propulser le maxillaire inférieur ; 2° faire une traction de la langue ; 3° recourir à la respiration artificielle. Si l'air ne pénètre pas, on devra penser à un obstacle dans le larynx et on verrait alors les creux sus-sternal et sus-claviculaire s'affaisser à chaque inspiration.

ÉTAT DE LA FACE. — L'état de la face est, par ordre d'importance, le second phénomène à observer.

Normalement, il existe des modifications appréciables de la coloration. Au début, les lèvres sont rosées, puis quand l'anesthésie dure depuis un certain temps, la pâleur survient, mais peu prononcée.

Voit-on, au contraire, le visage devenir tout d'un coup *blême*, blafard, et la pupille dilatée, c'est que la respiration, peut-être le pouls, vient de s'arrêter, c'est la *syncope blanche*; sans perdre une seconde, il faut essayer de rétablir la respiration. Le malade est en extrême danger.

Quand la face devient *violacée*, asphyxique, il faut également cesser la chloroformisation, mais le danger est moindre. Dans ce cas, il faut, avant de recourir à la respiration artificielle qui interrompt momentanément l'opération, saisir la langue du malade et l'attirer au dehors, en exerçant sur elle au besoin quelques tractions rythmées toutes les 3 ou 4 secondes. L'aspect violacé de la face est d'un pronostic beaucoup moins grave que la pâleur subite.

ÉTAT DU POULS. — La constatation de l'état du pouls pendant la chloroformisation est un peu moins importante que la surveillance de la respiration, elle est cependant nécessaire.

Normalement, l'anesthésie modifie les caractères du pouls. *Au début*, l'émotion le rend fort et rapide, parfois irrégulier ; *pendant* l'opération, il est d'ordinaire régulier et calme ; l'opération, et partant l'anesthésie, se prolonge-t-elle, il devient petit et plus rapide. Si tout d'un coup il devient irrégulier et rapide, c'est qu'il y a menace d'asphyxie, mais déjà l'inspection de la face aura dévoilé cette menace.

Le pouls s'arrête-t-il, c'est qu'il y a syncope cardiaque, syncope très grave, syncope blanche, mais le plus souvent l'arrêt de la respiration aurait prévenu le chloroformisateur attentif.

EXAMEN DE L'ŒIL. — L'examen de l'œil comprend l'étude de l'état de la *sensibilité de la conjonctive*, l'étude de l'*état de la pupille*.

L'anesthésie de la conjonctive lorsque l'on touche du doigt le globe de l'œil est un signe d'anesthésie. Il est de règle de la chercher ; quand elle manque c'est que le malade ne dort pas ; l'existence de cette anesthésie ne prouve pas d'une façon absolue que le malade soit endormi parfaitement ; c'est cependant un bon signe que le chloroformisateur ne saurait négliger. Pendant une anesthésie bien menée, la cornée doit toujours rester insensible.

L'état de la pupille est important. Au début de l'anesthésie, la pupille se dilate, puis survient une contraction plus ou moins prononcée.

Si la pupille, étant contractée, *se dilate brusquement*, il faut rechercher immédiatement le réflexe cornéen, s'il existe il faut craindre des vomissements, le réveil ; s'il n'existe plus il faut craindre une syncope grave.

Incidents. — La *toux* survient fréquemment au début de l'anesthésie par irritation des voies aériennes supérieures, elle cesse dès que l'anesthésie commence.

Les *vomissements* sont assez fréquents au début et au cours de l'anesthésie, ils sont quelquefois l'indice d'une chloroformisation mal conduite. Ils sont précédés par des hoquets et des soulèvements épigastriques, la pupille se dilate et le réflexe cornéen réapparaît. Le meilleur moyen pour les faire disparaître consiste à verser davantage de chloroforme sur la compresse. On inclinera la tête de côté pour éviter la chute des matières vomies dans les voies aériennes, on nettoiera la figure et la bouche du patient.

Parfois la respiration est *gargouillante,* il faut nettoyer la gorge avec des tampons montés.

Chez les enfants les premiers stades de l'anesthésie s'accompagnent d'une *émission involontaire d'urine,* il suffit d'être prévenu de la possibilité de cet accident pour y parer le cas échéant. — Au contraire chez l'adulte son apparition ou celle d'une défécation involontaire est toujours un symptôme grave, quelquefois précurseur d'une syncope.

BROMURE D'ÉTHYLE

Le bromure d'éthyle ou éther bromhydrique, découvert par Sérullas en 1828, a pour formule C^2H^5Br.

Le bromure d'éthyle est un liquide incolore, d'odeur douce, éthérée, sa densité est 1,47.

Il bout à 38°,5. Il est soluble dans l'alcool et l'éther, insoluble dans l'eau.

Ses vapeurs sont peu inflammables ; il brûle avec une flamme verdâtre.

Le bromure d'éthyle est préparé de deux façons : 1° en distillant un mélange de brome, d'alcool absolu et de phosphore ; 2° en décomposant l'alcool éthylique par l'acide sulfurique pur en présence du bromure de potassium et en distillant ensuite sur l'huile d'amandes douces. La seconde préparation est la meilleure.

Le bromure d'éthyle s'altère facilement ; sous l'influence de la lumière, de l'humidité, du contact de l'air, il prend une coloration jaunâtre et devient impropre à l'anesthésie.

Le bromure d'éthyle est vendu dans des flacons colorés, scellés à la lampe.

Il ne faut pas se servir du bromure d'éthyle préparé depuis longtemps.

Le bromure d'éthyle, qui a une odeur alliacée, est un produit impur qui renferme de l'hydrogène phosphoré.

Le bromure d'éthyle ne doit pas être confondu avec le bromure d'éthylène $C^2H^4Br^2$, liquide très toxique.

Action physiologique. — Le bromure d'éthyle est un vaso-dilatateur ; il occasionne un peu de cyanose de la face ; on peut, avec cet agent, sans crainte de syncopes, anesthésier et opérer les malades assis, position très commode pour les opérations sur la gorge, l'ablation des végétations adénoïdes, par exemple.

Le bromure d'éthyle est surtout un excellent analgésique ; il agit sur le cerveau avec une rapidité extrême et il ne paralyse que plus tard le centre médullaire ; il n'amène pas de phase d'excitation et n'expose pas à l'éventualité du réflexe laryngien ; avec lui, pas de syncope initiale. Souvent le malade ne dort pas, au vrai sens du mot, il peut encore faire des mouvements, avoir toutes les apparences de la sensibilité, mais il ne sent pas et ne réagit pas.

Après l'anesthésie, pendant un jour, deux jours même, l'haleine du malade a une odeur alliacée, ce qui montre que le bromure d'éthyle s'élimine par le poumon, mais d'une façon relativement lente.

Indications et contre-indications de l'anesthésie par le bromure d'éthyle. — Le bromure d'éthyle est surtout indiqué pour les opérations de courte durée chez les enfants de deux à seize ans : incision d'abcès, ténotomie, redressement forcé d'une jointure déviée, ablation de végétations adénoïdes. Chez l'adulte, le bromure d'éthyle laisse parfois à sa suite une phase d'excitation ennuyeuse ; il se trouve moins bien toléré que chez l'enfant, et produit difficilement l'anesthésie s'il s'agit d'un alcoolique, d'une hystérique ou d'un névropathe. Les affections graves du cœur, des poumons et des reins contre-indiquent l'emploi de bromure d'éthyle.

Le bromure d'éthyle n'offre d'avantages que pour les opérations courtes. Pour les opérations de longue durée, l'éther ou le chloroforme sont préférables.

Le bromure d'éthyle a causé des accidents mortels, très rares du reste.

RÈGLES DE L'ANESTHÉSIE. — M. Lermoyez pose les règles suivantes :

1° *Ne pas confondre le bromure d'éthyle avec le bromure d'éthylène.*

2° *N'employer que du bromure d'éthyle pur et fraîchement préparé.*

3° *Administrer le bromure d'éthyle en masse.*

4° *Ne pas prolonger l'administration au delà d'une minute.*

5° *Ne faire au plus que deux reprises.*

Mode d'administration du bromure d'éthyle. — Précautions préliminaires. — Comme pour l'anesthésie par le chloroforme, on enduira de vaseline les lèvres, le menton et le nez du patient; aucun vêtement ne devra comprimer le cou, le thorax ou l'abdomen. Il n'est pas indispensable que le malade soit à jeun, mais cela est préférable.

On se munira d'un masque en forme de coquille, formé par un bâti en fil de fer garni de flanelle, et de dimensions telles qu'il emprisonne exactement le nez et la bouche du patient en laissant libres les yeux.

Le malade sera assis ou couché (le décubitus horizontal n'est pas du tout nécessaire). S'il s'agit d'un enfant, on le fera solidement maintenir.

Technique de l'anesthésie. — Tout étant prêt, on verse tout d'abord quelques gouttes de bromure d'éthyle sur le masque pour habituer le patient à l'odeur, puis, au bout de deux ou trois secondes, on applique exactement le masque et on administre d'un seul coup toute la quantité d'anesthésique nécessaire : 5 à 10 grammes chez l'enfant, 10 à 20 grammes chez l'adulte, sont des doses à ne pas dépasser (Lermoyez).

Dès l'application hermétique du masque, le patient étouffe et se débat; instinctivement il refuse de respirer, mais bientôt, vaincu par le besoin d'air, il fait deux ou trois inspirations qui le calment, vers la huitième ou dixième inspiration, il commence à dormir. « Vingt à quarante secondes suffisent pour obtenir le sommeil, suivant le degré de nervosité et surtout d'anxiété du patient. En tout cas, *sous peine d'accidents,* il faut commencer à opérer une minute au plus après le début de l'éthylisation. A ce moment, on enlève le masque *et on ne le remet plus* jusqu'à la fin de l'opération.

Dès la première inhalation, la face devient rouge vultueuse ;

ellé se congestionne, mais ne *doit pas se cyanoser*. Les yeux demeurent ouverts, hagards, fixes, et parfois se convulsent en haut et en dedans. Rapidement arrive la *phase de résolution musculaire*; la main lâche l'objet qu'elle tenait, le bras soulevé retombe inerte, la tête se laisse mouvoir passivement. Le malade ne résiste plus, l'anesthésie et l'inconscience sont complètes : c'est la période où il faut opérer.

Si on laisse, par mégarde, le masque quelques secondes de plus, la *phase de contracture* arrive; elle est gênante, car elle détermine un trismus énergique qui interdit aux instruments l'accès du pharynx; elle peut être dangereuse si la glotte se ferme : l'asphyxie est le danger qui menace surtout les éthylisés. Quand, au cours d'une ablation de végétations adénoïdes, par exemple, on voit se produire la contracture des mâchoires, il n'y a qu'à attendre que le malade, se réveillant peu à peu, repasse par la phase de résolution; mais le plus souvent, alors, le réveil revient si vite qu'on n'a pas le temps d'opérer : tout est à recommencer.

Le réveil arrive ordinairement au bout d'une à deux minutes : il est presque toujours calme. L'opéré ouvre lentement les yeux, regarde autour de lui d'un air étonné, ne se rappelant pas ce qui s'est passé; il ne dort plus, mais il est encore dans cet état de demi-inconscience où les enfants les plus indociles se laissent aisément manier, et qu'on peut, encore s'il est nécessaire, utiliser pour achever l'opération ou faire un pansement douloureux. Bientôt cet état d'hébétude se dissipe; le malade se lève, titube pendant quelques pas, puis s'affermit sur ses jambes, et peut regagner seul son lit ou même retourner à pied chez lui. Il n'éprouve aucun malaise consécutif, il n'a pas de mal de tête, il ne vomit pas.

CHLORURE D'ÉTHYLE.

L'anesthésie générale par le chlorure d'éthyle est une méthode d'anesthésie employée avec succès depuis plusieurs années.

Le chlorure d'éthyle (C^2H^5Cl), Kelène ou chelène, est un liquide incolore, d'odeur éthérée qui bout à 10° et se volatilise à la chaleur de la main.

Avantages. — Le chlorure d'éthyle présente comme anesthésique général de sérieux avantages :

1° La narcose complète est obtenue dans un temps rapide. Parfois même cette rapidité est extraordinaire : quelques malades sont sidérés en dix secondes. En général vingt-cinq ou quarante secondes suffisent pour que l'anesthésie soit produite.

2° Il n'est pas besoin d'employer de fortes doses pour obtenir l'anesthésie. 2 et 4 grammes constituent la quantité de chlorure nécessaire.

3° Beaucoup de malades ne présentent aucune coloration des téguments. Quelques-uns cependant ont une légère congestion de la face et des conjonctives.

5° L'agitation est moindre que celle provoquée par le bromure d'éthyle. Certains malades exécutent bien quelques mouvements de défense, c'est seulement dans les premières secondes de l'application de la compresse. Beaucoup restent tout à fait calmes.

5° Les malades s'endorment généralement sans présenter de contracture : si parfois il en existe un peu, ce qui est extrêmement rare, elle est incomplète et cède immédiatement. En tout cas, il n'y a pas de trismus, comme cela est si fréquent avec le bromure d'éthyle.

6° Les vomissements sont rares, à la suite de l'inhalation du chlorure seul. Dans les anesthésies mixtes (chlorure suivi de chloroforme), les vomissements ont presque toujours fait défaut, et quand il y en a eu, ils se sont montrés peu fréquents et peu abondants.

7° Le réveil est, en général, très rapide ; il a lieu au bout de trois ou quatre minutes. Le retour à la conscience se fait plus facilement qu'avec le bromure ; il n'y a pas cet état d'hébétude qu'on observe si souvent avec ce dernier anesthésique.

Les malades qui ont été endormis au chlorure d'éthyle seul peuvent, au réveil, se lever et marcher immédiatement sans aucun danger de syncope. Cela tient à la rapidité de l'élimination du chlorure d'éthyle.

8° Enfin le chlorure d'éthyle présente encore, comme dernier avantage, de ne pas donner aux patients cette odeur particulière, alliacée, de l'haleine, que provoque l'élimination du bromure d'éthyle pendant quarante-huit heures.

Administration du chlorure d'éthyle. — L'administration du chlorure d'éthyle se fait d'habitude avec le masque de Camus,

voir fig. 114 et p. 224. On peut utiliser une compresse pliée en
quatre épaisseurs. Cette compresse tapisse l'intérieur de la main
droite fortement creusée, de façon à éviter une trop grande sur
face d'évaporation, on dirige dans le creux de la compresse le jet
de deux tubes de chlorure d'éthyle,
tubes qui servent ordinairement à l'a-
nesthésie locale.

Le malade étant couché dans le décubitus dorsal, on applique la compresse, toujours disposée en cornet et
recouverte par la face palmaire de la
main droite, sur le nez et la bouche du
patient, en l'invitant à faire des inspirations profondes. De la main gauche on
maintient la tête et la mâchoire inférieure.

*Il est absolument nécessaire de ne pas
laisser respirer d'air.*

Lorsque les malades font
de grandes inspirations ou
lorsqu'ils poussent des cris,
comme cela arrive chez les
enfants, ils sont parfois sidérés avec une rapidité
étonnante : dix à quinze
secondes.

Fig. 114. — Masque de Camus pour
chlorure d'éthyle.

Il arrive que certains su-
jets retiennent leur respiration pendant quelques secondes ; il
suffit alors de soulever légèrement, puis de réappliquer la compresse, pour les voir immédiatement faire une inspiration profonde, suivie d'autres inspirations régulières, et, en une vingtaine
de secondes, l'anesthésie est complète, sans qu'il soit nécessaire
de recourir jamais à d'autres quantités de liquide.

La narcose complète est caractérisée par la *résolution musculaire*, puis par le *rythme respiratoire* qui est *régulier* et s'accompagne quelquefois d'un léger ronflement. Enfin, la main qui
recouvre la compresse éprouve la *sensation d'une évaporation
froide* qui, chassée par l'expiration, vient passer entre les espaces
interdigitaux. La face reste, la plupart du temps, normale, parfois

elle se congestionne légèrement, en même temps que les conjonctives s'injectent. La pupille est un peu dilatée et les yeux, insensibles au toucher, se convulsent souvent en haut. Quand on soulève un des membres et qu'on l'abandonne, il retombe inerte ; le malade est dans la résolution musculaire: on peut commencer l'opération. Si elle est longue, pour éviter le réveil, il faut verser de nouveau sur la compresse, de la même façon que la première fois, une nouvelle quantité de chlorure d'éthyle (2 grammes environ), et même une troisième et une quatrième fois, si cela est nécessaire. En espaçant ainsi les doses toutes les cinq minutes, on atteint à peine 15 grammes de liquide et on a largement le temps de pratiquer un grand nombre d'opérations de courte durée.

Le réveil est immédiat, euphorique, les suites seront parfaites, sans vomissements, sans nausées.

Indications. — Cet anesthésique employé seul rend grand service dans les petites opérations telles que : ouverture de panaris, de bubons, extirpation de chalazions, ténotomies, etc., en cas d'explorations rapides et douloureuses.

CHLORURE D'ÉTHYLE ET ETHER[1]

L'anesthésie par le chlorure d'éthyle, comme premier temps de toute narcose par le chloroforme ou l'éther, entre de plus en plus dans la pratique journalière.

On emploie presque partout le masque de Camus, v. fig. 114, appareil extrêmement simple, robuste et facile à manier, permettant d'administrer le chlorure d'éthyle dans un espace clos et extensible ; on peut ainsi utiliser des doses minimes d'anesthésique. Le chlorure d'éthyle est donné à l'état pur.

La technique opératoire est très précise. Le masque étant hermétiquement appliqué sur la figure du patient, application que facilite la présence d'un bourrelet pneumatique, on prie le malade de faire quelques larges inspirations ; on brise alors, dans la chambre d'évaporation de l'appareil, l'ampoule de chloréthyle

---

1. **Somnoforme.** — Le somnoforme est un mélange de chlorure d'éthyle (60 parties), de chlorure de méthyle (35 parties) et de bromure d'éthyle (5 parties). Liquide clair, excessivement mobile et inflammable il s'emploie comme le chlorure d'éthyle. L'anesthésie apparaîtrait plus rapidement qu'avec le chlorure d'éthyle.

que l'on veut utiliser ; on surveille la marche de l'anesthésie grâce aux mouvements d'ampliation de la vessie dont est muni l'appareil, et dont le gonflement plus ou moins considérable permet d'apprécier le nombre et l'ampleur des mouvements respiratoires.

Après 4 à 5 respirations irrégulières et saccadées, précédées parfois d'une courte période d'apnée, le calme reparaît ; la respiration devient ample et régulière, le réflexe cornéen disparaît et le sujet fait entendre un ronflement sonore ; il dort.

Il a fallu une minute ou une minute et demie à la narcose pour être complète ; elle va durer 2 à 3 minutes, y compris la période d'analgésie de retour.

Un petit point délicat de l'administration du chlorure d'éthyle est le suivant : pour que l'anesthésie se produise sans excitation, on doit obtenir un dégagement lent et régulier de vapeurs chloréthyliques. Or, ce dégagement est en rapport direct avec la température, comme le chlorure d'éthyle bout à 12°5, l'évaporation est trop rapide lorsque la température ambiante est élevée ; il suffit, dans ce cas, de refroidir la chambre d'évaporation dans de l'eau froide ou dans de la glace ; dans le cas contraire, quand la température est basse et quand l'évaporation est longue à se produire, on chauffe avec la paume de la main, la chambre d'évaporation de l'appareil (F. Lemaitre).

Quand la narcose est obtenue par le chlorure d'éthyle on remplace le masque à chlorure d'éthyle par le *masque à éther*, et on continue ainsi la narcose par l'éther avec la plus grande facilité.

L'avantage de la narcose préalable par le chlorure d'éthyle est l'apparition rapide de la résolution musculaire et de l'anesthésie confirmée d'où, pour le chirurgien, suppression d'une perte de temps toujours appréciable, d'où, pour le malade, suppression d'une phase longuement angoissante ; diminution de la période d'excitation du début.

AUTRES PROCÉDÉS D'ANESTHÉSIE

Anesthésie par l'emploi combiné de l'alcool et du chloroforme. — E. Quinquaud présenta, en 1883, à la Société de biologie, un procédé permettant l'anesthésie chez les animaux par l'emploi de solutions titrées d'alcool et de chloroforme. P. Lambert chercha à appliquer ce procédé chez l'homme, et réunit douze observations d'anesthésie.

Anesthésie par l'emploi du chloral et de la morphine. — Une méthode anesthésique, préconisée par Trélat et étudiée par Choquet dans sa thèse, consistait à administrer au malade, en deux fois, à un quart d'heure d'intervalle, une potion contenant de l'hydrate de chloral (5 à 6 grammes) et du sirop de morphine (20 à 40 grammes). Dans quelques cas d'opérations courtes, l'anesthésie incomplète obtenue par l'emploi de la potion était suffisante; dans les autres cas, on administrait en plus les inhalations de chloroforme.

Anesthésie par l'emploi combiné du chloral et du chloroforme. Procédé de Formé. — On fait prendre au sujet de 2 à 5 grammes de chloral par les voies digestives, et, au bout d'une heure, tandis qu'il est plongé dans le sommeil chloralique, on administre le chloroforme par inhalations, selon la méthode ordinaire, en se servant d'un cornet sans diaphragme et tapissé de molleton sur sa face interne. Les résultats de Forné ont été communiqués par Lannelongue à la Société de chirurgie, le 18 novembre 1874.

Anesthésie par l'action combinée de la morphine et du chloroforme. — Beaucoup d'auteurs ont publié des faits dans lesquels on a fait précéder les inhalations chloroformique d'une injection hypodermique de chlorhydrate de morphine. Cette méthode a été bien étudiée par H. de Brinon, dans sa thèse; il en attribue avec raison l'idée à Cl. Bernard.

L'intervalle entre la piqûre de morphine et le début des inhalations est, dans les cas de H. Brinon, en moyenne d'un quart d'heure, et la dose de morphine a été le plus souvent de 1 centigramme. Cet auteur aurait remarqué la diminution, ou même *la suppression de la période d'excitation*; la moindre fréquence des vomissements; la diminution de la quantité de chloroforme employé pour produire l'anesthésie.

Anesthésie par l'action combinée de la morphine, de l'atropine et du chloroforme. Méthode de Dastre et Morat. — On injecte, 15 à 30 minutes avant l'opération, un centimètre cube de la solution suivante :

Chlorhydrate de morphine.	0^{gr},10
Sulfate d'atropine..	0^{gr},005
Eau stérilisée.	10 grammes

Ce procédé est très employé pour les opérations sur les animaux en physiologie ou en chirurgie expérimentale. Dix minutes avant l'opération on injecte, par kilogramme d'animal, un centigramme de chlorhydrate de morphine et un milligramme de sulfate d'atropine ; on peut alors faire respirer sans danger le chloroforme.

Cette méthode a été employée en chirurgie humaine surtout par Aubert de Lyon ; elle est maintenant peu usitée, les résultats que nous avons obtenu sont ceux d'une anesthésie trop profonde et trop excitante.

Anesthésie par l'action combinée de la scopolamine, de la morphine et du chloroforme. — On a vanté beaucoup l'emploi de la scopolamine avant l'administration du chloroforme dans ces dernières années. On injecte un centimètre cube de la solution suivante.

Bromhydrate de scopolamine.	0^{gr},010 ou 0^{gr},005
Chlorhydrate de morphine.	0^{gr},010
Eau stérilisée.	10 grammes.

Le malade s'endort 10 à 15 minutes après d'un sommeil calme. Une heure plus tard, le chloroforme est administré et l'opéré passe du sommeil scopo-morphinique au sommeil chloroformique. De très faibles doses de chloroforme suffisent à obtenir et à maintenir l'anesthésie. L'opération terminée, le patient continue à dormir tranquillement pendant plusieurs heures. Quelques cas suivis de mort ont discrédité cette méthode.

MOYENS DE COMBATTRE LES ACCIDENTS IMMÉDIATS DE L'ANESTHÉSIE GÉNÉRALE

En présence d'une syncope, d'une alerte chloroformique, il faut d'abord avant tout garder le sang-froid, qualité indispensable pour tout chirurgien. Trop souvent on assiste à la scène suivante : la respiration du malade vient de s'arrêter, le chloro-

---

Anesthésie par le rectum. — Pirogoff, en 1847, tenta de déterminer l'anesthésie par l'introduction de vapeurs d'éther dans le rectum. Pour cette administration on coiffe un flacon d'éther d'un tube de caoutchouc, qu'on introduit dans le rectum, et on place le flacon dans l'eau à 50° ; l'éther se vaporise et les vapeurs pénètrent dans le rectum. Ce procédé est inusité.

formisateur est frappé de terreur ; au lieu de saisir le pouls et de s'assurer qu'il bat encore, il se met incontinent à flageller le visage du patient, à lui administrer de formidables claques sur le thorax, l'abdomen, le cou, sans se préoccuper de respecter l'asepsie du champ opératoire et sans se demander si ces mouvements désordonnés présentent une utilité quelconque. Veut-il pratiquer des tractions de la langue, il saisit la langue de n'importe quelle manière, la tire avec une force exagérée et une précipitation excessive, saisit les bras pour exercer des mouvements respiratoires rapides : leur précipitation rend ces mouvements complètement inefficaces.

Il est indispensable d'agir vite, mais méthodiquement, et d'envisager simplement et du premier coup d'œil les cas qui peuvent se présenter.

1er cas. *La respiration du malade est arrêtée, la face est congestionnée et bleuâtre, le pouls est bon.*

Il faut enlever le masque, relever plus énergiquement l'angle de la mâchoire en projetant en haut et en avant le maxillaire inférieur, attirer doucement la langue avec la pince et laisser la pointe en dehors en maintenant les dents écartées par l'ouvre-bouche, le plus souvent la respiration se rétablit immédiatement.

2e cas. *La respiration du malade est arrêtée, le pouls est petit, la face est violacée* ; enlevez le masque, attirez la langue au dehors et commencez méthodiquement les tractions rythmées de la langue et la respiration artificielle.

3e cas. *La respiration est arrêtée, on ne sent plus le pouls, la face est livide, syncope blanche.* Le danger est très grand, mettez le malade la tête basse, attirez la langue au dehors et confiez la pince à un aide qui fera des tractions rythmées lentes, pratiquez sans tarder la respiration artificielle. Pendant ce temps, faites ouvrir les fenêtres. Ordonnez de pratiquer une injection souscutanée de caféine et d'éther. Auscultez le cœur, s'il bat la situation est grave mais non désespérée, s'il ne bat plus agissez encore par les tractions rythmées et la respiration artificielle mais préparez tout pour faire mieux et plus : trachéotomie ou massage du cœur.

Tractions rythmées de la langue. — Pour exercer les tractions rythmées de la langue, il faut saisir d'une façon solide l'extrémité de la langue.

Cette prise, en l'absence d'instruments appropriés, peut être faite simplement avec les doigts munis d'une compresse.

On peut, à la rigueur, passer, au moyen d'une aiguille stérilisée, un fil de grosse soie plate et stérilisée dans la langue un peu avant l'insertion antérieure, en nouant l'extrémité de ces fils on forme une anse avec laquelle la langue sera commodément attirée.

La meilleure prise est effectuée avec la pince à langue dont le modèle courant est la pince bien connue de P. Berger (fig. 110).

Fig. 115. — Laborde pratiquant sur un nouveau-né les tractions rythmées de la langue (imité d'une figure du Traité de Laborde).

Pour ce qui est de la technique des tractions rythmées de la langue, nous citerons les paroles de Laborde :

« Saisir solidement le corps de la langue (tiers antérieur) entre le pouce et l'index, avec un linge quelconque, ou le mouchoir qu'on a dans sa poche, ou même avec les doigts nus, et exercer sur elle de quinze à vingt fois par minute, de *fortes tractions, réitérées, successives, rythmées,* suivies de relâchement, en imitant les mouvements rythmiques de la respiration elle-même.

« Pendant les tractions, il importe de sentir que l'on tire bien sur la racine de la langue qui s'y prête, par son élasticité et sa passivité, surtout dans le cas de la mort apparente.

« Lorsqu'on commence à sentir une certaine résistance, c'est que la fonction respiratoire se rétablit et que la vie revient : il se fait alors, habituellement, un ou plusieurs mouvements de déglutition, bientôt suivis d'une inspiration bruyante, que j'appelle le *hoquet inspirateur,* premier signe de la *reviviscence.*

« Si, au moment de saisir la langue, les mâchoires sont encore contractées et les dents serrées, les écarter, en forçant avec ses doigts, si c'est possible, ou avec un corps résistant quelconque : morceau de bois, manche de couteau, bouchon, dos de cuiller ou de fourchette, extrémité d'une canne, etc.

« Il est d'une importance capitale de continuer les tractions avec persistance, sans se lasser et se décourager, durant un temps assez long, le résultat pouvant encore être obtenu après une demi-heure, une heure et plus, de l'emploi ininterrompu du procédé ; l'on peut, en ce cas, se relayer, si l'on est plusieurs auprès du cadavre. »

Respiration artificielle. — Pour pratiquer la respiration artificielle on place le malade la tête basse, on tire la langue hors de la bouche avec la pince à langue, le chloroformisateur se place au bout de la table, derrière la tête, saisit les bras du malade au

Fig. 116. — Respiration artificielle, 1er temps. Le chirurgien ramène les bras contre le thorax.

niveau du coude, si c'est possible, au niveau de l'avant-bras, si la région du coude est trop volumineuse pour permettre une bonne prise ; il ramène les bras sur le thorax qu'il presse avec vigueur, puis, *sans précipitation, avec force, avec ampleur*, il élève les bras de chaque côté de la tête, attend deux secondes, puis les ramène sur les côtés du thorax qu'il presse avec vigueur et continue ainsi lentement, vigoureusement, posément, de manière à effectuer une vingtaine de mouvements d'inspiration et d'expiration par minute.

On ne saurait trop recommander au chloroformisateur de ne pas perdre son sang-froid, ici, plus qu'en toute autre circonstance, la précipitation, l'effarement sont dangereux ; perdre quelques secondes où quelques minutes à faire des mouvements précipités et par suite inefficaces, c'est vouer à la mort certaine le malade en état de syncope.

Le plus souvent, surtout s'il s'agit d'une « alerte bleue », la respiration normale se rétablit, le chloroformisateur cependant ne s'arrêtera pas dès l'apparition du premier mouvement respiratoire, il continuera jusqu'au rétablissement complet d'une respiration régulière.

Quand on manque de vigueur ou quand on a la bonne fortune d'avoir un aide expérimenté, il est bon, au moment où l'on ramène les bras vers le thorax, *de faire presser par les mains de l'aide sur le côté du thorax.*

Respiration artificielle, tractions rythmées de langue, tels sont

Fig. 117. — Respiration artificielle, 2ᵉ temps. Le chirurgien élève le bras du patient de chaque côté de la tête.

les deux principaux procédés pour combattre les accidents dus au chloroforme.

Ces mouvements seront continués longtemps, une heure et même plus. Il ne faut pas perdre patience. Si le pouls bat, le malade reviendra à la vie.

Faradisation. — La faradisation est un bon moyen de déterminer artificiellement la respiration, mais le plus souvent il est trop tardif et par cela même peu employé. On a proposé d'électriser, soit le nerf phrénique, soit les muscles pectoraux.

Pour l'électrisation faradique, on emploie généralement le petit appareil Chardin. S'agit-il d'électriser le phrénique. On se munira d'électrodes, petites, bien imbibées d'eau salée ; on placera une des électrodes au côté gauche du cou. « Le point d'élection pour l'excitation du nerf phrénique est celui où il croise le scalène. On poussera avec fermeté l'électrode en refoulant vers la ligne médiane le bord interne du sterno-cléido-mastoïdien. La seconde électrode sera appliquée vers le sixième ou le septième espace intercostal *droit*. Le courant doit passer seulement pendant le temps de l'inspiration que l'on aidera en soulevant les côtes avec la main. Lorsque le diaphragme s'abaissera, on facilitera l'expiration par une légère pression sur le thorax ; avec un courant modéré, on obtiendra des soulèvements du diaphragme doux et rythmiques ; un courant fort aurait le grave inconvénient de le fixer dans un état spasmodique.

M. Villette a préconisé l'*excitation bilatérale rythmique des muscles pectoraux*. En présence d'une syncope chloroformique, le chloroformisateur saisit les deux électrodes imbibées de solution salée ou de sublimé, tandis que les bras du patient sont maintenus de chaque côté et derrière la tête, il les applique sur les pectoraux, chacune au tiers externe du muscle correspondant. Il se produit aussitôt une forte inspiration. Dès qu'elle est complète, il suffit de soulever une des poignées pour obtenir une expiration mécanique que l'on peut renforcer en appuyant sur les côtes. Au début, il faut intervenir vivement par 15 ou 20 respirations, puis on cherchera à saisir quelques mouvements spontanés que l'on suivra pour les amplifier.

Expérimentalement, chez le chien mort et éviscéré, la « faradisation bipectorale » s'accompagne à chaque contact d'une contraction du diaphragme.

Trachéotomie. — Si les moyens habituels ne réussissent pas, après vingt minutes, une demi-heure d'efforts, on peut et on doit pratiquer la trachéotomie suivie de nouvelles tentatives de respiration artificielle et même d'insufflation directe d'air dans la trachée. Les succès dus à la trachéotomie s'expliquent quelquefois par l'existence d'un obstacle mécanique à l'entrée de l'air, mucosités ou sang; mais alors les signes de dépression sus-claviculaire pendant l'inspiration indiquent le siège de l'obstacle.

Moyens accessoires. — Les *inhalations d'oxygène* sont un excellent moyen adjuvant de la respiration artificielle.

Les *frictions sèches,* les *applications d'eau chaude,* les injections hypodermiques d'éther ou de caféine, les injections sous-cutanées ou intra-veineuses de solutions salines sont des moyens que l'on peut employer concurremment avec la respiration artificielle.

Lavements stimulants. — R. Dubois conseille les lavements stimulants suivant la formule suivante :

Eau tiède.	150 grammes
Essence de térébenthine.	30 —
Jaune d'œuf.	n° 1

La marge de l'anus et le rectum sont des points où les réflexes persistent longtemps.

Massage du cœur. — Si tout échoue, on peut encore avoir recours à la compression rythmée du cœur, moyen dont l'efficacité s'est manifestée fréquemment chez l'animal, mais ce n'est pas un procédé de petite chirurgie.

ACCIDENTS TARDIFS

Le malade, loin de la table d'opération, n'a pas encore échappé aux dangers de l'anesthésie.

Des accidents graves et même mortels surviennent parfois au bout d'un temps assez long *après le réveil* de l'anesthésie générale et des travaux nombreux dont nous avons été les initiateurs en France témoignent de l'importance de cette question (Tuffier et Mauté).

Intoxication chloroformique. — Le plus souvent les troubles post-narcosiques, résultant de l'imprégnation de l'organisme par l'anesthésique, n'ont qu'une symptomatologie bénigne et la restitutio ad integrum se fait rapidement. Dans quelques cas, malheureusement moins rares qu'on ne l'avait d'abord pensé, des accidents graves éclatent tardivement qui peuvent être mortels.

C'est surtout le chloroforme qui a été mis en cause. Les observations cliniques d'intoxication tardive sont presque toutes des observations d'intoxication chloroformique.

La forme ordinaire de l'intoxication chloroformique ne se révèle cliniquement que par quelques accidents bénins, d'ailleurs inconstants (vomissements, diarrhée, ictères, albuminurie). Si, comme le montre la pratique quotidienne de l'anesthésie, ces troubles passent habituellement sans laisser de traces, on doit cependant penser qu'ils peuvent faciliter ou aggraver les infections et les intoxications de toute origine.

Les symptômes de l'*intoxication post-chloroformique grave* n'apparaissent ordinairement qu'au bout d'un certain temps après la narcose, en moyenne de 10 à 15 heures, quelquefois plus de 24 heures. Le plus souvent, après une période d'accalmie trompeuse, on se trouve brusquement en présence d'accidents inaccoutumés : *phénomènes nerveux* (délire calme ou accompagné d'excitation, de terreur, tremblements, contractions, troubles vaso-moteurs); *phénomènes circulatoires* (hypotension, pouls irrégulier, inégal, fréquent, 120-160), *phénomènes respiratoires* (polypnée irrégulière prenant, vers la fin de la maladie, le rythme de Cheyne-Stokes) ; *vomissements* violents et répétés pouvant prendre l'aspect du vomito negro. L'*ictère* existe dans la moitié des cas, rarement très accentué. Les *modifications urinaires* consistent en oligurie, urobilinurie, acétonurie, hyperazoturie, comme dans l'intoxication ordinaire, albumine plus fréquente, bilirubinurie.

Le plus souvent, ces symptômes aboutissent au coma, et la mort survient du 3e au 7e jour après l'anesthésie.

L'autopsie confirme le diagnostic plutôt par l'absence de signes de septicémie que par la physionomie particulière des lésions. Celles-ci portent surtout sur le *foie*, et moins nettement sur les reins et le cœur. Le foie présente tantôt l'aspect du gros foie gras, tantôt l'aspect du foie de l'ictère grave (atrophie jaune aiguë). Histologiquement et chimiquement, il rappelle le foie de l'intoxication phosphorée.

La clinique et l'anatomie pathologique concordent à prouver que l'intoxication post-chloroformique grave est, avant tout, un syndrome hépatique.

Par quel mécanisme le chloroforme agit-il sur le foie ?

Reicher pense que le trouble primitif est la mobilisation anormale des lipoïdes, d'où lipémie, puis surcharge graisseuse du foie et intoxication acide résultant du métabolisme exagéré et incomplet des graisses. L'expérimentation, d'ailleurs, prouve la réalité de la lipémie (non encore signalée cliniquement) et de l'acétonurie (que l'on retrouve en clinique), même dans la forme bénigne de l'intoxication chloroformique.

Hunter admet aussi le rôle de l'intoxication acide, par trouble du métabolisme des graisses, dans l'intoxication chloroformique; mais, pour lui, le chloroforme agirait d'abord sur le foie en le privant de glycogène ou en diminuant son glycogène. Et c'est cet épuisement des réserves glycogéniques qui serait ici, comme on l'a constaté souvent ailleurs, le point de départ de la destruction exagérée des graisses et de l'acétonurie. L'expérimentation montre, d'ailleurs, que la résistance du foie à l'intoxication semble bien en relation avec sa teneur en glycogène.

La *teneur du foie en glycogène* devient donc un facteur étiologique fort important. On sait que l'inanition fait baisser cette teneur plus ou moins vite suivant les individus, surtout chez les enfants. Or, l'observation clinique, aiguillée sur ces recherches, montre que les troubles hépatiques post-chloroformiques se produisent plus fatalement chez les malades dont le foie est affaibli par un jeûne récent.

Quoi qu'il en soit, ces récentes acquisitions relatives à la pathogénie de l'intoxication chloroformique sont les sources d'indications prophylactiques et thérapeutiques utiles à faire connaître.

Avant l'anesthésie, le foie et le rein devront être examinés avec autant de soins que le cœur; il faudra ne négliger aucune investigation pour établir l'état fonctionnel du foie; demander à l'analyse chimique la recherche du syndrome urinaire de l'insuffisance hépatique; tenir compte, chez les diabétiques, du coefficient acétonurique; rechercher l'acétone dans l'urine chez tous les malades. Ces recherches permettront d'asseoir le pronostic opératoire. L'importance du glycocène hépatique condamnerait la pratique quasi-universelle du jeûne pré-anesthésique (Martinet), et semblerait établir la nécessité d'une alimentation pré-opératoire rationnelle. Le malade devrait, pendant quelques jours avant l'opération, introduire le plus possible d'hydrates de carbone dans son alimentation, en vue d'obtenir une réserve glycogénique maxima et de supprimer les tendances à l'acidose (intoxication acide avec acétonurie) qu'il pourrait avoir; puis, quelques heures avant la narcose, on lui donnerait quelques aliments faciles à digérer et rapidement absorbés.

Hunter fait prendre à ses malades, quatre heures avant l'intervention, un gruau d'orge ou quelque autre aliment amylacé, additionné de pancréatine, pour en accélérer la digestion.

Si, malgré ces soins préparatoires, l'intoxication chloroformique s'installe, comment lutter contre elle ? Beddard conseille, après l'anesthésie, et au moindre signe d'intoxication, de recourir au glucose libéralement administré, soit par la voie buccale, soit par la voie rectale, et même en injection intra-veineuse.

Se fondant sur les analogies constatées par la chimie pathologique, entre l'intoxication chloroformique et le coma diabétique, on pourra aussi avoir recours à la médication alcaline par le bicarbonate de soude à doses massives.

Les inhalations d'oxygène constituent enfin un excellent agent thérapeutique.

Congestion pulmonaire. — La congestion pulmonaire est fréquente à la suite de l'administration de l'éther. Les accidents pulmonaires, d'après Roux, s'observeraient « surtout en hiver lorsque les malades quittent une salle d'opération très chaude, où ils ont reçu trop libéralement l'éther *à la chopine* par des aides inexpérimentés, pour passer dans des corridors refroidis et rentrer dans des salles à température normale ». On la combattra en relevant le thorax du malade et en appliquant à plusieurs reprises des ventouses, et surtout on la préviendra par une administration parcimonieuse de l'éther, et le nettoyage du pharynx, car, pour nous, nombre de ces pneumonies sont dues à une infection produite par la pénétration, pendant la narcose, de mucosités dans les bronches.

Paralysies. — Les paralysies consécutives à l'anesthésie générale sont assez rares. Ces paralysies sont le plus souvent des paralysies périphériques et, particulièrement, des paralysies du plexus brachial. On attribue généralement ces paralysies à une compression ou à une traction exercée sur un des nerfs du plexus brachial par une mauvaise position du malade pendant la narcose. On a signalé également des paralysies d'origine centrale. Si on a soin de bien placer le malade, d'éviter que ses bras soient comprimés, on évitera presque toujours les accidents paralytiques.

CHAPITRE XIII

ANESTHÉSIE LOCALE

Les procédés d'anesthésie locale ont pour but de rendre insensible une partie limitée du corps.

Indications. — L'anesthésie locale est indiquée dans le cas où on veut pratiquer une opération de courte durée sur un champ opératoire limité, dans le cas où l'anesthésie générale présente des dangers pour la vie du malade.

L'anesthésie locale est employée également dans un *but théra-peutique* dans certaines affections douloureuses.

Elle comprend plusieurs procédés.

COMPRESSION

La compression est le plus ancien de tous les procédés employés pour supprimer la douleur.

Dans les opérations sur les membres, les anciens chirurgiens avaient remarqué que la compression circulaire très énergique à la racine du membre atténuait, en grande partie, la sensibilité. L'anesthésie par compression *seule* n'a plus guère qu'un intérêt historique. Dans les interventions sur les doigts et les orteils, la compression circulaire avec un lien de caoutchouc à la racine du doigt, outre l'avantage d'amener l'ischémie du segment du membre, *facilite* beaucoup l'action des autres anesthésiques locaux.

ANESTHÉSIE PAR RÉFRIGÉRATION

C'est une observation commune que le froid très vif engourdit les extrémités des membres et les rend incapables de recueillir les impressions de tact et de douleur.

Indications. — L'anesthésie par réfrigération est employée journellement pour les opérations très simples et de courte durée : ablation d'un ongle incarné, ablation d'une loupe, d'un petit kyste sébacé, ouverture d'un abcès superficiel.

Les réfrigérants n'agissent que superficiellement : dès que la peau a été traversée, on retrouve la sensibilité dans les parties profondes. C'est là leur infériorité, aussi leur emploi tend il à diminuer.

Glace et sel marin. — Le mélange de glace pilée et de sel marin est assez commode pour pratiquer l'anesthésie. Il est ainsi composé de deux parties de glace, une partie de sel — ou encore : glace et sel marin parties égales, chlorhydrate d'ammoniaque un cinquième. — On triture bien intimement la glace et le sel, on place le mélange dans un sac de tarlatane ou de gaze et on applique directement sur les téguments en protégeant les parties voisines avec des compresses.

La peau blanchit, durcit et devient insensible.

Le procédé est assez souvent employé pour l'ablation des ongles incarnés. Il a l'inconvénient de déterminer après l'opération, quand la circulation se rétablit, une sensation très douloureuse analogue à celle de l'onglée.

ANESTHÉSIE PAR RÉFRIGÉRATION DUE A L'ÉVAPORATION DE LIQUIDES VOLATILS

La réfrigération due à l'évaporation de l'éther et des liquides volatils constitue un procédé usuel d'anesthésie locale.

Ether. — L'éther est pulvérisé à l'aide d'un appareil spécial, appareil à soufflerie. En pressant sur la poire de la soufflerie, on chasse un courant d'air qui vient comprimer l'éther et le faire sortir en un jet de fines gouttelettes. On promène ce jet sur la surface à anesthésier ; la peau, au bout d'une minute, devient insensible.

Bisulfure de carbone. — Le bisulfure de carbone CS^2 est un liquide incolore, très mobile et très réfringent. Son odeur rappelle celle du chloroforme. Le sulfure de carbone du commerce doit son odeur repoussante à ce fait qu'il renferme une assez forte proportion d'hydrogène sulfuré. Le bisulfure de carbone se vaporise très rapidement à l'air en produisant un froid intense. Le bisulfure de carbone n'est guère employé.

Chlorure d'éthyle. — Le chlorure d'éthyle est aujourd'hui préféré à l'éther pour l'anesthésie locale.

C'est un liquide incolore, d'une odeur éthérée, bouillant à 10°.

On le trouve dans le commerce enfermé dans des tubes à fermeture métallique vissée.

Pour se servir du tube, on enlève le bouchon, on saisit le tube à pleine main. Le contact de la

Fig. 118. — Appareil à soufflerie.

main échauffe le contenu du tube, la vapeur de chlorure d'éthyle s'échappe par un minime orifice et on peut diriger ce jet mince sur la région à anesthésier, en maintenant le tube à une certaine distance. Les téguments blanchissent, durcissent, on peut alors pratiquer l'opération.

Chlorure de méthyle. — Le chlorure de méthyle peut servir également d'anesthésique local, mais, en raison des dimensions des récipients qui le contiennent, on préfère généralement le chlorure d'éthyle, plus maniable.

Bailly, au lieu de diriger directement sur la peau le jet de chlorure de méthyle, le projette sur des tampons de ouate de volumes variés, et il localise ainsi facilement la réfrigération sur un point donné; ou bien il trempe soit le tampon tenu par une pince, soit un pinceau, dans le chlorure de méthyle liquéfié. Le meilleur tampon pour le chlorure de méthyle est un tampon formé, au centre, de deux tiers d'ouate sèche et, à la périphérie, d'un tiers de bourre de soie, revêtue d'une enveloppe de gaze de soie. En maintenant le tampon pendant trois, quatre, cinq secondes en contact avec la peau, on voit se former une tache blanche, le tégument se durcit, prend une consistance rappelant celle du cuir ou du parchemin et se creuse en cupule : ce sont les signes de l'anesthésie complète.

Cette anesthésie locale est suffisante pour les petites opérations de courte durée : ponction d'abcès, incisions de la peau, cautérisations ignées.

L'auteur donne à la pince munie d'un tampon le nom de *stype*, et à l'opération, le nom de *stypage*.

Galippe signale l'emploi du chlorure de méthyle en solution éthérée ; en projetant le chlorure de méthyle dans l'éther on obtient une véritable solution dont la température varie entre — 40° C. et — 45°. Le liquide ne revient à o qu'après deux heures et demie dans un verre à expériences. Mais quand on n'a qu'une seule opération à faire on peut, dit Galippe, se contenter de recueillir le chlorure de méthyle dans un verre conique et d'y plonger des bâtonnets portant à leur extrémité une petite balle de coton que l'on applique sur la partie à anesthésier. Galippe employait ce procédé pour l'extraction des dents.

Le *coryl* et l'*anesthyle* ne sont que des mélanges de chlorure d'éthyle et de chlorure de méthyle.

ANESTHÉSIE PAR LA COCAÏNE

De temps immémorial les indigènes mâcheurs de coca de l'Amérique du Sud avaient noté l'*insensibilisation* de la langue produite par les feuilles de coca. L'origine des *applications chirurgicales* de la cocaïne se retrouve dans l'observation de S.-P. Percy qui, en 1857, avait constaté que le chlorhydrate de cocaïne possédait la propriété d'émousser et de paralyser la sensibilité de la langue, et dans la découverte faite en 1884 par K. Koller, de Vienne, de l'action insensibilisatrice exercée par cette substance sur la conjonctive oculaire et sur la cornée.

Pour Dastre, théoriquement, la cocaïne est un *anesthésique général* ; elle doit être rangée plus ou moins près des anesthésiques généraux ; elle possède l'attribut des véritables anesthésiques, qui est d'exercer une action universelle sur le protoplasma vivant. (La cocaïne suspend la vie des levures, arrête le mouvement des infusoires, des larves.)

La cocaïne est un alcaloïde extrait des feuilles de coca. L'érythroxylon coca est un arbuste haut de 2 à 3 mètres, originaire de l'Amérique du Sud, du Pérou et de la Bolivie.

La cocaïne répond à la formule $C^{17} H^{21} AzO^4$.

Le sel de cocaïne le plus employé est le chlorhydrate de cocaïne qui répond à la formule $C^{17} H^{21} AzO^4 HCl$.

L'analgésie cocaïnique réside dans une action spéciale exercée par la cocaïne sur les terminaisons nerveuses sensitives. Elle détermine une vaso-constriction.

La *stérilisation des solutions* de cocaïne sera obtenue par la tyndalisation, le chauffage à l'autoclave à 125° en vase clos, la filtration à la bougie Chamberland ou même par la simple dissolution du sel dans de l'eau distillée et bouillie ; tous ces procédés sont bons et assurent la sécurité suffisante au double point de vue de l'asepsie et de l'intégrité de composition du produit à injecter.

Le commerce livre d'ailleurs aujourd'hui des solutions parfaitement titrées et stérilisées qui offrent toutes les garanties désirables ; ces solutions sont enfermées dans des *ampoules* de verre fermées à la lampe, d'une contenance de 1 à 2 centimètres cubes, qui peuvent être conservées à peu près indéfiniment. Pour s'en servir, au moment de l'opération, il suffit d'ouvrir d'un trait de lime l'une des extrémités effilées de l'ampoule, — préalablement chauffée au bain-marie pour élever sa température au voisinage de 40° — et d'aspirer ensuite directement avec la seringue munie de son aiguille la quantité de solution nécessaire.

Doses à employer. — Pour Dastre, dans les cas authentiques de mort par la cocaïne, la quantité d'alcaloïde employée a toujours été supérieure à 22 centigrammes.

La solution de cocaïne est d'autant plus active qu'on l'emploie plus *chaude*. Les titres de ces solutions sont en général de 1 à 2 pour 100.

Les solutions aqueuses de cocaïne commencent à s'altérer au bout de trois ou quatre jours. Si la substance n'a pas été cristallisée soigneusement elle peut retenir des homologues de la cocaïne, tels que le cinnamyl-cocaïne ou l'isatropropyl-cocaïne, qui existent normalement dans les feuilles de coca, et qui exercent des actions particulières sur les diverses fonctions de l'organisme. Lorsque la solution de chlorhydrate de cocaïne est franchement acide, les propriétés anesthésiques sont atténuées ou font défaut.

*
* *

Le *mode d'emploi* des solutions de cocaïne est un emploi local, il peut se diviser en trois grands procédés : celui des *instillations*, celui des *badigeonnages*, celui des *injections dermiques* ou *hypo-dermiques*.

Contre-indications. — L'anesthésie locale par la cocaïne est contre-indiquée chez les cardiaques hyposystoliques, les albumi-nuriques, les cachectiques, les vieillards artério-scléreux, les enfants.

ZONES DANGEREUSES. — La cocaïne est plus dangereuse appli-quée au crâne, à la face. La cocaïne appliquée sur la muqueuse nasale ou la muqueuse gingivale amène facilement des accidents ; l'anesthésie du larynx et du pharynx est mieux tolérée.

Instillations. — Le procédé des instillations est applicable à la chirurgie oculaire. On emploie une solution de chlorhy-drate de cocaïne à 1 pour 100 ou à 3 pour 100, et on en instille 7 à 8 gouttes dans le cul-de-sac conjonctival. Sous l'influence de ces instillations, on obtient une anesthésie de la conjonctive et de la cornée qui commence en général de huit à quinze minutes après la première instillation et qui est capable de durer pendant une dizaine de minutes environ. Cette analgésie s'accompagne d'une dilatation pupillaire assez marquée, d'une dilatation de la fente palpébrale par écartement des paupières, de plus la cornée prend un aspect terne.

Si les besoins de l'intervention l'exigent, on peut entretenir l'anesthésie en renouvelant les instillations.

Badigeonnages. — Le procédé des badigeonnages est surtout employé pour les muqueuses, on se sert de solutions assez con-centrées, 1/50 ou 1/20, on l'applique en divers points de l'éco-nomie :

Dans le pharynx. — On promène un tampon imbibé de cocaïne dans l'arrière-gorge, au niveau du voile du palais, des amyg-dales, quand on veut anesthésier le fond de la gorge pour exa-miner le naso-pharynx, passer le tube de Debove, pour enlever les amygdales, etc. On conseille également pour obtenir ces résultats de pulvériser une solution de cocaïne à 1/20 sur la face buccale du voile du palais avec un pulvérisateur spécial.

Au niveau du larynx. — Le simple badigeonnage est d'ordinaire suffisant pour permettre les explorations.

Au niveau de l'anus. — La cocaïne calme quelquefois les douleurs de la fissure anale. L'urètre et la vessie sont anesthésiés par instillations.

Le badigeonnage des muqueuses ne produit le plus souvent qu'une simple diminution de la sensibilité et non pas une anesthésie absolue. Cette insensibilisation est cependant suffisante pour les petites interventions.

Injections interstitielles. — Pour les opérations sur les doigts et les orteils l'emploi de la cocaïne donne d'excellents résultats.

Fig. 119. — Injection intradermique (Reclus).

On serre la base du doigt avec un tube de caoutchouc (drain ou sonde), puis on injecte, autour du champ d'opération, dans des points correspondants exactement au passage des nerfs, quelques gouttes d'une solution de cocaïne à 1 pour 100. Huit minutes après l'injection on peut faire n'importe quelle opération aussi tranquillement que si le malade était endormi (v. p. 319).

Chez les adultes il ne faut pas dépasser 5 centigrammes, chez les enfants au-dessous de dix ans la dose est de 1 centigramme. Il est bon de laisser saigner quelque peu la plaie avant de faire le pansement, afin de permettre l'élimination de la cocaïne retenue.

Pour des opérations plus larges nous faisons une véritable infiltration des tissus avec une solution faible.

Procédé de P. Reclus. — Le liquide, dans le procédé de Reclus, est injecté *dans le derme* et non dans le tissu cellulaire où il pourrait se diffuser. L'injection doit être *traçante*, le piston de la seringue est poussé en même temps que l'aiguille s'enfonce dans les tissus, on évite ainsi la pénétration de la solution dans une veine. Sous l'influence de l'injection, on voit apparaître une ligne blanchâtre d'anémie ; sur la limite de cette ligne on injecte une nouvelle quantité, de manière à tracer sur la peau la ligne même que doit suivre le bistouri, l'anesthésie forme le long de cette ligne une zone d'un centimètre environ de largeur. — La nécessité de suivre toujours cette ligne est un inconvénient.

On attendra cinq à six minutes avant d'inciser.

L'analgésie persiste pendant 40 à 50 minutes.

Avec ce procédé on peut pratiquer un grand nombre d'opérations sur les téguments.

Précautions à prendre. — Toutes les fois qu'on emploie la cocaïne pour une intervention chirurgicale, le malade doit être en position horizontale pendant l'opération et doit rester étendu quelque temps après.

Cocaïne et adrénaline. — L'adjonction de l'adrénaline à la cocaïne accélère l'apparition de l'analgésie, la rend plus parfaite. On peut avec la solution cocaïne-adrénaline obtenir l'analgésie des parties enflammées que ne donne pas la cocaïne seule. La dose d'adrénaline devra être toujours très faible : on met par exemple une goutte, au plus, d'adrénaline, à 1 pour 1 000, par centimètre cube d'une solution de cocaïne à 1 pour 100. L'anesthésie se produit 10 minutes environ après l'injection et dure longtemps.

Pour les badigeonnages et les applications sur les muqueuses, la solution de cocaïne à 1/50 et la solution d'adrénaline à 1 pour 1 000 peuvent être mélangées à parties égales.

Accidents de l'anesthésie cocaïnique. — Les accidents d'intoxication par la cocaïne ne sont pas exceptionnels à la suite des injections de cocaïne. Ces accidents se produisent principalement à la suite d'injections faites dans des points voisins du système nerveux central. Ils débutent généralement très vite. Les symptômes d'intoxication par la cocaïne peuvent être groupés sous trois périodes : 1° *période d'agitation* ; 2° *période de constriction vasculaire* ; 3° *période de collapsus*. Dans la première phase on observe de la sécheresse du pharynx, des nausées, des vertiges s'accompagnant de loquacité, d'excitation, ce sont les symptômes de l'ivresse. La seconde phase est caractérisée par la pâleur des mains et de la face, la petitesse du pouls, des convulsions toniques ou cloniques. La troisième période se caractérise par le collapsus et le refroidissement, elle peut être terminée par une syncope mortelle:

L'intoxication cocaïnique peut déterminer des *symptômes consécutifs* assez persistants, céphalée, troubles intellectuels, anorexie, faiblesse musculaire. Ce sont ces accidents assez nombreux qui ont fait remplacer la cocaïne par la *stovaïne* ou la *novocaïne*.

TRAITEMENT DES ACCIDENTS COCAÏNIQUES. — Quand le malade éprouve des lipothymies, des vertiges, il faut immédiatement le coucher la tête basse, l'aérer, lui frictionner la face à l'eau fraîche, lui administrer une tasse de café fort ou un peu d'eau-de-vie, pratiquer des injections hypodermiques de caféine et d'éther.

Quand les accidents sont graves, leur rapidité d'évolution est souvent telle que le chirurgien se trouve à peu près désarmé. On conseille les inhalations de cinq ou six gouttes de nitrite d'amyle, l'injection sous-cutanée de trois gouttes d'une solution alcoolique de trinitrine à 1/100, l'injection de 3 à 4 centigrammes de chlorhydrate de morphine. Contre les accidents tétaniques du côté du diaphragme on préconise les inhalations de chloroforme. Si les mouvements respiratoires s'arrêtent, il faut recourir avec patience et ténacité à la *respiration artificielle*.

ANESTHÉSIE PAR LA STOVAINE

La Stovaïne ou *Chlorhydrate d'amyléine* α β a été découverte par M. Fourneau[1], c'est un produit de synthèse.

La Stovaïne cristallise en petites lamelles brillantes. Elle fond à 175°. Elle est extrêmement soluble dans l'eau.

Les solutions de stovaïne sont stérilisables par la chaleur; leur ébullition prolongée même pendant une heure n'altère nullement la stovaïne; ces solutions supportent facilement sans être décomposées une chauffe de vingt minutes à 115° à l'autoclave. D'après Pouchet ce corps possède un pouvoir antiseptique remarquable. La stovaïne est beaucoup moins toxique que la cocaïne, sa toxi-

---

1. Stovaïne de Stove, en anglais, FOURNEAU.

cité est 1/2 ou 1/3 de celle du chlorhydrate de cocaïne. Alors que
le chlorhydrate de cocaïne est vaso-constricteur, la stovaïne est
neutre vis-à-vis des vaisseaux ; elle a une puissance analgésique
à peu près égale à celle de la cocaïne ; elle a les mêmes indications que la cocaïne. Son mode d'administration est le même
que celui de la cocaïne.

On prétend que l'on peut injecter sans inconvénient 40 centigrammes de substance active, qui, au titre de 1 pour 100 constitue, un volume de liquide capable de baigner et d'insensibiliser
de larges régions.

Badigeonnages. — Les badigeonnages du nez, de la bouche,
de la gorge, se font avec des solutions dont la concentration
varie de 5 à 20 pour 100.

On peut estimer qu'une dose de $0^{gr},20$ est généralement suffisante pour tous les cas ; mais il est impossible de savoir quelle
est la quantité réellement mise en contact avec la muqueuse, une
partie de la solution imbibant le coton, une autre s'écoulant
immédiatement ou étant rejetée par le malade avant d'avoir produit son effet. C'est au médecin à juger approximativement l'importance de ces pertes. Avec la stovaïne, on n'a, du reste, rien
à craindre d'une légère erreur d'appréciation.

En ophtalmologie on emploie en instillations la solution :

Stovaïne. . . . . 4 grammes
Sérum physiologique q. s. pour. . . 100 centimètres cubes

Injections. — Suivant l'importance de l'opération, la quantité
d'anesthésique à injecter pourra varier de $0^{gr},01$ à $0^{gr},30$. Pour
l'anesthésie locale, il est important que la solution injectée soit
à un titre faible, 1 pour 100, 0,75 pour 100, ou 0,50 pour 100.
Quand on suit la méthode de Reclus, et que l'on emploie la solution à 0,50 pour 100, on dispose de soixante centimètres cubes
de liquide, ce qui est plus que suffisant dans les cas habituels.
Cette dose a du reste été dépassée sans inconvénient.

La stovaïne est très employée pour l'anesthésie par voie rachidienne. On formulera ainsi :

Stovaïne. . . . . $0^{gr},10$
Chlorure de sodium pur. 0 10
Eau distillée quantité suffisante pour. . . 1 centimètre cube
En ampoules de un demi-centimètre cube stérilisées à 100°.

AUTRES SUBSTANCES ANESTHÉSIQUES

Il existe un grand nombre de substances chimiques pouvant déterminer l'anesthésie locale comme la cocaïne ou la stovaïne.

Novocaïne. — La novocaïne est un sel chlorhydrique d'un composé chimique organique appartenant à la série du benzène. Elle se prépare par synthèse; se présente en aiguilles blanches, solubles dans 1 partie d'eau en donnant des solutions neutres, non irritantes pour les tissus, que la stérilisation n'altère pas. La novocaïne est très peu toxique.

C'est un anesthésique local employé pour les interventions générales, la rachi-anesthésie, l'anesthésie superficielle, la pratique dentaire.

L'action anesthésiante *puissante,* mais *fugace,* est prolongée par l'adjonction d'adrénaline.

La dose limite injectable pour adulte est de 0^{gr},30.

Formes pharmaceutiques.

Solution pour intervention chirurgicale.

Novocaïne.	0^{gr},5
Solution d'adrénaline au 1 000°. . . .	I goutte
Solution saline physiologique (7^{gr},50 NaCl pour 1 000).	10 centimètres cubes

Pour dix ampoules de 0^{gr},005 chacune.

Solution pour anesthésie oculaire.
Collyre :

Novocaïne.	0^{gr},50
Eau distillée..	10 centimètres cubes

Solution pour injection intra-rachidienne.

Novocaïne.	0^{gr},10
Eau distillée..	10 centimètres cubes

Pour dix ampoules de 0^{gr},010 chacune.

Nirvanine. — La nirvanine est un anesthésique découvert par Einhorn et Heinz. C'est le chlorhydrate de l'éther para-amido-oxybenzométhylique du diéthylglycocolle.

Holocaïne. — L'holocaïne a été découverte en 1897 par M. Taubert. C'est une amidine qui a pour formule C^{18}H^{22}Az^{2}O^2. Elle résulte de la combinaison qui se fait avec élimination d'un molécule d'eau, entre la phénacétine et la paraphénéthydine.

Orthoforme. — L'orthoforme est l'éther méthylique de l'acide para-amido-métaoxy-benzoïque.

L'orthoforme a été découvert, en 1898, par Einhorn et Heinz, de Munich. Il se présente sous la forme d'une poudre cristalline, d'un blanc grisâtre, légèrement insipide, inodore, peu soluble dans l'eau, soluble dans l'alcool, l'éther. L'orthoforme est presque uniquement employé comme topique.

EUCAÏNE α. — L'eucaïne α est le chlorhydrate de l'éther méthyl-benzoyl-tetraméthyl-γ-oxypipéridine-carbonique. C'est une poudre blanche soluble dans l'eau. Son action est comparable à celle de la cocaïne. L'eucaïne provoque le ralentissement du pouls et l'hyperémie tandis que la cocaïne détermine une accélération du pouls et de l'ischémie.

On l'a employée en solution à 1/100 en applications locales et en injections.

L'eucaïne hyperémie les tissus de sorte que le champ opératoire se trouve couvert d'une nappe sanguine, l'analgésie est moins complète et sa durée est plus courte, sa toxicité est aussi grande que celle de la cocaïne.

EUCAÏNE β. — L'eucaïne β est le chlorhydrate de la benzoylvinyldiacétonéalkamine. Cette substance a une grande analogie avec l'eucaïne α et avec la cocaïne.

Citons encore: l'*Acoïne*, l'*Alypine*, *Tropacocaïne*, etc...

En somme c'est à la cocaïne, à la stovaïne et à la novocaïne que nous donnons la préférence en matière d'anesthésie locale.

CHAPITRE XV

ANESTHÉSIE PAR VOIE INTRA-RACHIDIENNE

L'injection intra-rachidienne de substances anesthésiques, cocaïne, stovaïne, est une méthode d'anesthésie qui a été très discutée, mais qui néanmoins a sa place marquée entre l'anesthésie générale et l'anesthésie locale ; la méthode est entrée dans la pratique ; sa technique opératoire est aujourd'hui bien réglée.

Parmi les chirurgiens qui emploient ce mode d'anesthésie régionale, les uns utilisent la cocaïne, d'autres la stovaïne ; certains emploient la novocaïne.

Pour notre part nous préférons la stovaïne, et c'est la technique de la rachistovaïnisation que nous décrirons ici.

Nous comprendrons sous ce mot de rachistovaïnisation « l'anesthésie par injection de stovaïne dans le sac arachnoïdien lombaire ».

Notions anatomiques. — La portion du sac arachnoïdien, vide de moelle, ne contenant que les nerfs de la queue de cheval, s'étend normalement de la deuxième vertèbre lombaire à la deuxième vertèbre sacrée ; c'est dans toute la hauteur du canal rachidien comprise entre ces deux points extrêmes que peut se faire la ponction de ce sac ; aussi les différents espaces intervertébraux qui donnent accès dans la partie inférieure du canal lombaire ont-ils été abordés tour à tour. Il est préférable, pour éviter à coup sûr la blessure de la moelle, surtout chez les enfants, où elle descend assez bas, de ne pas ponctionner entre la deuxième et la troisième lombaire. Les espaces sous-jacents sont tous également abordables. Nous préférons l'espace compris entre la quatrième et la cinquième vertèbre lombaire, *à cause du repérage plus facile et pour ainsi dire mathématique de cette région*; la plupart des chirurgiens ont accepté cette manière de voir.

Une ligne transversale réunissant le sommet des deux crêtes iliaques coupe la colonne vertébrale juste au niveau de l'apophyse de la quatrième vertèbre lombaire. L'index gauche du chirurgien repère exactement cette apophyse, suit sa crête de haut en bas jusqu'à son angle inférieur : immédiatement au-dessous se trouve le quatrième espace intervertébral lombaire ; c'est là qu'il faut ponctionner.

A ce niveau, une aiguille pénétrant horizontalement d'avant en arrière rencontre successivement la peau, le tissu cellulaire sous-cutané, l'aponévrose lombaire, les muscles de la masse sacro-lombaire, les ligaments jaunes intervertébraux, les méninges : dure-mère et arachnoïde (voir plus loin Ponction lombaire, p. 335).

L'épaisseur des parties molles est très variable, suivant que le sujet est plus ou moins musclé ou plus ou moins gras.

Instrumentation. — Une seringue de Pravaz, une aiguille sont les seuls instruments nécessaires. Nous employons la seringue de Luër de deux centimètres cubes et à piston de verre, dont la stérilisation est des plus faciles et dont le fonctionnement est toujours parfait, l'aiguille doit réunir des qualités toutes spéciales : elle doit être suffisamment *longue* pour traverser aisément les plans qui séparent la peau de l'espace sous-arachnoïdien et dont l'épaisseur est variable suivant les sujets ; assez *solide* et assez *malléable* à la fois pour ne pas se tordre ou se briser, si, par aventure, elle rencontre un os ; avoir enfin un *biseau assez court* pour qu'on soit sûr, au moment de la ponction, que l'orifice de l'aiguille se trouve tout entier dans le sac arachnoïdien. L'aiguille construite sur ces données est une aiguille en platine iridié, de 8 centimètres de long, de 1 millimètre de diamètre extérieur, de 6 dixièmes de millimètre de diamètre intérieur, à biseau à la fois court et très piquant.

L'aiguille et la seringue seront stérilisées par le passage à l'autoclave ou simplement par ébullition dans l'eau pure au moment même où l'on devra s'en servir.

L'aiguille étant ajustée sur la seringue, on aspire, 2, 3, 4 ou 5 dixièmes de centimètre cube d'une solution de stovaïne à 10 pour 100. La seringue contenant la stovaïne est séparée de l'aiguille et placée avec tous les soins nécessaires pour empêcher l'évacuation de son contenu.

Pendant ce temps on fait asseoir le malade sur le bord de la table d'opération, la région lombaire est aseptisée suivant les procédés ordinaires, ou simplement badigeonnée de teinture d'iode.

Manuel opératoire de la rachistovaïnisation. — Le manuel opératoire comprend deux temps : la ponction et l'injection.

Ponction. — Tout étant prêt pour l'opération, le malade est assis sur la table d'opération, le tronc dans la rectitude, les cuisses légèrement écartées et les deux bras portés en avant.

A ce moment le chirurgien se place à la gauche du sujet, saisit l'aiguille comme une plume à écrire, entre le pouce, l'index et le médius de la main droite, il commande au malade de faire « gros dos » (pour obtenir le maximum d'écartement des lames

Fig. 120. — Injection dans le canal rachidien.

La main gauche du chirurgien maintient l'embout de l'aiguille, la main droite pousse le piston de la seringue avec le pouce, le corps de la seringue étant fixé entre l'index et le médius.

vertébrales), de ne pas se redresser au moment de la piqûre, puis il enfonce son aiguille tout contre le bord radial de l'index qui repère l'apophyse épineuse. La peau est piquée rapidement; mais ensuite l'aiguille est enfoncée lentement, progressivement, elle est dirigée horizontalement et légèrement en dedans.

Après avoir cheminé sans obstacle à travers la peau et la couche musculo-aponévrotique, surtout si le sujet ne se contracte pas, elle arrive au niveau des ligaments jaunes; là, elle rencontre une certaine résistance qui se transmet aussitôt à la main du chirurgien. Il suffit d'accentuer alors légèrement la pression, pour sentir cette résistance faire défaut : l'aiguille a pénétré presque simultanément dans le canal rachidien et dans le sac arachnoïdien. Immédiatement, on voit sourdre à son extrémité libre un liquide clair, jaunâtre, qui sort tantôt goutte à goutte, tantôt par saccades : c'est le liquide céphalo-rachidien. Cette issue du liquide céphalo-rachidien est le seul signe qui permette d'affirmer que la pointe de l'aiguille plonge dans l'espace sous-arachnoïdien.

Injection. — On laisse écouler d'abord quelques gouttes de liquide. On rajuste la seringue à l'aiguille en prenant bien soin que celle-ci ne soit ni enfoncée, ni retirée, si peu que ce soit, au cours de cette manœuvre. Si la technique a été bonne on voit aussitôt la pression du liquide céphalo-rachidien refouler le piston de la seringue. On l'arrête au bout de sa course ; dans le corps de pompe s'est fait le mélange de stovaïne et de liquide qui prend presque toujours un aspect blanc laiteux plus ou moins opalescent. On repousse alors à fond, mais lentement et progressivement, le piston toujours en fixant bien l'aiguille.

L'injection faite, on s'assure que l'aiguille est bien *restée* dans l'espace sous-arachnoïdien et pour cela avant de la retirer *on aspire de nouveau quelques gouttes de liquide* dans la seringue, puis on les repousse dans le liquide céphalo-rachidien, on retire ensuite brusquement l'aiguille, on place une compresse stérilisée sur le point piqué, ou on l'oblitère avec une goutte de collodion, où on le touche avec un peu de teinture d'iode et on met le malade en position chirurgicale. On a pris soin de noter la minute précise où l'injection a été terminée; il ne reste plus qu'à attendre que les premiers signes de l'anesthésie se manifestent. On emploie ce temps à préparer le malade pour l'opération : savonnage, brossage, asepsie du champ opératoire. On couvre les yeux du patient d'une compresse ou d'un masque, afin de soustraire à sa vue les préparatifs et, plus tard, les différents temps de l'opération qu'il subira. On le rassure sur les résultats de cette opération, on le prévient des quelques malaises qu'il va ressentir, on l'interroge sur les sensations qu'il éprouve.

Bientôt, en effet, après un laps de temps qui varie de quatre à dix minutes, le malade accuse des picotements, des fourmillements, de l'engourdissement, une sensation de froid dans les pieds, puis dans les jambes, parfois dans la totalité des membres inférieurs : c'est l'anesthésie qui commence ; dans quelques minutes elle sera complète. Peu à peu, la sensibilité à la douleur disparaît, progressant de l'extrémité distale des membres inférieurs vers leur racine et gagnant rapidement le périnée, le bassin, les lombes, la région sous-ombilicale de l'abdomen. L'opérateur, pendant ce temps, a exploré à plusieurs reprises, de la pointe ou du tranchant de son bistouri, la sensibilité de la région sur laquelle il va intervenir : dès qu'il la juge suffisamment abolie, il commence l'acte opératoire.

INCIDENTS DE LA PONCTION. — Le plus ordinairement, la ponction faite suivant les règles que nous venons d'indiquer, s'effectue sans incident, et est suivie d'un plein succès. Cependant il n'en est pas toujours ainsi.

On a signalé des cas où la ponction a *échoué* sans qu'il ait été possible d'incriminer ni l'opérateur, ni la méthode. Dans ces cas, ou bien l'aiguille s'est trouvée arrêtée par une *imbrication scoliotique des lames vertébrales,* une *exostose lamellaire,* ou une *ossification des ligaments jaunes,* qui a empêché sa pénétration dans le canal vertébral ; ou bien cette pénétration a pu se faire, les doigts ont nettement perçu le ressaut de la seconde étape, celle des ligaments jaunes, suivie d'un brusque manque de résistance ; mais malgré des tentatives répétées, la ponction est restée « blanche » : il s'agit peut-être alors d'*anomalies anatomiques* de la moelle ou de ses enveloppes, le cul-de-sac dural et avec lui le confluent sous-arachnoïdien pouvant se terminer beaucoup plus haut qu'à l'état normal.

Mais la plupart des ponctions blanches ne sont qu'un incident transitoire dû à l'*obstruction de la lumière de l'aiguille* par des débris de tissu, de caillots sanguins, ou même par les filets nerveux flottant dans le liquide céphalo-rachidien. Dans ce dernier cas, un léger retrait de la canule réussit parfois à amener l'issue du liquide. Si cela ne suffit pas, une simple aspiration à l'aide de la seringue ou, au contraire, l'injection de quelques gouttes d'eau stérilisée rétablit la perméabilité de l'aiguille. C'est pour prévenir ce petit incident de la ponction que certains opérateurs prennent le soin de laisser dans la lumière de l'aiguille le fil de métal qui y a été placé avant la stérilisation et que l'on retire seulement un peu pour dégager la pointe. Le fil est enlevé définitive-

ment au moment où l'aiguille a pénétré dans le sac arachnoïdien.
- Parfois, la ponction faite, au lieu de voir sourdre le liquide
céphalo-rachidien, c'est du *sang pur* qui s'écoule goutte à goutte
par l'embout de l'aiguille. Il ne faut pas s'effrayer de ce fait : il est
rare qu'après quelques secondes le sang ne finisse par s'éclaircir
pour faire place au liquide céphalo-rachidien qui apparaîtra d'a-
bord teinté en rose pour reprendre ensuite sa limpidité normale.
Ce n'est que dans les cas où la petite hémorragie persisterait
qu'il faudrait retirer définitivement l'aiguille et tenter une nouvelle ponction. Ce petit contre-temps est dû fort probablement à
la blessure de veinules intra-dure-mériennes.

Il est enfin un dernier incident auquel il faut s'attendre : au
moment de la dernière étape de la ponction, certains malades accusent parfois des *crampes* plus ou moins douloureuses dans une
cuisse ou dans les deux cuisses. Ces crampes ne doivent pas alarmer l'opérateur et l'engager à retirer l'aiguille : elles sont causées par le tiraillement ou la compression de quelque filet nerveux de la queue de cheval, et il est rare qu'elles persistent
après l'intervention.

Doses de stovaïne à injecter. — Pour une rachistovaïne faite
entre la 4e et la 5e vertèbre lombaire on peut dire que la dose
augmente d'autant plus que le champ opératoire dépend d'un
centre médullaire plus élevé. Autrement dit, la rachistovaïne
lombaire permettant d'anesthésier toute la partie sous-ombilicale
du corps, on emploiera la dose minima si l'on opère sur le
périnée, innervé par la partie tout inférieure de la moelle, la
dose maxima si l'on opère sur la partie inférieure de l'abdomen ;
entre les deux prennent place les membres inférieurs.

C'est ainsi que pour une cure d'hémorroïdes, pour un débridement ou une excision de fistule à l'anus, pour une dilatation
anale, pour l'ablation de végétations du gland ou de la vulve
deux dixièmes de centimètre cube de solution à 10 pour 100,
c'est-à-dire deux centigrammes de stovaïne sont suffisants.
L'anesthésie persiste pendant une demi-heure et plus.

Pour une amputation de jambe ou de cuisse on fera quatre centigrammes. Pour une hernie crurale ou inguinale, pour une
appendicite à froid, anus iliaque, entérostomie d'urgence on
injectera quatre ou cinq centigrammes.

Précautions à prendre. — En général, pour toute intervention portant sur l'un des côtés du corps et non sur une région médiane comme le périnée, par exemple, il sera bon d'injecter la rachistovaïne en décubitus latéral sur le côté correspondant au champ opératoire et de laisser le malade dans cette position pendant cinq minutes environ après l'injection. On obtient ainsi à doses égales une meilleure anesthésie qu'après rachistovaïnisation en position assise.

Chez les sujets âgés, débilités, il sera utile aussi de faire une injection sous-cutanée de caféine ou encore de deux milligrammes de strychnine aussitôt avant de pratiquer la rachianesthésie. Cette façon de faire est particulièrement indiquée dans les cas d'occlusion intestinale ou de hernie étranglée en éminence de collapsus.

Après l'opération le malade restera couché, horizontal, la tête basse, sans oreiller.

Insuccès de la rachianesthésie. — Ils sont exceptionnels; dans les cas où le malade n'est pas anesthésié suffisamment au début de l'intervention, il convient d'attendre quelques minutes encore. Si un quart d'heure après la piqûre l'anesthésie est incomplète, *c'est qu'il y a eu une faute de technique et qu'un déplacement de l'aiguille a laissé dériver la stovaïne* dans le tissu cellulaire ou dans les muscles. Dans ce cas, il n'y a qu'à recommencer. Dans d'autres cas l'insuccès n'est qu'apparent, il est dû à la pusillanimité du malade qui, bien qu'il ne souffre pas, sent qu'on l'opère.

Accidents de la rachistovaïne. — Ils sont très rares quand on prend les précautions que nous avons indiquées ; il faut citer au cours de l'anesthésie la pâleur de la face avec sueurs froides et parfois vomissements, anxiété respiratoire, fréquence et petitesse du pouls. Ces troubles sont toujours passagers et il est difficile de les rattacher spécialement à la rachistovaïne dans tous les cas. Peut-être faut-il aussi incriminer une certaine émotion, un choc physique. Il ne faut pas s'en inquiéter outre mesure ; dans les cas un peu intenses une injection d'éther, de caféine, ou d'huile camphrée suffiront le plus souvent à remonter le malade.

Mort immédiate. — On connaît 6 cas de mort immédiate survenue chez des sujets âgés, en état précaire, ayant reçu de très hautes doses de stovaïne.

Que faire en présence de ces accidents foudroyants, presque toujours mortels, qu'on a signalés au cours ou à la suite de l'anesthésie ? Comme ces accidents sont manifestement le résultat d'une action inhibitoire de l'anesthésique sur le bulbe, il n'y a qu'un moyen de sauver les malades, c'est de recourir immédiatement à la respiration artificielle. Elle a toujours permis de rappeler à la vie les animaux dont le bulbe avait été cocaïnisé directement. Ces manœuvres devront être longtemps prolongées, pendant une heure et plus ; on leur adjoindra, s'il le faut, des piqûres d'éther ou de caféine, des injections sous-cutanées ou intra-veineuses de sérum artificiel qui contribueront peut-être à assurer le succès.

Céphalée. — Après l'anesthésie, la céphalée constitue le phénomène le plus constant ; elle est précoce ou tardive, légère ou gravative ; elle peut ne durer que quelques heures ou persister pendant des journées ; les vomissements sont plus rares, mais parfois des plus tenaces.

La céphalée s'observe surtout quand on n'a pas eu soin de laisser s'écouler, comme nous l'avons dit, quelques centimètres cubes de liquide céphalo-rachidien avant de pousser l'injection de stovaïne. Au début on traitera cet accident en mettant le malade tête basse ; et si les douleurs ne cèdent pas de la sorte, on en aura presque toujours raison en pratiquant une nouvelle ponction lombaire suivie de l'évacuation de douze à quinze centimètres cubes de liquide céphalo-rachidien.

Nous n'avons *jamais vu d'accidents nerveux éloignés* dus à ce mode d'anesthésie.

Rétention d'urine. — La rétention d'urine est l'accident le plus fréquent. Elle persiste en général 24 à 48 heures pendant lesquelles il faut sonder le malade. Il est vrai que c'est là un fait fréquent après les interventions sur le domaine du plexus sacré, c'est-à-dire sur le terrain où l'on opère le plus souvent sous rachistovaïne.

CINQUIÈME PARTIE

PANSEMENTS
PETITE CHIRURGIE JOURNALIÈRE

CHAPITRE XIV

LES LOIS D'UN PANSEMENT

Toute plaie qui n'est pas immédiatement mortelle présente une tendance naturelle à la guérison.

Le plus grand, on pourrait dire l'unique, obstacle à la réunion des plaies est l'infection.

L'infection des plaies est causée par des micro-organismes. Ces micro-organismes, ces germes qui infectent les plaies ne sont presque jamais apportés par l'air; ils proviennent des objets extérieurs. Pasteur l'a dit depuis longtemps : si une plaie s'infecte, c'est par le contact direct de sa surface avec des objets contaminés. La technique antiseptique de Lister était dirigée contre l'infection par l'air, et ce sont les micro-organismes de l'air qu'il croyait détruire par ses appareils à pulvérisation, son spray. La chirurgie, aujourd'hui, se conforme aux idées de Pasteur.

Agents d'infection des plaies. — Le staphylococcus pyogène, le streptococcus, sont les principaux, les plus fréquents agents d'infection des plaies. Le staphylococcus pyogène est le microbe des furoncles, des panaris ; c'est l'agent des suppurations communes.

Le streptococcus est l'agent des suppurations graves, des pyoé-
mies ; une variété de streptococcus est l'agent de l'érysipèle.
Dans certaines plaies on observe parfois une coloration bleue du
pus ; cette coloration est due au bacillus pyocyaneus. Staphylocoque, streptocoque, bacille pyocyanique peuvent vivre en présence de l'air ; d'autres agents d'infection des plaies sont au contraire anaérobies ; ce sont le microbe du tétanos (bacille de
Nicolaier), le vibrion septique et un grand nombre de bacilles,
que les publications de Veillon et de son école ont montrés agents
des processus gangreneux et fétides.

Conditions que doit remplir un pansement. — Les efforts du
chirurgien moderne ont pour but d'empêcher l'infection des plaies,
de tenir les micro-organismes nocifs éloignés de la plaie ; ils
tendent à ce but par le pansement.

Si une plaie *était absolument privée de germes*, le seul rôle du
pansement serait d'empêcher l'apport des germes à la surface des
plaies ; mais *toute plaie est plus ou moins infectée*. Les plaies
mêmes que le chirurgien fait avec des instruments stériles ne sont
qu'exceptionnellement exemptes des germes. Auché et Chavannaz,
en ensemençant du liquide puisé dans le péritoine, à la fin d'opérations abdominales, n'ont vu que dans trois cas seulement, sur
vingt-quatre laparotomies, le liquide puisé ne donner aucune
culture ; dans tous les autres cas, les cultures ont montré des
microbes divers, staphylocoques principalement. Des faits semblables ont été observés par un grand nombre de savants.

Si le chirurgien infecte la plaie qu'il produit, on peut supposer
que les plaies accidentelles causées par des instruments ou des
objets non stériles ne sont pas aseptiques. Sur 41 plaies accidentelles, par exemple, on n'a trouvé que 4 fois la plaie stérile,
dans tous les autres cas, les micro-organismes foisonnaient. Le
chirurgien doit donc se demander comment *combattre* les micro-
organismes répandus à la surface de la plaie.

Au début de la période antiseptique, on essaya *de tuer* les
germes à la surface des plaies. On irrigua abondamment les
plaies avec les solutions fortes d'acide phénique. Or, pour qu'une
substance chimique arrive à tuer un microbe, il faut un temps
relativement long ; de plus, certains microbes, outre leur forme
ordinaire de développement, ont une forme plus résistante, qui

est la spore, contre laquelle les antiseptiques chimiques sont presque sans action. Si, par exemple, dit Schimmelbusch, une solution d'acide phénique à 2 pour 100 est capable de tuer en une minute les bacilles du charbon, une solution plus forte à 5 pour 100, agissant plusieurs jours, n'exerce aucune influence nocive sur les spores de la même bactérie. D'autres antiseptiques, le sublimé, l'iode, arrivent à détruire ces spores ; mais il leur faut un temps long, vingt-quatre heures environ.

Dans une plaie, les micro-organismes ne sont pas disposés à la surface, en semis ; mais ils sont plus ou moins enfouis dans les tissus, enrobés dans les caillots sanguins, inclus dans des masses graisseuses ; l'antiseptique passe sur eux sans les atteindre. Que l'on prenne, dit Schimmelbusch, des fils de soie chargés de microcoques pathogènes, qu'on les imprègne d'huile, on peut les exposer ensuite des semaines et des mois aux solutions les plus concentrées d'acide phénique ou de sublimé, les germes resteront intacts. Les graisses, dans les plaies, ont un rôle isolateur semblable à celui de l'huile dans l'expérience précédente. Les recherches de Bossowski, de Tavel, etc., montrent que les plaies opératoires faites et pansées suivant la méthode antiseptique contiennent presque toujours des germes.

Les solutions antiseptiques *n'arrivent donc pas à tuer* tous les micro-organismes ; certaines d'entre elles sont *nocives pour les tissus du corps humain*. Les faits de gangrène d'un doigt ou de l'extrémité d'un doigt, à la suite des applications d'acide phénique, étaient, il y a quelques années, relativement fréquents. Que l'on regarde avec attention une plaie fraîche que l'on soumet à une irrigation avec une solution forte d'acide phénique, on voit la plaie, tout à l'heure rouge, prendre un aspect grisâtre ou blanchâtre, se couvrir d'une couche grise d'éléments cellulaires nécrosés.

Eicken a étudié attentivement les modifications apportées sur les tissus par les antiseptiques.

« Pour étudier les modifications que les tissus de l'organisme subissent sous l'action des agents habituels de désinfection, j'ai fait chez le lapin des plaies musculo-cutanées, soit dans la région lombaire, soit sur les membres postérieurs, après avoir préalablement rasé et désinfecté la peau ; dans ces plaies, dont l'hémorragie fut toujours arrêtée par compression, j'introduisis de petits tampons de gaze imbibés soit de substances désinfectantes, soit d'une solution salée à 0,6 pour 100. Parmi les désinfectants je pris l'acide phénique à 3 pour 100, le sublimé à 1 pour 100 et de l'acétique Thonerde à 2 pour 100 ; par-dessus les tampons je plaçai plusieurs compresses de gaze trempée dans la même solution, puis légèrement exprimée, enfin le tout était fixé par une bande de gaze. Au bout de vingt-quatre heures, les animaux étaient tués par coup sur la nuque, on excisait la portion du tissu à examiner et on lui faisait subir les préparations nécessaires pour l'examen histologique (alcool, alcool absolu, mélange d'éther et d'alcool, collodion). Pour tous les désinfectants employés le résultat fut le même ; c'est dans le voisinage immédiat de la section que l'on pouvait constater les modifications les plus accentuées, les fibres musculaires étaient fortement gonflées et en dégénérescence vitreuse, les stries transversales avaient la plupart du temps complètement disparu ; par places seulement elles étaient encore légèrement visibles. Tandis que les muscles sains se coloraient en bleu sous l'action de l'hématoxyline, les muscles altérés réagissaient à peine sous ce colorant ; par contre, ils devenaient d'un rouge intense sous l'action de l'hématoxyline éosine, tandis que le muscle normal conservait dans ce cas une coloration bleue ; entre les faisceaux musculaires on trouvait çà et là des amas plus ou moins grands de leucocytes. En dehors de cette zone de tissu musculaire très altérée, la zone limitrophe était également profondément modifiée, les faisceaux étaient difficiles à distinguer les uns des autres, cependant les fibres musculaires s'y montraient moins gonflées ; cette deuxième couche ne prenait d'ailleurs, sous la double coloration en hématoxyline-éosine, qu'une couleur violet sale ; puis, plus loin, les faisceaux musculaires avaient repris leur aspect normal.

Les altérations les plus profondes furent causées par l'acide phénique. Ici la couche des fibres musculaires gonflées se montra le plus épaisse, la couche trouble, par contre, était moins accentuée. Les solutions de sublimé à 1 pour 1 000 et de Thonerde acétique à 2 pour 100 produisirent toutes deux des altérations de même ordre ; dans les deux cas la couche trouble était aussi épaisse que la couche gonflée ; mais, même avec la solution saline à 2 pour 100, on avait des altérations : on voyait une très mince couche de fibres musculaires gonflées suivie d'une couche encore plus mince du tissu musculaire trouble » (C. von Eicken. Beiträge z. klin Chirurg., 1899, XXIV).

On ne croit plus aujourd'hui qu'une irrigation, même prolongée, faite avec une solution antiseptique, soit capable de désinfecter une plaie ; on a reconnu que cette irrigation pouvait être nuisible. On ne trouve donc pas, dans les antiseptiques chimiques, un moyen sûr de débarrasser la plaie des germes importés. On y arrive plus sûrement et avec moins de dangers par le *nettoyage de la plaie*.

Une condition primordiale du pansement est d'empêcher toute accumulation, dans la plaie, de sang, de produits sécrétés, de fragments de tissu détachés ou sphacélés... Caillots sanguins, sécrétions, fragments de tissu sont les réceptacles des microbes, ce sont des milieux de culture excellents pour le développement des germes pathogènes. *Le premier temps d'un pansement est d'assurer une hémostase complète, de nettoyer la plaie.*

La phagocytose arrive assez facilement à débarrasser une plaie des germes nocifs, s'ils ne sont pas en trop grande abondance ou s'ils ne sont pas doués d'une virulence excessive. Le pansement devra aider l'organisme dans sa tâche *en ne laissant pas s'accumuler de liquides dans la plaie,* en absorbant les sécrétions de la plaie au fur et à mesure de leur production.

Préobajensky a étudié l'influence des *conditions physiques d'un pansement sur l'évolution des plaies.* Ses expériences montrent que, si le pansement réalise des conditions *d'absorption* et *d'évaporation* suffisantes, cela suffit à empêcher la pénétration des principes toxi-infectieux dans l'intérieur de l'organisme. En voici un exemple : la souris blanche est très sensible à la strychnine, quelques milligrammes suffisent pour la tuer ; or, des plaies superficielles ou profondes faites à des souris et recouvertes de strychnine n'amenaient pas la mort de l'animal, si la plaie était pourvue d'un pansement à la gaze légèrement humide. De même, des plaies faites à des chiens et couvertes de sang putride guérissaient sans suppurer si on les recouvrait de pansements appropriés.

Tout pansement doit donc être précédé d'un *nettoyage* aussi complet que possible de la plaie ; la siccité parfaite des surfaces cruentées est une condition d'une importance reconnue de tout temps. La suture de la plaie sera effectuée aussi souvent qu'on le pourra, car la suture, en rapprochant les tissus, favorise leur coaptation, empêche les sécrétions, diminue considérablement les chances d'infection. La suture n'est bonne que si les tissus sont sains et coupés nettement. Toute plaie profonde, anfractueuse, dont l'hémostase est incomplète sera drainée.

Le pansement doit être *absorbant,* c'est une des principales conditions ; la gaze, à ce point de vue, est le meilleur agent de pansement ; non pas qu'elle soit extrêmement absorbante, l'ouate absorbe davantage, nous l'avons vu, mais l'ouate évapore mal.

De plus, la gaze est un tissu cohérent qui ne laisse pas de brindilles collées à la surface de la plaie, comme la charpie ou le coton hydrophile. La gaze légèrement humide, telle que celle qui est stérilisée par la vapeur fluente sous pression, est préférable à la gaze absolument sèche, car elle absorbe plus vite.

Si le pansement doit être absorbant, il doit assurer en même temps la *perméabilité* du dedans en dehors et l'*occlusion* du dehors en dedans. Il est à la fois *absorbant* pour les germes de la plaie, *occlusif* pour les germes extérieurs. Une autre condition, également nécessaire, de tout pansement, est que le pansement ne soit pas par lui-même une cause d'infection. Il faut donc poser en principe que « *toute substance destinée à être mise en contact avec une plaie doit être absolument privée de germes* ».

Le pansement doit en outre *protéger* la plaie contre les heurts extérieurs, cause de souffrance pour le blessé. Aussi est-il nécessaire en général d'ajouter par-dessus les couches de gaze stérilisée absorbante, une certaine épaisseur de coton destiné à faire matelas, tampon contre les chocs, à rendre la pression de la bande fixatrice plus égale et plus facilement tolérale ; ce coton exercera en même temps une certaine compression élastique.

Pratiques à abandonner. — Nous venons de voir quelles sont les conditions que doit réunir le pansement d'une plaie ; il est un certain nombre de pratiques qu'il faut abandonner : ce sont le lavage des plaies avec de l'eau quelconque non stérilisée, l'exploration des plaies, l'application d'un imperméable.

Pour montrer l'influence néfaste que peut avoir le *lavage des plaies* avec une eau souillée de germes, Schimmelbusch donne un exemple frappant : par de multiples expériences faites à la clinique de von Bergmann, il avait constaté qu'à l'heure de la leçon, le nombre des germes qui se déposent en une demi-heure sur une surface de 1 décimètre carré varie de 60 à 70 ; quand l'expérience était faite, à l'air libre, dans le voisinage des bâtiments de la clinique, ce chiffre était encore plus réduit. Le long des installations de la clinique, la Sprée passe, et ses eaux contiennent en moyenne 37 525 germes par centimètre cube. « Or, dit-il, admettons qu'un batelier de la Sprée se blesse et supposons que cette plaie présente une surface d'un décimètre carré, s'il se rend à la clinique avec la plaie laissée à nu, intacte, expo-

sée au contact de l'air, et qu'il s'écoule une demi-heure avant
l'application du pansement, au maximum 60 à 80 germes se seront déposés sur la blessure, tout superficiellement à la surface
du sang coagulé. Mais, si le blessé, suivant un usage bien enra-
ciné, arrose lentement et à fond la plaie pour la « nettoyer »
avec un litre d'eau puisée à la Sprée, on peut calculer que
37 millions de microbes auront été en contact avec elle. »

On ne doit donc laver une plaie que si on a de l'eau propre
(bouillie ou stérilisée) à sa disposition, sinon il est préférable
d'appliquer un pansement après avoir laissé saigner la plaie, le
sang aseptique venant de la profondeur nettoie la plaie.

L'exploration des plaies à l'aide des doigts et des stylets doit
être abandonnée. Qu'importe la profondeur de la plaie ? si elle
est aseptique elle guérira sans incidents. Une exploration faite
avec des instruments quelconques n'aurait d'autre effet que de
favoriser l'infection et de provoquer parfois une hémorragie.
L'exploration d'une plaie ne doit être faite que par le chirurgien
muni des instruments nécessaires et dans des conditions données ;
plaie de la main, par exemple, pour suturer des tendons coupés.
Les personnes insuffisamment instruites ou insuffisamment ou-
tillées doivent se contenter d'appliquer un pansement : quelques
couches d'une substance sèche aseptique, maintenues par une
bande. Si on n'a pas de gaze stérilisée, il faut se rappeler que les
linges fraîchement lavés ou fraîchement repassés ne renferment,
en général, que peu de germes et conviennent parfaitement pour
un pansement d'urgence[1]. L'hémostase s'obtiendra par la compression exercée par le pansement et la bande modérément serrée.

Ce que nous avons dit de la nécessité du pouvoir absorbant
d'un pansement, nous dispense d'insister sur l'*inutilité et sur
le danger des imperméables* qu'on mettait autrefois par-dessus les
compresses humides sous forme de mackintosh, taffetas gommé,
taffetas chiffon. Cette pratique doit être absolument abandonnée.

---

[1]. Appliqué sur un linge préalablement humecté, un fer chaud dont la température varie de 190 à 310° peut stériliser parfaitement. On a pu se convaincre par
des recherches bactériologiques qu'un seul coup de fer à repasser, bien chauffé,
suffit pour stériliser les étoffes fines, comme les mouchoirs de poche, dans toute leur
épaisseur; pour aseptiser à fond des étoffes plus épaisses, il faut plusieurs applications sur les deux faces du fer à repasser. Le repassage des linges peut rendre de
grands services à la campagne et en chirurgie d'urgence.

M. Préobajensky a bien montré le danger des imperméables en même temps que le rôle des conditions physiques que doivent réunir les matériaux de pansements.

« Mettons à cheval sur les bords d'un vase rempli d'eau un petit écheveau de charpie ou un mince rouleau de gaze, dont le bord libre à l'extérieur est au-dessous du niveau du liquide. L'eau montera par capillarité dans le corps poreux, il s'établira un siphon et des gouttes viendront perler et tomber à l'extérieur. Mettons sur le trajet du fil un petit fragment de bleu d'aniline soluble dans l'eau ; la partie au delà du fragment dans le sens du mouvement se teindra seule en bleu. Relevons l'extrémité libre du fil au-dessus du niveau du liquide. Si la vitesse d'évaporation est suffisante et si le courant de bas en haut qu'elle produit dans le fil a une vitesse supérieure à celle

Fig. 121. — Expérience de Préobajensky.

que prendraient, en sens inverse, les couches bleuies par suite de la diffusion et de leur augmentation de densité, tout se passera comme dans le cas du siphon (fig. 121. A). Si, au contraire, l'évaporation est gênée, soit que l'air soit saturé de vapeur d'eau, soit qu'on entoure de papier verni ou d'un autre *protective* quelconque l'extrémité non plongée du fil, soit qu'on mette le tout sous une cloche, les couches (fig. 121. B) bleues voyagent en sens inverse, et le liquide du verre finit par se teinter.

« Avec la ouate hydrophile qui s'imbibe bien, mais évapore mal, les résultats seront tout autres, et pour ne colorer que la partie *au delà* du fragment de matière colorante, il faudra *écheveler* un peu le bout libre pour augmenter la surface d'évaporation. »

TECHNIQUE DU PANSEMENT D'UNE PLAIE.

Les recherches modernes ont établi en résumé qu'un pansement doit être formé : 1° d'une couche de gaze absorbante placée au contact immédiat de la plaie assurant la *perméabilité* du dedans en dehors et l'*occlusion* de dehors en dedans.

2° D'une *couche de coton* destinée à protéger la plaie contre les heurts extérieurs.

3° D'une *bande* maintenant le tout.

Une plaie *aseptique,* une plaie chirurgicale suturée sera donc pansée avec une couche de gaze absorbante, sèche, une couche de coton, une bande.

En présence d'une plaie *infectée,* nous devons nous proposer un double but : mette à l'air et *déterger le foyer* sur toute sa surface, c'est la besogne initiale, surtout *mécanique* ; assurer l'exosmose, le *drainage continu,* sur toute cette surface : c'est le rôle du pansement, un rôle surtout *physique.*

On ne cherchera pas à exercer une action chimique, bactéricide, permanente, toujours courte en fait, car les substances actives se neutralisent, se transforment au contact des tissus, — et souvent nocive. On pansera la plaie de telle sorte, qu'elle soit isolée et protégée, d'abord, et que l'exosmose continue, dont elle est le siège, soit entretenue, activée, accélérée.

La gaze stérilisée, *humide,* remplit au mieux ces indications ; et mollement chiffonnée, dans les foyers profonds, autour des drains, étalée en lamelles à la surface des plaies, elle sera recouverte d'une couche suffisante d'ouate hydrophile, puis d'ouate ordinaire. La bande ou le bandage fermeront le pansement, en haut et en bas, et préviendront les glissements, les frottements, l'éversion des bords, qui ouvre la route aux contacts septiques du voisinage. *On ne mettra jamais d'imperméable.*

De fait, le pansement doit être, avant tout, un moyen d'absorption, de drainage total et continu : *il ne le sera que si le liquide, dont il s'imbibe par sa face profonde, peut s'évaporer librement, par sa face superficielle* (Lejars).

Pour les plaies infectées entourées d'une zone de lymphangite, on aura avantage à se servir du pansement à l'alcool, voir page 281.

Préliminaires du pansement. — Le médecin appelé à faire un pansement doit :

1° Se débarrasser des personnes inutiles, encombrantes ;

2° Faire déposer sur une table *tous les objets* nécessaires au pansement : eau bouillie pour le lavage des mains, eau bouillie pour le lavage de la plaie, instruments flambés ou stérilisés par l'ébullition, compresses de gaze, ouate et bandes ;

3° Faire *garnir* le lit du malade, s'il est couché, d'une alèze ou de serviettes placées au-dessous de la partie du corps lésée, pour éviter les souillures.

Dans les manœuvres de pansement, il faut agir sans brusquerie, avec grande douceur, mais avec fermeté. Un débutant tâtonne et fait souffrir le patient, le chirurgien exercé agit vite, mais il a la « main douce » ou plutôt attentive. — Pour prendre un exemple, nous étudierons le pansement d'une plaie franche, par instrument tranchant, des parties molles de l'avant-bras ou de la jambe.

A moins d'une hémorragie redoutable qui nécessite une intervention immédiate, *être propre* doit être la première pensée d'une personne appelée à faire un pansement.

La *désinfection des mains* sera pratiquée d'après les règles usuelles : brossage et lavage à l'eau chaude et au savon, brossage et lavage à l'alcool, lavage dans l'eau stérilisée ou une solution de sublimé. Le brossage et lavage à l'eau chaude et au savon constituent le temps principal de la désinfection des mains ; en pratique on peut s'en contenter pour les plaies peu importantes. Mais on fera durer le lavage 5 minutes au moins.

Le malade étant assis ou couché, *on nettoiera la plaie* et la périphérie de la plaie avec des compresses stérilisées légèrement humectées avec de l'eau stérilisée chaude. Il est inutile de laver à grande eau. Il faut déterger la plaie des débris qui peuvent la souiller, et l'assécher. Si des croûtes se sont amassées au pourtour de la solution de continuité, il faut les détacher avec une stapule. En pratiquant le lavage, veillez à nettoyer d'abord la plaie, puis la périphérie de la plaie ; ne ramenez pas sur la plaie le tampon qui a balayé la crasse périphérique.

Quand il s'agit d'une plaie de la main ou du pied chez des ouvriers dont les téguments sont souvent souillés des enduits gras des machines ou des matières colorantes des peintures, il est nécessaire d'avoir recours à un lavage complet à l'eau chaude et au savon, puis à l'éther et à l'alcool. On pourra également se contenter d'un badigeonnage à la teinture d'iode, voir page 200.

La plaie, bien nettoyée, bien asséchée avec une compresse, sera réunie par suture si elle est nette ; si on a quelque doute sur l'asepsie de la plaie, il est préférable de ne pas réunir ou de réunir partiellement, en tamponnant le reste de la plaie avec de la gaze aseptique et en mettant un drain.

Le nettoyage et la suture d'une plaie ne vont pas sans douleurs ; chez les enfants l'anesthésie générale est parfois utile.

Les tampons salis seront jetés dans un récipient approprié : seau, hotte à pansement ; ils devront être brûlés.

Pansement proprement dit. — La plaie réunie ou asséchée est pansée : 1° elle est *recouverte de plusieurs couches de gaze stérilisée* par-dessus lesquelles est placée une épaisseur de plusieurs centimètres d'ouate hydrophile, le tout sera maintenu par une bande roulée, une écharpe ou un bandage. Il y a quelques années, et en commémoration probablement des pansements ouatés de Guérin, on croyait indispensable à la bonne guérison des plaies l'entassement de quantités énormes d'ouate ordinaire. Un malade, par exemple, venu à une consultation hospitalière pour une plaie du doigt insignifiante, repartait souvent avec une masse énorme appendue à l'extrémité de son bras, ce qui l'empêchait de remettre la manche de son vêtement. On est revenu de ces exagérations.

Fig. 122. — Manière de commencer l'enroulement d'une bande de gaze.

La bande de gaze mousseline peut s'appliquer directement sur la peau.

L'emploi des bandes souples a singulièrement facilité l'application du mode de contention des pansements ; on se contente d'enrouler la bande autour du membre lésé en exerçant une pression modérée, l'élasticité de la ouate assure une adhésion suffisante du pansement au membre. Il faut cependant agir avec une certaine méthode et l'application d'une bande diffère suivant les régions. Les bandes doivent être appliquées d'une façon assez serrée, surtout si la couche d'ouate pla-

cée par-dessus le pansement est épaisse. Il est indispensable
que la constriction de la bande n'aille pas jusqu'à faire souffrir
le malade et arrêter le cours du sang ; mais il est bon que la
bande maintienne le pansement de façon que les mouvements du
malade ne le déplacent point.

Quand il s'agit d'un segment conique du membre, pour bien
appliquer la bande, on est obligé de faire des renversés. On
donne le nom de renversé à
un pli qui fait que le bord
supérieur de la bande de-
vient inférieur et que sa
face externe devient in-
terne. « Pour faire ces renversés, le chirurgien fixe
le dernier point déroulé de
la bande à la surface du
membre, pendant que de
l'autre main, qui n'a étalé
le globe de cette bande que
sur une petite étendue, la
tourne sur elle-même, sans
la tirer, comme pour en

Fig. 123. — Manière de faire les renversés.

La main gauche fixe la portion déroulée de la
bande, la main droite retourne la bande.

croiser les deux bords. Cela fait, il continue à la dérouler jusqu'à ce qu'elle soit revenue au même point. » On renouvelle la
même manœuvre de renversement de la bande un certain nombre
de fois si la forme du membre l'exige.

Les chirurgiens modernes n'ont rien appris de nouveau dans
l'art d'enrouler avec solidité et élégance une bande autour d'une
partie du corps. Pour connaître l'art de maintenir un pansement
il faut remonter aux anciens auteurs dont on se contente généralement, dans les livres de petite chirurgie, de recopier les descriptions et les figures[1].

*
* *

Pansement des plaies de la tête et du cou. — Pour les plaies
de la tête et du cou, le pansement doit être léger, peu épais.

---

1. Les anciens Égyptiens, dans l'embaumement de leurs momies, développaient
pour l'enroulement des bandes une adresse incomparable. Au British Museum on
peut voir sur quelques momies l'admirable application des bandelettes.

Les bandes employées ne devront pas avoir plus de 4 à 6 centimètres de largeur : la bande de crépon Velpeau convient admirablement.

Pour bien faire tenir un pansement sur la tête et le cou il faut prendre point d'appui sur le bregma, le maxillaire inférieur d'une part, le front et l'occiput d'autre part, et faire des circulaires autour du cou. En continuant l'enroulement de la bande, on peut recouvrir d'une façon solide tout le sommet de la tête, la nuque et le cou, en ne laissant libre que la face.

Le mode d'enroulement des bandes doit être modifié suivant le cas considéré ; pour une plaie du pavillon de l'oreille ou de la région temporale,

Fig. 124. — Pansement d'une plaie de l'oreille.

on peut supprimer les jets de bande autour du cou (v. fig. 124).

La figure 125 montre le pansement d'une plaie du menton ou de la joue, des circulaires horizontaux entourant le cou alternent avec des jets de bande passant au sommet de la tête ; la disposition de la chevelure conduit parfois à modifier le mode d'enroulement de la bande.

Fig. 125. — Pansement d'une plaie du menton.

Le pansement d'une plaie du cou sera maintenu par des circulaires du cou, et pour empêcher le pansement de bâiller par en haut on fera passer quelques jets obliques sur le sommet de la tête (fig. 126), on pourra les assujettir par des circulaires passant par le front et la nuque comme il est indiqué dans la figure 124 et dans la figure 127.

Si la plaie siège à la partie inférieure du cou ou à la partie supérieure des épaules, les circulaires du cou seront complétés par des jets de bande passant *sous les aisselles*. La figure 127 montre le pansement d'une plaie de la nuque et de la région dorsale supérieure : c'est le *croisé contentif de la tête, du cou et des épaules*.

Quand une plaie siège sur le cuir chevelu, pour maintenir le pansement on peut avec avantage utiliser ce que les anciens appelaient la *capeline* : la bande, après quelques circulaires passant

Fig. 126. — Pansement d'une plaie de la partie supérieure du cou.

Fig. 127. — Croisé contentif de la tête, du cou et des épaules.

par le front, la région temporale, la nuque, se renverse de la racine du nez vers la nuque en passant par le sommet de la tête ; ce jet oblique est fixé par un circulaire ; puis un nouveau renversé ramène la bande du front à la nuque en passant par le sommet de la tête, un nouveau circulaire fixe ce jet oblique. On continue de cette façon en faisant successivement à droite et à gauche des jets obliques de bande ; on termine par des circulaires horizontaux. Quand ce bandage est suffisamment serré et fait avec soin il tient très bien et il a l'avantage de pouvoir être dissimulé par un chapeau (fig. 128).

Fig. 128. — Capeline.

Pour les plaies du cuir chevelu qui ne nécessitent pas de compression, on peut utiliser le *triangle fronto-occipital* : on prend un triangle de toile dont le grand côté mesure 80 centimètres à 1 mètre de longueur ; la partie moyenne de la base est appliquée sur le front, les chefs sont portés à la nuque, entrecroisés par-dessus le sommet du triangle et ramenés horizontalement sur le front où on les fixe soit par un nœud, soit par des épingles, la surface du triangle recouvre le sommet de la tête (fig. 129).

Pour les pansements des yeux on a recours, encore de nos jours, au pansement nommé par les anciens *monoculus* ou *binoculus*. Voir p. 404, Chirurgie de l'œil.

Fig. 129. — Triangle fronto-occipital.

Bien d'autres modes de pansement des anciens seraient intéressants à signaler, car ils sont parfaitement utilisables, telle est la fronde contentive du menton de Soranus (fig. 130).

Fig. 130. — Fronde contentive du menton de Soranus.

La figure 131 montre une manière un peu différente d'appliquer la fronde du menton, les chefs supérieurs sont croisés au niveau de l'occipital et remenés sur le front ; les chefs inférieurs sont ramenés au sommet de la tête et fixés l'un à l'autre.

Pour une plaie du nez on se servait de la *fronde du nez*, composée d'une pièce de toile en forme de rectangle très allongé qu'on incisait à ses deux extrémités jusqu'à deux ou trois travers de doigt de son milieu. On appliquait la partie médiane sur le nez, les chefs étaient ramenés et liés en arrière de la tête (fig. 132).

Fig. 131. — Fronde du menton.

Fig. 132. — Fronde du nez.

Michel Disdier recommandait le T *double pour le nez* (v. fig. 133).

Ce bandage bien peu usité de nos jours pourrait servir à maintenir un pansement de la lèvre supérieure ou de la racine du nez.

Pour les petites plaies de la face de même que pour les plaies de la main et des doigts, on conseille souvent les agglutinatifs : stérésol, traumaticine, taffetas d'Angleterre, collodion. Ce que nous avons dit plus haut de la nécessité pour un pansement d'être absorbant, nous dispense de nous étendre sur ces méthodes de pansement peu logiques et d'une efficacité douteuse.

Fig. 133. — T double pour le nez.

Pansement des plaies des doigts ou de la main. — Pour maintenir un pansement compressif autour d'un doigt on a recours au *spiral du doigt*. La bande commence par quelques circulaires autour du poignet, descend sur le dos de la main jusqu'à la racine du doigt malade, puis descend en spirale jusqu'à l'extrémité du doigt. Arrivé à cette extrémité on commence à serrer plus fortement la bande et on remonte à la base du doigt, en tours plus ou moins rapprochés, pour de là gagner par le dos de la main le poignet où se

Fig. 134. — Spiral du doigt médius droit.

Fig. 135. — Gantelet de la main droite.

fixera la bande. Souvent on se contente d'enrouler la bande en spirale autour du doigt et de l'arrêter au niveau de la racine du doigt. Quand on fait à chaque doigt un spiral relié au poignet on obtient le bandage que les anciens nommaient *gantelet*.

Quand on veut maintenir sans compression un pansement autour d'un doigt, on se sert d'un *doigt de gant* taillé en pointe aux dépens de la face dorsale. A cette pointe on attache un ruban dont les deux chefs sont noués autour du poignet. Le doigt de gant convient très bien dans les derniers jours où un pansement du doigt est utile, alors que l'on veut protéger une cicatrice récente contre les contacts nuisibles.

Pour une plaie fraîche du doigt, quand on a une hémorragie plus ou moins abondante à combattre, il est préférable d'employer le spiral du doigt.

Pour les plaies de la main proprement dite, c'est-à-dire pour les plaies de la région palmaire et dorsale du carpe et du métacarpe,

Fig. 136. — Le doigt de gant appliqué au pouce gauche.

on a recours au *huit de la main,* ce huit de la main est antérieur ou postérieur.

Dans le *huit postérieur* la bande commence par deux circulaires au poignet, se porte ensuite obliquement sur la face dorsale de la main jusque vers la base des doigts qu'elle entoure d'un circulaire laissant le pouce libre. La bande revient ensuite vers le poignet en croisant le premier jet oblique ; autour du poignet

Fig. 137. — Huit postérieur de la main gauche.

Fig. 137 *bis.* — Huit antérieur de la main gauche.

elle fait un circulaire horizontal, puis redescend vers la main en recouvrant une partie du premier jet oblique, et on continue ainsi jusqu'à ce que la main soit bien recouverte (fig. 137).

Le même mode de pansement appliqué à la face antérieure de l'avant-bras constitue le *huit antérieur* du poignet ou de la main (fig. 137 *bis*).

Pour une plaie du dos de la main, en cas de besoin, le T perforé contentif est parfaitement utilisable. Une compresse rectangulaire, d'une largeur égale à celle de la main ou un peu supérieure, et d'une longueur de 25 centimètres, est cousue par un de ses bords terminaux à une bande transversale de 50 centimètres de longueur. Quatre trous pour les quatre derniers doigts y sont pratiqués à une distance convenable. La portion de la compresse destinée à recouvrir la paume de la main doit avoir plus de longueur que la portion destinée à recouvrir la face dorsale. On engage dans les trous les doigts du patient. La bande et la portion de la compresse attenante restent sur la face dorsale. L'autre bout de la compresse revêt la face palmaire et on la fixe par les circulaires de la bande, dont les chefs, finalement, sont attachés l'un à l'autre au niveau de la face dorsale du poignet (fig. 138).

Fig. 138. — T perforé contentif de la main droite.

Pansement des seins.

— ÉCHARPE TRIANGULAIRE DE MAYOR. — Pour maintenir un pansement provisoire au-devant d'un sein, on peut employer une écharpe triangulaire. La base du triangle est placée autour du thorax, les deux pointes correspondant à cette base sont attachées en arrière l'une à l'autre au moyen d'épingles ; le sommet du triangle est passé par-dessus l'épaule correspondante au sein malade, et est fixé aux chefs postérieurs à l'aide d'un morceau de bande (fig. 139).

PANSEMENT COMPRESSIF D'UN SEIN. — Quand on veut exercer sur le sein une certaine compression il faut recourir à ce que les anciens appelaient le croisé contentif de la mamelle.

Après avoir placé les couches profondes du pansement et une couche très épaisse d'ouate, on

Fig. 139. — Écharpe triangulaire de Mayor.

maintient d'une main les pièces du pansement tandis que de l'autre on enroule la bande. Supposons qu'il s'agisse du sein gauche ; on commence par quelques circulaires autour de la ceinture en allant du côté gauche de la malade au côté droit, puis arrivé sous le sein gauche, on remonte obliquement sur l'épaule droite ; on descend obliquement par derrière vers l'aisselle gauche, on fait un circulaire horizontal en passant par-dessus le jet oblique pour le fixer ; arrivé sous le sein gauche, on fait un second oblique recouvrant les deux tiers du premier, puis un second circulaire. On continue par un troisième oblique maintenu par un troisième circulaire et ainsi de suite jusqu'à ce que le sein soit entièrement recouvert.

On peut par ce moyen exercer une compression très forte,

Fig. 140. — Pansement compressif du sein gauche.

Fig. 140 bis. — Pansement compressif des deux seins.

mais il faut toujours avoir soin de relever la mamelle de bas en haut, dans le sens des flèches (fig. 140).

PANSEMENT COMPRESSIF DES DEUX SEINS. — La manière de faire ce pansement des deux seins est la même que dans le pansement précédent ; il faut faire des circulaires entourant le thorax au-dessous des seins, des jets obliques passant sur l'épaule gauche et sur l'épaule droite.

On commence comme précédemment par des circulaires, on vient passer sur l'épaule gauche en jet oblique en relevant la mamelle droite, on fait un circulaire. Pour passer sur le sein gauche il y a une petite difficulté, car si on enroulait la bande toujours dans le même sens, l'oblique pour le sein gauche serait dirigé de haut en bas, et tendrait à faire descendre le sein au lieu de le faire remonter. Pour éviter cet inconvénient, autrefois on se servait de bandes roulées à deux globes ; il suffit d'intervertir le sens d'enroulement : après avoir fait un circulaire, on arrête la bande sur la ligne médiane puis on la fait revenir sur elle-même, on fait un nouveau circulaire, la bande qui allait de droite à gauche, va maintenant de gauche à droite, elle aborde le sein gauche par sa partie inférieure, remonte ce sein, gagne l'épaule droite, redescend, fait un circulaire, change de nouveau de sens pour venir aborder le sein droit et ainsi de suite ; alternativement on renverse le sens d'enroulement de la bande pour que toujours les seins soient bien remontés (fig. 140 *bis*). Quelquefois le pansement a tendance à bâiller par en haut, on fait alors pour terminer un ou deux circulaires au-dessus des seins.

Pansement des plaies du dos et du thorax. — Un pansement d'une plaie de la région dorsale ou thoracique est maintenu soit par un bandage de corps, soit par un spiral de la poitrine.

Le *spiral de la poitrine* était autrefois dénommé *lien de Sostratus*. Galien recommandait, pour l'appliquer, de placer d'abord sur chaque

Fig. 141. — Lien de Sostratus.

Fig. 142. — Bandage de corps.

épaule deux petites bandelettes de longueur égale que l'on laissait pendre verticalement en avant et en arrière. Par-dessus ces bandelettes on enroulait le spiral autour du thorax, on cousait les chefs de ces bande-lettes aux circuits du spiral, ou si ces chefs étaient suffisamment longs on les ramenait sur les épaules et on les nouait en rosette (fig. 141).

Plus souvent pour les plaies du dos ou du thorax, on maintient le pansement à l'aide d'un bandage de corps. Le bandage de corps est une pièce de toile ou mieux de flanelle taillée en forme de rec-tangle allongé mesurant en général 85 centimètres de long sur 50 de large. On le fixe en avant par des épingles et pour l'empê-cher de glisser on le maintient par bandelettes passant par-dessus les épaules (fig. 142).

Pansement d'un moignon du bras. — Pour les plaies de l'épaule et pour une amputation du bras il est nécessaire que le pansement passe à la fois autour du tronc et autour du bras (fig. 143).

Pansement d'une plaie de l'abdomen. — Pour les plaies de la paroi abdominale, pour la plaie consécutive à la laparotomie par exemple, on emploie le bandage de corps en flanelle. Par dessus les couches profondes du pansement, on amoncelle une quantité considérable d'ouate qui permet de serrer fortement le pansement; quand l'abdomen est bien comprimé, le malade souffre moins.

Le bandage de corps est maintenu par des sous-cuisses.

Fig. 143. — Pansement d'un moignon de bras.

Bandage pour le périnée. — Pour maintenir un pansement de la région anale et de la région périnéale chez l'homme, un

Fig. 144. — Bandage du périnée. Bandage en T.

Fig. 145. — Triangle pelvien postérieur.

pansement de l'anus, du périnée, de la vulve, chez la femme, on se sert du *bandage en* T.

Pour appliquer ce bandage, on portera le milieu de la bande postérieurement au-dessus du sacrum pour venir, en faisant le tour du corps, en attacher les extrémités en avant, au niveau de la paroi antérieure de l'abdomen. Les bandelettes passeront sous le périnée et viendront se fixer à la bande circulaire, l'une à droite l'autre à gauche de la ligne médiane (fig. 144).

Pour les plaies des fesses il est souvent avantageux d'employer ce que Mayor dénomme le *triangle pelvien supérieur*, la base d'une écharpe triangulaire est placée derrière le sacrum, les chefs sont réunis au-devant du pubis, le sommet réfléchi entre les cuisses va se réunir aux deux chefs, devant le pubis (fig. 145).

Pansement du scrotum. — Pour les plaies de la région scrotale on utilise généralement le suspensoir (fig. 63, p. 113) ou le bandage en T.

Pansement d'une plaie de l'aine. — Les pansements des plaies de la région inguinale sont maintenus par le *spica*; le spica est simple ou double suivant qu'une seule ou les deux aines sont recouvertes par les bandes.

On commence par faire deux ou trois tours de bande autour de la partie inférieure de l'abdomen, puis au moment où l'on arrive au niveau de l'épine iliaque antérieure, on conduit la bande obliquement sur la partie externe, postérieure et interne de la cuisse et on la ramène à l'épine iliaque pour lui faire décrire un circulaire autour de la partie inférieure de l'abdomen, redescendre sur la cuisse, et ainsi de suite un plus ou

Fig. 146. — Spica de l'aine.

moins grand nombre de fois suivant la dimension du pansement. Le spica sert également pour les plaies de la cuisse, on le complète alors en faisant quelques circulaires autour de la cuisse, avec la même bande (fig. 146).

Le *spica double* de l'aine se fait d'après les mêmes principes, la bande fait deux ou trois circulaires autour de l'abdomen, arrivée au niveau de l'épine iliaque antérieure et supérieure droite, elle gagne la partie antérieure de la cuisse gauche en passant devant l'aine gauche, parcourt successivement la face externe, la face postérieure et la face interne de la cuisse gauche, revient à la partie antérieure et regagne le pourtour de l'abdomen par la

crête iliaque gauche. Arrivée au niveau de l'épine iliaque antérieure et supérieure droite, elle descend alors sur cette cuisse
droite, en passant devant l'aine droite, parcourt successivement
la face interne, la face postérieure et la
face externe de la cuisse droite, se porte
au-devant du pli inguinal et revient faire
un circulaire autour de l'abdomen au dessus de la crête iliaque gauche. On continue jusqu'à ce que les deux aines soient
recouvertes (fig. 147).

Il va de soi qu'on peut intervertir le sens
d'enroulement des bandes.

Pour l'application d'un spica, le malade
couché plie les genoux et prend point d'appui sur les pieds et les épaules pour soulever son sacrum au-dessus du plan du lit,
les jambes étant légèrement écartées. Si la
position doit être maintenue longtemps on glissera sous le
sacrum du malade un pelvi-support.

Fig. 147. — Spica double.

Pansement d'un moignon de cuisse. — On commence l'enroulement de la bande par des circulaires horizontaux (fig. 148).

Arrivé sur le côté antéro-externe de la
cuisse, on renverse la bande de haut en
bas, on la fait descendre au niveau de la
plaie, passer en travers sur l'extrémité du
moignon et remonter sur le côté opposé
du membre. Ceci fait, on pratique un
nouveau renversé et on fait un circulaire
pour fixer ce jet récurrent. On alternera
ainsi les circulaires et les renversés jusqu'à ce que le moignon soit entièrement
couvert. Il sera bon de terminer ce pansement en le prolongeant en spica autour
du tronc pour éviter que le pansement soit
dérangé par les mouvements du malade.

Fig. 148. — Pansement
d'un moignon de cuisse.

Pansement des plaies du genou. — Pour une plaie de la face
antérieure ou de la face postérieure du genou, la disposition des
bandes devra affecter le mode d'enroulement du *huit postérieur*

du genou. On commence par deux circulaires de la jambe un peu au-dessous de l'articulation du genou. La bande passe obliquement sur le creux poplité, décrit un circulaire de la cuisse, après quoi elle descend, derrière l'articulation, vers la jambe en croisant le premier jet oblique ascendant. Elle fait ensuite le tour de la jambe et remonte vers la cuisse en suivant la direction du premier jet oblique (fig. 149).

Fig. 149. — Huit postérieur du genou.

Pansement des plaies du pied. — Pour une plaie du pied, la disposition des tours de bande revêtira la disposition du *spiral contentif du pied.* On commence par des tours horizontaux au-dessus des malléoles, on descend la bande par-devant l'articulation tibio-tarsienne jusqu'à la base des orteils et on remonte en faisant des renversés (fig. 151). Arrivé au niveau de l'articulation, on revient par un oblique au-dessus des malléoles où on termine la bande dès que l'application du pansement est suffisante. On peut commencer aussi par la racine des orteils comme sur la figure 150.

Fig. 150. — Manière de commencer l'enroulement d'une bande sur le pied.

Fig. 151. — Spiral contentif du pied.

*
* *

Renouvellement du pansement.

— Le pansement aseptique moderne n'a pas besoin d'être renouvelé fréquemment. Après une opération telle que la cure radicale d'une hernie, on ne renouvelle le pansement que le jour où il faut enlever les fils ou les agrafes. Dans certains cas même, on peut laisser le pansement en place jusqu'à guérison complète.

Les conditions qui exigent le renouvellement du pansement sont réalisées :

1° Quand le pansement est souillé de sérosité ou de pus, qu'il ne joue plus, par conséquent, son rôle absorbant et protecteur ;

2° Quand la température du malade indique un danger d'infection.

Il est absolument *inutile* de changer un pansement pour contrôler l'état de la plaie si le malade ne souffre pas, si sa température ne dépasse pas 37°, si le pansement n'est pas traversé. Il faut le renouveler si le malade a de la fièvre, s'il accuse des douleurs vives, lancinantes dans la plaie, si on voit à la périphérie du pansement des traînées lymphangitiques.

Pour enlever le pansement avec douceur, sans imprimer de secousses au membre lésé, on coupe les bandes, on écarte les couches d'ouate ; quand on arrive sur la gaze en rapport immédiat avec la plaie, on la trouve souvent collée à la plaie, il faut la détacher avec douceur autant que possible sans l'humecter. On nettoie la plaie, on détache avec une spatule les croûtes périphériques ; s'il y a lieu, on remédie aux défauts de drainage.

Si la plaie présente un aspect blafard, on la touche avec un tampon imbibé de *teinture d'iode* ou de chlorure de zinc.

Si les bourgeons qui recouvrent la plaie sont exubérants et mous, on les cautérise avec le crayon de *nitrate d'argent*.

On refait ensuite le pansement ; le pansement sale sera jeté dans un récipient spécial ; il sera brûlé.

PANSEMENT A L'ALCOOL

Le pansement à l'alcool est employé depuis de nombreuses années dans les hôpitaux de Paris pour combattre les lymphangites, les panaris au début. Ce pansement était d'un emploi courant autrefois dans le service de Verneuil. Il donne des résultats excellents et amène en quelques heures ou quelques jours la disparition des lymphangites. C'est le pansement que l'on doit appliquer quand on est en présence d'une plaie infectée.

La technique du pansement à l'alcool est fort simple. Étant donné, par exemple, une lymphangite de l'avant-bras, consécutive à une piqûre septique d'un doigt, on procède de la façon suivante : on prend des compresses de gaze, on les trempe dans une cuvette contenant de l'alcool à 90-95°, l'imbibition de la compresse doit être telle qu'en comprimant celle-ci légèrement avec la main, l'alcool ne coule pas de la compresse ; les compresses ainsi préparées sont appliquées directement sur la peau enflammée, de façon à recouvrir toute la région malade, et à empiéter de tous les côtés, sur une étendue de 1 à 1 centimètre 1/2, sur la peau encore saine qui entoure la traînée ou la plaque de lymphangite. Par-dessus la couche de compresse, et en la dépassant d'un centimètre environ, on met une couche d'ouate hydrophile, épaisse d'un ou deux travers de doigt. Le tout est maintenu en place par plusieurs tours de bande souple. Le pansement est renouvelé toutes les douze heures ou toutes les vingt-quatre heures. Le plus souvent, au bout de vingt-quatre heures la lymphangite a disparu.

PANSEMENT A L'EAU OXYGÉNÉE

Lucas-Championnière a obtenu d'excellents résultats de l'emploi de l'eau oxygénée pour lutter contre l'envahissement septique dans les cas de plaies par écrasement, de phlegmons diffus. Il l'emploie pour la purification du vagin avant les hystérectomies abdominales ou vaginales ; et en applications intra-utérines et vaginales après l'avortement.

Pour Thiriar l'eau oxygénée agit énergiquement contre les infections à microbes anaérobies, septicémie gazeuse surtout ; elle est à recommander contre les phlegmons.

EAU OXYGÉNÉE. $H^2 O^2$. — L'eau oxygénée est un liquide incolore, inodore, de saveur métallique désagréable ; sa réaction doit être neutre ou d'une acidité aussi faible que possible. L'eau oxygénée n'est pas une solution aqueuse d'oxygène, c'est un peroxyde d'hydrogène ; à son maximum de concentration, elle a une consistance sirupeuse ; sa densité est 1,452. Elle ne se conserve bien que lorsqu'elle est concentrée à 50 ou 60 volumes et qu'elle contient un peu d'acide sulfurique. On dit qu'une addition d'une petite quantité d'éther aide beaucoup à sa conservation.

Pour l'usage externe on l'emploie diluée (à 1/2 à 1/4, etc.) pour les pansements, les lavages de la bouche.

PANSEMENT DES BRULURES SUPERFICIELLES

Le mot brûlure désigne les lésions produites sur les tissus de l'organisme par la chaleur ou certaines substances chimiques dites caustiques.

Les brûlures, dans les traités classiques, sont divisées en degrés suivant la profondeur des lésions.

Le *premier degré*, le plus léger, est provoqué par une flamme restée un temps fort court au contact de la peau, par un liquide ou un corps solide dont la température n'atteint pas 100°, par la radiation solaire (coup de soleil). A ce degré de brûlure l'épiderme est rouge pourpre ou cramoisi, mais il n'est atteint que superficiellement.

Le *deuxième degré* est produit par exemple par une flamme dont le contact a été plus long, par l'eau en ébullition. Ce degré est caractérisé par des phlyctènes, des « cloches » remplies d'un liquide citrin, ambré qui soulèvent la couche superficielle de l'épiderme.

Dans les autres degrés la désorganisation des tissus est beaucoup plus profonde, des parties entières des tissus sont mortifiées, escharifiées.

Nous aurons en vue ici le pansement des brûlures du premier et du deuxième degré.

Le pansement variera, naturellement, suivant l'étendue des lésions ; mais son principe restera toujours le même, le pansement d'une brûlure doit être le même que celui d'une plaie simple récente, le *pansement d'une brûlure doit être un pansement aseptique*.

Les topiques vantés contre les brûlures sont innombrables : Liniment oléo-calcaire, acide borique, acide salicylique, salol,

---

Il existe un topique qui peut rendre grands services, surtout pour les brûlures du premier degré, c'est la pâte de zinc ; après nettoyage soigneux de la surface intéressée, on appliquera une compresse stérile sur laquelle on aura étalé une couche de la pâte suivante :

Oxyde de zinc.	
Poudre d'amidon.	ââ 20 grammes
Lanoline	
Vaseline..	

Par dessus on mettra une légère couche d'ouate hydrophile maintenue par une bande.

Cette pâte absorbe les sécrétions de la plaie, calme les douleurs, empêche l'adhérence des compresses. On laisse le pansement plusieurs jours en place ; quand on l'enlèvera on trouvera souvent la plaie complètement guérie.

thymol, eucalyptol, thyol, ichthyol, acide pyrogallique, etc., etc., acide picrique ont tour à tour été vantés, avec enthousiasme parfois, ils sont aujourd'hui délaissés. La plupart étaient inutiles ; certains comme l'acide phénique, le sublimé, l'iodoforme étaient véritablement dangereux.

Le premier temps de pansement d'une brûlure doit être un nettoyage complet de la région brûlée. Le chirurgien après s'être lavé soigneusement les mains, nettoiera toute la région intéressée, avec des compresses stérilisées, du savon et de l'eau chaude ; il débarrassera toute la région des enduits qui peuvent la recouvrir, il décapera avec précaution toute la surface brûlée en se servant d'une compresse ou de la main nue bien enduite de mousse de savon ; il évitera d'enlever l'épiderme soulevé par les phlyctènes, il se contentera après lavage de ponctionner les phlyctènes avec une pointe stérilisée.

Si la peau est couverte *d'enduits graisseux*, comme chez les mécaniciens par exemple, on la nettoiera avec un tampon imbibé d'alcool ou d'éther. Ce nettoyage de la peau périphérique et de la surface brûlée sera fait avec une longue patience et une minutie extrême ; c'est là une condition essentielle pour que la plaie soit préservée des accidents de lymphangite et de suppuration.

Ce nettoyage est assez douloureux ; aussi chez les individus pusillanimes, chez les enfants, il pourra être nécessaire de recourir à l'anesthésie générale.

La plaie bien nettoyée, sera recouverte simplement de compresses stériles ; on mettra par-dessus une couche d'ouate stérilisée ; le tout sera maintenu par une bande souple modérément serrée. Ce pansement sera laissé en place le plus longtemps possible, huit, dix jours. Si le nettoyage a été bien fait, si la brûlure n'était pas infectée avant le pansement, on trouvera en enlevant le premier pansement la peau presque complètement régénérée.

Si le pansement est traversé par de la sérosité, on n'hésitera pas à le changer en s'entourant des mêmes précautions minutieuses d'asepsie. Un point capital est de ne pas enlever avec le pansement l'épiderme nouveau peu solide.

Le pansement aseptique bien fait d'un brûlure calme rapidement les douleurs et amène la guérison complète sans accidents, sans lymphangite, sans suppuration, sans complications viscérales.

*
* *

On peut utiliser avec avantage dans les cas de brûlure la désinfection des téguments par la *teinture d'iode*.

Après un nettoyage, simple, sommaire des grosses souillures qui peuvent recouvrir la peau, de suite, sans autre préparation on pratiquera un badigeonnage large de toute la zone cutanée périphérique avec un tampon d'ouate monté au bout d'une pince et imbibé de teinture d'iode.

On pourra également pratiquer sur la surface brûlée elle-même une application très légère de teinture d'iode, en agissant néanmoins avec circonspection pour ne pas trop faire souffrir le blessé.

On terminera par un pansement sec aseptique.

BANDAGE OUATÉ COMPRESSIF

Indications. — La compression de la totalité d'un des membres inférieurs est souvent employée dans des cas d'œdème variqueux, dans les cas d'épanchement dans l'articulation du genou.

Application. — Le membre tout entier est recouvert de nombreuses couches d'ouate ; la quantité d'ouate doit être très considérable si on veut obtenir une compression forte sans déterminer des escarres au niveau des saillies osseuses, et sans provoquer de vives douleurs. Le membre recouvert d'ouate doit avoir au moins un volume trois ou quatre fois supérieur à son volume normal ; la compression de la bande réduira ce volume. Si on comprend les orteils dans le pansement, il est nécessaire d'interposer un peu d'ouate entre chacun d'eux.

Le bandage ouaté compressif se déplace facilement si l'application de la bande n'a pas été faite très régulièrement. Cette application est assez difficile quand on la fait avec une bande de toile forte, ce qui est la méthode la meilleure.

On commence par fixer l'ouate par des spirales allongées allant des orteils à la racine de la cuisse, puis on s'occupera de serrer de bas en haut ; pour cela on pratique l'enroulement de la bande vers la racine des orteils, on fait des tours circulaires interrompus par des renversés. Arrivé au cou-de-pied, on conduit la bande vers le sommet du talon, puis de nouveau sur le cou-de-pied, on repasse sous la plante en recouvrant en avant du talon, le bord antérieur du tour de bande précédent. On gagne alors obliquement le dessus de l'articulation tibio-tarsienne, on passe derrière le tendon d'Achille et on recouvre en arrière du talon, le bord postérieur de la bande. De ce point la bande gagne obliquement le cou-de-pied, passe circulairement sur la face plantaire et gagne pour la quatrième fois le cou-de-pied afin d'y croiser le jet précédent. Du cou-de-pied, on se dirige sur la malléole interne, derrière le tendon d'Achille, on passe derrière, en avant et transversalement sous la malléole externe, sous la plante du pied, et on remonte sur le cou-de-pied pour de là venir croiser d'avant en arrière sur le tendon d'Achille le jet précédent.

Au niveau du *bas de la jambe*, une fois le talon couvert, la bande doit remonter par des circulaires avec renversés jusqu'au niveau du plateau tibial. La compression doit être suffisamment énergique; autant que possible les renversés doivent être symétriquement placés.

Au niveau du *genou*, il faut que les tours de bande fassent autour des condyles du fémur et du plateau tibial des huits de chiffres se recouvrant successivement; arrivé au niveau de la cuisse, on remonte jusqu'à la racine du membre en faisant des renversés et on termine par un circulaire.

Quand le bandage compressif est terminé, il faut maintenir le pied fortement élevé au-dessus du plan du lit au moyen de coussins, et recouvrir le tout d'un cerceau pour empêcher la gêne qu'apporterait le poids des couvertures et pour empêcher le pied d'être dévié en dehors.

Fig. 152. — Bandage ouaté de jambe.

CHAPITRE XV

SUTURES

Toutes les fois qu'on se trouve en présence d'une plaie fraîche à bords nets, il faut réunir les bords de cette plaie au moyen de sutures. Ne sont pas justiciables des sutures les plaies où la perte de substance est telle que les bords ne peuvent être rapprochés ; ne sont pas justiciables des sutures les plaies anfractueuses, à bords déchiquetés, et de vitalité douteuse : toute plaie anfractueuse, contuse, infectée, doit être pansée à plat.

Objets nécessaires. — Pour coudre il faut une aiguille et du fil. Les fils employés en chirurgie sont les fils de soie ou de lin, le catgut, les crins de Florence, les fils métalliques ; on peut utiliser avec avantage le fil ordinaire de couturière. L'aiguille a été longtemps l'aiguille ordinaire des pelletiers et des cou-

Fig. 153. — Aiguilles droites et courbes ; porte-aiguilles.

turières, on fit des modèles droits et courbes ; pour les utiliser le chirurgien les montait sur une pince.

Dans la seconde moitié du siècle dernier, l'ingéniosité des fabricants inventa un nombre considérable de modèles nouveaux d'aiguilles chirurgicales. Quand Reverdin préconisa son aiguille à manche fixe et à chas mobile il fut suivi avec enthousiasme : l'aiguille de Reverdin fut adoptée par tous. D'autres modèles furent créés, il est impossible de les citer tous.

Du reste, actuellement, pour la chirurgie intestinale on revient aux primitives aiguilles à coudre, droites ou courbes que l'on

Fig. 154. — Aiguilles de Reverdin droites et courbes.

tient par une pince. L'aiguille de Reverdin est moins employée; beaucoup de chirurgiens ont adopté les aiguilles de Doyen, plus robustes et plus simples.

Précautions à prendre. — Avant de commencer une suture il faut se munir de fils et d'instruments stérilisés : aiguilles et pinces à disséquer.

Fig. 155. — Aiguille de Doyen.

On procède au nettoyage de la plaie de façon qu'il n'y reste ni caillots sanguins, ni corps étrangers, qu'il n'y ait aucun fragment de tissu, aucun peloton graisseux mal nourri susceptible de s'intercaler entre les lèvres de la plaie. Puis on badigeonne le champ opératoire avec de la teinture d'iode. Deux couches sont passées à cinq minutes d'intervalle.

Manuel opératoire. — Supposons que nous soyons en présence d'une plaie nette et que nous la voulions suturer à points séparés à l'aide de l'aiguille de Reverdin. L'opérateur se place à droite du malade; un aide se place à gauche. Avec la pince à disséquer, l'opérateur fixe la lèvre droite de la plaie; à 5 millimètres de l'une

Fig. 156. — Suture à points séparés.

des extrémités de la plaie, il enfonce l'aiguille fermée de dehors en dedans, à un centimètre environ de la berge de la plaie. L'aiguille traverse toute l'épaisseur des téguments et ressort à la face profonde de la peau; à ce moment la pince à disséquer va saisir la lèvre gauche de la plaie, l'aiguille traverse ce bord de dedans en dehors pour aller ressortir en un point symétrique à un centimètre de la berge de la plaie. Lorsque la peau est traversée, on tire à soi le bouton placé à l'union du manche et de l'aiguille, le chas est ouvert, l'aide y engage le fil, on pousse le bouton, le chas se referme, et on tire à soi l'aiguille. On saisit les chefs du fil entre le pouce et l'index de chaque main et on les noue par deux nœuds superposés, on coupe ensuite *les 2 chefs du fil*. A *un centimètre* de ce premier point on place un second fil de la même manière que le précédent et on le noue de même.

Les fils doivent être serrés *suffisamment* pour assurer l'affrontement des lèvres de la plaie ; trop serrés, ils couperaient les tissus. L'aiguille doit traverser toute l'épaisseur des téguments. Il ne faut pas laisser de culs-de-sac, de clapiers, au-dessous de la ligne de suture.

Certains opérateurs passent d'abord tous les fils, au lieu de les lier à mesure ; une fois tous les fils passés, l'aide fait les ligatures pendant que le chirurgien réalise l'affrontement. Dans ce cas, dès qu'un fil est passé, il faut en maintenir les chefs entre les mors d'une pince à forcipressure.

Les *nœuds des fils* doivent être placés non pas sur la ligne de suture mais à côté de cette ligne. Les fils doivent être placés *perpendiculairement à la ligne d'affrontement*.

Le *nombre* des points de suture doit être suffisant pour assurer un bon affrontement, il est inutile de multiplier les points. L'affrontement est bon quand, dans toute l'étendue de la plaie, les épidermes de chaque lèvre de la plaie sont en contact par leur bord.

Fig. 157. — Suture d'une plaie angulaire. Grande Encyclopédie du xviiie siècle.

La *distance* qui sépare le point d'entrée du fil du bord de la plaie est variable, suivant la nature des téguments et leur épaisseur ; cette distance sera minime dans les plaies de la face, pourra dépasser un centimètre dans les plaies de l'abdomen.

Il n'est pas indispensable de commencer la suture par une des extrémités de la plaie, on peut, au contraire, commencer par le milieu. Quand une plaie est angulaire, il faut toujours placer le premier fil à l'angle de la plaie.

Quand on n'est pas sûr de l'asepsie de la plaie il est prudent de laisser un drain au point le plus déclive de la plaie.

Ablation des fils. — Si vous avez suturé une plaie récente et fraîche, laissez la suture en place de cinq à sept jours ; sur les téguments de la face, où la réunion est beaucoup plus précoce, on peut enlever tout ou partie des fils le troisième ou le quatrième jour. Laisser trop longtemps les fils en place c'est s'exposer à avoir une moins belle cicatrice, chaque fil s'incrustant dans les téguments et donnant naissance à des cicatrices transversales perpendiculaires à la cicatrice principale (échelle de perroquet).

Pour enlever un fils, soulevez ce fil à l'aide d'une pince, et au ras de la peau, au-dessous du nœud, coupez le fil avec des ciseaux : on tire sur la partie correspondante au nœud pendant qu'avec la pince on appuie sur le bord de la plaie pour éviter les tiraillements.

Suture en surjet. — La suture en surjet se fait avec un seul fil conduit sans interruption d'un bout à l'autre de la plaie. Au bout initial on fait un nœud ordinaire, et, au bout terminal, on arrête soit en nouant l'extrémité du fil avec une anse, soit en faisant un nœud d'arrêt. En faisant le surjet on a soin, entre chaque point, de bien tirer sur le fil.

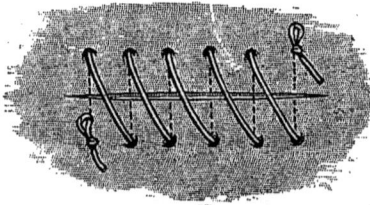

Fig. 158. — Suture en surjet arrêtée à ses deux extrémités par un nœud d'arrêt.

La suture en surjet est très employée pour les sutures intestinales et pour les plans profonds de la paroi abdominale après la laparotomie. Faite sur la peau de la face avec du fil fin et une aiguille fine (telle que l'aiguille employée par les oculistes), la suture en surjet donne des résultats excellents.

Fig. 159. — Suture de Celse d'après Heister.

Suture de Celse. — Un procédé de suture attribué à Celse par Heister et décrit par Sédillot et Legouest sous le nom de suture en surjet du pelletier, se fait avec un seul fil que l'on passe alternativement au-dessus et au-dessous de chaque côté des lèvres de la plaie. L'affrontement réalisé par cette suture serait parfait si les jets de fil ne restaient entre les bords.

Suture intra-dermique. — Les Américains emploient très fréquemment un mode de suture qui se fait soit avec du catgut fin, ou avec de la soie fine, enfilés sur des aiguilles de Hagedorn petites et courbes.

Pour pratiquer cette suture on tend et renverse légèrement, à tour de rôle, les deux lèvres de la plaie avec des pinces à disséquer. L'aiguille est enfoncée d'abord de dehors en dedans à un centimètre au-dessus de l'angle de la plaie, elle traverse toute l'épaisseur de la peau, ressort dans la plaie entraînant avec elle le fil maintenu à l'autre extrémité par un nœud. Puis on fait pénétrer l'aiguille dans l'épaisseur du derme, parallèlement aux lèvres de la plaie. Après un trajet de 3 à 4 millimètres, l'aiguille sort et va du côté opposé piquer le second côté de la plaie au même niveau que le point de sortie sur l'autre lèvre, elle traverse le derme, ressort à 3 ou 4 millimètres plus bas, et ainsi de suite à droite et à gauche, traçant un zigzag jusqu'à la partie inférieure de la plaie. Arrivée à cette extrémité, l'aiguille perfore la peau de dedans en dehors et va ressortir à un centimètre au-dessous de l'angle inférieur de la plaie.

Fig. 160. — Suture intra-dermique (Juvara).

On serre de haut en bas la suture en tirant successivement sur chacune des anses du surjet, et on fait un nœud sur le bout inférieur du fil pour le fixer.

Quant tout est terminé, la plaie est réduite à la ligne d'incision et le fil est caché.

Au bout de cinq à sept jours, on enlève le fil en sectionnant au-dessous du nœud supérieur et en tirant sur le chef inférieur.

On obtient par cette suture des cicatrices presque invisibles.

Suture enchevillée. — La suture enchevillée se pratique comme la suture à points séparés, mais on charge les aiguilles d'un fil double de sorte que sur un des bords de la plaie on a une anse et de l'autre deux fils séparés. Lorsque tous les points voulus sont placés, on glisse à travers toutes les anses placées du même côté et sur la même ligne un bout de sonde ou un rouleau de gaze, de l'autre côté on noue les fils sur un rouleau semblable et on peut serrer avec force sans risquer de couper les téguments.

Fig. 161. — Suture enchevillée. Grande Encyclopédie du xviiiᵉ siècle.

Cette suture est décrite dans la Grande Encyclopédie du xviiiᵉ siècle (fig. 161). Certains auteurs la dénomment suture en capiton.

Suture entortillée. — La suture entortillée est décrite dans Ambroise Paré.

Pour les plaies des lèvres et les becs-de-lièvre, ce chirurgien traversait les lèvres de la plaie avec une ou deux aiguilles et repliait le fil autour cinq ou six fois. La suture entortillée peut rendre des services à l'occasion, elle est de nos jours assez peu utilisée.

Sutures sèches. — Les sutures sèches ne sont pas à proprement parler des sutures, ce sont des modes spéciaux d'affrontement des plaies.

Fig. 162. — Suture entortillée d'Ambroise Paré.

Ambroise Paré collait avec un emplâtre agglutinatif des pièces de toile de chaque côté de la plaie et les rapprochait l'une de l'autre par une couture.

Malgaigne et Lefort, dans leur traité, citent la suture sèche de

Goyrand qui se rapproche beaucoup de la précédente. Cette suture sèche consiste à coller avec du collodion deux bandelettes de gaze parallèlement à la plaie, et à rapprocher ces bandelettes, et par conséquent les bords de la plaie, par d'autres bandelettes collées sur les précédentes et que l'on noue ensemble.

La suture sèche à bandes séparées, très anciennement connue, se réalise en rapprochant et en maintenant rapprochés les bords de la plaie par des bandelettes de linge rendues adhésives (fig. 163).

Serres-fines [1]. — Les serres-fines de Vidal de Cassis sont de petites pinces de fil métallique rendues susceptibles d'une constriction permanente, grâce à une torsion en ressort de leur partie moyenne. Pour les appliquer il suffit de comprimer entre les doigts les deux côtés de la serre-fine, pour forcer les crochets à se sépa-

Fig. 163. — Suture sèche d'Ambroise Paré.

rer, et on place ces crochets de chaque côté des lèvres de la plaie ; par leur rapprochement ces crochets maintiennent en contact les surfaces cruentées ; on les enlève le deuxième ou le troisième jour.

Fig. 164.
Serre-fine.

Agrafes de Michel. — P. Michaux, à la séance du 16 mai 1900 de la Société de chirurgie, a préconisé un nouveau procédé de suture imaginé par

---

1. Les Arabes, pour la suture du bec-de-lièvre, employaient un insecte, le scarite pyracmon ; l'opérateur approchait la bestiole des lèvres de la plaie, l'insecte enfonçait ses mandibules dans les deux lambeaux de chair, l'opérateur décapitait l'animal et les mandibules restaient serrées. Telle serait l'origine des serres-fines.

Paul Michel et reposant sur l'emploi de sortes d'agrafes mé-talliques (fig. 165).

Le chirurgien place les agrafes au moyen d'une pince à dis-séquer dont les mors ont été légèrement excavés pour permettre

Fig. 165. — Agrafes de Michel.

de saisir, de mettre en place et de serrer l'agrafe. Les agrafes sont essentiellement con-stituées par de petites lames de métal, larges de quelques millimètres et longues d'un centimètre ; leurs deux extrémités sont en-roulées de façon à former un petit anneau qui permet de les en-filer sur une double broche et sont munies en dedans d'une petite pointe qui s'enfonce dans les tégu-ments.

Les agrafes sont montées sur un *magasin*

Fig. 166. — Magasin à agrafes monté sur pinces.

à agrafes qui se fixe sur une des branches d'une pince ordi-naire à dents de souris. Pour garnir le magasin à agrafes

Fig. 167. — Pince pour placer les agrafes.

entr'ouvrez lé-gèrement les deux lames du magasin, glissez la double broche munie de ses agrafes, laissez les deux lames se refermer, main-tenez avec le doigt l'agrafe la plus rapprochée de l'extrémité du magasin et retirez la broche qui abandonne ainsi

toutes les agrafes prises entre les deux lames du magasin.

Pour appliquer les agrafes, on saisit dans la pince *porte-agrafes* les deux lèvres *bien juxtaposées* de la plaie, on tire légèrement pour bien présenter les deux lèvres de la plaie réunies, la pince *pose-agrafes*, tenue de l'autre main, régularise la juxtaposition des deux lèvres; puis avec cette même pince pose-agrafes on saisit une agrafe prise sur le magasin, ou place le milieu de l'agrafe sur la ligne de suture et on serre fortement les mors de la pince, l'agrafe se plie et fixe la peau qu'elle pénètre par ses deux griffes rapprochées.

On place d'autres agrafes successivement à un demi-centimètre les unes des autres. Les

Fig. 168. — Pince pour l'ablation des agrafes.

agrafes sont enlevées entre le cinquième et le sixième jour.

L'ablation des agrafes se fait au moyen d'une pince spéciale très ingénieuse, le mors inférieur excavé est introduit sous l'angle de l'agrafe ; en serrant, le mors supérieur s'applique sur cet angle et redresse complètement l'agrafe qui se détache des téguments.

On peut également enlever les agrafes en saisissant avec deux pinces à forcipressure, les deux petits anneaux latéraux de l'agrafe et en les écartant doucement.

Les agrafes de Michel permettent d'avoir des cicatrices absolument linéaires et presque invisibles ; leur invention constitue un véritable trait de génie. Ce mode de suture est parfait et nous le recommandons vivement en petite chirurgie; c'est avec la suture classique au crin ou au fil le meilleur mode de réunion.

GREFFES

On désigne sous le nom de greffes la transplantation en un point quelconque du corps de tissus complètement séparés de la partie où ils ont été pris.

En petite chirurgie on distingue deux espèces de greffes.

1° Les greffes à petits lambeaux (greffes épidermiques, greffes de Reverdin).

2° Les greffes à grands lambeaux minces (greffes dermo-épidermiques, greffes d'Ollier, greffes de Thiersch).

Indications. — Les greffes peuvent être employées chaque
fois qu'une perte de substance de la peau tarde à se combler
(ulcère de jambe, plaie résultant d'une brûlure, de la chute d'un
escarre).

Une plaie peut recevoir des greffes quand elle n'est pas infectée, qu'elle suinte peu, qu'elle n'émet plus de mauvaise odeur,
quand elle est recouverte de bourgeons *petits, vivaces, non exubérants.*

Préparation de la plaie. — Avant de pratiquer des greffes,
il faut préparer la plaie. Si les bourgeons sont atones, mollasses,
pâles, il faut les exciter par des attouchements à la teinture
d'iode, si les bourgeons sont exubérants on les cautérisera au
nitrate d'argent.

*
* *

Greffes à petits lambeaux. — Les greffes à petits lambeaux
sont plus simples que les greffes de Thiersch ; elles ne nécessitent
pas l'anesthésie générale ; elles ne produisent que des pertes de
substance insignifiantes au niveau de la région où elles sont prises,
elles réussissent plus facilement. Elles ont l'inconvénient de ne
pas amener la guérison immédiate ; elles activent simplement la
cicatrisation.

Le pourtour de la plaie à greffer sera nettoyé avec soin, à l'eau
chaude, savon, alcool ; la plaie elle-même sera soigneusement
lavée avec des tampons imbibés d'eau salée à 7 pour 1000.

On peut appliquer les greffes sur les bourgeons ou mieux
abraser les bourgeons charnus avec un bistouri bien tranchant
tenu horizontalement.

PRISE DES GREFFES. — Les greffes sont prises en un point
quelconque des téguments (face externe et antérieure de la cuisse,
face interne de la jambe, abdomen). La région est rasée, bien
lavée sans employer d'antiseptiques.

---

1. *Le sparadrap de Vigo* ou sparadrap mercuriel répond à la formule suivante :

Emplâtre mercuriel. . . . . 500 grammes.
Huile d'œillette. . . . . q. s.

Faire fondre dans un vase de terre et étendre sur des bandes de toile.

Pour enlever une greffe, le plus simple est de faire avec une pince un petit pli à la peau ; avec les ciseaux on tranche d'un coup sec l'extrémité de ce pli. Une autre méthode consiste à bien tendre la peau de la région choisie puis, en introduisant la pointe d'une lancette parallèlement au plan cutané, à détacher un petit fragment d'épiderme.

APPLICATION DE LA GREFFE. — Dès que la greffe est enlevée, on la porte immédiatement sur la surface que l'on désire recouvrir, puis on l'étale soigneusement de façon qu'aucun de ses bords ne soit enroulé.

Fig. 169. — Prise de petits lambeaux (V. Veau).

Les greffes minuscules de 3 ou 4 millimètres carrés seront placées à 15 millimètres environ les unes des autres. On en place ainsi de 15 à 20.

PANSEMENT. — La plaie sur laquelle on a semé ainsi les greffes peut être laissée à l'air protégée par une gaze sous un cerceau. Le membre tout entier sera maintenu immobilisé dans une gouttière. Le tout pour éviter l'enlèvement ou l'arrachement des greffes. Si on a fait un pansement de gaze aseptique il sera renouvelé 10 jours après. On défera lentement les compresses dans un bain d'eau tiède pour éviter de décoller les greffes.

Chaque greffe est le centre d'une prolifération active, elle s'entoure d'un liséré blanchâtre indice de la prolifération épidermique. En 15 jours les îlots sont devenus confluents.

Les greffes ne prennent pas toujours. Quelquefois après l'application des greffes il se produit un suintement abondant de la plaie, et quand on défait le pansement on constate que les lambeaux épidermiques ne sont pas soudés à la plaie. Cet incident est dû à une faute de technique, généralement à une insuffisance de préparation de la plaie.

*
*

Greffes à grands lambeaux. — Les greffes dermo-épidermiques consistent dans la transplantation de minces lambeaux dermo-épidermiques sur une plaie de la peau qui tarde trop à se cicatriser.

Conditions a remplir. — La première des conditions pour la réussite des greffes est que la plaie soit propre, dépourvue de toute partie sphacélée ou suppurée, qu'elle soit couverte d'une couche de bourgeons charnus petits et saignant difficilement.

La veille de l'opération, la plaie et ses alentours sont soigneusement lavés au savon ; puis recouverts de compresses aseptiques.

Bien qu'on puisse découper les greffes sur une région quelconque, il est préférable de choisir des parties du corps qui soient cachées par les vêtements et qui présentent, en même temps, la meilleure prise au rasoir. La face antérieure et externe des cuisses, la face postérieure et externe des mollets sont les meilleures. La section des greffes étant très douloureuse, l'anesthésie générale est nécessaire.

Instruments. — Un ou deux rasoirs, un bistouri, une pince à disséquer à dents, une paire de ciseaux, une sonde cannelée et une curette sont suffisants. On peut employer le rasoir ordinaire ; mais le rasoir d'histologiste, à lame longue et large, plat sur une des faces, convient mieux. Ces instruments doivent naturellement être stérilisés. Les instruments peuvent être employés à sec ou trempés dans une solution saline physiologique. L'emploi des antiseptiques doit être proscrit ; *l'asepsie pure est indispensable,* car il peut arriver que les solutions antiseptiques, en touchant les minces feuillets épidermiques, compromettent leur vitalité.

Sur la table d'opération, on procède de nouveau à la toilette de l'ulcération et de la région qui doit fournir les greffes. On protège ensuite le champ opératoire par des compresses stérilisées.

Opération. — 1er Temps : *Avivement de la surface ulcérée.* — On obtient un avivement régulier et total de la surface ulcérée en frictionnant vivement la couche granuleuse avec un tampon de gaze stérilisée. En procédant ainsi on n'enlève que la partie toute superficielle des bourgeons. En quelques minutes, la plaie est parfaitement avivée. Les bords peuvent être avivés, s'il est nécessaire, avec la pince et le bistouri.

Lorsque la plaie est couverte de fongosités, il faut les enlever complètement avec une curette.

2e Temps : *Section des greffes.* — Supposons que l'on ait choisi la partie moyenne de la face antérieure de la cuisse droite pour fournir les greffes nécessaires à couvrir un ulcère situé sur la jambe du même côté. Avec la sonde cannelée, commencez à prendre la longueur de la plaie ; avec deux petites entailles faites avec la pointe du bistouri, marquez cette longueur, augmentée d'un centimètre.

Pour sectionner facilement et rapidement les greffes, la peau doit être très bien tendue. Le chirurgien enserre, entre le pouce et les doigts de la main gauche, la demi-circonférence antérieure de la partie inférieure de la cuisse. Cette main est placée un peu au-dessous du signe qui marque l'extrémité inférieure de la greffe. A 10, 12, 15 ou 20 centimètres au-dessus, suivant la longueur de la greffe, l'aide place sa main gauche en tirant vers la racine de la cuisse la peau déjà fixée par le chirurgien (fig. 170).

La peau étant ainsi fixée et bien tendue, on l'humecte ainsi que la lame du rasoir. Puis le rasoir est appliqué à plat ; son dos largement appuyé déprime la peau en l'aplatissant au-devant du tranchant qui l'effleure juste au niveau de la petite entaille qui limite de ce côté la longueur de la greffe.

Fig. 170. — Section des greffes sur la cuisse.

En imprimant au rasoir de petits mouvements de scie, on mord la peau en en détachant une lanière extrêmement mince, presque transparente, qui se ramasse et se replisse sur la lame au fur et à mesure que celle-ci se rapproche de la main fixe de l'opérateur. Pour que le tranchant du rasoir reste constamment à fleur de peau, on doit le tenir d'une main ferme, et il faut suivre et guider le tranchant dans sa marche, celui-ci ne devant pas quitter la couche superficielle. Lorsqu'on est arrivé à l'entaille qui marque l'extrémité inférieure de la greffe, on achève sa séparation en soulevant légèrement le tranchant du rasoir. Avec un peu d'habileté et d'exercice, il est très facile de détacher une belle greffe. En moins d'une minute, on peut obtenir un lambeau de 10 à 20 centimètres de long sur 3 à 4 centimètres de large. Plus on coupera vite, plus les greffes seront belles et uniformes.

Pour avoir des greffes *très larges*, il faut appuyer plus ou moins fortement le dos du rasoir. En procédant ainsi, les téguments s'aplatissent sur une largeur de 3 à 4 centimètres au-devant du tranchant, en offrant à celui-ci plus de prise.

Les greffes ainsi obtenues sont des bandelettes minces, presque transparentes, limitées par des bouts dentelés. Elles sont formées de la couche épidermique et de la couche toute superficielle papillaire du derme. La surface de laquelle la greffe a été séparée se couvre aussitôt d'une rosée de gouttelettes de sang ; une légère compression suffit à arrêter cette hémorragie.

3° Temps : *Transport et étalement des greffes.* — La lame même du rasoir sert à transporter au niveau de la plaie avivée, la greffe découpée.

Fig. 171. — Transport et étalement des greffes.

Ordinairement les premières greffes enlevées sur la partie la plus saillante de la cuisse sont les plus belles ; elles devront être placées sur la partie moyenne de l'ulcère. *Pour les étaler,* maintenez l'extrémité de la greffe avec le bout de la sonde cannelée sur le bord supérieur de l'ulcère, le tranchant du rasoir touche la surface ulcérée, retirez alors le rasoir, doucement, la greffe retenue par la sonde se déplisse et s'étale (fig. 171). En procédant avec attention on étale la greffe parfaitement du premier coup. Mais il peut arriver que les dentelures de ses bords se plissent ou s'enroulent, ou que la greffe entière se trouve mal placée par suite d'un mouvement brusque et irrégulier du rasoir ; alors cherchez à l'étendre du mieux possible par une autre petite manœuvre : pour cela, *repassez* la greffe avec le dos d'une curette ; procédez méthodiquement en allant de l'extrémité supérieure vers l'extrémité inférieure, la greffe étant fixée par le bout de la sonde cannelée, pendant qu'avec la curette on lui donne, en appuyant légèrement, de petits coups dirigés du milieu vers les bords. Il faut que la curette glisse facilement sur la greffe, qu'elle doit dérouler sans la déplacer. Par ce repassage, vous obtenez en quelques instants un étalement parfait.

Cette première bandelette étant étendue, on procède à la section d'une seconde greffe, à côté et parallèlement à la surface saignante qui a fourni la première ; la place où est prise cette nouvelle bandelette doit être séparée de la première par une surface cutanée suffisamment large.

La seconde greffe est transportée, puis étalée à côté de la première avec les mêmes précautions ; elle est placée de façon que son bord couvre le bord de la précédente sur une largeur de 2 à 3 millimètres. Les greffes s'imbriqueront les unes sur les autres comme s'imbriquent les tuiles d'un toit. L'imbrication des greffes est absolument indispensable, si l'on veut obtenir leur union sans cicatrice apparente. Si vous vous contentez de placer les greffes les unes à côté des autres, comme il est impossible d'obtenir l'affrontement régulier des bords dentelés, l'union des greffes se ferait par des cicatrices de vilain aspect ; au contraire si les greffes sont imbriquées, la partie couvrante se mortifie, en suivant exactement les dentelures du bord couvert.

Continuez ainsi à couper puis à étaler des bandelettes jusqu'à ce que toute la surface ulcérée soit tapissée de peau.

Lorsque l'opération est terminée, toute la surface ulcérée se trouve recouverte de bandelettes imbriquées par leurs bords, et dépassant les marges de l'ulcération. Ces bandelettes ont un aspect violacé si elles sont suffisamment minces, et elles sont presque aussitôt adhérentes.

4e Temps : *Pansement de la surface greffée.* — Le mieux est de n'en pas faire — nous plaçons au-dessus du membre une toile métallique couverte d'une gaze, et chaque matin nous faisons passer sur le tout un courant d'oxygène, si vous ne voulez pas nous suivre mettez une lamelle d'étain stérile, et une gaze par-dessus puis de l'ouate et une bande.

5e Temps : *Pansement des surfaces ayant fourni les greffes.* — Les surfaces cruentées qui ont fourni les greffes sont pansées aseptiquement.

6e Temps : *Renouvellement du pansement.* — S'il ne survient aucune complication, c'est le septième ou le huitième jour que vous ferez un premier pansement ; vous enleverez le pansement de la surface greffée, en procédant avec beaucoup de soins, car généralement les greffes collent au pansement, et on est exposé à les arracher en partie. Il faut imbiber largement les compresses s'il y a lieu ou mieux encore, si la région le permet, la baigner en entier.

Le pansement enlevé, trois cas peuvent se présenter : les greffes *sont entièrement prises* ; elles n'ont pris *qu'en partie* ; aucune des greffes n'a pris. Dans le premier cas, la région est nettoyée délicatement au savon, séchée, puis recouverte d'un pansement. Dans le second cas, et dans le troisième, l'échec peut être plus apparent que réel ; en effet, il peut arriver que la couche dermique ait seule pris, et que ce n'est que l'épiderme qui s'enlève sous la forme d'un très mince filet blanchâtre ; dans ce cas les surfaces dénudées ont un aspect lisse. Quelques jours plus tard, quand le pansement est de nouveau ouvert, ces mêmes surfaces sont complètement épidermisées. Si les greffes n'ont pas pris, on les trouve sphacélées, étendues sur une nappe de pus. Dans ce cas, si une partie des greffes a pris, on peut attendre la cicatrisation, mais si les greffes n'ont pris sur aucun des points, on tentera une nouvelle opération.

On doit enlever le septième ou huitième jour le pansement recouvrant les régions d'où l'on a pris les greffes ; généralement on trouve ces surfaces cicatrisées.

Les surfaces cicatricielles sont d'abord peu solides et ont besoin au début d'un pansement légèrement compressif.

SCARIFICATION

La scarification est une opération qui consiste à faire sur une surface donnée une série d'incisions n'intéressant que les couches superficielles de la peau.

En médecine générale, on emploie la scarification pour faire une saignée locale ; en dermatologie le principe de la scarifica-

Fig. 172. — Scarificateur.

tion est de diviser ou dilacérer par de fines incisions un tissu pathologique pour favoriser sa cicatrisation normale.

Instruments nécessaires. — On peut faire des scarifications avec la pointe d'un bistouri, d'une lancette, le tranchant d'un rasoir. En dermatologie on se sert d'instruments spéciaux appelés scarificateurs ; le scarificateur le plus généralement employé est composé d'une lame étroite terminée en triangle (fig. 172).

Manuel opératoire. — Pour pratiquer la scarification il faut de la main gauche tendre soigneusement la peau. La main droite prend point d'appui sur les téguments du malade par l'annulaire et le petit doigt, et tenant l'instrument comme une plume à écrire, d'un mouvement net et rapide, elle trace sur la peau une série d'incisions parallèles qu'on croise immédiatement d'une autre série. Le mouvement doit se passer tout entier dans la main sans participation ni du coude ni de l'épaule.

Fig. 173. — Schéma d'une scarification (Brocq). Quand la chéloïde est diminuée d'épaisseur, les scarifications sont plus rapprochées.

La scarification est suivie d'une hémorragie en nappe ordinairement insignifiante, le pansement le plus simple, un peu de gaze ou d'ouate hydrophile suffit pour arrêter ce suintement.

La scarification se cicatrise assez rapidement quoique d'une façon variable suivant les sujets et suivant les lésions traitées, elle est d'ordinaire cicatrisée entre le quatrième et le cinquième jour.

Nombre de séances. — Les séances de scarifications doivent être répétées régulièrement tous les huit ou dix jours. La scarification pour être efficace exige une régularité absolue et une ténacité inlassable (Brocq).

Indications de la scarification. — En dermatologie, on emploie les scarifications, principalement dans le *lupus*, la *couperose*, les *chéloïdes*, dans certaines cicatrices vicieuses.

La scarification comme moyen de saignée locale était très employée par les anciens ; cette méthode thérapeutique est aujourd'hui à peu près complètement tombée en désuétude, sauf en ce qui concerne les ventouses scarifiées.

CHAPITRE XVI

TRAITEMENT DU FURONCLE

Le furoncle ne fut bien connu qu'à partir du jour où Pasteur (1880) démontra que cette inflammation est l'*infection aiguë d'un appareil pilo-sébacé par le staphylococcus pyogenes aureus*.

Cette idée pathogénique qui nous paraît aujourd'hui si lumineuse et si simple ne fut pas admise sans lutte; des discussions mémorables eurent lieu à l'Académie de médecine sur la nature parasitaire du furoncle; pour expliquer les clous si fréquents chez les jeunes recrues, Hardy incriminait le frottement seul : « Je ne puis croire, disait-il, que les microbes aillent se loger dans les gros pantalons des soldats. » Cette assertion fait aujourd'hui sourire. Cependant tout n'était pas erreur dans les idées des anciens cliniciens : ils avaient su voir l'importance de la question du terrain.

Quand ils faisaient remarquer le rôle de la prédisposition individuelle, ils émettaient une idée qui aujourd'hui encore nous paraît juste. Il y a longtemps qu'on a montré la relation qui existe entre l'anthraco-furonculose et la *glycosurie*. Il paraît certain que la multiplication des furoncles à la surface du corps humain se produit sous la double influence de la pullulation microbienne et d'une modification humorale. Tous les dermatologistes établissent une différence entre le *furoncle accidentel* et le *furoncle habituel, constitutionnel*.

*
* *

Cette considération de deux facteurs étiologiques guidera la thérapeutique du furoncle. Le furoncle accidentel est justiciable du *traitement local*, le furoncle habituel est justiciable à la fois du traitement local et du *traitement général*; on doit considérer le *traitement du furoncle*, le *traitement de la furonculose*.

Traitement local. — Tout le monde connaît l'évolution clinique du furoncle. A l'avant-bras, à la nuque, par exemple, on voit apparaître une petite saillie acuminée, rouge, ordinairement centrée d'un poil. D'abord simplement prurigineuse cette saillie ne tarde pas à devenir très douloureuse. Elle progresse, augmente de volume, s'élève, sa pointe devient violacée et offre bientôt une pustulette d'un blanc jaunâtre. Le furoncle présente à ce moment la forme d'une montagne volcanique. La pustulette se rompt, le centre de la montagne se ramollit, s'ulcère franchement; au fond du *cratère* on voit une masse jaunâtre, le *bourbillon*, qui n'est autre chose que l'appareil pilo-sébacé mortifié. A partir de l'élimination de l'escarre, les signes fonctionnels s'amendent, la douleur s'atténue, la montagne s'affaisse, tout ne tarde pas à rentrer dans l'ordre. En général il faut cinq à six jours pour que le furoncle arrive à son maximum.

Dans cette période de croissance, le médecin, s'il est appelé à temps, pourra très souvent faire avorter le furoncle.

Boinet, en 1865, affirmait les propriétés abortives des *applications de teinture d'iode* caustique sur les inflammations furonculeuses récentes. Ce fait est actuellement hors de conteste; la teinture d'iode employée à temps arrête vraiment les processus furonculeux.

Tout furoncle isolé, au début de son évolution, devra être énergiquement badigeonné de teinture d'iode; pour cela il suffit de mettre un peu de ouate hydrophile à l'extrémité d'une pince, de la tremper dans la teinture d'iode et de l'appliquer pendant quelques instants, quelques secondes ou même une minute, sur la surface du bouton naissant. Cette cautérisation sera renouvelée le lendemain. Le furoncle isolé ainsi traité dès le début rétrocède presque à coup sûr. Quand le sommet du furoncle est déjà formé par une petite collection purulente, il faut, avant d'appliquer la teinture d'iode, ouvrir au moyen d'une aiguille flambée cette aréole jaunâtre pour rendre plus sûre la pénétration du médicament; sous l'influence de l'iode, le pus se concrète, et plus tard, quand l'épiderme se détache, on trouve, adhérente à la face profonde, une petite masse caséiforme, bourbillon rudimentaire dont l'enlèvement laisse à la surface une dépression peu durable.

Cet effet abortif peut être obtenu également par l'emploi *de l'alcool à 90°*; en recouvrant le furoncle de compresses de gaze imbibée d'alcool on voit souvent disparaître l'éruption.

Si le furoncle n'avorte pas, que les douleurs augmentent, le patient réclamera bientôt un pansement qui le soulage d'une façon plus efficace.

Verneuil recommandait les *pulvérisations d'eau phéniquée à 2 pour 100*; ces pulvérisations devaient être quotidiennes et d'une durée moyenne de deux heures réparties en deux, trois ou quatre séances, au choix des patients. Après avoir protégé le corps du malade avec des tissus imperméables en ne laissant à découvert que la légion irritée, on place le pulvérisateur à 3o ou 4o centimétres et on dirige le jet de vapeur sur le furoncle; les vapeurs doivent être tièdes.

Les *bains locaux prolongés*, lorsqu'ils sont compatibles avec le siège du mal (furoncle du bras, de la jambe), constituent un excellent moyen de calmer la douleur; il paraît inutile d'adjoindre des substances antiseptiques; l'eau bouillie tiède est suffisante. Malheureusement l'action sédative du bain local cesse dès que cesse l'immersion; dès que le patient sort son bras ou sa jambe de la baignoire, les douleurs reprennent immédiatement leur intensité habituelle.

Aussi de tout temps a-t-on cherché un topique capable d'atténuer *in situ* les phénomènes douloureux. Nos pères n'auraient pas cru possible de se passer de la farine de lin ou de la fécule de pomme de terre; le cataplasme soulage le malade, ce fait ne paraît pas niable; mais d'autre part le cataplasme en se desséchant irrite la peau sur ses bords et donne naissance parfois à de nouveaux clous.

On a remplacé les cataplasmes par les *compresses chaudes*; des compresses de tarlatane bouillies sont arrosées de solution faible de sublimé; 0,5o pour 1 000; on les applique sur le furoncle et on les recouvre d'un imperméable (taffetas gommé, taffetas chiffon, gutta-percha laminé, baudruche Thompson, etc.). Par-dessus le taffetas on place de l'ouate ordinaire. Le tout est maintenu par une bande souple exerçant une très légère compression. Ces compresses seront changées cinq à six fois dans les vingt-quatre heures, de manière à maintenir la région douloureuse dans une atmosphère tiède permanente.

Quand le furoncle est arrivé à la période de maturité, le meilleur traitement est l'*intervention chirurgicale*. L'emploi du thermocautère ou mieux du galvanocautère est généralement adopté. On enfonce hardiment la pointe rougie en plein tissu furonculeux. L'incision au bistouri sera profonde, on ne craindra pas de dépasser quelque peu les limites du mal. Quand le furoncle à des dimensions considérables, il ne faut pas hésiter à croiser la première incision d'une seconde incision libératrice. Après l'incision, l'issue du bourbillon est d'ordinaire facile ; il est inutile de chercher à la rendre plus rapide en pressant sur le furoncle, manœuvre qui occasionnerait d'inutiles douleurs. La plaie laissée par l'incision sera pansée comme une plaie ordinaire avec un pansement absorbant à la gaze. Dès le jour même de l'incision, la douleur disparaît ; la cicatrisation ne tarde pas à se faire.

Cette incision chirurgicale sera précoce quand le furoncle siège à la face, à la lèvre supérieure ; on évitera ainsi les complications phlébitiques qui peuvent survenir et gagner les sinus crâniens. L'apparition de traînées de lymphangite au pourtour d'un furoncle est également, quel que soit le siège du mal, une indication de l'intervention d'urgence.

Dans plusieurs cas nous avons obtenu de beaux résultats par l'application d'une ventouse après l'incision ; elle est laissée 10 minutes en 3 séances.

Traitement général. — Doit-on soumettre le furonculeux à un régime alimentaire sévère, duquel sera banni tout stimulant ? doit-on lui interdire le gibier, les crustacés, la charcuterie, les truffes, les épices, le café, le thé, les vins généreux ? La sobriété est chose excellente, et le médecin sera bien inspiré quand il pourra la faire observer. Toute exagération de sévérité semble cependant inutile.

Il est classique de purger le furonculeux. L'administration d'un purgatif salin ne saurait en tout cas lui nuire ; elle lui est très souvent utile.

Beaucoup de médications ont été successivement employées contre le furoncle. Hardy avait recours aux *préparations goudronnées*, aux *alcalins*, à l'*arsenic*. Gingeot vantait beaucoup la *médi-*

cation sulfurée. Legendre préconisait l'*antisepsie intestinale* au moyen du naphtol B et du salicylate de bismuth.

Aujourd'hui, on a recours à la *levure de bière* qui semble être du reste une très ancienne médication. « Nous serions tentés de dire que le levure de bière fraîche est, pour la furonculose, un spécifique au même titre que le mercure pour la syphilis et que la quinine pour l'impaludisme » (L. Brocq).

Brocq, dans un article paru en 1899 dans *La Presse Médicale*, recommandait la levure de bière fraîche. La levure livrée par les brasseurs se présente sous l'aspect d'une sorte de crème couleur marron clair. Laissée au repos dans un vase cette crème se divise en trois couches : Brocq conseille de mélanger les trois couches en les agitant, de prélever une cuillerée à café bien pleine de ce mélange et de la délayer dans un verre à bordeaux d'eau ordinaire ou d'eau minérale alcaline. Cette dose sera prise trois fois par jour, au commencement de chaque repas. La dose pourra du reste être augmentée ; le malade pourra sans danger prendre par jour jusqu'à six et même dix cuillerées à café. En cette question il faudra surtout tenir compte de la tolérance stomacale individuelle. Les *effets de l'absorption de la levure de bière* sont réellement remarquables ; la plupart des sujets voient, d'ordinaire, leurs accidents disparaître : le furoncle s'affaisse et se réduit à un petit noyau induré. La levure de bière aurait un effet préventif ; elle empêcherait, souvent, la production de nouveaux furoncles.

Les effets de la levure de bière ne sont pas toujours constants ; quelques malades sont très heureusement influencés par ce traitement, d'autres n'en tirent aucun bénéfice appréciable ; chez quelques-uns l'absorption de la levure détermine des troubles stomacaux et intestinaux, des renvois acides, de la diarrhée. Ces phénomènes d'intolérance paraissent en rapport avec la diversité des races de levure employées, ils sont d'ordinaire plus prononcés quand on emploie de la levure prise chez le boulanger ou chez le pâtissier.

[La vaccination pratiquée avec des cultures du staphylocoque prélevé sur le malade lui-même donnerait aussi de bons résultats.]

Traitement préventif. — Le médecin ne ferait qu'une œuvre incomplète si dans le traitement du furoncle il ne s'occupait pas de prévenir le retour de l'infection. Toutes les fois que la

furonculose est liée à la glycosurie, à une maladie constitution-
nelle, le traitement médical s'impose. On le complètera heureusement par le traitement dermatologique ; les bains savonneux,
les lotions alcooliques, les soins minutieux de la peau empêche-
ront souvent le retour du furoncle.

ABCÈS CHAUDS

L'incision des abcès chauds est une opération de petite chirurgie que tout médecin doit être à même d'effectuer. Les règles de
cette incision sont depuis fort longtemps posées, mais le praticien
moderne qui les adopte peut les compléter d'une façon utile en
s'inspirant des enseignements de la bactériologie et de l'anatomie
pathologique qui rendront sa technique plus efficace, plus sûre.
Il est bon, avant de prendre le bistouri pour donner issue à du
pus, de savoir ce qu'est un abcès, quelles sont les conditions qui
président à son évolution. C'est ce que nous avons tenté d'exposer
ici, aussi succinctement que possible, en envisageant principalement les abcès du tissu cellulaire sous-cutané ou des ganglions
lymphatiques et en négligeant l'étude des abcès viscéraux profonds qui relèvent d'interventions chirurgicales importantes.

Définition. — On peut définir l'abcès chaud : une collection
purulente dont la formation s'accompagne de chaleur, de rougeur et de tuméfaction des tissus.

Étiologie. — La formation d'un abcès est un procédé par lequel l'organisme se débarrasse des substances nuisibles stagnantes en lui-
même sur un point déterminé. Ces substances nocives sont, le plus
habituellement, des germes pathogènes ou des produits septiques,
toxines pyogènes résultant de la vie des microbes, rarement des sub-
tances chimiques phlogènes (térébenthine, nitrate d'argent, etc.) ou
des corps étrangers septique.
Les principaux microbes des abcès chauds sont : les divers staphylocoques, staphylocoque doré, staphylocoque blanc, staphylococcus
tenuis ; le streptocoque, dans certaines conditions de virulence ou de
terrain, le pneumocoque, le bactérium coli commum, le bacille d'Eberth,
le bacille pyocyanique, le gonocoque.
A côté de ces microbes qui sont aérobies ou anaérobies facultatifs,
il faut mentionner tout un groupe de bacilles dont le rôle pathogénique,
dans les abcès fétides, a été mis en lumière par Veillon et Zuber, et
qui sont anaérobies stricts, bacillus ramosus, bacillus fusiformis, etc...

L'apport de ces éléments pyogènes dans les tissus se fait par trois grandes voies : l'effraction, la progression le long des conduits naturels, l'embolisation.

L'*effraction* se trouve réalisée lorsqu'un corps étranger, chargé de virus pyogène, pénètre dans les tissus à travers les membranes d'enveloppe de l'organisme, peau ou muqueuses. Les microbes implantés se développent sur place (abcès sous-cutané, panaris à la suite d'une plaie par un instrument piquant), ou bien le long des vaisseaux lymphatiques (adénite suppurative de l'aine à la suite d'une lymphangite du pied et de la jambe).

La *progression* le long des conduits naturels se produit quand une substance septique se trouve déposée à l'entrée d'un conduit naturel (abcès de la glande de Bartholin au cours d'une vaginite aiguë).

L'*embolisation* se produit par les voies sanguines ou lymphatiques. Le sang, au cours d'une infection, contient souvent des microbes pathogènes : streptocoque, pneumocoque ; mais ces microbes, dans le liquide sanguin, demeurent le plus souvent inertes jusqu'au moment où ils peuvent se fixer dans un point quelconque de l'économie (abcès du sein, de la fesse, secondaires à une broncho-pneumonie, à la grippe).

Mode de formation des collections purulentes. — Le foyer de suppuration au début est un nodule toxi-infectieux. Une colonie de microbes doués d'une virulence suffisante a pénétré dans les tissus, elle s'y développe d'une manière active ; par elle-même et par les substances chimiques qu'elle élabore, elle frappe de mort une certaine quantité de tissu conjonctivo-vasculaire. L'organisme réagit, les leucocytes accourent, en suivant les voies naturelles, le sang et la lymphe ; la diapédèse se multiplie, la phagocytisme s'exerce, leucocytes mononucléaires ou polynucléaires s'efforcent d'englober les germes pathogènes.

Cette lutte entre l'organisme et les envahisseurs constitue l'inflammation qui se traduit par la rougeur, la chaleur, la tension des téguments. Cadavres de cellules, débris de tissus constituent la collection purulente. Dès le troisième jour après l'inoculation virulente, l'abcès commence à s'enkyster ; le pus a augmenté de quantité par diapédèse de nouveaux leucocytes et par la multiplication des micro-organismes ; mais l'organisme a édifié autour de sa masse des travaux de protection, une zone de défense, la membrane pyogénique.

Le quatrième jour, en général, l'abcès est constitué ; il comprend une masse liquide séparée des tissus sains par la membrane pyogénique. La masse liquide porte le nom de pus. Nous envisagerons successivement le pus, la membrane pyogénique.

Composition du pus. — Le pus est un liquide plus ou moins épais renfermant une foule d'éléments cellulaires.

Le liquide est une solution d'albumine contenant, en outre, suivant les cas, une quantité variable de fibrine. Dans ce liquide sont dissous : des sels : chlorure de sodium, phosphate ammoniaco-magnésien, etc. ; des leucomaïnes, des ptomaïnes ; des corps gras : graisses et cholestérine.

Les éléments cellulaires disparates en suspension dans le liquide sont : les cellules blanches et leurs diverses variétés ; nombre de petits éléments mononucléaires ; lymphocytes et cellules de nouvelle formation provenant soit des leucocytes diapédésés, soit des cellules fixes de la région ; des cellules adipeuses, les endothéliums des espaces lymphatiques et des capillaires sanguins et lymphatiques rompus dans le foyer ; des globules rouges, des fragments de cellules ou de noyaux musculaires, les fibrilles connectives et fibres élastiques, etc., etc. ; des microbes libres ou englobés dans les cellules du pus. Daus ce magma informe, les cellules blanches prédominent de beaucoup.

Le pus peut présenter à l'œil nu différents caractères qui sont importants à connaître. Le pus crémeux, bien lié, le pus *louable* des auteurs anciens, correspond au liquide *riche en éléments blancs,* dans la formation duquel l'hyperdiapédèse a joué un rôle capital, et où les micro-organismes ont une virulence faible. Le pus *séreux,* mal lié, la sanie purulente des auteurs, est souvent lié à des lésions chroniques ou subaiguës, à des altérations osseuses tuberculeuses, à des néoplasmes cancéreux profonds. Le pus a-t-il une *couleur bleue,* il est causé par des cultures du bacille pyocyanique ; *jaune,* il est produit par le staphylocoque doré.

MEMBRANE PYOGÉNIQUE. — Le pus est séparé du reste de l'organisme par une membrane fibro-plastique, très vasculaire ; le tissu conjonctif s'est réduit à des fibres grêles et les cellules du mésoderme ont proliféré en proportions extrêmes ; des vaisseaux de nouvelle formation sillonnent ce tissu fibro-plastique, dense, en pleine activité d'évolution, et qui ne se laisse plus désagréger par les poisons microbiens, comme le tissu conjonctif ordinaire. Les cellules immédiatement en contact avec le pus présentent seules des altérations dégénératives ; plus en dehors, les cellules se multiplient de plus en plus, constituant une zone de réserve, tandis que la colonie microbienne perd graduellement de sa virulence par une sorte d'auto-intoxication.

La membrane pyogénique déverse sans cesse dans l'intérieur de l'abcès des quantités de globules blancs ; elle est le lieu d'incessants échanges endosmotiques et exosmotiques ; elle résorbe les poisons les plus divers contenus dans le liquide purulent, source de l'élévation de température et des divers troubles de l'état du malade[1].

---

1. TRAITEMENT DES ABCÈS PAR LES FERMENTS PROTÉOLYTIQUES. — La conception théorique sur laquelle s'appuie le traitement des collections purulentes par des antiferments protéolytiques se rapporte à une des phases de la phagocytose dans les processus de suppuration. Les phagocytes agissent sur les pyogènes, d'abord en se les incorporant, ensuite en en amenant la digestion — bactériolyse — par les ferments protéolytiques qu'ils sécrètent. Mais, lorsque ces ferments sont sécrétés en trop

Quand l'abcès est ouvert, spontanément ou par l'incision libératrice, brusquement est éliminée la masse de détritus et de leucocytes morts et la presque totalité des colonies microbiennes. Le tissu de granulation, soulagé d'une pression qui contrariait son développement et excité par le contact de l'air, bourgeonne avec une activité exubérante. Les cellules se multiplient. Si l'on examine, quelques jours après l'ouverture de l'abcès, la structure des bourgeons charnus, on voit qu'il n'existe plus un seul micro-organisme dans toute l'étendue de la préparation ; le tissu embryonnaire, tissu de granulation, élabore des bourgeons charnus, les pousse perpendiculairement aux surfaces vers les parois opposées, qui finissent par s'accoler en fusionnant les expansions néo-vasculaires et les coulées d'éléments embryonnaires qui les accompagnent. La cavité de l'abcès est donc comblée par réunion secondaire des bourgeons charnus ; il ne reste qu'une plaie plate sur laquelle s'avancent les éléments épidermiques partis des bords de l'incision. La guérison définitive ne va pas tarder.

La tâche du chirurgien doit être, quand la collection suppurée est constituée, de *favoriser son évacuation au dehors* ; quand le pus est évacué, il devra *empêcher l'apport de nouveaux germes* dans la cavité de l'abcès, germes qui pourraient raviver la virulence atténuée des anciennes cultures ou donner naissance à de nouvelles infections ; *veiller à ce que la coalescence des bourgeons charnus se fasse d'une façon régulière*, comble bien régulièrement la cavité, sans laisser derrière elle de clapiers ni de décollements.

Ouverture de l'abcès. — On doit ouvrir un abcès chaud aussitôt qu'on y constate, par la fluctuation, la présence du pus.

---

grande quantité, non seulement ils digèrent les bactéries, mais ils s'attaquent encore aux substances albuminoïdes des tissus envahis par les pyogènes. Là encore, ils opèrent une sorte de digestion, une protéolyse, dont le résultat est d'affaiblir ou d'annihiler la résistance des tissus et de favoriser, de cette façon, l'extension du processus de suppuration.

On a donc pensé qu'en introduisant dans le foyer de suppuration un liquide capable de neutraliser les ferments protéolytiques, on arriverait à renforcer la résistance des tissus, à les préserver de la nécrose et à limiter l'extension progressive de la suppuration. Au début le liquide qu'on employait pour ces injections ou pour les lavages, était un liquide naturel contenant des antiferments protéolytiques (liquide d'ascite, liquide d'hydrocèle). Mais, en Allemagne, on a préparé un sérum antiferment spécial, obtenu en traitant des chevaux par des injections répétées de trypsine.

Les effets du sérum ont été très remarquables dans les abcès chauds proprement dits, c'est-à-dire dans les collections purulentes circonscrites qui guérissent du reste très simplement par la seule incision.

Le sérum a presque complètement échoué dans le traitement des fistules avec suppuration par corps étrangers (foyers d'ostéomyélite, abcès appendiculaire après laparotomie), ainsi que dans celui des plaies granuleuses suppurantes et des infiltrations inflammatoires.

La ponction, suivie ou non d'injections modificatrices, doit être réservée aux abcès froids.

Objets nécessaires. — Pour l'ouverture d'un abcès chaud, il suffit de se préparer : un bistouri, une sonde cannelée, quelques pinces à forcipressure, quelques drains de caoutchouc vulcanisé, de la gaze stérilisée, de la ouate hydrophile, de la teinture d'iode, une bande, une solution aseptique ou antiseptique quelconque, un bassin pour recueillir le pus. Dans des cuvettes seront disposés les objets indispensables pour le lavage des mains : eau chaude, savon, alcool. Gants de caoutchouc.

Nettoyage de la région. — La région, siège de l'abcès doit, être lavée avec soin à l'eau chaude et au savon, puis à l'alcool ou mieux badigeonnée à la teinture d'iode. S'il s'agit d'une région couverte de poils, telle que l'aine ou l'aisselle, on rasera les téguments. Gênants au moment de l'incision, les poils seraient encore plus gênants pendant la cicatrisation de la plaie, en venant s'interposer entre les lèvres de la plaie.

Le chirurgien doit se laver les mains ou de préférence revêtir des gants de caoutchouc stérilisés. Les microbes des collections purulentes ont, généralement, une virulence atténuée; le chirurgien doit se garder d'apporter dans la plaie qu'il va créer des germes nouveaux.

Immobilisation du patient. — Sauf des cas exceptionnels, il est inutile d'anesthésier un malade pour lui ouvrir un abcès; on peut cependant recourir aux pulvérisations de chlorure d'éthyle sur le trajet de la future incision; dès que la peau deviendra blanche, on incisera. Au moment d'inciser l'abcès, le chirurgien doit être sûr que son malade restera immobile; il le fait coucher, et, s'il s'agit d'un enfant ou d'un adulte névropathe, il le fait solidement maintenir. Un mouvement brusque du patient, au moment de l'incision, pourrait faire dévier le bistouri; cette déviation pourrait avoir de l'importance quand l'incision porte sur une région dangereuse, le cou par exemple.

Règles générales de l'incision. — L'ouverture d'un abcès doit être large, pour assurer une libre évacuation du pus. Elle doit, pour le même motif, être faite au point le plus déclive de l'abcès. Sauf circonstances spéciales, la ligne d'incision doit avoir une direction telle, qu'elle ménage le plus possible les filets nerveux de la peau et qu'elle donne une cicatrice le moins laide possible ; on la fera donc parallèle aux plis de la peau ou parallèle aux fibres musculaires de la région. Dans l'ouverture d'un abcès, on évitera avec soin les gros vaisseaux et les nerfs importants, le bon sens l'indique.

Manuel opératoire. — Après s'être assuré une dernière fois de la fluctuation, le bistouri étant tenu bien en main et vertical, enfoncez-le d'un seul coup jusque dans la couche liquide (fig. 174), rabaissez vivement le poignet, incisez et terminez en relevant le poignet, de façon que l'incision soit bien franche « sans queues ».

Le pus s'écoule, on le recueille dans un bassin, on aide son écoulement en pressant de l'extérieur sur les parois de la poche. Si un vaisseau saigne, on le pince provisoirement avec une pince à forcipressure.

Avec la sonde cannelée, plutôt qu'avec les doigts, explorez la cavité de l'abcès, assurez-vous qu'il n'y a pas de clapiers secondaires ; si vous constatez des poches indépendantes de la première cavité ouvrez-les de suite.

Fig. 174. — Incision de la peau.
Le bistouri est enfoncé d'un seul coup.

Quand le pus est écoulé, placez dans la poche un gros drain, bien fenêtré, accompagné ou non d'une mèche de gaz stérilisée. Couvrez la plaie de plusieurs compresses de gaze stérilisée, de la ouate hydrophile, si vous croyez que le suintement sera abondant. On maintient le tout par une bande de gaz souple.

Une fois l'abcès ouvert, il est inutile de laver la poche avec une solution antiseptique quelconque. Si on a fait un bon drainage, le pus s'écoulera de lui-même. Le curettage de la poche avec la curette tranchante, qui détruit plus ou moins la membrane pyogénique, ne semble pas très rationnel quand on admet que cette membrane est la ligne de défense de l'organisme ; mais il est bon de nettoyer la cavité avec une compresse stérilisée. On doit *se garder* d'appliquer sur l'abcès ouvert un pansement humide recouvert d'un imperméable ; ce que l'on veut obtenir, c'est l'évacuation du pus et son absorption par des compresses absorbantes, un pansement humide gênerait cette absorp tion.

Immédiatement après l'incision, la température tombe, l'état général du malade s'améliore. Le pus s'écoule avec abondance dès la première journée, avec une abondance décroissante les jours suivants. Le pansement est changé toutes les fois qu'il est souillé, tous les jours d'abord, puis tous les deux jours. Quand l'écoulement devient minime, on retire drains et mèches et on panse à plat (pansements rares). Si le bourgeonnement de la plaie se fait mal, avec des bourgeons trop peu vivaces ou, au contraire, exubérants et mous, on touche la plaie avec la teinture d'iode, le crayon de nitrate d'argent ; voire même on abrase avec les ciseaux ou une curette tranchante, les bourgeons charnus qui seraient trop volumineux.

On surveille avec soin la température du malade ; si au cours de la période de cicatrisation on voit la température s'élever, la rétention de pus est probable, il faut enlever le pansement et remédier au défaut de drainage.

Accidents. — Les accidents de l'ouverture d'un abcès sont exceptionnels, ils peuvent être *immédiats* ou *tardifs*. Les *accidents immédiats* sont la blessure d'un vaisseau ou d'un nerf ; l'hémorragie sera arrêtée par l'application temporaire d'une pince à forcipressure, la blessure d'un nerf est douloureuse mais sans grande importance s'il s'agit d'un simple filet nerveux ; la présence de gros vaisseaux et de troncs nerveux volumineux nécessite des précautions spéciales (voir plus loin, p. 316).

Les *accidents tardifs* sont les rétractions cicatricielles vicieuses, les œdèmes chroniques de la région ; en général, on évitera ces lésions en incisant de bonne heure l'abcès ; consécutivement on les modifiera avec avantage par le massage.

Cas particuliers. — L'incision de l'abcès, d'une façon générale, doit être large ; cependant, pour de très petits abcès, les abcès tubéreux de l'aisselle, par exemple, il suffit de ponctionner avec la pointe du bistouri pour les vider et les guérir. De même pour les abcès de la face et du cou, réduit-on souvent au minimum la longueur de l'incision.

Quand un abcès affecte la disposition dite en bouton de chemise, c'est-à-dire, quand une collection purulente sous-cutanée est réunie à une collection plus profonde par un simple pertuis, il ne faut pas se contenter de l'incision des téguments, mais il faut débrider l'aponévrose.

Dans certaines régions, la *présence de gros vaisseaux* et de nerfs dans le voisinage de l'abcès commande des précautions particulières. Chassaignac reconnaissait quinze régions dangereuses pour l'ouverture des abcès :

1° La région sous-occipitale profonde du cou ; 2° la région du fond de l'orbite ; 3° la base de la langue ; 4° la région sous-maxillaire ; 5° la région des parties latérales du cou quand la collection est un peu profonde ; 6° la région thyroïdienne et trachéale profonde ; 7° la région sus-claviculaire ; 8° la région axillaire profonde ; 9° la région du pli du coude ; 10° l'éminence thénar et la paume de la main ; 11° la région juxta-péritonéale ; 12° la fosse iliaque et l'intérieur du bassin ; 13° la partie supérieure et antérieure de la cuisse ; 14° le creux poplité ; 15° la plante du pied.

Fig. 175. — Débridement de l'aponévrose pour atteindre un abcès profond du creux poplité.

Dans ces cas, on peut user de deux procédés : 1° ou bien on fait une première incision traversant *toute l'épaisseur de la peau* et rien que l'épaisseur de la peau, puis, avec une sonde cannelée, écartez les tissus, repoussez les vaisseaux et les nerfs, déchirez les brides du tissu cellulaire qui font obstacle à cet écartement, et arrivez ainsi au foyer purulent, ouvrez avec la sonde cannelée (fig. 175); 2° ou bien divisez la couche par couche toutes les parties qui recouvrent l'abcès en vous assurant *de visu* de la situation des organes à éviter, et quand vous êtes arrivé sur la poche de l'abcès, incisez-le sous les yeux.

Les deux procédés sont bons. C'est suivant l'un ou l'autre que l'on agira pour les abcès profonds; si l'abcès siège dans le *voisinage de la trachée* sur la ligne médiane, on incise exactement comme pour une trachéotomie, et on va couche par couche jusqu'à la collection purulente, pénétrant au besoin jusqu'à la face postérieure de la trachée ou jusqu'à l'œsophage. Pour un abcès

Fig. 176. — Incision d'un abcès profond de l'aisselle. (Victor Veau).

latéral du cou, l'incision est semblable à celle que l'on emploie pour la ligature même de la carotide.

Pour les *abcès de l'aisselle*, il faut également penser au paquet vasculo-nerveux, faire lever le bras autant que possible et inciser vers le thorax le long du bord inférieur du grand pectoral (fig. 176).

Pour les *abcès de l'aine*, certains chirurgiens incisent parallèlement au pli de l'aine, les autres perpendiculairement à ce pli, parallèlement aux vaisseaux. Quand les incisions sont parallèles au pli, les bords de la plaie ont, en effet, une certaine tendance à se recroqueviller en dehors, nous préférons l'incision parallèle à l'artère fémorale.

Pour les abcès *formés de plusieurs poches* communiquant entre elles, il faut recourir à une contre-ouverture; on introduit une sonde cannelée ou une longue pince par la première ouverture et on incise sur l'extrémité soulevant la peau. On place ensuite un drain ou une mèche allant de l'une à l'autre ouverture.

Fig. 177. — Drainage d'un phlegmon de la main et de l'avant-bras. (Victor Veau).

C'est ainsi que l'on agit, par exemple, pour *certains phlegmons de la main* communiquant avec un second foyer situé à la partie inférieure de l'avant-bras; on fait deux ouvertures, une palmaire, une anti-brachiale; on fait communiquer ces deux brèches à l'aide d'un drain par-dessous le ligament annulaire du carpe. A l'avant-bras, sur le trajet du grand palmaire, on coupe la peau et l'aponévrose en incisant couche par couche; on évite le nerf médian, on ouvre le foyer et on introduit dans la gaine une pince et un tube à drainage que l'on fait ressortir par l'ouverture de la paume de la main.

COMMENT INCISER UN PANARIS

Tout panaris doit être incisé d'une façon précoce et large; l'incision devra atteindre et ouvrir tous les foyers purulents; le plus souvent l'anesthésie locale est nécessaire.

Panaris sous-épidermique. — Quand le panaris est tout à fait superficiel, que le pus transparaît sous l'épiderme blanchi, l'anesthésie est inutile, on commencera par badigeonner le doigt de teinture d'iode pour le désinfecter, puis on ouvrira la *phlyctène purulente* avec la pointe des ciseaux, on enlèvera tout l'épiderme dénudé et on appliquera un pansement à l'alcool (fig. 178).

Panaris péri-unguéal. — Quand le pus soulève l'ongle et le pourtour de l'ongle, il faut d'abord enlever l'épiderme comme ci-dessus puis introduire le bout pointu des ciseaux sous l'ongle et réséquer *toute la partie de l'ongle soulevée.* Cette résection est généralement très douloureuse, il est préférable dans ce cas de faire l'anesthésie locale.

Panaris sous-cutané. — Dès qu'on soupçonne la présence du pus, il faut inciser sans attendre. Il n'y a aucun danger à inciser trop tôt avant que le pus soit collecté, il y a de gros inconvénients à différer, même d'un jour, l'ouverture d'une collection sous-cutanée. La temporisation permet à l'infection de se propager et de s'étendre.

PRÉCAUTIONS A PRENDRE. — Le malade sera dans le décubitus horizontal, le doigt sera désinfecté par lavage ou par attouchement à la teinture d'iode, on préparera une solution de stovaïne à 1 pour 100 ou de cocaïne à un demi pour 100, il faut de 8 à 10 centimètres cubes de solution.

Fig. 178. — Ouverture d'un panaris sous-épidermique. (Victor Vean).

ANESTHÉSIE DU DOIGT. — Pour rendre le doigt insensible, il faut déposer à la base du doigt dans le tissu cellulaire sous-cutané une traînée circonférencielle de stovaïne qui constituera une sorte de « bague analgésique » (Reclus).

On plante délibérément d'un coup sec dans la peau de la face externe du doigt, l'aiguille fixée à la seringue et on la fait pénétrer dans le tissu cellulaire sous-cutané (le malade une fois cette piqûre faite ne doit plus souffrir et s'il accuse des douleurs c'est qu'on a été trop vite).

Fig. 179. — Analgésie régionale. (Reclus).

[On pousse le piston, la peau se soulève et blanchit, si elle reste normale, on sépare la seringue de l'aiguille restée en place, on recharge la seringue et on la vide à nouveau à la même place, et cette fois, la peau se soulève et blanchit. L'injection sera poussée très lentement, une injection trop rapide provoquerait une sensation très douloureuse de tension, de battements. Après avoir ainsi fait pénétrer dans le tissu cellulaire 2 ou 3 centimètres cubes de solution, on a anesthésié cette face latérale du doigt.

A l'endroit où l'aiguille est arrivée au bout de sa course, son extrémité s'est mise en contact avec la face profonde de la peau, que la cocaïne anesthésiera de la profondeur vers la superficie. Extérieurement, on voit à ce point, une tache blanchâtre de la peau, produite par la cocaïne injectée sous elle, et indiquant que son anesthésie est parfaite. Il faut à cet endroit, après avoir retiré l'aiguille, pratiquer *une seconde piqûre*, qui ne produira de cette façon aucune douleur. Par cette dernière piqûre, on injecte dans le tissu cellulaire de la face palmaire du doigt deux nouveaux centimètres cubes, en conduisant bien l'aiguille jusque sous la face profonde de la peau, du point opposé à son point d'entrée.

On retire de nouveau l'aiguille, on pique à l'endroit où l'on voit apparaître sur la peau la seconde tache blanchâtre, et on anesthésie encore avec deux autres centimètres cubes de solution, l'autre face latérale du doigt. Enfin, on termine l'anesthésie par la face dorsale, en agissant d'une façon identique.

Chaque piqûre a deux buts : celui d'anesthésier l'atmosphère celluleuse environnant les nerfs et ces nerfs eux-mêmes ; celui d'empêcher toute douleur au moment de chaque nouvelle piqûre, par suite de l'insensibilisation de la peau de la profondeur vers la superficie.

En progressant ainsi de proche en proche, en 4 piqûres, on constitue une sorte de bague analgésique complète qui se traduit par un relief accentué et par la lividité de la peau. On n'a plus qu'à attendre quelques minutes et le doigt devient absolument insensible. On peut alors inciser le panaris tout à son aise ; sur le milieu de la face palmaire du doigt, en un point qui répond au maximum de douleur, on enfonce le bistouri et on fait une incision longue qui ouvre largement le foyer inflammatoire. Quand le pus est écoulé, on examine s'il n'existe pas de diverticules, de foyers secondaires qu'on ouvrirait séance tenante. Si l'abcès se vide mal, l'application d'une ventouse rendra de grands services.

On termine par un pansement de gaze chiffonnée imbibée d'alcool et recouverte d'une couche d'ouate hydrophile.

On renouvelle le pansement tous les jours et quand la suppuration est tarie on applique un pansement sec.

COMMENT ENLEVER UN FRAGMENT D'AIGUILLE IMPLANTÉ DANS UN DOIGT.

Le médecin est souvent consulté pour un fragment d'aiguille implanté dans un doigt ou dans la main.

Cet accident se produit presque toujours de la même façon : au cours d'un travail de couture ou d'astiquage d'un meuble, une aiguille vient s'implanter dans un doigt ou dans la paume de la main de l'ouvrier. L'aiguille se casse au ras de la peau, la partie de l'aiguille qui a pénétré disparaît sous le derme. Les points de pénétration sont généralement la pulpe des doigts, l'éminence hypothénar, l'éminence thénar.

Le patient, avant de consulter le médecin, se livre à des tentatives d'extraction qui consistent soit en des minuscules débridements avec la pointe d'une autre aiguille, soit en des malaxations plus ou moins énergiques de la région. Ces malaxations, faites dans l'espoir d'énucléer l'aiguille hors de la peau, n'ont d'autre effet que de la faire pénétrer plus profondément.

Ces tentatives n'auraient pas grand inconvénient si, le plus souvent, elles n'étaient faites sans précautions de propreté. La lymphangite du doigt n'est pas rare à la suite d'une piqûre d'aiguille.

Hors ces cas, une aiguille implantée dans un doigt est plus douloureuse que dangereuse.

Son extraction s'impose car la douleur qu'elle occasionne, gêne beaucoup tout travail de la main blessée.

*
* *

Cette extraction est fort simple, nullement douloureuse si on suit rigoureusement quelques précautions. Il faut :

1° *Assurer l'asepsie* de son intervention pour obtenir une réunion immédiate.

2° *Assurer l'ischémie* du doigt pour voir clair.

3° *Assurer l'insensibilité* du doigt pour pouvoir effectuer les débridements nécessaires.

Prenons le cas d'une aiguille implantée dans la pulpe du médius.

Objets nécessaires. — On se munira des objets suivants : de l'eau chaude bouillie ou stérilisée, du savon, de l'alcool, un lien de caoutchouc, de la cocaïne à 1 ou 2 pour 100, une seringue de Pravaz, un bistouri, deux pinces à forcipressure, une pince à disséquer, une aiguille droite ou courbe mais très fine, du fil fin, de la gaze stérilisée, une bande souple. L'asepsie des instruments doit être effectuée.

Manuel opératoire. — Tout étant réuni, procédez alors au nettoyage de vos mains, puis du doigt du malade ; savon, eau

Fig. 180.   Fig. 181.

Ligature de la racine du médius. On voit le double anneau constricteur, maintenu
à la face dorsale par une pince à forcipressure.

stérilisée, alcool ou éther assurent cette désinfection des téguments de l'opérateur et de l'opéré. Plus simplement pratiquez le badigeonnage iodé de votre champ opératoire.

L'asepsie faite le mieux possible, isolez votre champ opératoire en enveloppant le reste de la main et les autres doigts d'une compresse stérilisée ; le doigt blessé est seul laissé nu.

Prenez un morceau de drain de caoutchouc, de 10 à 20 centimètres de longueur, à défaut de drain, une sonde à urètre, du caoutchouc rouge ; avec ce lien, faites deux ou trois tours autour de la racine du doigt et fixez avec une pince à forcipressure les deux bouts de votre minuscule garrot.

Asseyez-vous en face de votre patient assis ; sur une table, à votre droite, vous avez fait disposer votre matériel stérilisé. Vous injectez, dans le derme ou sous le derme, un demi-centimètre cube ou un centimètre cube de votre solution de stovaïne, au niveau présumé de la piqûre, sur la ligne médiane du doigt (fig. 182) et vous attendez cinq minutes ou même huit à dix minutes. Il est bon de contrôler au cadran cette durée, car huit

Fig. 182. — Avec une seringue de Pravaz on injecte la cocaïne à l'extrémité du doigt.

minutes d'attente paraissent longues et on est exposé à inciser trop tôt. On peut aussi faire une *bague analgésique* (p. 319).

Le temps écoulé, bien sur la ligne médiane, incisez délibérément la peau dans toute son épaisseur ; quelques gouttes de sang veineux suintent dans votre plaie, épongez-les ; le doigt va rester maintenant exsangue ; le sang ne vous gêne pas, votre patient ne souffrant pas, ne cherche pas à remuer son doigt ; vous pouvez à votre aise explorer les deux lèvres de la plaie. Généralement, vous apercevez un point d'un bleu noir, votre pince à disséquer sent un corps dur, et vous attirez doucement le corps du délit.

Ceci fait, prenez votre aiguille enfilée, saisissez-la avec les
doigts ou avec des pinces à forcipressure et faites rapidement,
soit des points séparés, soit un surjet sur la peau. Un petit surjet bien fait avec une aiguille fine affronte parfaitement les téguments. Souvent contentez-vous de placer une agrafe Michel.

La suture faite, placez quelques couches de gaze stérilisée sur
la plaie, commencez à fixer la gaze par quelques tours de bande
étroite et souple, enlevez le garrot
étreignant la base du doigt et finis-
sez l'enroulement de votre bande.

L'intervention a duré à peine quelques minutes, les préparatifs sont
plus longs que l'opération elle-
même.

Cette petite intervention, ainsi
méthodiquement pratiquée, ne cause
aucune douleur au patient. L'opéré
n'accuse que la gêne produite par la
constriction du lien de caoutchouc,
et, parfois, une sensation « d'onglée » quand le sang revient dans le
doigt. Après l'intervention, aucune
hémorragie ne se produit, si l'incision a été faite bien exactement, sur
la ligne médiane. Le pansement sera
laissé en place pendant six jours ; le
septième jour, le fil sera enlevé, et
on remettra, pour un jour ou deux,
un pansement léger, maintenu par un
doigt de gant. La cicatrice linéaire est souvent presque invisible.

Fig. 183. — L'incision a été faite;
la pince à disséquer retire le fragment d'aiguille.

Aiguille dans la main. — Cette intervention sera la même
si l'aiguille siège dans l'éminence hypothénar ou dans l'éminence
thénar ; dans ce cas, le drain de caoutchouc devra être remplacé
par la bande d'Esmarch placée autour du poignet. L'anesthésie
par la stovaïne combinée avec la pression de la bande est suffisante. Si on a les rayons X à sa disposition, demandez une radiographie de la main, car la recherche est plus difficile encore
que pour les doigts ; mais si on intervient peu de temps après

l'accident, l'examen radiographique n'est pas indispensable ; l'aiguille n'est pas loin du point piqué.

Cas particuliers. — Quand le blessé se présente avec un début de lymphangite autour du point piqué, il ne faut pas se pres-

Fig. 184. — Avec une aiguille fine montée sur une pince, on suture les téguments.

ser d'intervenir ; il est préférable d'appliquer un pansement à l'alcool et d'attendre un jour ou deux.

Si le blessé ne se présente qu'une semaine après l'accident, la recherche de l'aiguille est beaucoup plus délicate. Il est indispensable, dans ces cas, de faire un examen radiographique.

CHAPITRE XVII

PONCTION EXPLORATRICE

La ponction exploratrice est une petite opération qui consiste à enfoncer dans les tissus l'aiguille plus ou moins longue de la seringue de Pravaz et à faire l'aspiration pour constater la présence ou l'absence de liquide dans la région ponctionnée.

Indications de la ponction exploratrice. — La ponction exploratrice se pratique dans les cas suivants :

1° Une tumeur se présente dans une région quelconque, on hésite sur la nature solide ou liquide de son contenu ; on précise son diagnostic par une ponction exploratrice ;

2° On a constaté la présence d'une collection liquide ; on veut connaître la qualité du liquide ; la ponction exploratrice dira si ce liquide est du pus, ou un liquide séreux ;

3° On n'hésite point sur le diagnostic, mais on veut prélever quelques gouttes de liquide pour en faire l'examen chimique, bactériologique ou cytologique ; on retire une certaine quantité de liquide par la ponction exploratrice, et on peut alors ensemencer ce liquide et l'étudier de toute façon.

Une ponction exploratrice faite avec une aiguille fine et stérilisée est sans danger ; elle est à peu près indolore.

Toute ponction exploratrice doit être précédée de soins d'asepsie : stérilisation de la seringue et de l'aiguille, lavage de la peau de la région ou badigeonnage à la teinture d'iode.

Manuel opératoire. — L'aiguille étant adaptée à la seringue, le fonctionnement de la seringue ayant été vérifié, on enfonce perpendiculairement l'aiguille dans les tissus. La sensation d'une résistance vaincue et de la liberté de la pointe de l'aiguille indique que l'on est dans la cavité du kyste. Avec le pouce et l'index gauches, on maintient l'aiguille en place, tandis que la main droite tire sur le piston de la seringue.

Si la tumeur considérée contient du liquide, on voit ce liquide gagner la cavité de la seringue et bientôt la remplir. Sans enlever la seringue, on retire alors l'aiguille ; la petite plaie produite se referme immédiatement. Il est, en général, inutile d'appliquer un pansement ou de mettre du collodion.

Quand le diagnostic est erroné et qu'il ne s'agit pas d'une collection liquide, l'aspiration ne retire rien ou, tout au plus, une gouttelette de sang.

Causes d'erreur. — Quand on ponctionne une collection suppurée, pleurésie purulente, par exemple, il se peut que l'on ne ramène pas de liquide, car si le liquide est trop épais ou grumeleux la lumière fine de l'aiguille peut être oblitérée. Il est bon de renouveler la ponction avec une aiguille un peu plus grosse et alors ayez soin de ne pas faire d'aspiration pendant que vous retirerez l'aiguille sous peine de voir un abcès succéder à votre ponction, car vous auriez ainsi inoculé le trajet sous-cutané en y aspirant le liquide du contenu septique de l'abcès.

THORACENTÈSE

La thoracentèse est une opération qui consiste à ponctionner la cavité pleurale à l'aide d'un appareil aspirateur et à en retirer en totalité ou en partie le liquide qui peut y être contenu.

Trousseau, le premier, posa nettement les indications de la thoracentèse et vulgarisa cette opération. Il ponctionnait tout épanchement pleural dont l'abondance devenait menaçante pour la vie du malade, et se servait pour sa ponction du trocart de Reybard muni d'une baudruche.

Potain et Dieulafoy, en inventant leurs appareils aspirateurs permirent à la thoracentèse d'entrer dans la pratique courante.

Indications de la thoracentèse. — En présence d'un épanchement pleural, on est amené à pratiquer la thoracentèse par deux considérations principales : *l'abondance de l'épanchement, la persistance de l'épanchement.* L'abondance de l'épanchement impose une thoracentèse d'urgence. On juge qu'un épanchement est très abondant (plus de 1 500 grammes), lorsque la matité remonte en arrière de l'omoplate, que le bruit de skoda tend à disparaître en avant de la clavicule, que le souffle prend un timbre bronchique et s'entend aux deux temps de la respiration, que les organes voisins, cœur et foie, sont refoulés.

Quand un épanchement pleural persiste sans décroître au delà du quinzième ou du vingtième jour, la thoracentèse est indiquée.

La thoracentèse est surtout utile dans les pleurésies séreuses. Dans les pleurésies purulentes, l'ouverture de la plèvre au bistouri est préférable. Cependant dans les pleurésies purulentes des enfants, où l'examen bactériologique montre l'existence du pneumocoque seul, la thoracentèse simple peut amener des guérisons, la thoracentèse diffère complètement de l'incision, car elle ramène au contact les deux feuillets pleuraux dans la limite de ce que permet l'épanchement, tandis qu'après l'incision l'air pénètre dans la plèvre, le poumon est rétracté et les deux feuillets s'écartent.

Fig. 185. — Appareil Potain.

Choix de l'appareil. — Le choix de l'aspirateur a peu d'importance ; on peut se servir indifféremment de l'aspirateur Potain (fig. 185) ou de l'aspirateur Dieulafoy ; les deux sont excellents.

Choix de l'aiguille. — On doit se servir d'une aiguille fine, aiguille n° 2 ou n° 3. La perméabilité de l'aiguille sera assurée au moyen d'un fil d'argent que l'on retirera au moment de se servir de l'aiguille. L'aiguille et le tube adjacent doivent être stérilisés par l'ébullition dans une solution alcaline.

Lieu de la ponction. — Trousseau pratiquait la ponction de la poitrine dans le sixième ou septième espace intercostal en comptant de haut en bas, à 4 ou 5 centimètres du bord externe du muscle grand pectoral, c'est-à-dire dans la région axillaire (G. Dieulafoy). Le plus souvent, on pratique la ponction en arrière, dans le *septième ou huitième espace intercostal*, sur le prolongement de l'angle inférieur de l'omoplate, en avant du bord

externe du grand dorsal. L'angle de l'omoplate répond habituellement au sixième espace intercostal, de telle sorte que la première côte que l'on peut sentir *au-dessous de l'angle de l'omoplate est la septième côte.*

Position du malade. — Le malade peut être assis sur son
lit, un aide placé au bout du lit maintient les deux bras du
patient. Il est mieux de placer le malade dans le décubitus *latéral sur le côté sain,* au bord du lit. On placera sous l'aisselle
du côté sain des couvertures ou alèzes, pour fournir à la poitrine

Fig. 186. — Thoracentèse dans le décubitus latéral (A. Schwartz).

un bon point d'appui et faire bomber le côté malade. On fera
relever le bras du côté malade.

Précautions préliminaires. — On essaiera toujours l'appareil
au préalable, on s'assurera du jeu du trocart, du fonctionnement
des robinets, on aspirera dans une cuvette une solution stérilisée,
de l'eau bouillie, pour bien constater son fonctionnement.

Un aide fait le vide dans l'appareil s'il s'agit de l'aspirateur
Potain. La peau du malade est lavée avec du savon, puis de l'alcool ou plus simplement badigeonnée avec de la teinture d'iode.

Généralement on fait précéder toute thoracentèse d'une ponction exploratrice de la plèvre avec la seringue de Pravaz.

Manuel opératoire. — Le vide est fait dans l'appareil ; l'aiguille est mise en communication avec l'aspirateur par l'intermédiaire du tube de caoutchouc.

L'opérateur place son index gauche dans l'espace intercostal, de manière que le bord supérieur de ce doigt marque le bord inférieur de la côte supérieure et le bord inférieur de ce doigt indique le bord supérieur de la côte sous-jacente (fig. 187).

A ce moment, la main droite tenant solidement l'aiguille, le talon du trocart bien calé dans la paume de la main, la pousse à

Fig. 187. — Manuel opératoire de la thoracentèse. Malade assis.

L'index gauche de l'opérateur repère les bords costaux, la main droite tenant solidement l'aiguille l'enfonce dans le liquide pleural à travers la paroi thoracique.

travers les tissus immédiatement en avant de l'ongle de l'index gauche, la fait pénétrer à 2 ou 3 centimètres de profondeur. La sensation d'une résistance vaincue indique que la pénétration est suffisante ; le robinet de l'aspirateur est alors ouvert et le liquide jaillit dans l'appareil. Il ne faut pas retirer le liquide trop brusquement et à pleine vitesse du jet. Il est donc utile, aussitôt le premier jet jailli, de fermer à demi le robinet d'arrivée, de fa-çon à modérer plus ou moins la force d'aspiration.

L'aspirateur une fois rempli, on ferme le robinet attenant à l'aiguille et on vide l'appareil. Puis on recommence à faire le vide et à aspirer. Cette manœuvre est recommencée plusieurs fois s'il le faut. Quand un litre de liquide a été extrait, on termine généralement l'aspiration ; il suffit de retirer l'aiguille, en pinçant la peau entre le pouce et l'index gauche pendant que la main droite tire obliquement l'aiguille. Dès que l'aiguille est retirée, on malaxera avec le doigt l'orifice de pénétration afin de détruire le parallélisme des divers plans.

La plaie laissée par le passage d'une aiguille fine est insignifiante, il est inutile d'appliquer un pansement, on se contentera de badigeonner la petite plaie avec un peu de teinture d'iode.

Quantité de liquide a retirer. — La quantité de liquide à retirer ne doit pas dépasser en général 1 000 à 1 200 grammes surtout dans les pleurésies anciennes et dans les cas où l'on peut soupçonner une gêne de l'ampliation pulmonaire compensatrice. Cependant quand on connaît son malade, qu'on a pu le ponctionner à plusieurs reprises sans inconvénients, on peut aller jusqu'à des quantités beaucoup plus élevées.

Incidents de la thoracentèse. — *Piqûre de la côte.* — Quand la paroi thoracique est épaisse, le doigt sent mal les reliefs osseux et l'aiguille mal dirigée vient piquer la côte supérieure ou la côte inférieure. Il faut dans ce cas retirer légèrement l'aiguille et la diriger plus haut ou plus bas.

Ponction blanche. — On a enfoncé l'aiguille, le liquide ne sort pas ; les causes de ces ponctions blanches peuvent être multiples : fausses membranes venant obstruer l'orifice, vide insuffisant, instrument insuffisamment enfoncé, ponction du poumon ; dans ces cas il faut retirer la canule et ponctionner à nouveau dans le voisinage, souvent plus haut, car la tendance générale est *de ponctionner trop bas*.

Arrêt du jet. — Parfois le jet s'arrête brusquement ; c'est qu'une fausse membrane en a obturé la lumière. Il suffit d'ouvrir le robinet et de passer dans le trocart le mandrin mousse correspondant pour voir le jet sanguin s'élancer à nouveau.

Toux. — Parfois survient au cours de la ponction, une toux quinteuse, opiniâtre ; on la fait cesser en arrêtant momentanément ou définitivement l'écoulement. La cause de cette toux est souvent une soustraction trop rapide du liquide. D'où le précepte d'agir toujours avec modération.

Douleurs. — La douleur provoquée par la thoracentèse est généralement minime ; il n'y a pas à s'en préoccuper ; on peut la diminuer en pulvérisant du chlorure d'éthyle sur le point visé.

Complications. — *Congestion et œdème pulmonaires, expectoration albumineuse, asphyxie lente ou brusque, syncope, hémiplégie, apoplexie, mort plus ou moins rapide, transformation purulente de l'épanchement,* tels sont d'après G. Dieulafoy, les accidents qui ont pu être observés à la suite de la thoracentèse.

La *transformation purulente de l'épanchement* ne peut être due qu'à un défaut de technique facile à éviter. Dans le cas de *syncope,* la mort a toujours été due à des lésions indépendantes de la thoracentèse. L'*expectoration albumineuse* très vraisemblablement produite par une congestion œdémateuse du poumon sera évitée si on a soin de ne jamais extraire en une seule fois plus de 1 000 à 1 200 grammes de liquide.

PARACENTÈSE DE L'ABDOMEN

La paracentèse de l'abdomen est une opération qui consiste à ponctionner la cavité abdominale pour évacuer une collection liquide, soit que ce liquide se trouve libre dans la cavité péritonéale, ascite, soit qu'il consiste en un kyste intra-abdominal, une collection enkystée.

Indications et contre-indications. — La paracentèse de l'abdomen est moins employée qu'autrefois ; l'ouverture chirurgicale de l'abdomen lui est préférée pour tous les kystes, collections enkystées. Il n'y a guère que les *ascites* des cirrhoses du foie ou les ascites des maladies de cœur qui soient justiciables de son emploi.

Objets nécessaires. — Pour ponctionner une ascite on se procurera : un *trocart* ordinaire (tout en métal) de moyennes dimensions, stérilisé. Ou mieux le *trocart n° 3 de l'appareil aspirateur Potain* muni de son tube en caoutchouc, le tout stérilisé. Avant d'utiliser l'instrument, on s'assurera qu'il est en bon état et qu'il fonctionne à souhait ;

Deux bocaux de verre gradués de contenance de 10 à 12 litres chacun ;

Un flacon d'*éther* sulfurique ;

Un flacon d'*alcool* à 90° ;

Une boîte de *compresses* stérilisées, un paquet de *coton* ordinaire, un paquet de coton hydrophile aseptisé, un *bandage* de corps, douze *épingles* de sûreté.

Préparatifs. — L'opérateur doit préparer ses mains et la peau de l'abdomen, au lieu d'élection, avec le même soin que pour une opération chirurgicale.

POINTS OÙ L'ON PONCTIONNERA. — A la rigueur on peut ponctionner une ascite par tous les points de l'abdomen ; en pratique, à moins d'indication spéciale, le lieu d'élection correspond *au milieu de la ligne reliant l'ombilic à l'épine iliaque antéro-supérieure, de préférence à gauche* quand le foie paraît malade, et à droite quand la rate semble altérée. On évitera les grosses ramifications variqueuses des veines sous-cutanées.

POSITION DU MALADE. — Le malade sera à demi-couché du côté à ponctionner (le liquide se porte au point déclive). On évitera de laisser la tête trop élevée (syncope à craindre).

POSITION DE L'OPÉRATEUR. — L'opérateur se placera du côté à ponctionner, bien en face de la saillie abdominale. Il percutera avec soin, une dernière fois, le point que va frapper le coup de trocart. La main gauche de l'opérateur maintient la région visée ; la droite, en pronation, tient l'instrument, le talon bien à fond dans la paume ; l'index en avant, à demi-tendu sur la canule, limite la distance accordée à la pointe du trocart pour pénétrer dans les chairs.

La ponction. — Le « coup de trocart » doit être unique, net et ferme, et pénétrer bien perpendiculairement à la surface de la peau. Sitôt que la pointe a traversé les parties molles, la main droite s'arrête ; la gauche saisit la canule par son extrémité libre, tandis que la droite amène vivement le trocart. Le liquide s'écoule en jet.

Par précaution la canule est aussitôt enfoncée avec douceur, des deux tiers de sa longueur. La main qui la soutient avec légèreté ne bougera plus tant que durera l'écoulement du liquide ascitique.

Evacuation du liquide. — Il faut évacuer lentement ; si l'écoulement s'arrête on modifiera avec prudence la direction, la pénétration de la canule ou l'attitude de l'abdomen, jusqu'à réapparition du liquide..

Après évacuation. — Retirez vite la canule, d'un seul coup, perpendiculairement à la surface du ventre, maintenez à cet effet les téguments en place à l'aide de la main gauche ; pincez aussitôt les lèvres de la plaie, séchez-les au moyen de tampons de coton hydrophile aseptique, et détruisez, autant que possible, le parallélisme des plans cutané, sous-cutané, musculaire et péritonéal (pour éviter la fistulation).

PANSEMENT TERMINAL. — On fera un pansement sec avec une compresse et de l'ouate aseptique (inutile de mettre de collodion sur la plaie).

On recouvrira toute la paroi abdominale d'une couche épaisse de coton non hydrophile, maintenu à l'aide d'un bandage abdominal, large, souple et très peu serré.

Suites. — Après la ponction le malade gardera le repos complet au lit, dans le décubitus dorsal ; défense absolue de se lever et de faire le moindre effort pendant les quarante-huit heures consécutives à l'opération.

Accidents et complications. — SYNCOPE. — La syncope est un accident rare ; elle peut survenir, soit au moment de la ponction (émotion, douleur) ; l'éther et les frictions sur la face, au creux épigastrique calment le malaise ; soit à la fin de l'évacuation (12-15 litres). La syncope constitue un accident redoutable, pouvant devenir mortel : *il ne faut jamais évacuer trop vite les grandes ascites.*

PONCTION BLANCHE. — Le liquide ne vient pas ; soit à cause de l'œdème de la paroi, la pointe du trocart n'a pas traversé le péritoine pariétal (piquez plus à fond) ; soit par la pénétration du trocart dans un placard de péritonite chronique (tuberculeuse, cancéreuse ou autre), ou dans un amas de fausses membranes épaisses.

PONCTION À FAUX. — Par suite de la déformation de l'abdomen, les distances ont été mal calculées ; le trocart s'arrête sur une côte, sur la crête iliaque, dans le foie, dans la rate, dans l'intestin ; pour ce dernier cas une intervention chirurgicale immédiate peut, seule, sauver la vie du blessé.

HÉMORRAGIE TRAUMATIQUE. — En même temps que le liquide d'ascite, un flot de sang s'échappe par la canule. Qu'il s'agisse de la blessure d'une veine sous-cutanée variqueuse ou d'une branche artérielle logée dans la paroi abdominale, la *recherche chirurgicale du vaisseau atteint s'impose* et, par suite, sa ligature. Naturellement il faudra différencier ces hémorragies (de cause pariétale) de l' « ascite hémorragique » (causée par une péritonite néo-membraneuse), dont le liquide brunâtre ne donne pas lieu, comme dans les cas précédents, à une émission de sang rapidement coagulable.

FISTULATION. — L'écoulement de sérosité ascitique à travers le trajet tracé par le trocart peut persister plusieurs jours : il devient un danger réel en maculant les téguments et en menaçant d'infection la séreuse péritonéale. Dans ces cas il faudra, plusieurs fois par jour, et avec un soin méticuleux, renouveler les pansements aseptiques jusqu'à oblitération définitive du trajet.

INFECTION PÉRITONÉALE AIGUE. — Qu'elle soit déterminée par une paracentèse pratiquée d'une façon malpropre, ou par l'inflammation septique de la plaie tégumentaire (secondairement souillée) ou, accident des plus rares, par l'évacuation, à l'intérieur du péritoine, d'un foyer septique ouvert par le coup de trocart, la péritonite aiguë consécutive à la ponction est le plus souvent mortelle. Elle réclame un traitement chirurgical d'urgence.

PONCTION LOMBAIRE

La technique opératoire de la ponction lombaire est aussi simple que la technique de la ponction d'ascite, ou de la thoracentèse. Aucun médecin ne doit hésiter à la pratiquer quand elle est indiquée.

La ponction lombaire permet de recueillir le liquide céphalo-rachidien dont les altérations ou les modifications établissent ou précisent le diagnostic. Elle permet encore d'injecter dans les

espaces sous-arachnoïdiens, d'introduire dans le sac méningé céphalo-rachidien divers agents thérapeutiques ou anesthésiques.
Les indications de la ponction lombaire répondent donc à trois
besoins principaux d'*anesthésie*, de *diagnostic* et de *traitement*.

Notions anatomiques. — Le sac arachnoïdien, vide de
moelle et ne contenant que les nerfs de la queue de cheval, s'étend
normalement de la 2ᵉ vertèbre lombaire à la 2ᵉ vertèbre sacrée ;
c'est dans toute la hauteur du canal rachidien comprise entre ces

Fig. 188. — Schéma de la région lombaire.

Sur le schéma de gauche, on voit les repères osseux : une ligne horizontale, passant par
les crêtes iliaques, coupe la colonne vertébrale au niveau de l'apophyse épineuse de la
4ᵉ vertèbre lombaire. — Le schéma de droite montre que le cône médullaire terminal s'arrête au niveau de la 2ᵉ vertèbre lombaire ; on voit l'étendue du cul-de-sac arachnoïdien :
c'est entre ces points que doit se faire la ponction ; le trait noir indique son lieu d'élection.

deux points extrêmes que peut se faire la ponction de ce sac ;
aussi les différents espaces intervertébraux qui donnent accès
dans la partie inférieure du canal lombaire ont-ils été abordés
tour à tour. Il est préférable, pour éviter à coup sûr la blessure
de la moelle, surtout chez les enfants où elle descend parfois
assez bas, de ne pas ponctionner entre la 2ᵉ et la 3ᵉ lombaire.
Les espaces sous-jacents sont tous également abordables. Nous
préférons l'espace compris entre la 4ᵉ et la 5ᵉ vertèbres lombaires, « à cause du repérage plus facile et pour ainsi dire mathématique de cette région » ; la plupart des chirurgiens ont
accepté notre manière de voir. Faisons remarquer que la déter-

mination d'un seul espace intervertébral permet, toujours et à coup sûr, de trouver l'espace immédiatement sus ou sous-jacent.

Il n'y a aucun inconvénient à changer d'espace si les premières tentatives ne réussissent pas.

Une ligne transversale réunissant le sommet des deux crêtes iliaques coupe la colonne vertébrale juste au niveau de l'apophyse de la 4ᵉ vertèbre lombaire. L'index gauche du chirurgien repère exactement cette apophyse, suit sa crête de haut en bas jusqu'à son angle inférieur : immédiatement au-dessous se trouve le 4ᵉ espace intervertébral lombaire ; c'est là qu'il faut ponctionner (fig. 188 et 189).

A ce niveau, une aiguille pénétrant horizontalement d'avant en arrière rencontre successivement la peau, le tissu cellulaire sous-cutané, l'aponévrose lombaire, les muscles de la masse sacro-lombaire, les ligaments jaunes intervertébraux, les méninges : dure-mère et arachnoïde (fig. 190).

Fig. 189.

M en noir indique le cône médullaire ; N.Q.C. représentent les nerfs de la queue de cheval ; D.M. représentent les méninges. Les lignes pointillées réunies en P indiquent les places où l'on peut ponctionner sans crainte de léser la moelle.

L'épaisseur des parties molles est très variable suivant que le sujet est plus ou moins musclé ou plus ou moins gras.

Fig. 190.— Coupe de la région lombaire passant par le 4ᵉ espace intervertébral. Le trait noir indique la direction que doit suivre l'aiguille.

Instrumentation. — L'AIGUILLE. — L'aiguille doit réunir des qualités toutes spéciales : elle doit être suffisamment *longue* pour traverser aisément les plans qui séparent la peau de l'espace sous-arachnoïdien et dont l'épaisseur est variable suivant les sujets ; assez *solide* et assez *malléable* à la fois pour ne pas se tordre ou se briser, si, par aventure, elle

TUFFIER ET DESFOSSES. Chirurgie. 22

rencontre un os ; avoir enfin un *biseau assez court* pour qu'on soit
sûr, au moment de la ponction, que l'orifice de l'aiguille se trouve
tout entier dans le sac arachnoïdien. Notre aiguille, construite sur
ces données, répond parfaitement à ces indications : c'est une
aiguille en platine iridiée, de 8 centimètres de long, de 1 millimètre de diamètre extérieur, de 6 dixièmes de millimètre de diamètre intérieur, à biseau à la fois court et très piquant (fig. 191).

Il est souvent utile d'adapter à cette aiguille, préalablement à
l'opération, un tube en caoutchouc court et léger, facile à comprimer, et qui ser-

Fig. 191. — Aiguille de Tuffier.

vira à modérer, à
régler l'écoulement
du liquide dès son
échappée. Ce tube
en caoutchouc, tout
en permettant de ne

Fig. 192. — Aiguille de Krœnig.

pas prodiguer le li-
quide céphalo-rachidien, facilitera au cours des ensemencements
bactériologiques une répartition dans les tubes.

(On pourrait utiliser une aiguille munie d'un robinet dans le
genre de la canule de Krœnig) (fig. 192).

Chez les malades robustes, à muscles épais, il est bon d'avoir
une aiguille très solide. Chez les enfants, il suffira d'une aiguille
de 4 à 5 centimètres de longueur.

L'aiguille devra naturellement être stérilisée, soit par l'ébullition pendant 10 minutes, soit par le passage à l'autoclave.

Attitude du malade. — Les chirurgiens, pour pratiquer
l'anesthésie par voie rachidienne, ponctionnent volontiers en
plaçant leur malade en position assise, les cuisses légèrement
écartées, les deux bras portés en avant, le sujet faisant le gros
dos » (fig. 193 et 194).

Les médecins préfèrent pratiquer la ponction dans le décubitus latéral. Dans ce cas, le malade, rapproché autant que possible
du bord du lit, sera couché sur le côté droit ou sur le côté gauche,
suivant l'éclairage de la salle et la position du lit, la tête légèrement soulevée par un coussin, les cuisses fortement fléchies sur
le bassin et les jambes fléchies sur les cuisses, de façon à obtenir
un écartement maximum des lames vertébrales (fig. 195).

Manuel opératoire. — Quand toutes les précautions d'asepsie sont prises, que le dos du malade et les mains du médecin sont lavés, l'opérateur palpe et reconnaît une dernière fois, de son doigt stérile, l'espace à ponctionner.

L'anesthésie locale n'est pas nécessaire ; néanmoins, chez les

Fig. 193. — L'index gauche du chirurgien repère l'apophyse épineuse de la 4e vertèbre lombaire ; la main droite, tenant l'aiguille comme une plume à écrire, s'apprête à ponctionner au lieu d'élection. — Sur la table, à côté du malade, est placé un verre contenant du collodion et un tampon monté sur une pince.

malades pusillanimes, on peut avoir recours à la projection d'un jet de chlorure d'éthyle.

A ce moment, l'opérateur saisit l'aiguille comme une plume à écrire, entre le pouce, l'index et le médius de la main droite : il commande au malade de faire « gros dos », pour obtenir le maximum d'écartement des lames vertébrales, de ne pas se redresser au moment de la piqûre, puis il enfonce son aiguille tout contre le bord radial de l'index qui repère l'apophyse épineuse. La peau est piquée rapidement, mais ensuite l'aiguille est enfoncée lentement, progressivement, sans à-coups ; elle est dirigée horizontalement et légèrement en dedans.

Après avoir cheminé sans obstacle à travers la peau et la couche musculo-aponévrotique, surtout si le sujet ne se contracte pas, elle arrive au niveau des ligaments jaunes ; là, elle rencontre une certaine résistance qui se transmet aussitôt à la main de l'opérateur. Il suffit d'accentuer alors légèrement la pression pour sen-

Fig. 194. — Ponction dans la position assise.
L'index gauche du chirurgien repère l'apophyse épineuse de la 4ᵉ vertèbre lombaire. La main droite, prenant point d'appui sur la région lombaire, enfonce progressivement l'aiguille.

tir cette résistance faire défaut : l'aiguille a pénétré presque simultanément dans le canal rachidien et dans le sac arachnoïdien. Immédiatement, on voit sourdre à son extrémité libre un liquide clair, jaunâtre, qui sort tantôt goutte à goutte, tantôt par saccades : c'est le liquide céphalo-rachidien. Cette issue du liquide céphalo-rachidien est le seul signe qui permette d'affirmer que la pointe de l'aiguille plonge dans l'espace sous-arachnoïdien.

Quand la prise du liquide céphalo-rachidien est effectuée, on retire l'aiguille d'un mouvement brusque et l'on obture l'orifice cutané par un peu de collodion ou mieux on fait simplement un attouchement à la teinture d'iode.

Quantité de liquide à évacuer. — En général on ne doit pas enlever plus de 10 centimètres cubes de liquide chez l'adulte, plus de 5 chez les enfants. Néanmoins, dans les cas de méningite cérébro-spinale, il faut laisser écouler 20 à 40 centimètres cubes de liquide céphalo-rachidien.

Incidents de la ponction. — Le plus ordinairement, la ponction, faite suivant les règles que nous venons d'indiquer, s'effectue

Fig. 195. — Ponction dans le décubitus latéral. Les points de repère sont les mêmes que pour la ponction en position assise.

sans incident, et est suivie d'un plein succès. Cependant, il n'en est pas toujours ainsi.

On a signalé des cas où la ponction a *échoué* sans qu'il ait été possible d'incriminer ni l'opérateur ni la méthode. Dans ces cas, ou bien l'aiguille s'est trouvée arrêtée par une *imbrication scoliotique des lames vertébrales*, une *exostose lamellaire*, ou une *ossification des ligaments jaunes*, qui a empêché sa pénétration dans le canal vertébral; ou bien cette pénétration a pu se faire, les doigts ont nettement perçu le ressaut de la seconde étape, celle des ligaments jaunes, suivie d'un brusque manque de résistance; mais malgré des tentatives répétées, la ponction est restée « blanche » : il s'agit peut-être alors d'*anomalies anatomiques* de la moelle ou de ses enveloppes, le cul-de-sac dural et avec lui le confluent sous-arachnoïdien pouvant se terminer beaucoup plus haut qu'à l'état normal.

La plupart des ponctions blanches ne sont qu'un incident transitoire dû à l'*obstruction de la lumière de l'aiguille* par des débris de tissu, ou même par les filets nerveux flottant dans le liquide céphalo-rachidien. Quelques légers mouvements, de rotation, de pénétration ou de retrait de l'aiguille, suffisent alors à libérer l'extrémité.

En tout cas, il est toujours facile de pousser dans la lumière du tube un fin mandrin, un fil de platine stérilisé.

C'est pour prévenir ce petit incident de la ponction que certains opérateurs prennent le soin de laisser dans la lumière de l'aiguille le fil de métal qui y a été placé avant la stérilisation et que l'on retire seulement un peu pour dégager la pointe. Le fil est enlevé définitivement au moment où l'aiguille a pénétré dans le sac arachnoïdien.

Parfois, la ponction faite, au lieu de voir sourdre le liquide céphalo-rachidien, c'est du *sang pur* qui s'écoule goutte à goute par l'embout de l'aiguille. Il ne faut pas s'effrayer de ce fait : il est rare qu'après quelques secondes le sang ne finisse par s'éclaircir pour faire place au liquide céphalo-rachidien qui apparaîtra d'abord teinté en rose pour reprendre ensuite sa limpidité normale. Ce n'est que dans les cas où la petite hémorragie persisterait qu'il faudrait retirer définitivement l'aiguille et tenter une nouvelle ponction. Ce petit contre-temps est dû fort probablement à la blessure de veinules intra-dure-mériennes.

Il est enfin un dernier incident auquel il faut s'attendre : au moment de la dernière étape de la ponction, certains malades accusent parfois des *crampes* plus ou moins douloureuses dans une cuisse ou dans les deux cuisses. Ces crampes ne doivent pas alarmer l'opérateur et l'engager à retirer l'aiguille : elles sont causées par le tiraillement ou la compression de quelque filet nerveux de la queue de cheval. La douleur ne persiste jamais après l'intervention.

Accidents. — La ponction lombaire est en général une opération absolument inoffensive.

On a signalé néanmoins des cas de *mort* survenue rapidement après la ponction lombaire. Minet et Lavoix en ont réuni 34 observations publiées en France ou à l'étranger. Ces décès ont été surtout observés chez des sujets atteints de tumeur cérébrale et dans les cas où on avait enlevé beaucoup de liquide céphalo-rachidien.

La *céphalée* s'observe assez souvent. On a signalé aussi des *vertiges*, de la *rachialgie*, des *convulsions*, des *nausées*, des *vomis-*

sements. Ces symptômes peuvent durer quelques heures, en moyenne dix à douze heures ; ils ne se produisent guère si on observe les précautions indiquées ci-dessous.

On a vu aussi la ponction lombaire suivie de *crampes* douloureuses, d'*engourdissements,* de *fourmillements* dans les membres inférieurs. Ces accidents seraient dus à la piqûre des nerfs de la queue de cheval ; ils n'ont aucune importance.

Précautions à observer. — Sicard et après lui Minet et Lavoix ont formulé les préceptes de prudence à observer pour la ponction lombaire :

1° Refuser la rachicentèse à tout malade soupçonné de néoplasie cérébrale, chez lequel les troubles fonctionnels, céphalée, nausées, vertiges, s'exagèrent notablement par le décubitus horizontal.

2° Avant toute ponction lombaire, laisser les malades au lit durant vingt-quatre heures.

3° Pour toute ponction lombaire, ne ponctionner qu'en décubitus latéral.

4ª Après toute ponction lombaire, laisser les malades au lit, dans le décubitus dorsal, la tête non surélevée, pendant quarante-huit heures.

5° Sauf indications spéciales, ne retirer que 4 à 8 centimètres cubes de liquide, sans avoir recours à l'aspiration.

6° Employer une aiguille fine, de 8 à 9 dixièmes de millimètre, pour réduire au minimum la blessure méningée.

En cas de *néoplasie cérébrale,* ces principes seront encore plus strictement appliqués :

1° Avant la ponction, repos horizontal au lit, la tête non surélevée, pendant quarante-huit heures.

2° Ne ponctionner qu'en décubitus latéral, la tête légèrement abaissée, dans une sorte de position à la Trendelenburg, que l'on obtient facilement à l'aide de supports glissés sous les pieds du lit.

3° Après la ponction, garder cette position, avec tête légèrement plus basse, durant douze ou vingt-quatre heures ; puis repos horizontal absolu, toujours au lit, durant quarante-huit heures, la tête non surélevée.

CHAPITRE XVIII

SAIGNÉE

La saignée est une opération qui a pour but de soustraire à la circulation générale une quantité plus ou moins considérable de sang.

La saignée est *locale* quand on veut diminuer la congestion sanguine d'un point donné en ouvrant les capillaires ou les petits vaisseaux des téguments (ventouses scarifiées, par exemple).

La saignée est *générale* quand on veut diminuer la masse du sang. Les anciens décrivaient deux variétés de saignée générale, l'*artériotomie* ou ouverture des artères ; la *phlébotomie* ouverture des veines ; l'artériotomie est abandonnée.

Objets nécessaires. — La saignée n'exige qu'un matériel instrumental peu compliqué. Il faut : une lancette ou un bistouri, un vase pour recevoir le sang, des bandes, des matériaux de pansement, des alèzes, etc.

Lancette. — Pour pratiquer la saignée on se servait, on se sert encore de lancettes.

La *lancette* est une lame très aiguë et tranchante sur les côtés.

Les lancettes ont deux parties, la lame et la châsse. La châsse ou le manche est composé de deux petites lames d'écailles assez minces, qui servent à conserver la lame. On distingue trois parties dans la lame : la pointe, le milieu et le talon.

Il y a trois espèces de lancettes. La première est appelée à grain d'orge : la lame de celle-ci ne commence à perdre sa largeur que vers la pointe. La seconde est à grain d'avoine ; la pointe de celle-ci est plus allongée. La troisième espèce s'appelle lancette à pyramide ou à langue de serpent ; elle a une pointe fort allongée, très fine et très aiguë, qui représente une pyramide (Lafaye, *Principes de Chirurgie*, Paris, 1750).

A défaut de lancettes, on peut parfaitement se servir d'un *bistouri* ordinaire.

Il sera bon de se munir de quelques *pinces à forcipressure*, de *ciseaux* qui devront être, au préalable, stérilisés comme la lancette et le bistouri.

VASE POUR RECEVOIR LE SANG. — Le vase classique pour recevoir le sang est la *palette*, une sorte de casserole plate en étain, assez grande pour recevoir 5oo grammes de sang et graduée par des lignes circulaires permettant d'apprécier la quantité de sang épanché au dehors (fig. 196).

Fig. 196. — Une palette des hôpitaux de Paris.

BANDE A LIGATURE. — Une bande à ligature excellente sera obtenue en coupant un morceau de bande de toile ou de gaze d'une longueur de $1^m,5o$.

MATÉRIAUX DE PANSEMENT. — Les matériaux de pansement consisteront en quelques compresses de gaze stérilisée, de l'ouate hydrophile, une bande souple. On se munira d'eau stérilisée, de savon, d'alcool, pour le nettoyage des téguments du malade et des mains de l'opérateur.

ALÈZES. — Des alèzes ou des serviettes seront requises pour garantir le lit où les vêtements du malade contre l'inondation sanguine possible.

Choix de la veine. — La saignée peut être pratiquée sur n'importe quelle veine du corps, pourvu que cette veine soit assez volumineuse pour donner issue à une quantité notable de sang.

Généralement, on choisit une *veine du pli du coude*. Les veines de cette région sont, en effet, superficielles, facilement dilatables sous l'influence de la contraction des muscles de l'avant-bras et en raison de la compression circulaire exercée au niveau du bras. La peau de la région est fine, et sa transparence laisse facilement apercevoir les veines qu'elle recouvre.

Soins préliminaires. — Au moment de saigner un malade, il faut s'assurer que sa digestion est terminée ; on le fait asseoir ou coucher, le dos et la tête reposant sur des oreillers.

Pour rendre les veines saillantes et forcer le sang à en jaillir au moment de l'ouverture, il faut arrêter la circulation veineuse au-dessus du lieu de la piqûre, tout en permettant au sang artériel d'arriver à l'avant-bras. Dans ce but, on applique, à deux ou trois travers de doigt du point que l'on va saigner, un bandage circulaire ; ce bandage était fait autrefois avec une bande de laine rouge qui servait pour toutes les saignées ; on se sert actuellement d'une bande quelconque assez longue pour faire trois fois et demie environ le tour du bras.

Le chirurgien, saisissant cette bande entre ses mains écartées, applique à plat la partie moyenne sur le tiers inférieur du bras au niveau du biceps ; en exerçant une légère pression sur les téguments, il va croiser les deux extrémités de la bande en arrière du bras, les ramène en avant et les fixe au côté externe du bras par un nœud simple, en rosette, dont l'anse est en haut et dont les extrémités, dirigées en bas, permettent à une simple traction de relâcher la bande.

La striction doit être assez forte pour arrêter le sang veineux et faire gonfler les veines ; elle ne doit pas être exagérée au point d'arrêter la circulation et de faire manquer le pouls au poignet.

Technique. — Supposons qu'il s'agisse d'une saignée sur le bras gauche. Le chirurgien se place de la façon qui lui est le plus commode, du côté interne ou du côté externe du bras ; il maintient le bras du malade dans l'extension, il reconnaît la veine, fait sur le vaisseau des frictions de bas en haut pour faire remonter le sang.

De la main gauche il saisit le membre dans le point correspondant aux veines du pli du bras, de manière à tendre la peau du coude et à maintenir, à l'aide du pouce, le sang dans la veine qui doit être saignée. De la main droite il saisit le *talon de la lancette* entre le pouce et l'index fléchis, la lame de la lancette faisant un angle droit ou un peu obtus avec la châsse ; les autres doigts prennent un point d'appui sur le membre ; à ce moment la pointe de la lancette est enfoncée doucement jusqu'au vaisseau, *mouvement de ponction* ; si l'ouverture n'est pas assez grande, la lancette est relevée et retirée en coupant, *mouvement d'élévation.*

Quand la veine est superficielle et qu'on utilise la lancette à grain d'orge, la ponction suffit.

Faut-il ouvrir les veines en travers, en long ou obliquement ? La question n'a pas grande importance ; l'incision plus ou moins oblique est la plus simple et la meilleure.

De la veine ouverte le sang jaillit en arcade dans le bassin disposé à cet effet. Le sang est d'abord lancé avec force, mais bientôt le jet diminue au fur et à mesure que les veines se vident. On place alors un objet quelconque, une bande roulée, par exemple, dans la main du malade, et on lui recommande de la serrer par saccades. Cette manœuvre favorise la sortie du sang.

Quand on juge la quantité suffisante, on place une compresse stérilisée sur la plaie et on la maintient avec le pouce gauche pendant qu'un aide dénoue la bande qui suspendait la circulation veineuse ; on ajoute d'autres compresses, une couche d'ouate hydrophile autour du bras, on ploie l'avant-bras à angle droit sur le bras, et on termine le pansement par des tours de bande légèrement compressifs.

Quantité de sang à retirer. — La quantité de sang à retirer varie, selon le cas, de 60 grammes à 1.000 grammes, qui est le maximum qu'on puisse tirer sans danger.

Fig. 197. — Saignée au pli du coude. Saignée de la veine médiane céphalique.

Le pouce gauche fixe la veine que va ponctionner la lancette tenue entre le pouce et l'index de la main droite.

Saignée au bistouri. — On peut pratiquer la saignée d'une façon un peu plus lente mais certainement plus sûre en se servant du *bistouri.*

Ce second mode opératoire comprend deux temps : 1° incision de la peau et mise à nu de la veine ; 2° ouverture de la veine.

Après avoir, au besoin, anesthésié la région par l'injection de quelques gouttes de cocaïne ou une pulvérisation au chlorure d'éthyle, on incise la peau parallèlement à la veine. La peau étant incisée, et la veine découverte de quelques coups de sonde cannelée, on libère et on isole le vaisseau. La veine dénudée sera incisée directement sous les yeux.

Cette technique est à recommander quand on veut faire suivre la saignée d'une injection intra-veineuse de solution saline. Dans ce cas, on n'aurait, après la saignée, qu'à introduire dans la veine une aiguille reliée par un tube de caoutchouc à un bock rempli de solution saline physiologique.

Difficultés de la saignée. — Chez les adultes et les personnes âgées dont le tissu cellulaire superficiel n'est pas chargé de graisse, les veines sont très apparentes, très faciles à inciser; chez les femmes et chez tous les individus dont l'embonpoint est considérable, il est quelquefois impossible d'apercevoir le trajet d'une veine. On prescrit au malade de rouler et de compresser dans sa main un objet arrondi pour que la contraction musculaire fasse refluer le sang des veines profondes dans les veines superficielles et on maintient la ligature appliquée longtemps, une demi-heure, une heure. On a conseillé de faire plonger le bras dans de l'eau chaude, ce qui a l'inconvénient de faire rougir la peau, rougeur qui masquerait les vaisseaux ; on a recommandé de pratiquer des frictions sur la face antérieure de l'avant-bras. On essaiera également de constater par le toucher la présence des veines. Si ces moyens échouent, on cherchera une veine superficielle ailleurs qu'au pli du coude, à l'avant-bras ou au pied.

Accidents de la saignée. — Deux sortes d'accidents peuvent survenir au cours et après une saignée : des accidents locaux, des accidents généraux ; les uns et les autres ont perdu beaucoup de leur gravité, le médecin le moins au courant des choses de la chirurgie ne saurait à notre époque s'en émouvoir beaucoup.

Accidents généraux. — Les accidents généraux sont la *syncope* et les *vomissements*. Les *vomissements* ne surviennent guère que chez les personnes pusillanimes, ils sont rares.

La *syncope* peut reconnaître deux causes principales : 1° au début de la saignée, c'est l'émotion, la vue du sang qui font pâlir la
face du malade et peuvent lui faire perdre connaissance ; il ne
faut pas s'en inquiéter, mettre le patient dans le décubitus horizontal, continuer la saignée et quand on aura obtenu la quantité
de sang qu'on voulait tirer, on s'occupera de ranimer le patient
par des flagellations d'eau froide, ou les excitants usuels ; — 2° au
cours de la saignée, la syncope peut survenir par suite de l'issue
d'une quantité de sang trop considérable, il faut arrêter l'hémorragie en plaçant sur la veine une pince à forcipressure, et ranimer le malade ; au besoin, on pourrait dans ce cas se servir de la
veine ouverte pour faire une injection intra-veineuse de solutions
salines.

ACCIDENTS LOCAUX. — *Saignée blanche.* — Quelquefois la veine
n'est pas atteinte, l'instrument mal dirigé n'a pas ouvert la veine ;
la saignée est dite « blanche » ; il faut alors inciser de nouveau
le vaisseau ou choisir une autre veine.

Écoulement peu abondant. — Dans certains cas, au moment de
l'incision, il y a eu un écoulement de sang, et cet écoulement
s'est arrêté. Le peu d'abondance de l'écoulement peut tenir à diverses causes, soit à ce que le bandage circulaire placé au-dessus
de la saignée n'exerce pas une compression assez forte : il faut
resserrer le bandage, soit à ce que la bande comprime l'artère :
il faut alors desserrer la bande, — soit à ce que la plaie de la
veine est trop étroite : il faut alors l'agrandir, — soit à ce que de
petits lobules de graisse se sont interposés entre les lèvres de la
plaie, et font obstacle à l'écoulement du sang : il faut enlever
ces bourrelets graisseux avec une pince, — soit à ce que le parallélisme de la plaie de la peau et de la plaie de la veine est
détruit : il faut alors avec le pouce attirer la peau en divers sens
jusqu'à ce que le parallélisme soit rétabli.

Thrombus. — Le thrombus est une infiltration sanguine du
tissu conjonctif résultant ordinairement du défaut de parallélisme
entre l'ouverture de la veine et la plaie des téguments. Si ce
thrombus gêne l'écoulement de sang, il faut placer une pince à
forcipressure sur la veine et ouvrir mieux une autre veine. L'infiltration sanguine disparaîtra d'elle-même les jours suivants.

Piqûre d'un nerf. — La piqûre d'un nerf est un petit accident qui cause une douleur très vive au moment de l'opération, douleur qui peut persister après l'opération ; cette douleur sera calmée par une injection sous-cutanée de morphine.

Blessure de l'artère humérale. — La blessure de l'artère humérale survenait autrefois quand les saignées étaient confiées à des aides sans aucune expérience ; actuellement, cette faute est exceptionnelle. Si par hasard cet accident survenait, au moment où le bistouri atteindrait l'artère, un jet de sang rouge rutilant s'élancerait par saccades, contrastant avec la couleur noirâtre du sang veineux habituel. Sans s'émouvoir, le chirurgien n'aurait alors qu'à laisser couler la quantité de sang qu'il désire soustraire à la circulation, puis il appliquerait sur le vaisseau qui saigne une pince à forcipressure qu'il remplacerait par une ligature ; il terminerait par le pansement ordinaire. Cet accident n'aurait pas de suite fâcheuse.

Fig. 198. — Saignée de la veine saphène interne.

Phlébite, lymphangite. — La phlébite, la lymphangite, les accidents inflammatoires étaient autrefois fréquents après les saignées. « A la suite de la saignée, disaient encore en 1870 Sédillot et Legouest, la phlébite ou l'inflammation des veines fait périr chaque année un assez grand nombre de malades. » De nos jours ces accidents n'existent plus, l'asepsie les a supprimés.

*
* *

Les anciens décrivaient encore la *saignée de la langue*, la *saignée de la main*, la *saignée de l'épaule*, la *saignée du cou*, la *saignée du pied*. De nos jours, on pratique si rarement la saignée que ces différentes sortes de saignées tombent dans l'oubli.

Il n'y aurait du reste aucun inconvénient à pratiquer par exemple la saignée du pied et à ouvrir la veine saphène interne au niveau des malléoles, ou n'importe quelle autre veine superficielle du cou-de-pied. On emploierait les mêmes règles que pour la saignée du bras.

Indications de la saignée. — La saignée, jadis véritable panacée, tomba à un moment dans un tel discrédit, que récemment encore, des médecins, et des plus éminents, pouvaient se vanter de ne l'avoir jamais pratiquée ; elle semble aujourd'hui reprendre dans la thérapeutique la place méritée qui lui appartient.

Actuellement un certain nombre de faits physiologiques bien connus servent de base à une application thérapeutique rationnelle de la saignée.

1° La soustraction à l'organisme de quelques centaines de grammes de sang, abaisse de façon au moins temporaire la tension artérielle ;

2° La saignée soustrait à l'organisme, et d'une façon rapide, une quantité déterminée de sang, et peut, par conséquent, en cas de rétention dans l'organisme de toxines microbiennes ou organiques, soit du fait d'une maladie infectieuse, soit du fait de l'insuffisance de l'élimination rénale, réaliser une élimination rapide d'un principe toxique nocif. Le fait est unanimement admis ; il a été nettement établi par Landouzy ;

3° Tout en ne niant pas d'une façon formelle le mécanisme précédent, A. Robin propose de cette action antitoxique de la saignée l'explication suivante : la saignée aiderait l'organisme à se débarrasser des toxines en les oxydant et en les transformant par cette oxydation en produits peu toxiques, très solubles, facilement éliminables. Les phénomènes produits par la saignée ne seraient donc autre chose que le résultat de la suractivité des phénomènes de la nutrition élémentaire.

4° Il faut rapprocher de cette action stimulatrice de la nutrition élémentaire, l'hypothèse si suggestive de Lander Brunton, relative à la saignée considérée comme une forme de la sérothérapie. « Je suis tenté de croire, écrit-il, que la soustraction de sang, par les sangsues, par scarification ou par phlébotomie, constitue jusqu'à un certain point une forme de sérothérapie ; je crois qu'à la suite de la saignée, il se produit une transsudation plus abondante des sucs, des tissus vers les vaisseaux sanguins. Nous modifions donc ainsi la constitution du liquide en circulation, et nous pratiquons par conséquent de cette manière une sorte de sérothérapie ou d'organothérapie... »

Les notions physiologiques précédentes et l'empirisme clinique ont amené les auteurs modernes à admettre à la saignée deux indications primordiales :

1° La *pléthore sanguine*, dans laquelle la saignée agit à titre d'*agent de déplétion* ;

2° La *toxémie*, dans laquelle la saignée agit comme *agent de dépuration*.

L'accord est fait sur ces points, et la saignée est, dans ces cas, admise par tous à titre d'agent accidentel vraiment héroïque.

La saignée agent de déplétion. — La saignée est indiquée d'une façon générale quand la compensation cardiaque est insuffisante, que le cœur droit est distendu et défaillant : *la saignée est le plus puissant agent de soulagement du cœur.*

A ce titre elle est indiquée en certains cas de *maladies du cœur*, dans l'*insuffisance mitrale* non compliquée, en particulier *à la période d'asystolie* avec distension du cœur droit, congestion pulmonaire et hémoptysies. Une saignée de 200 à 500 grammes soulagera énormément le malade ; et après cette opération, des drogues comme la digitale et les diurétiques, qui ont antérieurement échoué, compléteront la cure.

D'une façon générale, dans les *asystolies cardiectasiques*, suivant la remarque de Huchard, une saignée générale faite à propos joue absolument le rôle de la digitale, et elle agit comme elle, comme toni-cardiaque et diurétique ; à ce titre on la recommande d'une façon particulière dans certains cas d'*adipose cardiaque*.

D'autre part, en favorisant la circulation veineuse et la petite circulation, la saignée rend les plus grands services dans les cas de *stase* et de *congestion passive* chez les malades dont le ventricule droit se vide difficilement : l'action déplétive est ici évidente et immédiate.

Au cours de la grossesse, la saignée est particulièrement indiquée pour certains *accidents gravido-cardiaques* qu'il faut bien connaître. Chez les femmes enceintes cardiaques, atteintes spécialement d'affections mitrales et surtout de rétrécissement, l'équilibre de la petite circulation peut se trouver brusquement rompu. La dégénérescence gravidique du myocarde, chez les cardiaques, entraîne une dilatation aiguë du cœur droit, en même temps qu'une congestion pulmonaire globale et subite. En quelques instants, la femme enceinte ou récemment accouchée peut succomber avec des accidents pulmonaires d'asystolie aiguë. Pareils accidents pneumo-cardiaques peuvent s'observer avec un point de départ pulmonaire chez des femmes enceintes dont le jeu thoracique est troublé par cyphose ou scoliose très accusées ; ces accidents sont occasionnés par le refoulement du diaphragme par le globe utérin. Contre ces états qui peuvent entraîner la mort en quelques heures, M. Bonnaire considère que la saignée *copieuse* est le traitement seul actif, héroïque.

L'action déplétive de la saignée est des plus évidente dans l'*œdème aigu du poumon* et dans certains cas de *bronchite capillaire* avec saignée de dilatation du cœur droit. C'est peut-être même dans ces cas que la saignée donne les résultats les plus décisifs. Rien n'est plus impressionnant que de voir de malheureux malades assis, sans parole, le regard angoissé, la face et le corps couverts de sueurs, la respiration haletante, les jugulaires distendues, les deux poumons pleins de râles fins et crépitants, le pouls petit, en imminence de mort, libérés et sauvés par une saignée de 4 à 500 grammes.

Certaines congestions actives de l'appareil respiratoire, la *pneumonie* entre autres, retireront un égal bénéfice d'une saignée opportune.

Pour Landouzy, la saignée est une des meilleures manières de secourir le pneumonique ; aucun procédé ne la vaut pour amener le désengouement du cœur, la décongestion du poumon, la déplétion de la circulation générale, la dépuration brusque.

Dans la *pleurésie diaphragmatique,* dans la *péricardite,* la saignée pourra être utile s'il y a orthopnée, irrégularité du pouls, distension des jugulaires et anémie artérielle.

De même dans certains troubles dus à l'hypertension artérielle, dans l'*anévrisme thoracique* et les *douleurs du médiastin,* la saignée est utile en ce qu'elle diminue la tension artérielle si pénible, soulage le cœur et complète l'action de l'iodure de potassium.

Au même titre déplétif, mais en ayant moins en vue le soulagement du cœur et la déplétion de la petite circulation que celle de la déplétion générale, la saignée a été employée de façon traditionnelle dans des congestions du système nerveux, en particulier dans les *congestions cérébrales* et les *hémorragies au début* chez les malades ayant de l'hypertension artérielle.

La saignée rend souvent les plus grands services dans les congestions causées par le froid.

LA SAIGNÉE AGENT DE DÉPURATION. — La saignée dans l'*urémie,* si efficace en bien des cas, est le type des saignées dépuratives, antitoxiques, par opposition aux saignées déplétives, toni-cardiaques envisagées précédemment.

Trois facteurs au moins entrent probablement en jeu :

1° La soustraction très rapide de l'économie d'une quantité appréciable de toxines, et avec une déperdition de liquide vraiment minime. Landouzy l'a nettement déterminée. « La dépuration de 50 centigrammes de matières extractives, dit-il, ne coûte à notre organisme que 30 grammes par la saignée, 250 grammes par les sécrétions alvines, 1500 grammes par les urines, tandis que la même dépuration par la peau exige 100 litres de sueur ! » Landouzy, les Sérothérapies, p. 455 ;

2° La décongestion du rein est le facteur fondamental pour Renaud, qui considère l'œdème aigu congestif rénal comme la cause anatomique provocatrice de l'urémie. La saignée générale y contribuerait en modifiant le régime circulatoire du moment.

3° Enfin l'élévation du coefficient d'oxydation consécutif à la saignée, signalée par A. Robin, est d'autant plus probable comme facteur antitoxique que la baisse de ce coefficient est un des meilleurs indices de l'urémie imminente ou actuelle.

Quel que soit le mécanisme intime de cette action, son efficacité clinique est indéniable dans les *accidents urémiques aigus* qui sont sous la dépendance de phénomènes congestifs, accidents convulsifs ou comateux de la néphrite scarlatineuse, des néphrites aiguës primitives, des poussées aiguës au cours du mal de Bright ; mais la pratique, conformément à la théorie, trouve la saignée inefficace dans les accidents chroniques ou progressifs, non congestifs, du mal de Bright.

La saignée est indispensable dans le traitement d'urgence des *intoxications* par l'oxyde de carbone ou par un gaz toxique.

Dans l'*éclampsie puerpérale*, la saignée copieuse est indiquée pour extraire de l'organisme une certaine quantité de toxine. Dans ce cas, après l'émission sanguine, il pourra être utile d'injecter une quantité de sérum artificiel égale à celle du sang extrait; c'est un complément de l'action antitoxique.

Cette pratique excellente dans l'éclampsie puerpérale peut se généraliser. Toutes les fois qu'il s'agit de saigner un malade pour l'aider à éliminer une partie des éléments toxiques contenus dans son sang, il est essentiel de retirer des quantités de sang assez considérables, de 500 à 1 000 grammes. Puis on combattra les oscillations de la pression vasculaire en pratiquant des injections sous-cutanées, voire intra-veineuses, de sérum artificiel, et l'on réalisera ainsi un véritable lavage du sang.

INJECTIONS INTRA-VEINEUSES

La voie intra-veineuse est la voie de choix, quand on veut faire agir rapidement un agent médicamenteux sur l'organisme. C'est une méthode un peu délicate mais nullement dangereuse.

Choix de la veine. — Toutes les veines sous-cutanées sont bonnes à la condition qu'elles soient facilement accessibles et qu'elles aient un volume suffisant. Les plus visibles ne sont pas toujours les meilleures : les débutants sont ordinairement tentés de faire l'injection dans les veines sous-dermiques, très superficielles, dont la teinte bleue attire le regard et dans lesquelles il semble impossible de ne pas pénétrer aisément. Ces veinules sont en général très grêles, l'aiguille passe à côté d'elles ou les transperce, et l'on risque de faire l'injection immédiatement sous le derme, en partie dans son épaisseur : il en résulte une escarre cutanée, dont les dimensions peuvent atteindre celle d'une pièce d'un franc et qui met huit ou quinze jours à guérir. Il faut choisir les veines les plus saillantes par la compression du membre.

Au membre inférieur on peut choisir la saphène interne. Au membre supérieur on n'a parfois que l'embarras du choix entre les veines du dos de la main, des parties latérales de l'avant-bras, du pli du coude ou de la partie inférieure du bras : en général, c'est à l'une des veines du pli du coude que l'on fait l'injection, parce qu'elles sont bien apparentes, assez volumineuses et peu mobiles lorsque le bras est dans l'extension complète ; la médiane céphalique est indiquée pour les mêmes raisons qui la font préférer dans la saignée.

Principales indications. — Injections de sels de quinine contre la malaria pernicieuse, de sels mercuriels contre les accidents graves de la syphilis, de sérum artificiel dans les hémorragies abondantes, de collargol dans les infections sanguines, de sérum antidiphtérique contre les diphtéries malignes, telles sont, les principales indications des injections intra-veineuses dont l'usage se répand de plus en plus.

Objets nécessaires. — La seringue graduée doit être aisément stérilisable. La seringue de Luër avec piston et corps de pompe en verre est la meilleure, il est bon de la munir d'un curseur qui maintienne le piston et l'empêche de glisser facilement hors du corps de la pompe.

L'*aiguille* doit être en platine iridiée pour pouvoir être aisément flambée. Renault conseille de prendre des aiguilles *très courtes*, *très fines* (5-10 de millimètre) et à *biseau très court* de façon que leur pointe ne soit pas assez longue pour toucher la paroi postérieure de la veine lorsque l'orifice de l'aiguille arrive au centre du vaisseau.

Soins préliminaires. — Le malade doit être assis ou couché, le dos et la tête reposant sur des oreillers.

Le chirurgien choisit le bras dont les veines ont le plus de volume ou lui paraissent plus propices, de préférence le bras gauche. Il faut que le membre supérieur soit dans une position qui assure une immobilité suffisante, appuyé sur les genoux de l'opérateur par exemple, ou étendu sur le lit, toujours dans l'extension complète, de façon à diminuer la mobilité des veines sur les plans sous-jacents. Pour rendre les veines saillantes, il faut arrêter la circulation veineuse au-dessus du lieu de la blessure, tout en permettant au sang artériel d'arriver à l'avant-bras. Dans ce but, on applique, à quatre ou cinq travers de doigt du point que l'on veut piquer, un bandage circulaire.

Manuel opératoire. — Le médecin s'asseoit en face du malade ou à côté de son lit : il a besoin, en effet, d'une très grande sta-

bilité, surtout lorsque la veine était très petite, l'opération nécessite une très grande précision et une grande sûreté des mouvements. Il aspire dans la seringue la quantité de liquide qu'il désire
injecter, la vide d'air autant que possible (surtout pour la nota-
tion exacte du volume restant de liquide), ajuste l'aiguille, la
flambe, fait sourdre une ou deux gouttes pour s'assurer à nouveau de sa perméabilité. Puis il lave la région du pli du coude
avec eau chaude, savon, alcool.

Le chirurgien choisit la veine qui lui paraît la plus saillante, la
plus volumineuse, la plus tendue, saisit l'avant-bras dans sa main
gauche, les quatre derniers doigts en arrière, le pouce en avant,
de façon à immobiliser le membre dans sa totalité et la peau de
la région antérieure de l'avant-bras en particulier. La main
droite prend la seringue comme un porte-plume, dirige l'aiguille
obliquement, sous un angle de 40 à 45° avec l'axe de la veine et
la fait pénétrer *lentement, sans à-coup ni brusquerie* : si on l'introduit d'un coup sec et rapide, comme on le fait souvent pour
les injections hypodermiques, on a neuf chances sur dix de passer
à côté de la veine ou de la transpercer : en faisant progresser
l'aiguille doucement, on la maintient toujours dans la direction
voulue et on apprécie aisément le chemin parcouru. Lorsqu'on a
traversé la peau et la paroi veineuse antérieure, on a la sensation,
souvent très nette, que l'extrémité de l'aiguille est libre dans la
cavité de la veine ; on la fait pénétrer alors un peu plus avant
dans l'axe du vaisseau pour que son extrémité n'en sorte pas,
lorsqu'on enlèvera la bande qui comprime le bras et fait gonfler
la veine. *Il faut alors s'assurer que l'aiguille est bien dans la
lumière du vaisseau* et non dans sa paroi ou le tissu cellulaire : on
maintient la seringue de la main gauche pendant que la
droite retire doucement le piston ; si l'aspiration ne fait entrer
dans le corps de pompe que de fines bulles d'air (venant de l'em-
base de l'aiguille), c'est que l'aiguille est dans le tissu cellulaire ;
il faut la retirer et recommencer la petite opération ; s'il vient
du sang en très petite quantité mélangé d'air, c'est que l'aiguille
est dans l'épaisseur des parois veineuses soit dans l'antérieure,
soit plus souvent, dans la postérieure : il faut encore la retirer ;
lorsque l'extrémité de l'aiguille est bien libre dans la lumière du
vaisseau, l'aspiration fait sourdre aisément dans le corps de
pompe un filet de sang qui se mélange au liquide (Renault).

A ce moment on maintient la seringue de la main droite, pendant que la *main gauche détache la bande complètement* ; la veine s'affaisse, mais si le malade n'a fait aucun mouvement et si l'opérateur a bien fixé la seringue, l'aiguille est restée en bonne place. La main gauche va prendre le corps de pompe et jusqu'à la fin de l'injection le maintiendra solidement fixé, pour éviter tout déplacement de l'aiguille : pour arriver facilement à ce résultat, le moyen le meilleur consiste à tenir le corps de pompe entre le pouce et l'index et à prendre en avant un point d'appui avec les trois autres doigts sur la face antérieure de l'avant-bras. La main droite fait doucement progresser le piston en lui imprimant, s'il glisse mal, de légers mouvements de rotation à droite et à gauche.

Le liquide est au fur et à mesure entraîné dans le courant sanguin, sans qu'il se produise *aucun gonflement* au point d'injection. Si l'on voit une petite bosselure se produire dès l'injection des premières gouttes, on peut être assuré que l'aiguille n'est pas dans la veine mais dans le tissu cellulaire : il faut la retirer.

L'injection terminée, on retire rapidement et d'un seul coup l'aiguille, on fait une légère compression de quelques instants sur le point piqué, et on le badigeonne d'une couche de teinture d'iode. Un pansement n'est pas nécessaire.

*
* *

Injections intra-veineuses de solutions salines. — La technique des injections intra-veineuses se trouve un peu modifiée quand il s'agit d'injecter une quantité considérable d'une solution saline.

Nous avons vu la technique des injections sous-cutanées de solutions salines. Les injections intra-veineuses de sérum artificiel doivent être réservées pour les cas d'extrême urgence, quand il faut agir vite, par exemple dans les cas d'anémie suraiguë, de syncope, quand il faut relever brusquement et à tout prix la pression sanguine.

INDICATIONS. — Les indications principales des injections salines intra-veineuses, sont :

1° Le traitement de l'*algidité et du collapsus cholériques* ;

2° Le traitement de l'*anémie aiguë post-hémorragique*.

La solution que l'on injectera sera la même que pour l'injection sous-cutanée,

Chlorure de sodium.	5 grammes
Sulfate de soude.	10 —
Eau.	1 litre

On se rappellera qu'il est facile de la préparer soi-même extemporairement: deux cuillerées à café de sel fin dans un litre d'eau filtrée sur du coton, puis bouillie, donneront un sérum suffisant.

Appareils nécessaires. — Au lieu de la seringue on se sert d'ampoules de contenance variable munies d'un long tube de caoutchouc, en fixant le récipient plus ou moins haut au-dessus du plan du lit on détermine une pression plus ou moins grande au niveau de l'aiguille et un écoulement de liquide plus ou moins rapide. Une pince placée sur le tube de caoutchouc arrête l'écoulement du sérum.

L'aiguille est introduite dans la veine, et quand l'issue du sang montre qu'elle est en bonne place, on y adapte le tube de caoutchouc, on enlève la bande compressive du bras, la pince qui ferme le tube et on laisse couler lentement le liquide qui devra être à la température de 38°.

Dénudation de la veine. — Les personnes peu exercées peuvent recourir au procédé de dénudation de la veine qui est parfois le procédé de nécessité, quand les veines sont peu apparentes, cachées dans le tissu cellulaire le procédé comprend plusieurs temps :

a. *Dissection et mise à nu de la veine.*
b. *Ouverture de la veine.*
c. *Pénétration de l'aiguille dans la veine.*

Après avoir, au besoin, anesthésié la région par l'injection de quelques gouttes de cocaïne ou une pulvérisation au chlorure d'éthyle, on incise la peau parallèlement à la veine, pendant qu'un aide exerce une constriction à la partie moyenne du bras de manière à faire saillir le vaisseau.

Le dissection de la veine se fera comme à l'amphithéâtre.

Il faut faire l'incision un peu en dehors ou en dedans de la veine, on aura ainsi une occlusion naturelle du vaisseau, lorsqu'on procédera au pansement, les plaies tégumentaires et les plaies des vaisseaux ne se trouvant pas en face l'une de l'autre. L'incision tégumentaire, de 2 à 3 centimètres de long, sera toujours parallèle au vaisseau, on en pourra ainsi découvrir un plus long segment, ce qui sera utile si on multiplie les injections.

La veine étant découverte, on la dénude, on passe sous elle une sonde cannelée ou un fil à ligature. Soulevant la veine avec le fil, on fait au vaisseau une petite incision transversale avec le ciseau ou le bistouri; on a ainsi une petite oreille dont la base adhérente est située du côté de la racine du membre. Puis on introduit rapidement l'aiguille dans la veine ainsi ouverte en allant de la périphérie au

Fig. 199. — Manière de soulever la veine avec un fil passé au-dessous du vaisseau. La paroi antérieure de la veine a été sectionnée en V.

centre. On appuie le doigt sur la veine, de manière à fixer l'aiguille et à la maintenir dans l'axe du vaisseau. Le récipient est maintenu 75 centimètres ou 1m,50 au-dessus du plan du lit. L'injection étant terminée (elle ne devra jamais dépasser deux litres en une seule séance), on retirera l'aiguille et on appliquera un pansement aseptique compressif.

Deux cas se présentent : ou l'on compte renouveler l'injection, ou l'on ne renouvellera pas l'injection.

Dans le premier cas, on rapproche simplement les lèvres de la plaie et on la recouvre d'un pansement aseptique, elle ne se cicatrisera que lentement, et le soir ou le lendemain même on pourra facilement introduire à nouveau le trocart dans la veine en ayant soin de le faire pénétrer plus profondément que la première fois, ou bien on pourra ouvrir un point plus élevé de la veine. Dans le second cas, on peut lier la veine ouverte et faire un point de suture sur la peau.

ACCIDENTS ET COMPLICATIONS. — Les accidents sont peu fréquents, ils consistent en la section possible d'un filet nerveux, la section complète du vaisseau, accidents peu graves. Si la vitesse d'injection est trop grande, le malade pourra avoir de la dyspnée, de l'angoisse ; il suffira dans ce cas de ralentir ou d'arrêter pour un temps l'écoulement du sérum.

Un accident à éviter consiste en la pénétration dans la circulation d'une bulle d'air et par suite la formation d'une embolie gazeuse. Il sera facile de l'éviter en purgeant avec soin tout l'appareil d'air et en faisant même pénétrer l'aiguille de la canule dans la veine sans arrêter l'écoulement du liquide.

SIXIÈME PARTIE

IMMUNISATION

CHAPITRE XIX

Vaccination. — Conduite a tenir dans les cas de morsure par chien enragé. — Injection de sérum antidiphtérique. — Traitement des morsures par reptiles vénimeux. — Injection de sérum antiméningococcique. — Emploi de la tuberculine pour le diagnostic de la tuberculose bovine.

VACCINATION

La vaccine (de *vacca*, vache) est l'infection déterminée chez l'homme par l'inoculation de la maladie connue chez les bovidés, sous le nom de cow-pox.

Inoculer la vaccine, c'est faire la vaccination. La vaccination consiste à introduire, dans une petite plaie faite à la peau, du virus de la vaccine nommé vaccin. Le vaccin est la sérosité des pustules vaccinales.

La vaccination jennerienne consistait à inoculer à un individu du vaccin provenant d'un autre individu. La méthode actuelle de vaccination emploie de préférence le vaccin dit animal provenant d'un bovidé.

La vaccine préserve de la variole. Ce fait d'observation a été vulgarisé par Jenner qui dota l'humanité de la vaccination (Jenner, 1749-1828). La vaccine immunise également contre la vaccine elle-même.

Epoque de la vie où l'on doit vacciner. — On peut vacciner les enfants à tout âge. Il est préférable d'attendre l'âge de deux mois; cependant, en cas d'épidémie de variole, il est sage de vacciner l'enfant dès les premiers jours de sa naissance. Dans les maternités de l'Assistance publique de Paris, les enfants sont vaccinés avant leur sortie; par conséquent avant le dixième jour, car ils ne restent que huit à dix jours dans les services.

Vaccine jennerienne. — Autrefois, on pratiquait la vaccination de bras à bras. L'opération consistait à prendre le vaccin sur les pustules vaccinales d'un individu précédemment inoculé, et à le transporter directement sur un autre individu; c'était la vaccination jennerienne.

On utilisait en général comme sujets vaccinifères les enfants, dont le recrutement était plus facile; les classes pauvres de la société les fournissaient. Ces enfants laissaient souvent à désirer au point de vue de la propreté, de l'hygiène et même de la santé, malgré des apparences parfois satisfaisantes.

L'inoculation de la syphilis, les complications inflammatoires et septiques de tous ordres n'étaient pas rares après la vaccination jennerienne.

Vaccine animale. — La vaccination se pratique aujourd'hui avec du vaccin animal. C'est à Chambon que nous devons l'introduction en France de la vaccine animale qui était employée déjà à Naples depuis 1804. C'est en 1864 que Chambon fonda à Paris l'Institut de vaccine animale de la rue Ballu.

En France, on emploie pour la vaccine animale le vaccin de génisse.

On préfère les génisses aux taureaux, car elles ne souillent pas autant de leurs urines la litière, et par ce fait les parties de leur corps ensemencées de vaccin.

Les génisses vaccinifères sont âgées de six à huit mois, elles sont sevrées très jeunes et arrivent à Paris en pleine vigueur.

Pendant quelques jours, dans les instituts de vaccine, les animaux sont mis en observation avec des soins spéciaux de propreté et d'hygiène.

Inoculation. — L'inoculation de la vaccine à la génisse est une opération des plus simples. On couche et on fixe l'animal sur une table-bascule spéciale; on choisit de préférence pour les inoculations la moitié inférieure de la région thoraco-abdominale. Cette région présente une grande étendue; elle est très propice pour l'inoculation et la récolte.

La surface cutanée à ensemencer est lavée au savon, rasée et aseptisée.

La peau est parsemée de 100 à 150 scarifications faites à la lancette, hautes de 2 à 3 centimètres, parallèles à l'axe du corps, et disposées sur des rangées verticales superposées en quinconces, distantes les unes des autres de 4 à 5 centimètres. C'est au niveau de la scarification qu'on dépose la lymphe vaccinale.

Les pustules vaccinales se développent rapidement sur les veaux. Dès le quatrième jour, elles peuvent produire du vaccin; on ne les utilise, en général, qu'au sixième jour (v. fig. 200).

La lymphe vaccinale ne s'écoule pas spontanément des pustules de la génisse ; il faut comprimer ces dernières assez fortement à l'aide d'une pince imaginée par Chambon.

VACCIN DE CONSERVE. — Le vaccin de conserve est récolté au moyen du curettage de la pustule après une antisepsie des plus minutieuses de toute la région : On employait jadis pour le vaccin de conserve des pustules vaccinales entières conservées et expédiées dans de gros tubes de verre. On conservait aussi le sérum vaccinal résultant de l'expression

Fig. 200. — Pustules vaccinales chez la génisse le sixième jour.

de la pustule, et desséché ensuite sur linges fins, sur fils, sur lames de verre ou pointes d'ivoire. On allait même jusqu'à le conserver sur lancettes, plumes, aiguilles droites, dont on se servait directement pour pratiquer la vaccination. Ces différents procédés ne donnèrent pas de résultats satisfaisants. Aujourd'hui, dans les instituts vaccinogènes, comme vaccin de conserve, on prépare la pulpe vaccinale glycérinée et le vaccin sec pulvérisé.

VACCIN SEC. — Le vaccin sec pulvérisé en tubes scellés peut se conserver pendant plus d'une année. Au moment de son emploi on le versera sur un verre de montre. Chaque dose de 10 centigrammes sera délayée dans 20 gouttes d'eau bouillie refroidie. On l'utilisera alors comme la pulpe glycérinée.

PULPE GLYCÉRINÉE. — Une fois recueilli sur la pustule sans grattage, le vaccin est transporté au laboratoire. Là, avec les précautions d'asepsie les plus rigoureuses, le vaccin est mélangé après broyage à parties égales avec de la glycérine chimiquement pure qui a la propriété de le rendre imputrescible, et de lui donner une consistance huileuse. Il est passé ensuite dans un broyeur mécanique en bronze, il est broyé à nouveau dans un mortier d'agate, et finalement tamisé.

Le vaccin, après sa préparation, est introduit sous forme de pulpe glycérinée avec une pipette d'aspiration dans des tubes de verre de calibres différents préalablement stérilisés à l'étuve.

Les tubes les plus petits renferment du vaccin en quantité suffisante pour quatre vaccinations, les plus gros pour vingt-cinq vaccinations.

La pulpe glycérinée ainsi préparée peut se conserver active pendant des mois. Elle doit être placée à l'abri de la lumière et à une température n'excédant pas 15° C.

Dans les pays tropicaux pour l'ensemencement du vaccin on se sert de femelles de buffle au lieu de génisse.

Contre-indications momentanées de la vaccination. — Dans les maternités on ne vaccine pas ceux des enfants qui présentent un développement insuffisant; on ne vaccine pas les enfants dont le poids est inférieur à 2 500 grammes. Saint-Yves Menard conseille de ne pas vacciner les enfants qui ont de l'eczéma gourmeux. D'une façon générale, toute affection aiguë est une contre-indication momentanée de la vaccine.

Manuel opératoire de la vaccination. — OBJETS NÉCESSAIRES. — Au moment de pratiquer la vaccination, on devra disposer sur une table un peu d'eau bouillie, du coton hydrophile stérilisé; une petite quantité d'alcool, un verre de montre ou une cupule en porcelaine.

Fig. 201. — Lancette à vacciner.

Fig. 202. — Vaccinostyle.

Les instruments les plus usités sont les lancettes, les épingles à vaccine, les vaccinostyles. Ces instruments devront être stérilisés par ébullition.

On prend un tube à vaccin, on en brise les extrémités et on souffle son contenu sur un verre de montre, une spatule, une cuillère[1].

---

1. Un procédé très ingénieux pour vider le tube de vaccin est le procédé « de l'allumette ». Il suffit de briser une seule extrémité du tube et d'approcher l'autre extrémité restée intacte d'une source de chaleur quelconque, une lampe à alcool par exemple. L'air resté dans la portion du tube en arrière du vaccin se dilate aussitôt,

LIEU D'ÉLECTION. — En général, on vaccine au bras, au-dessous de l'insertion du deltoïde ; de nos jours, la vaccination chez les femmes se pratique le plus souvent à la face externe de la cuisse au-dessus du genou, ou au mollet.

Chez les petites filles, pour éviter les cicatrices trop apparentes, on opérera sur une ligne horizontale située à la hauteur du creux axillaire, et s'étendant de la face antéro-externe à la face postéro-externe du bras.

Dans les familles aisées, depuis quelques années, on demande aux médecins de vacciner les petites filles à la cuisse, pour qu'elles puissent présenter plus tard dans les soirées mondaines des bras tout à fait indemnes de cicatrices. Si l'on ne peut pas se soustraire à ce désir de coquetterie, on devra vivement recommander les soins de propreté les plus minutieux, pour que l'urine et les matières fécales dont les bébés sont toujours souillés dans leurs langes ne deviennent pas une cause d'irritation et d'infection pour les pustules vaccinales.

TECHNIQUE. — Les règles à observer pour la vaccination sont : d'introduire le virus dans l'épaisseur de la peau, de ne pas dépasser le derme, de ne pas faire saigner. Chaque inoculation doit être faite à deux ou trois centimètres de distance de la précédente afin d'éviter que les pustules ne deviennent confluentes.

On doit veiller à la plus stricte propreté de la lancette ou des vaccinostyles.

On se bornera à laver la peau du sujet avec de l'eau et du savon, mais on se gardera d'employer pour ce lavage des substances antiseptiques, auxquelles le virus vaccinal est très sensible. On veillera également à ne pas charger le vaccin sur une lancette ou un vaccinostyle récemment flambé et encore chaud.

On vaccine par *incision* ou par *piqûre*.

Le procédé d'inoculation, qui donne les meilleurs résultats avec les vaccins glycérinés ou conservés à l'état sec, consiste à insérer la pulpe avec un vaccinostyle ou une lancette au moyen de scarifications ou incisions très légères. L'insertion par piqûre est moins recommandable.

---

et repousse devant lui le vaccin qui est recueilli à l'extrémité préalablement ouverte du tube. Le vaccin n'est pas altéré. A défaut d'autre source de chaleur on utilisera une simple allumette.

Les incisions sont faites au nombre de trois à la partie supérieure et externe de chaque bras ou sur un seul bras. Elles doivent intéresser seulement l'épiderme et la couche superficielle du derme, sans faire saigner, et avoir une longueur de un demi-centimètre. On les trace soit longitudinalement en ligne droite I I I, soit en croix +++.

Il faut avoir soin de bien faire pénétrer le vaccin entre les lèvres de chaque incision.

Pour vacciner par piqûre on charge l'extrémité du vaccinostyle avec du vaccin, la main gauche saisit le membre et tend la peau, la main droite enfonce la pointe du vaccinostyle obliquement sous l'épiderme, à 2 millimètres environ de profondeur. On laisse la pointe quelques secondes dans la plaie, puis on la retire. On fait ainsi plusieurs piqûres. Après chaque piqûre il faut recharger l'instrument de vaccin.

On ordonne au patient d'attendre quelques minutes avant de remettre ses vêtements pour laisser à la sérosité vaccinale le temps de pénétrer.

Soins à donner après la vaccination. — On doit, après l'opération, laisser sécher la peau à l'air libre pendant quelques minutes, de façon à éviter le frottement des vêtements qui pourraient essuyer le vaccin.

En ville comme à la campagne, quand on a des doutes sur l'hygiène et la propreté, on pourra recouvrir les inoculations de fragments de baudruche gommée ou d'un petit pansement sec constitué par une compresse aseptique; on évitera ainsi le frottement par les vêtements et le grattage qu'occasionnent souvent les démangeaisons. Pendant l'évolution vaccinale, l'hygiène de l'enfant ne doit absolument pas être modifiée; la promenade, les bains quotidiens doivent être continués. Si la peau était le siège de vives démangeaisons, il serait bon d'appliquer sur la pustule de la poudre de talc stérilisée.

Evolution de la vaccine. — Les trois jours qui suivent l'inoculation constituent la période d'incubation, rien n'apparaît au point piqué, tout au plus *un petit cercle rose* annonce la prochaine apparition du bouton vaccinal.

A la fin du troisième jour, ou le quatrième jour, on voit une légère élevure, une *papule rougeâtre* transformée le lendemain en un bouton saillant.

A la fin du cinquième ou le sixième jour, l'élément a grossi et se présente sous l'aspect d'une *vésicule aplatie*, dont le centre est opaque et déprimé en ombilic, la périphérie est bleuâtre et nacrée. Le septième jour, le bourrelet se distend davantage, l'aréole inflammatoire s'étend. Le huitième jour, le bouton vaccinal arrive à maturité.

Le dixième jour, les phénomènes rationnels s'apaisent, le bourrelet inflammatoire diminue.

Le onzième jour, la dessiccation commence; elle marche du centre à la périphérie. La croûte ombilicale s'épaissit, devient brune et tombe vers le vingt-cinquième jour. A sa place, persiste une cicatrice gaufrée, rougeâtre d'abord qui blanchit avec le temps et persiste.

Formes anormales. — La vaccine peut présenter diverses anomalies dans son évolution. On a décrit une forme fruste, vaccine sans éruption mais conférant néanmoins l'immunité, une forme généralisée dans laquelle des pustules surnuméraires apparaissent en d'autres régions qu'aux points d'insertion du virus.

Vaccine généralisée. — Cette forme consiste dans l'apparition en d'autres régions qu'aux points d'inoculation de pustules surnuméraires en plus ou moins grande quantité, d'aspect et de nature absolument identiques à la pustule vaccinale.

Fausse vaccine. — La vaccine qui survient à l'occasion d'une revaccination chez des individus ayant déjà subi des vaccinations antérieures prend le nom de fausse vaccine.

Cette forme se traduit tantôt par une papule rosée, tantôt par une papule acuminée avec une petite vésicule au sommet, tantôt enfin par une vésicule plus large se rapprochant davantage de l'exanthème vaccinal type.

Durée de l'immunité. — L'immunité consécutive à la vaccine n'a pas une durée indéfinie. On admet qu'elle commence à décliner après sept ou huit ans; en temps d'épidémie, il faut revacciner tout le monde.

Accidents de la vaccine. — Une élévation thermique très

accentuée est la règle à la suite de la première vaccination chez
un adulte ; en même temps, surviennent quelques malaises, las-
situde générale, inappétence. Le maximum de l'élévation thermique de la vaccine apparaît le septième ou le huitième jour
après l'inoculation. Chez les revaccinés la fièvre manque souvent ; mais elle peut être aussi forte qu'à la suite de la première
inoculation.

Les accidents lymphangitiqnes, phlegmoneux, l'érysipèle seront
évités par les soins de propreté.

Des éruptions s'observent quelquefois à la suite de la vaccine.
Elles revêtent diverses formes, éruptions érythémateuses, scarlatiniformes, ortiées, papuleuses, vésiculeuses. Elles apparaissent
généralement vers le neuvième jour ; elles sont sans gravité.

La vaccine peut revêtir la forme hémorragique : au moment
de l'évolution des boutons de vaccin, des taches purpuriques ou
ecchymotiques apparaissent sur le corps, en même temps les
pustules deviennent noires.

La syphilis vaccinale n'existe plus depuis qu'on ne vaccine
plus de bras à bras et qu'on prend des précautions d'asepsie. La
tuberculose d'origine vaccinale est très contestée ; les précautions
modernes l'éviteront.

*
* *

Centres vaccinogènes. — Il existe en France des centres
officiels de vaccination avec des instituts vaccinogènes. L'Académie de Médecine de Paris a pour ainsi dire le monopole et la
haute direction de la vaccination. Certains centres vaccinogènes
sont subventionnés : Bordeaux, Saint-Étienne, Lille, Lyon, Marseille.

D'autres instituts vaccinogènes sont indépendants, mais ont
été chargés, après arrangements, des services municipaux et
publics. Tel est l'institut vaccinal de la rue Ballu qui assure les
services de la ville de Paris, des hôpitaux, des écoles, des différentes administrations et de nombreuses communes suburbaines.
L'institut de Montpellier est organisé de la même façon. L'institut de Tours est absolument privé et ne s'occupe que de la préparation du vaccin.

Dans nos colonies, il existe à Alger un institut Pasteur qui a le
monopole du vaccin pour les trois départements d'Algérie ; Tunis

en possède un également ; Saïgon en Cochinchine et Tananarive à Madagascar sont aussi deux centres vaccinogènes possédant chacun un institut vaccinal.

Jusqu'en 1905-1906 un seul centre vaccinogène existait pour l'Afrique Occidentale française à Saint-Louis du Sénégal. Quand il s'agissait de vacciner dans l'intérieur des terres, le vaccin arrivait dépourvu de toute virulence ; en raison de la défectuosité du transport de la lymphe vaccinale qui, dans le voyage, subissait des températures très élevées, la rendant stérile. Aussi on s'occupa de trouver des races de bovidés sensibles au virus vaccinal et de créer des centres vaccinogènes dans chacune des cinq colonies qui constituent l'Afrique Occidentale française : le Sénégal possède toujours son centre vaccinogène à Saint-Louis ; le Haut Sénégal Niger (ancien Soudan) a le sien à Bammako, avec un centre secondaire à Koury dans la boucle du Niger ; la Guinée possède le laboratoire de Kindiah, la Côte de Guinée a deux centres : Bingerolles à la Côte, Bonaké, centre secondaire dans l'intérieur ; enfin, le Dahomey aura d'ici peu son centre vaccinal.

CONDUITE A TENIR DANS LES CAS DE MORSURE PAR CHIEN ENRAGÉ

La rage est le plus souvent transmise par le chien.

La statistique de l'Institut Pasteur de 1887 à 1895 donnant le nombre total de cas de morsures fournit les chiffres suivants :

	NOMBRE DES CAS DE MORSURE	POUR 100		NOMBRE DES CAS DE MORSURE	POUR 100
Chiens. . . .	13315	93,13	Bœufs, vaches, veaux.. . .	53	0,37
Chats. . . .	823	5,75	Moutons.. . .	4	0,02
Loups. . . .	17	0,12	Porcs. . . .	11	0,07
Chevaux.. . .	32	0,22	Hommes.. . .	7	0,04
Anes et mulets..	27	0,18			

Toute personne mordue par un chien enragé ne sera pas fatalement atteinte de rage. Tardieu, Thamhayn, Bouley ont réuni 855 cas de morsure pour lesquels la rage fut constatée chez les animaux mordeurs et où il ne fut établi aucun traitement ; sur ces 855 cas, 399 se terminèrent par la mort, soit 46,6 pour 100. Les écoles d'Alfort, de Toulouse, de Lyon, de Berlin évaluent à un

quart ou même à un tiers le nombre des gens qui deviennent
enragés après morsures infectées[1].

Depuis Pasteur, la science possède un traitement *préventif* de
la rage. Lorsque la rage s'est déclarée la mort est inévitable.

Voici, pour quelques années, la statistique des personnes traitées à l'Institut Pasteur depuis 1886 :

ANNÉES	PERSONNES TRAITÉES	MORTS	MORTALITÉ POUR 100
1886	2 671	25	0,94
1887	1 770	14	0,79
1897	1 521	6	0,39
1907	786	3	0,38

Donc, après morsure par chien enragé, la proportion des morts
est très forte si le blessé n'a pas été soigné, elle est extrêmement
faible si le blessé a été traité. Il est indispensable, en cas de
morsure par chien enragé, d'avoir recours à la méthode pastorienne.

*
* *

Précautions concernant le chien. — Une personne est mordue
par un chien suspect, quelle conduite faut-il tenir ?

La première précaution à prendre est de s'assurer que le chien
qui a mordu est bien atteint de rage.

Trois cas peuvent se présenter : ou le chien est resté à proximité, ou le chien s'est enfui, ou le chien a été tué.

LE CHIEN EST RESTÉ A PROXIMITÉ. — Si le chien est resté à proximité, il faut, à moins d'urgence absolue, se garder de le tuer,
mais tâcher de l'enfermer pour l'observer. Cet emprisonnement
du chien n'est pas toujours aussi difficile qu'il semble au premier
abord; les accès de rage, au début, sont interrompus par des
périodes de calme pendant lesquelles le chien obéit encore à la
voix de son maître.

Quand le chien est enfermé, et solidement enfermé, une surveillance attentive faite par un médecin ou un vétérinaire permettra de s'assurer que le chien est bien réellement enragé.

---

1. Nous remercions notre excellent confrère A. Chaillou, directeur du service de
la rage à l'Institut Pasteur de Paris, des conseils qu'il a bien voulu nous donner
pour la rédaction de ce chapitre.

Les recherches de Roux et de Nocard ont démontré que la bave n'est virulente que vingt-quatre ou quarante-huit heures avant l'apparition des premiers symptômes rabiques; par conséquent, *si, au bout de trois ou quatre jours, le chien mis en observation ne présente rien de spécial, le blessé n'a rien à craindre* : la bave du chien n'était pas virulente au moment de la morsure.

Le tableau clinique de la rage chez le chien est bien caractéristique : accès de fureur, diminution notable de la sensibilité, hurlement rabique, hallucinations, dépravation de l'appétit, manifestations de fureur à la vue d'un animal de même espèce, mort par paralysie.

Si, au moment de la morsure, le chien présente déjà des signes de rage, qu'on ne le tue pas ; l'évolution de la rage est extrêmement rapide et il suffira de un ou deux jours d'observation pour voir éclater les symptômes de paralysie suivis bientôt d'une mort fatale.

A partir du moment où le virus est dans la salive, le chien meurt fatalement de lui-même dans un espace de temps de huit ou dix jours. *Si, au bout de dix jours, le chien n'est pas mort, ou ne présente pas les signes manifestes de la rage, la personne mordue n'a rien à craindre* : le chien n'était pas enragé au moment de la morsure.

LE CHIEN A DISPARU. — Si le chien a disparu, on se contentera des commémoratifs, on s'informera si le chien a mordu des animaux ou d'autres personnes ; la question de savoir si une personne a été mordue par son propre chien est très importante, le fait qu'un chien morde son maître sans provocation et quitte la maison est une présomption de rage.

Il est sage, en cas de morsure par un chien inconnu, d'avoir recours aux inoculations.

LE CHIEN A ÉTÉ TUÉ. — Si le chien a été tué, on devra faire l'autopsie du chien.

L'autopsie d'un chien peut donner des signes de probabilité en faveur de la rage, mais elle ne peut donner la certitude.

Les lésions macroscopiques de la rage n'ont rien de spécifique. Chez le chien, on observe parfois à la face inférieure de la langue de petites vésico-pustules connues sous le nom de lysses, dues à l'accumulation de produits de sécrétion dans les canaux glandulaires obstrués ; l'estomac renferme parfois du bois, de la paille, des poils ; ces lésions grossières ne sont pas pathognomoniques.

Van Gehuchten a décrit les lésions microscopiques de la rage dans les ganglions cérébrospinaux des animaux morts de la rage. Pour lui, l'examen des ganglions cérébro-spinaux d'un animal suffirait pour établir le diagnostic dans l'espace de quelques heures. Pour Nocard, l'absence des lésions décrites par Van Gehuchten ne saurait faire exclure l'existence de la rage.

Le seul moyen de diagnostic sûr est l'*inoculation*. Par les inoculations intracérébrales chez les animaux de la substance cérébrale du chien enragé, on peut faire le diagnostic certain de la rage. La durée d'incubation chez les animaux inoculés est indéterminée ; elle varie généralement entre un minimum de quinze jours et un maximum de plusieurs mois (quatre à six mois); par conséquent, lorsque le diagnostic sera fait, il sera trop tard pour commencer le traitement : la rage pourra se déclarer chez la personne mordue avant de se déclarer chez l'animal inoculé.

De l'ensemble des statistiques on peut conclure que, chez l'homme, la longueur de la période écoulée entre la morsure et l'apparition des premiers symptômes varie entre vingt jours et soixante jours.

*
* *

Inutilité des cautérisations. — Doit-on cautériser les morsures par chien enragé ou suspect de rage ? Une cautérisation ne peut présenter d'efficacité que si elle est faite immédiatement après la morsure, car la pénétration du virus paraît extrêmement rapide. Il semble absolument inutile d'avoir recours aux moyens radicaux, tels que amputation d'un membre ou d'un segment de membre.

L. Perdrix a fait à ce sujet un relevé de 2 000 cas de personnes mordues du 18 octobre 1888 au 31 décembre 1889. Dans ce nombre, 892 personnes n'avaient pas été cautérisées.

Pour les autres, les traitements avaient été les suivants :

Fer rouge ou thermocautère..	334	Arnica.	46
Ammoniaque.	225	Vinaigre..	26
Nitrate d'argent.	190	Eau sédative.	14
Acides forts..	30	Substances diverses (teinture	
Beurre d'antimoine.	8	d'iode, eau salée, eau blanche,	
Phénol concentré.	31	vin aromatique, essence de té-	
Eau phéniquée..	60	rébenthine, pétrole, etc.)..	64
Eau-de-vie et alcool camphrés.	80		

Sur les 2 000 personnes, il y a eu 17 cas de mort pendant le traitement ou dans la période qui a suivi, soit une mortalité de 0,85 pour 100.

Sur les 334 personnes cautérisées au fer rouge il y a eu 3 morts. Si on ne compte comme cautérisation vraiment efficace que la cautérisation au fer rouge, on voit que la proportion de morts pour les personnes cautérisées est de 0,90 pour 100, chiffre qui diffère peu de la mortalité totale : 0,85 pour 100.

Dans un de ces cas terminés par la mort, la cautérisation avait été faite énergiquement une heure après la morsure.

Perdrix cite encore 2 cas de mort par rage, malgré des cautérisations énergiques : une enfant mordue le 1er septembre 1887 à la joue et cautérisée fortement au fer rouge, trente à quarante minutes après l'accident, présenta le 7 octobre les premiers symptômes de la rage ; un homme mordu légèrement au mollet et sérieusement cautérisé au thermocautère par un médecin, un quart d'heure seulement après, se présenta le surlendemain aux inoculations et fut atteint de rage malgré la cautérisation et malgré le traitement, les premiers signes de la maladie furent des douleurs et de la paralysie du membre mordu. Il faut conclure que si la cautérisation est rationnelle, puisqu'elle a pour but de détruire *in situ* le germe contage, elle ne présente pas une sécurité absolue ; pratiquée quelques secondes après la morsure, elle peut être utile ; elle ne dispense pas d'un traitement plus efficace.

Nécessité du traitement pastorien. — Répétons-le, il est indispensable en cas de morsure par chien enragé ou suspect de rage d'avoir recours à la méthode pastorienne.

Il est d'une importance extrême de commencer le traitement *le plus tôt possible*, surtout pour les personnes mordues à la tête. Presque toujours, dit Perdrix, les malades qui sont pris de rage pendant le traitement sont des personnes mordues à la tête.

Pour les malades qui se présentent aux inoculations dans les premiers huit jours, les chances d'insuccès sont des plus minimes. Il serait fort dangereux de reculer le début du traitement à trois semaines après l'accident. Dans ces cas on pourrait voir l'évolution de la maladie commencer avant le traitement et les premiers symptômes se montrer avant que les inoculations aient eu le temps d'agir.

Toute personne mordue par un chien enragé ou suspect de rage doit être dirigée sans délai vers l'institut Pasteur le plus proche.

En France et dans le domaine colonial français on compte actuellement les instituts antirabiques de Paris, de Bordeaux, de Lille, de Lyon, de Marseille, de Montpellier, d'Alger, de Madagascar, de Tunis, de Saïgon.

Renseignements à fournir. — Avant son départ pour l'institut Pasteur, toute personne mordue devra se munir des renseignements suivants qui lui seront demandés à l'Institut :

Nom et prénom. — Age et professions. — Domicile. — Date des morsures. — Nombre et siège. — Habits déchirés. — Cautérisation au fer rouge. — Cautérisation par les agents chimiques. — Époque de la cautérisation.

Renseignements vétérinaires.

Nom et adresse du vétérinaire.
Certificat.
Examen du chien avant la mort.
— — après la mort.

Renseignements particuliers.

A qui appartient le chien ?
Qu'est-il devenu ?
Avait-il été mordu par un autre chien ?
Combien de temps avant sa maladie ?
Changements de la voix ?
— du caractère ?
Le chien a-t-il mordu d'autres personnes ?
— — des animaux ?

On fera bien, toutes les fois que la chose sera possible, d'apporter ou d'envoyer à l'institut Pasteur le cerveau et le bulbe du chien mordeur. Des inoculations seront faites, qui seront très utiles pour l'établissement de la statistique. En hiver, on peut envoyer la tête du chien entière ; en été, il faut avoir recours à la conservation des centres nerveux dans la glycérine. L'immersion dans la glycérine neutre à 30° est un excellent moyen de conservation pour les centres nerveux d'un animal mort de rage ; Roux a montré que des bulbes de lapins enragés, conservés pendant quatre semaines dans la glycérine, donnaient la maladie aussi rapidement que le virus frais. Il faut éviter de conserver les centres nerveux dans l'alcool ou un antiseptique quelconque.

*
* *

A Paris, le blessé, dès son arrivée, devra se présenter à la consultation de la rage qui a lieu tous les matins avant 10 heures, Institut Pasteur, rue Dutot. Sur la présentation de ses certificats le traitement sera immédiatement appliqué.

L'Institut Pasteur traite gratuitement les malades, mais ne les hospitalise pas.

Le malade est traité suivant la gravité de ses blessures ; le traitement le plus souvent employé dure dix-huit jours ; les morsures à la tête sont l'objet d'un traitement intensif en vingt et un jours.

INJECTION DE SÉRUM ANTIDIPHTÉRIQUE

L'injection de sérum antidiphtérique est la médication la plus sûre et la plus rapide qu'on puisse opposer à la diphtérie.

Historique. — La sérothérapie antidiphtérique est due à Behring et à Roux. Sa généralisation date de la communication de Roux en 1894 au Congrès de Budapest.

C'est le 1er février 1894 que commença vraiment le traitement des enfants diphtériques par le sérum de Roux ; les premiers essais eurent lieu à l'hôpital des Enfants Malades, rue de Sèvres.

L'année 1894, dit Bayeux, divise la thérapeutique de la diphtérie en deux époques distinctes : une première où 55 pour 100 de diphtériques mouraient, — une seconde époque où cette mortalité est abaissée à 16 pour 100, grâce à l'emploi du sérum antidiphtérique. Ce chiffre de 16 pour 100 donné par Bayeux est basé sur une statistique de plus de 200 000 cas.

Sérum antidiphtérique. — Le sérum antidiphtérique est du sérum de cheval immunisé contre la diphtérie, c'est-à-dire accoutumé à la toxine diphtérique. Le sérum d'un animal immunisé rend inoffensive la toxine diphtérique.

Pour préparer ce sérum on commence par ensemencer un bouillon avec une culture diphtérique virulente. Au bout d'un mois cette culture est filtrée et on en retire la toxine diphtérique. Cette toxine est additionnée d'iode au moment même de son emploi.

On l'injecte chez le cheval à la dose de 1/4 de centimètre cube. Le lendemain on fait une nouvelle injection et on continue jusqu'à ce que l'animal ne réagisse plus à la toxine iodée. On injecte alors des doses progressivement croissantes de toxine pure.

Au bout de soixante-dix jours, terme moyen d'une bonne immunisa-

tion, on peut injecter à l'animal jusqu'à 3oo centimètres cubes de toxine
pure d'un seul coup.

Le cheval immunisé est bon pour la saignée, un trocart aseptique
est introduit dans la veine jugulaire ; le sang est reçu dans un récipient
stérilisé.

Le sang se sépare au repos en caillot et en sérum. Le sérum est
recueilli avec une pipette Chamberland et distribué dans de petits flacons d'une contenance de 10 ou de 20 centimètres cubes et additionné
d'un petit fragment de camphre pour empêcher le développement de
microorganismes.

Le sérum ainsi obtenu est un liquide transparent de couleur jaunâtre,
ambrée, de saveur légèrement salée.

L'action curative du sérum antidiphtérique est passagère, elle ne
vaccine pas contre les récidives ; l'immunité que ce sérum confère ne
paraît guère dépasser un mois.

Le sérum, au moment de son emploi, devra être limpide ; s'il est louche on choisira un autre flacon. Il n'est pas indispensable que le sérum
soit fraîchement préparé, même avec du sérum datant d'un an on peut
obtenir des résultats excellents.

Dose. — La question de dose est actuellement bien établie :
chez un enfant de moins de deux ans on injecte généralement
10 centimètres cubes, chez un enfant de deux à quatre ans on injecte 20 centimètres cubes ; au-dessus de quatre ou cinq ans, on
injecte 3o à 4o centimètres cubes.

Ces quantités constituent la dose du début ; généralement
cette dose est suffisante. Si au bout de vingt-quatre heures la
fièvre persiste on renouvelle l'injection.

Pour venir à bout de diphtéries toxiques et envahissantes, il est parfois nécessaire d'employer des doses de sérum répétées, atteignant jusqu'à 100 et 15o centimètres cubes au total.

Quand faut-il faire l'injection. — Dès qu'on soupçonne la
diphtérie chez un malade, il faut immédiatement pratiquer une
injection de sérum antidiphtérique. Si l'examen bactériologique
démontre que le malade n'était pas diphtérique, l'injection n'est
pas renouvelée. S'il s'agit bien d'un cas de diphtérie, généralement on renouvelle l'injection.

Il est bon de pratiquer des injections *préventives* chaque fois qu'un
cas de diphtérie se déclare dans une agglomération d'enfants: famille,
école. On injecte du sérum aux personnes qui se trouvent en contact
avec le petit malade. L'immunité conférée par l'inoculation préventive
est de courte durée ; elle dure du deuxième au vingt-huitième jour. La

dose du sérum à employer à titre préventif est de 5 à 10 centimètres cubes suivant l'âge.

Point d'élection pour la piqûre. — L'injection de sérum anti-diphtérique se fait généralement dans le tissu cellulaire de la paroi abdominale, un peu au-dessous des fausses côtes. S'il y avait la moindre contre-indication à choisir cette région, toute autre région pourvue d'une abondante couche de tissu cellulaire, serait parfaitement utilisable. Sevestre conseille de choisir un côté, toujours le même, pour la première injection ; à la seconde injection on choisira le côté opposé.

Objets nécessaires. — Toute seringue stérilisable peut être utilisée, une des meilleures est la seringue de Roux. Cette seringue sera munie d'un ajutage de caoutchouc, ce qui donne de l'aisance à l'opéra-

Fig. 203. — Seringue de Roux.

teur si l'enfant remue. On stérilise la seringue et l'aiguille en les faisant bouillir dans un récipient quelconque : pour cela on met la seringue, le couvercle dévissé, dans le récipient rempli d'eau froide et on chauffe progressivement ; l'ébullition est maintenue pendant dix minutes.

Il faut se munir également d'une ou deux serviettes propres, d'un peu de coton hydrophile propre, d'une petite quantité d'alcool, d'une certaine quantité d'eau bouillie.

Manuel opératoire. — La seringue est retirée de l'eau bouillante avec une pince, on la laisse refroidir sur un linge propre, on la remplit de sérum en puisant directement dans le flacon au moyen de l'ajutage de caoutchouc.

La région où doit porter l'injection est lavée à l'alcool et à l'eau bouillie, on chasse l'air de la seringue et on saisit l'aiguille de la main droite, le pouce et l'index gauches font un pli à la peau, la main droite enfonce l'aiguille à la base de ce pli et assez profondément, à 4 centimètres, longueur de l'aiguille en moyenne. Abandonnant alors le pli tégumentaire, on pousse l'injection *lentement,* en s'arrêtant par instants. Une grosse boule d'œdème se forme ; dès que la quantité déterminée de sérum a été injectée, on retire l'aiguille d'un seul mouvement rapide. Il est inutile de malaxer la boule d'œdème formée par le sérum ; on se contente de placer sur la région une lamelle de coton hydrophile.

La douleur provoquée par ces injections est d'ordinaire insignifiante.

Lavage de la seringue. — L'injection terminée, on lave la seringue d'abord à l'eau froide, puis à l'eau chaude, et on la replace dans sa boîte métallique.

Le sérum injecté se résorbe en moins d'une heure ; la boule d'œdème qu'il formait, disparaît sans laisser de traces appréciables.

Effet produit. — Quelques heures après l'injection de sérum, les fausses membranes se gonflent, blanchissent, prennent l'aspect de lait caillé.

Au bout de vingt-quatre heures les fausses membranes commencent à se décoller ; elles se détachent en général après trente-six ou quarante huit heures ; le troisième jour la gorge est nettoyée ; la muqueuse du voile restant simplement un peu excoriée.

Dans les cas de diphtérie associée, le détachement des fausses membranes est retardé ; il se fait non pas en bloc mais par fragments.

Les ganglions, sous l'influence du sérum, manifestent une diminution appréciable de leur volume.

La température s'abaisse promptement sous l'action du sérum ; cette défervescence se produit souvent dès le lendemain de l'injection ; elle ne se fait pas attendre au delà du second jour. Cet abaissement de température est parfois précédé d'une ascension qui se produit cinq à six heures après l'injection et qui peut monter jusqu'à 39° ou 40°. L'état général s'améliore très vite.

Accidents dus aux piqûres de sérum. — Souvent, quelques jours après l'injection, surviennent des éruptions généralement comparables à de l'urticaire et ne s'accompagnant d'aucune élévation de température ; ces éruptions sont dues au sérum. On trouve des éruptions analogues à la suite des injections des autres sérums médicamenteux.

L'albuminurie passagère n'est pas exceptionnelle après l'emploi du sérum ; elle ne paraît pas avoir d'importance.

Les abcès, au cours des injections de sérum antidiphtérique, sont absolument exceptionnels ; ils n'ont jamais été graves ; ils seront évités par des précautions d'asepsie.

Éruptions tardives. — Quelquefois, du dixième au dix-neuvième jour, on voit survenir des éruptions affectant des caractères très divers : tantôt elles revêtent l'aspect de la rougeole, tantôt de la scarlatine, ou bien elles affectent une modalité d'érythème polymorphe ; ces éruptions s'accompagnent parfois de taches hémorragiques. Ces exanthèmes sont souvent apyrétiques, souvent aussi ils sont accompagnés de fièvre, d'arthralgies ; de douleurs péri-articulaires ou de douleurs musculaires. L'étiologie de ces accidents n'est pas encore complètement élucidée, ils guérissent facilement sans paraître laisser de traces.

TRAITEMENT DES MORSURES PAR REPTILES VENIMEUX

La morsure des reptiles venimeux est, dans les pays chauds, une cause de mort relativement fréquente. Dans les Indes, la morsure des serpents (*naja tripudians, naja bungarus*) fait, dit-on, de 16 000 à 22 000 victimes par an. En France, les morsures par reptiles venimeux (*vipère peliade*) ne sont qu'exceptionnellement suivies d'accidents mortels ; mais elles sont assez fréquentes pour que leur traitement mérite l'attention des praticiens exerçant à la campagne.

Le traitement des morsures de reptiles venimeux repose sur l'emploi du sérum antivenimeux dont les recherches de Calmette ont doté la thérapeutique scientifique.

A défaut de ce spécifique et avant son emploi, certaines précautions doivent être recommandées tout d'abord. Aussitôt que l'on est mordu par un reptile, il faut, sans perdre de temps, serrer le membre mordu à l'aide d'un lien quelconque, entre la morsure et la racine du membre, le plus près possible de la morsure, et faire saigner la plaie produite par les crochets du serpent. On arrosera ensuite cette plaie avec une solution récente d'hypochlorite de chaux (2 grammes pour 100 d'eau) ou de chlorure d'or ; on peut aussi employer soit de l'eau de javel diluée à

1 pour 10 d'eau tiède, soit une solution de permanganate de potasse à 1 pour 100 ; on fait ensuite un pansement avec des compresses imbibées d'hypochlorite de chaux ou d'alcool. Les cautérisations avec le fer rouge, l'ammoniaque ou une substance chimique quelconque ne sont pas à recommander. *Il faut le plus tôt possible recourir au sérum antivenimeux*.

Sérum antivenimeux. — Le sérum antivenimeux préparé à l'Institut Pasteur de Lille, est du sérum de cheval immunisé contre le venin des serpents.

Calmette, pour préparer ce sérum, injecte au cheval, sous la peau de l'encolure, des doses progressivement croissantes du venin mélangé à une quantité très petite et graduellement décroissante d'hypochlorite de chaux à 1/60. Les injections sont répétées tous les quatre ou cinq jours au début ou espacées davantage si la réaction est trop accentuée. Calmette injecte d'abord du venin de cobra ; puis lorsque l'immunisation du cheval à l'égard du venin de Cobra est assez avancée, il inocule des venins de plusieurs espèces de serpents. L'immunisation est jugée assez complète quand le cheval est capable de supporter sans malaise une dose de venin mortelle pour 500 kilogrammes de lapin.

Ce sérum empêche les effets des venins provenant de toutes les espèces de serpents de l'Europe, de l'Asie, de l'Afrique, de l'Océanie et de l'Amérique. Il peut être employé en injections hypodermiques dans tous les cas de morsures de serpents venimeux ou de scorpions. Son pouvoir antitoxique peut toujours être vérifié de la manière suivante : si on injecte 2 centimètres cubes dans les veines d'un lapin pesant environ 2 kilogrammes, ce lapin doit pouvoir résister, cinq minutes après, à la dose d'un venin quelconque calculée pour tuer en vingt minutes les lapins témoins pesant un poids égal à celui du lapin immunisé.

Le sérum antivenimeux conserve ses propriétés presque indéfiniment, si on prend soin de ne jamais déboucher le flacon qui le renferme et de le maintenir à l'abri de la lumière. Il n'est altéré par la chaleur qu'au-dessus de 60 degrés centigrades. Un léger précipité albumineux dans les flacons n'est pas un indice d'altération ; mais si le sérum est trouble, d'apparence laiteuse, il faut le rejeter.

L'Institut Pasteur, de Lille, a réalisé la fabrication de l'antivenin sec ; en poudre, à l'état sec le sérum antivenimeux se conserve infiniment même dans les pays chauds ; inclus dans des tubes scellés à la lampe il garde toujours la même activité ; la chaleur ne l'altère pas. Son emploi ne présente d'ailleurs aucune difficulté, puisqu'il suffit d'en dissoudre une ou deux doses de 1 gramme dans 10 ou 20 centimètres cubes d'eau bouillie ou d'eau distillée stérilisée. Cette dissolution s'effectue en quelques minutes et on l'injecte alors comme s'il s'agissait du sérum liquide. Ce sérum sec est également précieux pour le pansement local des plaies produites par les morsures de serpents. En saupoudrant la surface et la profondeur de ces plaies avec une petite quantité de sérum, on détruit sur place le venin qui n'a pas encore été absorbé.

Dose. — La dose à injecter est de 10 centimètres cubes, c'est-à-dire un flacon entier pour les enfants et pour les adultes, lorsqu'il s'agit d'une vipère d'Europe ou d'un serpent de petite espèce des pays chauds. Cette dose doit être augmentée, c'est-à-dire que l'on injectera, en une seule fois, 20 ou même 30 centimètres cubes, lorsqu'il s'agira de morsures par serpents de grande taille, tels que les najas de l'Inde, le naja haje d'Égypte, les bothrops de la Martinique et de l'Amérique du Sud, les crotales de l'Amérique. Il n'y a aucun danger à en injecter de grandes quantités; le sérum ne renferme aucune substance toxique et ne cause jamais d'accidents.

Il faut pratiquer l'injection le plus tôt possible après la morsure, car certains serpents, dans les pays chauds, tuent l'homme en quelques heures. Même dans les cas les plus graves, il est possible d'arrêter l' « envenimation » et d'empêcher la mort si on injecte le sérum dans un délai de quatre heures après la morsure.

Dans les cas où les phénomènes d'intoxication grave se sont déjà manifestés et lorsque l'asphyxie devient menaçante, on ne doit pas hésiter à injecter 10 ou même 20 centimètres cubes de sérum directement dans une veine.

Technique de l'injection. — Les injections sous-cutanées de sérum antivenimeux seront faites d'après la technique habituelle des injections de sérum. Voir plus haut pour le manuel opératoire : *Injection de sérum antidiphtérique*, p. 377. Le sérum est très rapidement résorbé.

Résultats. — Le plus ordinairement, quelques minutes après l'opération, la douleur locale, l'excitation, les crampes et les nausées ne tardent pas à se dissiper. L'amélioration progresse très vite et le lendemain tout rentre dans l'ordre.

[Lire A. Calmette, *Les Venins, Les Animaux venimeux et sérothérapie antivenimeuse*. Paris, 1907. Masson, éditeur.]

Le sérum antivenimeux réussit aussi bien sur les animaux domestiques que sur l'homme. Dans certains pays, beaucoup de bœufs, moutons, chevaux, chiens, sont tués chaque année par des reptiles venimeux et occasionnent ainsi des pertes notables aux agriculteurs. L'emploi du sérum antivenimeux permet d'éviter ces pertes.

Chez les animaux, on injectera le sérum de la même manière que chez l'homme et à des doses analogues. Les injections seront faites de préférence sous la peau du dos, entre les deux épaules. Enfin, lorsque les animaux seront dans un état très alarmant, il conviendra de faire l'injection du sérum par voie intraveineuse.

INJECTION DE SERUM ANTIMÉNINGOCOCCIQUE

La méningite cérébro-spinale semble, depuis quelques années, plus commune en France qu'elle ne l'était autrefois.

Nous avons heureusement aujourd'hui un sérum véritablement actif pour lutter contre cette affection, dont le pronostic était autrefois toujours sombre, les complications souvent graves et les rechutes fréquentes.

Avec la médication employée avant l'usage du sérum (bains chauds, ponctions lombaires répétées, collargol), la mortalité atteignait les chiffres de 50 à 80 pour 100; elle est tombée à 30 et même 18 pour 100, depuis que le sérum antiméningococcique est entré dans la pratique.

Différents sérums. — Le sérum antiméningococcique a été découvert en 1905 par Simon Flexner, de l'Institut Rockefeller de New-York. Des sérums analogues sont préparés en Allemagne par Kolle et Wasserman et en France par Dopter, à l'Institut Pasteur de Paris.

Tous ces sérums ont pour caractère commun d'agir directement sur le méningocoque qu'ils détruisent par action de présence; aussi doivent-ils être amenés dans l'organisme au contact le plus immédiat du germe et les injections doivent-elles toujours être pratiquées dans le *canal rachidien.* Sous la peau ou dans les veines, leur action est faible ou nulle.

Manuel opératoire de l'injection. — L'injection intra-rachidienne de sérum n'offre aucune difficulté. Elle nécessite une seringue de Roux, une aiguille de Tuffier, une capsule en porcelaine, le tout stérilisé par ébullition.

Le sérum, qui est fourni dans des flacons de 10 ou 15 centimètres cubes, doit être conservé à la glacière ou dans un endroit

frais, jusqu'au moment de l'usage ; on le réchauffe à 37° avant
de l'injecter.

La ponction lombaire est pratiquée dans le 4e espace (voir p. 336
ponction lombaire).

On laisse écouler une certaine quantité de liquide, 20 à 30
centimètres cubes, qu'on recueille dans un tube stérilisé pour
l'envoyer au laboratoire où sera fait le diagnostic bactériologique.
Le sérum est alors versé dans la capsule, on remplit la seringue
et, à l'aide du raccord en caoutchouc, on pratique très lentement
l'injection : il faut plusieurs minutes pour faire pénétrer le
contenu d'un flacon dans le canal rachidien.

Souvent le malade n'accuse aucune douleur ; parfois, à la fin
de l'opération, il se plaint d'élancements très pénibles dans les
jambes.

Dès que l'injection est terminée, on retire l'aiguille et on re-
couche le malade sur le dos, en lui mettant la tête plus bas que
les pieds : il doit conserver cette position au moins 2 heures.

Dose de sérum à injecter. — Il y a avantage à employer dès
le début des doses élevées : 20 à 30 centimètres cubes chez l'enfant, 30 à 45 centimètres cubes chez l'adulte dans les cas ordinaires ; on répète l'injection de la même quantité de sérum 3 ou
4 jours consécutivement. Dans les cas très graves d'emblée avec
coma, paralysies, symptômes bulbaires, on peut dépasser de
beaucoup ces doses et, chez l'homme par exemple, injecter le
1er jour, 80 à 90 centimètres cubes en deux fois (à 10 ou 12
heures d'intervalle), le 2e, 45 centimètres cubes, le 3e et le 4e,
30 centimètres cubes. Une fois la 1re série d'injections pratiquée, il faut attendre quelques jours et ne recommencer une
nouvelle dose de sérum que si l'amélioration dans l'état du malade cesse nettement de se manifester. Les mêmes règles sont
applicables en cas de rechutes.

Chaque nouvelle injection doit être précédée d'une évacuation
de liquide céphalo-rachidien, mais ce n'est pas une indication
absolue, et, même après une ponction blanche, on peut faire
pénétrer sans danger 30 ou 45 centimètres cubes de sérum dans
le canal rachidien.

Effets de l'injection. — L'effet du sérum est d'ordinaire
rapide : la température tombe, l'intelligence du malade se ré-

veille, la céphalée diminue. La raideur de la nuque et le signe de Kernig sont les symptômes qui persistent le plus longtemps. Parfois, mais cela est rare, on assiste à une guérison immédiate, en crise; plus souvent l'amélioration se produit, très progressivement; mais, dans tous les cas, la durée de la maladie est de beaucoup diminuée; les rechutes, si souvent fatales autrefois, évoluent favorablement; les séquelles graves, surdité, idiotie, deviennent l'exception.

Moment où il faut faire l'injection. — Ces effets si heureux du sérum antiméningococcique se produisent d'autant mieux et plus vite que le traitement a été commencé plus tôt après le début de la maladie. Flexner, dans une série de 328 cas, a relevé 85 pour 100 de guérisons quand la 1re injection avait été faite du 1er au 3e jour, 78 pour 100 quand elle avait été pratiquée du 4e au 7e jour, et 61 pour 100 seulement quand elle avait été postérieure au 7e jour. D'autre part, l'emploi du sérum n'est jamais dangereux.

En résumé, quand un malade présente des symptômes de méningite aiguë (début brusque, raideur de la nuque, signe de Kernig, éruption d'herpès, température élevée irrégulière, etc.), il faut lui faire une ponction lombaire, recueillir dans un tube stérile une quantité assez élevée de liquide, pour l'envoyer à un laboratoire. Avant même d'être fixé sur le diagnostic bactériologique, si le liquide est louche, il faut pratiquer une première injection d'un sérum antiméningococcique.

Si le diagnostic est confirmé, il faut, dès le lendemain et pendant 3 jours, refaire la même injection.

EMPLOI DE LA TUBERCULINE POUR LE DIAGNOSTIC DE LA TUBERCULOSE BOVINE

Les dangers de l'ingestion de lait provenant de vaches tuberculeuses, même si le lait a été bouilli, font du diagnostic de la tuberculose des vaches laitières une véritable nécessité pratique. Ce diagnostic se fait par l'emploi de la tuberculine. La question de l'emploi de la tuberculine pour le diagnostic de la tuberculose bovine, quoique ne rentrant pas à proprement parler dans le cadre habituel d'un livre de petite chirurgie, mérite néanmoins d'être mentionné au moins sommairement. Nous résumons ici les instructions de M. Nocard d'Alfort.

La tuberculine est une substance spécifique, extraite des cultures du bacille de Koch, et qui, injectée aux animaux tuberculeux, provoque chez eux une élévation de la température révélatrice de la maladie.

Tuberculine. — La tuberculine est expédiée par les laboratoires, soit concentrée (*Tuberculine brute*), soit à l'état de dilution toute préparée pour l'injection (*Tuberculine diluée*). La tuberculine *diluée*, conservée au frais et à l'obscurité, garde toute son activité pendant plusieurs mois. La tuberculine *brute* se conserve, dans les mêmes conditions, pendant plus d'un an ; pour l'emploi, il suffit de la diluer dans de l'eau phéniquée à 5 pour 1 000, dans la proportion de une partie de tuberculine pour neuf parties d'eau phéniquée.

Dose. — La dose à injecter varie suivant les animaux, elle est :
De 4 centimètres cubes pour les taureaux ou les bœufs. — De 3 centimètres cubes et demi pour les vaches de grande taille. — De 3 centimètres cubes pour les vaches de taille moyenne. — De 2 centimètres cubes pour les génisses et les animaux de un à deux ans. — De 1 centimètre cube pour les veaux.

Injection. — Il faut injecter la tuberculine en arrière de l'épaule, dans le tissu cellulaire, après avoir tondu et lavé la peau.

Observation de la température. — Une fois l'animal injecté, on prendra sa température très régulièrement ; l'observation de la température étant la clef du diagnostic.

Il est bon de prendre la température matin et soir, pendant deux ou trois jours avant l'injection ; la moyenne de ces températures constitue la *température initiale* du sujet ; à la rigueur on peut se contenter de prendre la température le jour même de l'injection.

On doit la prendre ensuite quatre fois : douze heures, quinze heures, dix-huit heures et vingt et une heures après l'injection.

La *réaction diagnostic* est mesurée par la différence qui existe entre la température *initiale* et la température la *plus haute* qui ait été observée après l'injection ; si cette différence atteint ou dépasse 1°,5, l'animal est certainement tuberculeux. Quand l'hyperthermie dépasse 0°,8, l'animal doit être considéré comme **suspect**, isolé des animaux sains, et soumis à une nouvelle épreuve après un délai d'un mois. On peut encore conclure à la tuberculose, même si l'hyperthermie est inférieure à 1°,5, quand, à deux reprises successives, la température s'est maintenue à 40° ou au-dessus pour les adultes, à 40°,5 et au-dessus pour les jeunes.

Pratiquement, il convient de faire l'injection vers six heures du soir ; on a toute la journée du lendemain pour prendre les températures, à six heures, à neuf heures, à midi, à trois heures.

Il peut arriver qu'au moment de pratiquer l'injection l'animal soit fiévreux ; il faut ajourner l'opération quand la température initiale atteint 39°,3 pour les adultes, ou 39°,8 pour les jeunes.

Il ne faut pas soumettre à l'épreuve de la tuberculine des animaux au pâturage. Il faut rentrer les animaux à l'étable, au moins vingt-quatre heures avant de pratiquer l'injection.

Enfin il ne faut pas oublier que chez les vaches très tuberculeuses, *phtisiques,* l'injection de la tuberculine peut ne provoquer aucune élévation de la température ; mais chez ces vaches, il n'est pas besoin de tuberculine pour faire le diagnostic ; les signes cliniques y suffisent amplement.

On peut livrer à la consommation, sans aucun danger pour la santé publique, le lait des vaches laitières, le jour de l'opération et les jours qui suivent.

SEPTIÈME PARTIE
AUTOUR D'UNE OPÉRATION

———

CHAPITRE XX

SOINS PRÉOPÉRATOIRES. — PRÉPARATION D'UNE SALLE D'OPÉRATION EN VILLE. — SOINS POSTOPÉRATOIRES.

Une opération chirurgicale est de nos jours un problème scientifique qu'on doit résoudre avec une rigueur scientifique. Toute opération chirurgicale, quelque minime qu'elle paraisse, est un acte grave qu'on ne doit aborder qu'après s'être entouré de toutes les précautions utiles.

Le malade doit être examiné avec le plus grand soin.

Le chirurgien qui veut, en opérant, obtenir des succès constants doit de toute nécessité imposer, non pas seulement à lui-même ou à son assistant direct, mais aux infirmières, à tout ce qui entoure l'opéré, les règles d'une propreté absolue. C'est cette nécessité de la propreté ambiante qui incite tant d'entre nous à pratiquer leurs opérations dans des maisons de santé où ils trouvent des salles d'opération aseptiques, des chambres de malade, chirurgicalement parlant, propres.

SOINS PRÉOPÉRATOIRES

Un malade doit subir une *intervention,* on s'assurera que rien dans son passé pathologique n'indique une lésion, quelle qu'elle soit, d'un viscère quelconque ; le cœur sera particulièrement examiné. S'il s'agit d'une femme, elle sera en dehors de son époque menstruelle. Un nettoyage soigneux des dents et de la bouche, une analyse d'urine et un purgatif sont les principaux soins préopératoires. Les résultats de l'analyse d'urine devront être négatifs : ni sucre, ni albumine.

Le *purgatif* a le double but de débarrasser l'intestin, de faire sécréter ses émonctoires et de permettre pendant les deux ou trois jours suivants de le laisser au repos pour ne pas mobiliser l'opéré. *Quand doit-on administrer ce purgatif ?* On choisit en général la veille de l'opération. Il est beaucoup plus logique de le donner deux jours avant, car le purgatif agit en somme en déterminant une *entérite toxique* passagère. La déshydratation provoquée par la spoliation aqueuse du médicament trouble les échanges cellulaires et modifie notablement la formule sanguine. Mieux vaut que cette intoxication et ses troubles physiologiques soient complètement terminés au moment de l'opération. Un purgatif l'avant-veille, un lavement le soir qui précède l'intervention paraissent la formule à adopter.

La *nature du purgatif et sa dose* sont éminemment variables suivant la tolérance individuelle. En général un purgatif salin à dose modérée est nécessaire, il agit efficacement sur les glandes accessoires du tube digestif; mais il ne doit pas provoquer une spoliation aqueuse trop considérable.

La veille de l'opération le malade prendra une alimentation légère, de préférence hydrocarbonée et lactée, des boissons abondantes, — et douze heures avant l'intervention, nous le laissons à jeun.

Préparation locale. — La veille de l'opération le malade prend un grand bain savonneux ; le soir de ce jour on rase avec soin la région sur laquelle doit porter l'opération et on applique un pansement aseptique sur cette région. Le pansement ne sera enlevé qu'au moment précis de l'intervention.

PRÉPARATION D'UNE SALLE D'OPÉRATION EN VILLE

On ne doit tenter, au domicile du malade, une opération quelque peu importante que si on peut entourer son opéré de toutes les précautions qu'on trouve à l'hôpital ou dans une maison de santé bien tenue. Cela est relativement facile.

LA VEILLE DE L'OPÉRATION.

Autant que possible ou disposera la salle d'opération, la veille de l'opération, avec tout le calme et tout le soin nécessaires; il faut deux heures pour faire cet aménagement.

Local. — La pièce où l'opération doit avoir lieu a été désignée, en général, par le chirurgien ; sinon, l'aide, qui est chargé de l'aménager, choisit dans l'appartement du malade, une salle aussi spacieuse et aussi bien éclairée que possible,

On enlève, s'il se peut, tous les meubles ; pourtant certains meubles très lourds, adossés au mur — une bibliothèque par exemple — peuvent être laissés en place. Il n'est pas utile de se débarrasser des objets suspendus aux parois, tels que les cadres, les tableaux.

Étant donné une pièce de grandeur moyenne, une dizaine *d'alèzes*, de la dimension des draps de lit, vont être nécessaires pour recouvrir complètement le plancher et les murs ; ces alèzes ont été préalablement stérilisées à l'autoclave.

On commence par en recouvrir le *parquet*, dans toute son étendue. Il est inutile d'ôter les tapis, dont la dépose risquerait parfois de soulever beaucoup de poussière. Les draps étalés sur le parquet sont fixés, de distance en distance, par des clous forts et courts, surtout s'il n'y a pas de tapis (autrement, dans ce dernier cas surtout, ils risqueraient de glisser sous les pieds du chirurgien et de ses aides). On *revêt ensuite complètement les murs* et les embrasures des fenêtres avec ces draps que l'on suspend à des tringles ou que l'on fixe au moyen de petites pointes dites de tapissier. Il faut que les draps recouvrent toute la hauteur du mur, dépassant en haut la corniche, et atteignant en bas le plancher. On n'aperçoit plus alors, dans l'intérieur de la pièce, aucun pan de mur, aucune parcelle de parquet, aucun meuble. S'il y a un lustre, on l'habille complètement d'un drap aseptique. Quelques chaises recouvertes de serviettes propres sont laissées dans la pièce pour les besoins de l'opérateur ou du chloroformisateur.

Tables. — Dans la pièce ainsi aménagée, on installe la *table d'opération*, démontable et transportable, près d'une fenêtre, en pleine lumière.

Deux tables métalliques, démontables, sont ensuite disposées de part et d'autre de la table d'opération ; l'une devra être à la portée du chirurgien opérateur, la deuxième à la portée de son aide. Deux autres tables sont nécessaires ; elles sont fournies par la famille ; on les revêt soigneusement d'alèzes stérilisées.

Sur l'une seront disposés tous les objets de pansement; l'autre servira de lavabo.

Seaux et cuvettes. — Il faut enfin avoir deux seaux de toilette, pour y jeter les pansements et les eaux sales au moment de l'opération, et encore deux autres seaux ou cuves métalliques où l'on mettra à tiédir au bain-marie, une demi-heure avant l'opération, les liquides qui devront être utilisés.

Matériel et objets de pansement. — La pièce étant prête pour l'opération, il faut disposer tout ce dont auront besoin le chirurgien et ses aides.

Sur une des tables de la maison, on place ce qui doit servir au lavage et à l'asepsie des mains et du champ opératoire :

Un porte-savon, trois savons, un cure-ongle stérilisé dans un tube, une boîte contenant trois brosses à ongles stérilisées, des cuvettes stérilisées, de l'eau distillée stérilisée, un litre d'alcool à 90°, un flacon d'éther, un rasoir, une pince stérilisée pour saisir le nombril, un bassin en verre réniforme.

Sur l'autre table, on dispose la toile caoutchoutée destinée à recouvrir la table d'opération, des jambières en flanelles, les boîtes stérilisées contenant les plateaux (qui serviront au cours de l'opération pour déposer les instruments), et deux cuvettes rondes que l'on remplira au début de l'opération, d'eau stérilisée ou de sublimé pour le lavage des mains du chirurgien et de son aide pendant l'opération; la boîte renfermant les blouses, tabliers, plastrons, calottes stérilisées, les boîtes renfermant les gants de fil ou les gants de caoutchouc stérilisés (les boîtes disparaîtront dès que l'opération sera commencée); des boîtes contenant des champs opératoires, grandes compresses, compresses moyennes, petites compresses, des mèches, de la gaze hydrophile : une boîte contenant des drains de diverses grosseurs et des sondes, les fils à suture (catgut, tendons de renne, fil d'argent, etc., etc.), un thermocautère, un flacon de teinture d'iode, de l'eau oxygénée, une ampoule de sérum de 500 grammes; des boîtes renfermant du coton hydrophile stérilisé en grands carrés, du coton à pansement en nappe de même taille que le bandage de corps, un bandage de corps, des sous-cuisses et bretelles en flanelle, des bandes de crêpe élastique, des épingles de sûreté, du collodion et un pinceau stérilisé.

A portée de l'aide chargé de l'anesthésie on place : une boîte contenant des compresses pour chloroforme, deux ampoules de chloroforme ou deux flacons d'éther, un pot de vaseline stérilisée, un masque à éther, une pince à langue stérilisée, une seringue stérilisée, une boîte d'ampoules de caféine, une boîte d'ampoules d'éther ou d'huile camphrée.

La salle étant une fois aménagée, l'infirmière, avant de partir, aura soin de faire fermer la porte à clef pour éviter des visites de curiosité intempestive, il va de soi que personne ne devra y pénétrer jusqu'au lendemain.

Le matin de l'opération.

Le matin de très bonne heure, l'infirmière viendra elle-même veiller au *chauffage* de la pièce, elle allumera un bon feu de bois ou de coke, en évitant de faire de la poussière. Le feu devra être protégé par un écran métallique ou éteint avant l'opération ; car il est dangereux d'utiliser de l'éther ou même du chloroforme dans une pièce où flambe un foyer.

La température de la pièce devra s'élever à 25 ou 26° avant l'opération, car cette température décroîtra si le feu est moins vif ou s'il est éteint. Pendant que la pièce s'échauffe, l'infirmière veille aux derniers préparatifs, s'assure que rien ne manque, que tous les objets sont à leur place.

Les instruments stérilisés sont apportés par le chirurgien ou par son assistant.

Une heure environ avant l'opération, il importe *de rendre humides toutes les parois de la salle* ; on arrose assez copieusement, avec de l'eau stérilisée ou une solution de sublimé, les draps qui recouvrent le parquet ; avec le *pulvérisateur* à vapeur, chargé d'eau stérilisée ou d'eau oxygénée, on humecte les draps qui revêtent les parois latérales, et le plafond lui-même est rendu fortement humide. De cette façon, aucune poussière ne voltigera, aucune poussière ne pourra se produire, l'atmosphère opératoire restera pure.

L'opération peut commencer.

Après l'opération.

L'opération terminée, et le malade transporté dans sa chambre, on débarrasse aussitôt la pièce transformée momentanément en salle d'opération et tout est remis en place.

On laisse simplement à la disposition de la garde les objets nécessaires au pansement :

Des compresses grandes, moyennes et petites; des mèches de gaze; des drains; des bandages de corps, des sous-cuisses et bretelles en flanelle; des épingles de nourrice; du coton hydrophile; du coton à pansement; une boîte d'ampoules de morphine; une boîte de caféine; une seringue stérilisée, une ampoule de sérum de 500 centimètre cubes; une blouse et un tablier; deux cuvettes rondes; de l'alcool; du sublimé; de l'eau stérilisée; de la teinture d'iode ; une sonde urétrale; de l'huile de vaseline; un thermomètre; une feuille de température.

*
* *

Tous ces préparatifs peuvent paraître compliqués. En réalité quand le chirurgien a su former un personnel habile et adroit, tout se passe sans bruit, sans complications, pour ainsi dire mécaniquement, et l'opération peut être pratiquée aussi soigneusement qu'à l'hôpital.

SOINS POSTOPÉRATOIRES

L'infirmière, l'élève placé auprès d'un opéré a un rôle des plus importants à remplir et il doit bien connaître les soins post-opératoires. Nous prendrons comme type une opération, telle que l'ablation de l'appendice à froid, ayant nécessité l'ouverture de l'abdomen.

L'opération terminée, la paroi abdominale suturée, complètement ou incomplètement si on a drainé, un pansement aseptique est appliqué : une série de compresses de gaze stérilisée recouvre la plaie, par-dessus, une couche d'ouate hydrophile, le tout maintenu par un bandage de corps en flanelle ou une bande de gaze moyennement serrés, qui rétablissent la pression intra-abdominale, immobilisent l'intestin et favorisent la résorption des produits épanchés. L'ouate a un rôle multiple : la compression élastique qu'elle exerce immobilise la plaie; elle protège cette plaie contre les chocs extérieurs et entretient à son niveau une température constante.

Ainsi pansé, l'opéré est placé, *lentement et avec douceur,* sur un brancard, tête déclive, pour être transporté dans son lit rapidement, mais sans brusquerie, sans secousses; l'anesthésieur l'accompagne, et ne doit l'abandonner qu'après le réveil. Pendant le transport, et dans son lit, le malade doit être soigneusement couvert; le lit aura du reste été préalablement chauffé, ou mieux, garni de boules d'eau chaude entourées de flanelle, et *placées en dehors des couvertures,* afin d'empêcher les brûlures toujours à craindre chez les sujets encore insensibles du fait de la narcose persistante. La chambre doit être « spacieuse, haute, tranquille, bien aérée, ni trop chaude ni trop froide »; il faut également autour de l'opéré une obscurité relative; nous exigeons que la température soit de 18° à 20°, afin que le malade ne respire pas un air trop froid, ni trop chaud pour qu'il n'ait pas à lutter par la sudation; nous veillons à ce que le silence le plus complet soit fait autour de lui, du moins pendant les premiers jours.

Nous plaçons toujours le malade en position horizontale, les jambes mi-fléchies, tête basse, afin d'éviter la syncope par anémie bulbaire, et nous ne relevons la tête que lorsque la face a retrouvé sa coloration normale; c'est alors seulement que nous songeons à surélever, à l'aide d'oreillers, la partie supérieure du corps, dans les cas où, un drainage ayant été établi par en bas, cette position est nécessaire à l'écoulement facile des sécrétions. On surveillera le facies, la respiration et le pouls, et on inclinera la tête en cas de vomissements. On laissera le réveil se faire spontanément; s'il tardait trop à se produire, on flagellerait doucement la face avec un linge mouillé.

Tels sont les soins à donner au malade depuis la fin de l'acte opératoire jusqu'à l'installation au lit définitive.

* * *

Les suites de l'invervention vont se dérouler d'une façon différente suivant les cas.

I. — *Suites opératoires normales.* — Il est difficile de décrire d'une façon absolue les mille petits soins qu'une bonne infirmière doit donner à un opéré. Il est nécessaire, pour que ces soins soient appliqués avec à propos, que la garde-malade soit depuis longtemps en contact avec des malades opérés. En effet une bonne infirmière arrive par l'observation à connaître l'état des malades ; tout pour elle est un indice : leur façon de regarder, de parler, de respirer, leur calme ou leur agitation ; elle sait distinguer par exemple, si cette agitation est due aux suites opératoires, ou n'est qu'une manifestation nerveuse.

Certains malades ont besoin d'être stimulés (*remontés*) par quelques bonnes paroles ou des petites attentions, arranger un oreiller, faire boire, rincer la bouche, passer un peu d'eau fraîche sur la figure ou sur les mains, au besoin faire une friction à l'alcool sur les bras, les jambes et les parties du corps laissées libres par le pansement. Tout cela doit être fait avec légèreté et adresse, sans brusquer le malade et en ne lui laissant faire aucun effort.

L'infirmière par ses paroles et surtout son attitude ; la façon de regarder et d'aborder son malade, doit le persuader qu'il va aussi bien que possible, elle entretiendra ainsi en même temps, son bon état moral ; la confiance en la guérison peut beaucoup pour cette guérison. Il est bien entendu que les malades plus confiants dans leur prompte guérison, plus énergiques n'ont pas besoin d'attention aussi soutenue, mais il est indispensable cependant de veiller à ce qu'ils aient une bonne position dans leur lit, que leurs oreillers soient bien placés.

Sonde rectale. — En général, vers le deuxième jour, les opérés sont tourmentés par les gaz intestinaux ; quelques-uns même sont très fatigués et en souffrent beaucoup. On aide à l'évacuation en introduisant une sonde rectale ; cependant le deuxième jour, au début des premiers malaises, la sonde ne suffit pas toujours à calmer le malade, cela tient à ce que les gaz sont encore dans une portion élevée de l'intestin et la sonde ne peut aller jusque-là. Une vessie de glace appliquée quelques heures au creux de l'estomac suffit souvent pour soulager beaucoup le malade ; les gaz descendant plus facilement dans l'intestin.

Si la sonde ne fonctionne pas et qu'on ait recours à la glace, il est bon d'enlever la sonde et de ne la replacer que quelques heures après, sans cette précaution la muqueuse rectale s'irrite inutilement, et quand l'usage de la sonde s'impose, c'est-à-dire le troisième jour, les malades ont beaucoup de peine à la supporter. Donc le second jour on ne laisse pas la sonde à demeure, mais on l'introduit à 2 ou 3 reprises dans les 24 heures pour voir si elle fonctionne. Si son utilité est constatée on peut la laisser. Si un malade rend des gaz par la sonde le 2e jour, il les rendra seul le 3e jour.

Les meilleures sondes sont celles en caoutchouc moulé n° 3o, filière Charrière, avec œil terminal et œil latéral. La sonde doit avoir bouilli cinq à dix minutes et être bien vaselinée.

PURGATION. — Le 3e ou le 4e jour, l'infirmière doit, selon l'indication du chirurgien, donner à son malade un purgatif ou un lavement. C'est encore un jour pénible pour l'opéré surtout si l'intestin est naturellement paresseux.

On obtient les meilleurs résultats en donnant quand il est possible, d'abord un lavement (un litre d'eau légèrement glycérinée) sans trop de pression et en se servant de la sonde en gomme pour l'introduire plus profondément.

Souvent le malade ne rend que de l'eau sale et presque pas de matières, on le purge alors le lendemain ; l'action du purgatif est ainsi plus rapide et le malade est moins fatigué que s'il a été purgé tout d'abord. Parfois malgré ces précautions le malade n'a pas une selle abondante et ne rend toujours que de l'eau sale ; dans ce cas on lui donnera utilement un petit lavement qu'il ne cherchera pas à garder ; souvent son expulsion excite l'intestin et peu après on obtient une bonne selle.

Vers le soir, on replace la sonde par laquelle sort l'excédent de liquide et quelques sécrétions intestinales qui sans cette précaution redonneraient des coliques au malade. La partie extérieure de la sonde est placée dans un urinal en verre qui tient très bien entre les jambes du malade, de cette façon le lit n'est pas souillé.

Le malade a besoin après cette journée d'avoir presque tout son linge renouvelé ; même s'il n'est pas souillé, ce linge est imprégné d'une mauvaise odeur.

SACS DE GLACE. — Si l'opéré a des nausées, s'il est agité, si son pouls dépasse 100, on doit le surveiller attentivement et au moindre ballonnement lui appliquer sans tarder des vessies de glace.

Les vessies de glace appliquées à temps peuvent arrêter une complication du côté du péritoine, mais il faut en appliquer au moindre symptôme et ne pas attendre que le pouls marque 110 ou 120 ou que les vomissements aient commencé. La garde-malade doit être capable de prendre cette décision sans attendre la visite du chirurgien.

BOISSONS. — Depuis quelque temps nous ne donnons plus à nos opérés pendant les trois premiers jours que de l'eau de Vichy, de l'eau d'Evian, ou simplement de l'eau bouillie sucrée ou non. Les malades se rincent souvent la bouche et boivent presque à leur soif sans être incommodés. L'eau simple paraît mieux supportée que l'eau de Vichy. Autrefois nous donnions à nos malades les premiers jours du champagne ou des grogs glacés ; les opérés se fatiguent vite de ces boissons qui ne suppriment pas la soif, *empâtent* la bouche et finissent souvent par donner un dégoût de tout liquide.

Dès qu'on a pu obtenir une bonne selle on donne une alimentation progressive, l'opéré mange à sa faim.

Au cas de drainage, et suivant l'abondance des sécrétions, nous enlevons le drain de trente-six heures à plusieurs jours après l'intervention. Au cinquième jour nous enlevons les agrafes, et badigeonnons à l'iode la cicatrice. Les jours suivants, jusqu'au lever, nous faisons faire au malade des frictions sèches sur tout le corps, des mouvements passifs de flexion et d'extension des membres, et nous l'autorisons ensuite à s'asseoir dans son lit, à fléchir et à étendre spontanément ses jambes, à se tourner sur le côté. Ce « repos au lit actif » est un temps préparatoire indispensable au lever définitif. Les laparotomisés dont les tissus sont résistants, l'opération aseptique et l'état général excellent peuvent se lever dès le septième ou huitième jour ; à ce moment la cicatrice est organiquement solide. Chez les affaiblis, les cachectiques, les ptosiques, les obèses ou chez un malade dont la paroi abdominale a été fatiguée par une longue distension, il est sage de prescrire un repos plus prolongé.

**

Tout ne se passe pas toujours aussi bien et on peut voir survenir des complications :

Complications. — Les complications sont immédiates, consécutives ou tardives.

a) **Complications immédiates** : examinons diverses éventualités. Asphyxie. — L'opéré, encore à moitié endormi, vient d'être transporté dans son lit, et placé en position horizontale, tête basse ; soudain, sa face se congestionne et devient bleuâtre ; ses yeux s'injectent et deviennent saillants ; ses lèvres sont gonflées et violacées : il respire mal ; il a des ronchus ; le pouls est rapide : le malade *asphyxie* parce qu'il avale sa langue qui tombe sur l'épiglotte ; il suffit d'attirer la langue hors de la bouche ou de relever le maxillaire et tout rentre dans l'ordre.

Cet accident est d'un diagnostic facile ; il en est d'autres, de gravité fort variable, et qu'il importe, *malgré la ressemblance de leur physionomie clinique*, de différencier rapidement les uns des autres, car le salut est à ce prix.

SYNCOPE. — Brusquement, l'opéré qui vient de s'éveiller et a déjà prononcé quelques paroles, perd connaissance ; on le voit pâlir ; une sueur froide apparaît sur son visage ; son pouls disparaît ; les battements du cœur deviennent imperceptibles ; la respiration s'arrête ou est à peine appréciable ; les pupilles sont largement dilatées, et tous ces phénomènes se produisent en un instant ! C'est la *syncope tertiaire*, due à l'intoxication du bulbe par l'anesthésique. L'indication est nette, et découle de la pathogénie connue de l'accident : il faut, sans perdre une minute, placer le malade en *tête basse*, ou, s'il y est déjà, exagérer cette position ; et, rapidement, l'opéré revient à lui.

SHOCK. — Après une opération laborieuse et longue, durant laquelle l'anesthésie a dû être poussée à fond, l'opéré, transporté dans son lit, ne se réveille pas ; il ne dort plus cependant, mais il ne reprend pas ses sens ; ses yeux sont ouverts, fixes et immobiles, ses pupilles dilatées ; ses extrémités sont glacées ; sa respiration, superficielle et courte, est fréquente et irrégulière : son pouls est petit, rapide, fuyant, misérable ; la tension vasculaire est abaissée ; la température est au-dessous de la normale : l'expression de la physionomie reflète une indifférence absolue, un calme profond ; l'intelligence est conservée, et, parfois, pressé de questions, le malade répond ; mais sa parole est brève et saccadée, sa voix éteinte. Et cette apathie toute spéciale, cette torpeur cérébrale particulière, caractérisent bien l'*état de shock*, dans lequel est plongé l'opéré.

Il faut *réchauffer l'opéré* par tous les moyens (bouillottes, enveloppements ouatés, couvertures...), ranimer le cœur par des injections sous-cutanées, de caféine, de spartéine, d'huile camphrée, stimuler la respiration par des inhalations d'oxygène, des flagellations de la face, des tractions rythmées de la langue, enfin et surtout combattre l'hypotension vasculaire post-anesthésique, et stimuler les centres nerveux par les injections sous-cutanées ou mieux, dans les cas urgents, intraveineuses de sérum artificiel... Le plus souvent alors, et dans un délai variable avec la gravité des circonstances, le pouls et le cœur se relèvent, la respiration s'améliore jusqu'à la normale, le visage se colore, et l'opéré sort de sa torpeur.

Et cependant il arrive que, malgré ce traitement, l'opéré ne sort pas du shock, dont les signes, loin de disparaître, persistent et s'aggravent. Toutes les chances sont alors en faveur de l'existence d'une *hémorragie interne* qui commande l'intervention immédiate.

Hémorragie interne. — L'opéré a été transporté dans son lit dans un état satisfaisant ; il n'est *nullement shocké* ; il s'est réveillé spontanément : son faciès est bon ; sa respiration normale, et, si sa tension vasculaire apparaît diminuée comme après toute anesthésie, son pouls est régulier, bien frappé. Cependant, dans les quelques heures qui suivent l'intervention, certaines modifications se produisent dans son état, progressives et d'autant plus rapides que l'hémorragie est plus abondante ; parfois, une *douleur* brusque, suivie d'une profonde angoisse, en marque le début ; le malade *pâlit*, ses extrémités se refroidissent ; son pouls faiblit de plus en plus, et devient petit, rapide, fuyant, insensible ; sa respiration, de plus en plus superficielle, se précipite, l'hypothermie va croissant... La mort est imminente si l'hémostase du vaisseau qui donne n'est pas faite sur-le-champ. L'infirmière devra donc prévenir au plus tôt le chirurgien qui fera sauter les points de suture, cherchera et tarira par une bonne ligature la source de l'hémorragie. Dès que l'hémostase sera faite, on s'occupera par tous les moyens de réchauffer le malade, de stimuler son cœur, et de relever sa tension sanguine par des injection massives de sérum.

Vomissements. — Les vomissements post-chloroformiques peuvent dans certains cas par leur *fréquence* et leur *ténacité*, constituer une véritable complication. Il est de règle, après toute anesthésie, que l'opéré vomisse peu ou prou : sous l'impression de la nausée, ses traits se décomposent ; il pâlit ; son pouls devient filiforme, misérable ; une sueur froide et visqueuse perle sur son visage... Va-t-il vomir ou faire une syncope ? Faut-il agir ou faut-il ne rien faire ? L'apparition du vomissement vient bien vite lever les doutes.

Ces vomissements post-anesthésiques, modérés et discrets, disparaissent le plus souvent à la fin du premier jour ou dans le cours du deuxième. Les moyens prophylactiques préconisés échouent presque toujours. La compresse imbibée de vinaigre, placée sur la bouche et le nez de l'opéré, dès que cesse l'administration du chloroforme, est certainement un des meilleurs ; elle ne supprime pas les vomissements, mais elle les atténue.

Dans certains cas les vomissements sont *très violents, incoercibles* même, durant la première et la seconde journée. Si le faciès reste bon, le pouls bien frappé sans accélération, la température et les urines normales, on ne doit pas s'effrayer ; mais on doit chercher à les arrêter, car il est nuisible pour l'opéré, auquel le repos local et général est nécessaire, d'être constamment secoué par des efforts incessants ; le lavage de l'estomac rend à cet égard les plus grands services.

DOULEURS. — En règle générale *les opérés ne souffrent pas* de la région qui a été le siège d'un traumatisme opératoire souvent étendu, prolongé et même violent. Ils se plaignent de l'endolorissement de la région lombaire bien plus que de l'abdomen. Quelques coussins judicieusement placés et changés sont un excellent palliatif. Quelques-uns souffrent de l'abdomen ; ces *douleurs*, d'intensité très variable, ne se prolongent guère au delà du premier jour ; la nature de l'opération subie n'est pas indifférente : les sections et ligatures portant sur des tissus enflammés, l'extirpation d'annexités non totalement refroidies, paraissent surtout les provoquer ; on doit faire une large part dans la production et l'intensité plus ou moins vive des douleurs, à la susceptibilité individuelle ; les femmes jeunes et nerveuses y sont particulièrement sujettes. Une piqûre de morphine les calme vite ; mais on ne doit user de ce moyen qu'avec beaucoup de parcimonie de peur de produire des morphinomanies.

RÉTENTION D'URINE. — Une complication fréquente est la rétention d'urine post-opératoire. Cette complication ne doit pas passer inaperçue, l'urine de tout opéré doit être examinée chaque jour pendant les premiers jours qui suivent l'intervention. La rétention d'urine sera combattue par des cathétérismes aseptiques.

*
* *

. Après toute intervention abdominale, le *pouls* est l'élément capital au point de vue du pronostic. C'est lui qui indiquera l'apparition.

des *infections*. On étudiera ses transformations au triple point de vue du *nombre*, de la *force*, de la *régularité* ; on comparera la courbe du pouls à celle de la température, une élévation considérable du pouls coïncidant avec un abaissement de la température est un signe de mauvais pronostic. L'infirmière notera avec soin la quantité et la qualité des urines ; l'émission ou la non-émission des gaz par l'anus. Elle suivra les changements qui se passent dans la physionomie de l'opéré, pour fournir au chirurgien le maximum de renseignements utiles.

*
* *

b) **Complications consécutives.** — Les accidents qui peuvent venir compliquer les suites opératoires se produisent *au niveau* de la cicatrice abdominale, ce sont les accidents locaux ; ou en *dehors* d'elle, ce sont pour la plupart des accidents généraux, nous ne citerons que les principaux :

Complications locales. — Un épanchement de sang peut se faire en pleins tissus de la paroi ; si l'hémoragie a été peu abondante, aucun signe n'attire l'attention, et la résorption s'opère vite ; dans le cas contraire, un *hématome* se constitue, il faut l'évacuer et réunir aseptiquement les lèvres de la plaie.

Deux ou trois jours après l'intervention, la température jusque-là normale s'élève plus ou moins ; l'opéré, non drainé, se plaint de souffrir et localise exactement ses douleurs au niveau de la plaie. Enlevons le pansement, désunissons les parties tendues et rouges, badigeonnons-les à la teinture d'iode et pansons à plat. Agissons de même au cas de *suppurations tardives*.

Infections légères. — Le soir même de l'intervention ou le lendemain, le thermomètre marque 38°,5 ou 39°, le pouls, du reste bien frappé et régulier, s'accélère ; il bat 110 ; le faciès est d'ailleurs excellent ; le ventre insensible et plat (les urines à 500 grammes) ; un *purgatif*, administré sans retard, produit l'effet cherché et rapidement la fièvre tombe, le pouls reprend sa fréquence normale ; tout rentre dans l'ordre.

Infections graves. — Il peut arriver que malgré les lavements, les purgatifs, les phénomènes persistent et s'aggravent, le pouls augmente de fréquence, le faciès devient moins bon, le ventre se ballonne, bref on se trouve en présence d'une infection grave, d'une péritonite.

Comment agir ? Si lors de la première intervention qui vient compliquer la péritonite, le péritoine a été drainé, nous pratiquons, par le drain, l'aspiration des liquides septiques ; si le drainage établi paraît insuffisant, il faut enlever le drain et le remplacer par un tube plus volumineux ; le drainage abdominal sera avantageusement complété chez la femme, par le drainage·vaginal. S'il n'existe pas de drainage, sans tarder, il faut rouvrir le ventre en faisant sauter les sutures. On appliquera de larges vessies de glace. On emploiera, en même temps, les injections de sérum artificiel, les injections de caféïne, d'huile camphrée.

DILATATION AIGUE DE L'ESTOMAC. — Le lendemain ou le surlendemain de l'intervention, l'opéré qui, jusque-là, n'avait présenté aucun vomissement, se met à vomir, ses vomissements discrets d'abord, puis très fréquents, sont noirâtres, marc de café, hémorragiques ; ils se font sans nausées préalables, sans efforts ; les traits s'altèrent ; le faciès se grippe ; le pouls s'accélère et devient petit ; l'hypotension artérielle va croissant, la température reste normale ; il y a de l'anxiété, de la dypsnée ; le ventre qui au début, conserve sa souplesse, ne tarde pas à se ballonner ; mais ce ballonnement est d'abord nettement limité à la région épigastrique, puis peut se généraliser. Au premier signe de dilatation aiguë de l'estomac, il faut laver cet organe à l'eau alcaline tiède et mettre la malade en position ventrale, pour s'opposer à la compression éventuelle du duodénum par le mésentère, ou supprimer cette compression si elle a eu le temps de se produire.

PAROTIDITES. — Dans le cours de la première semaine qui suit l'intervention, en général vers le troisième ou quatrième jour, l'opéré, jusque-là parfaitement apyrétique, présente brusquement une ascension thermique à 38°, 39° ; il se plaint de sécheresse de la bouche ; il éprouve une certaine peine à déglutir sa salive, dont la sécrétion est fort diminuée ; il mastique avec difficulté, et ne tarde pas à accuser un endolorissement pénible au niveau d'une ou de ses deux régions parotidiennes ; et, de fait, on constate un certain gonflement qui va s'accentuant les jours suivants, et est douloureux à la pression : rapidement la peau rougit : elle est luisante et tendue, et souvent une œdème se montre, parfois même il y a de la fluctuation ; c'est qu'alors la parotide suppure ; c'est là un mode de terminaison heureusement rare des parotidites postopératoires ; la terminaison se fait en général par résolution au bout de 4 à 5 jours ; plus rarement la gangrène apparaît et c'est là une éventualité redoutable. Dès le début d'une parotidite il faut recouvrir la région tuméfiée et douloureuse de larges *compresses humides et chaudes* et prescrire en même temps des gargarismes antiseptiques, des lavages fréquents de la bouche.

COMPLICATIONS PULMONAIRES. — La congestion pulmonaire, la pneumonie peuvent être observées à la suite des opérations, surtout quand il y a eu narcose à l'éther. La thérapeutique de ces complications consiste, quelle que soit la forme anatomo-clinique de ces complications, dans l'emploi d'applications répétées de ventouses, des toniques du cœur et de tous les moyens susceptibles de soutenir et de relever l'état général. Il faut accorder grande importance à la position assise au lit.

*
* *

c) Complications tardives. — INSOMNIE. — Il n'est pas rare de voir, en dehors de toute complication, des opérés frappés d'insomnie pendant la première semaine qui suit l'intervention ; mais l'insomnie peut se prolonger au delà de cette limite et devenir une vraie complication ; il ne faut pas recourir aux *piqûres de morphine* à cause de l'habitude facilement prise alors de ce médicament particulièrement chez les *femmes nerveuses* qui forment la grande majorité des malades atteintes de cette insomnie prolongée ; des consolations journalières, des exhortations à la patience, l'assurance maintes fois donnée que le sommeil ne peut tarder à revenir, quelquefois une alimentation plus abondante les soirs suffiront le plus souvent. En cas d'insuccès, on emploiera des cachets contenant $0^{cg},50$ de sulfonal et $0^{cg},05$ de chloralose administrés un peu tard dans la nuit.

TROUBLES CÉRÉBRAUX. — Les troubles mentaux peuvent se développer à la suite des opérations surtout chez les prédisposés, d'où le précepte d'examiner, avant toute intervention chirurgicale, l'état psychique des malades.

PHLÉBITES.—Le traitement des phlébites, qui surviennent à la suite des opérations, consistera surtout dans l'immobilisation et l'enveloppement du membre. Après trois semaines d'apyrexie on pratiquera la mobilisation prudente et progressive et le massage bien réglé.

HUITIÈME PARTIE
PETITE CHIRURGIE SPÉCIALE

CHAPITRE XXI[1]

PANSEMENTS OCULAIRES. — CONSERVATION ET APPLICATION DES COLLYRES. — LAVAGES DE L'ŒIL. — CONDUITE A TENIR EN PRÉSENCE D'UN TRAUMATISME DE L'ŒIL EN ATTENDANT LE MÉDECIN OU L'OPHTALMOLOGISTE. — ABLATION DES CORPS ÉTRANGERS SUPERFICIELS DE L'ŒIL.

PANSEMENTS OCULAIRES

Les pansements oculaires peuvent être *secs* ou *humides*. Tout pansement sec devra comporter une rondelle de gaze hydrophile stérilisée, ou encore bouillie, puis desséchée, le contact *direct* de l'ouate prise dans les cils étant désagréable ; ensuite une ou plusieurs rondelles d'ouate hydrophile sont placées au-dessus de la gaze. Il est quelquefois bon, comme le faisait Panas, de combler avec une boulette d'ouate le creux, le coin oculo-nasal. On pratique ensuite l'enroulement de la bande.

BANDAGE. — Pour le pansement d'un œil on commence par un jet oblique que l'on fixe par un circulaire du front ; on passe ensuite sous le lobule de l'oreille et on fait successivement des obliques analogues et les mêmes circulaires contentifs. On termine par un circulaire (fig. 204).

Pour maintenir un pansement sur les deux yeux, on agit de même, on fait des tours circulaires autour de la tête et des jets obliques passant sous chaque lobule de l'oreille pour recouvrir les yeux (fig. 205).

---

1. Nous remercions notre excellent confrère A. Terson, ancien chef de clinique ophtalmologique à l'Hôtel-Dieu, des conseils qu'il a bien voulu nous donner pour la rédaction de ce chapitre.

Pour maintenir un pansement léger sur l'œil, on peut se contenter d'un simple mouchoir ou d'un large ruban plat noués sur le côté de la tête (fig. 206).

Fig. 204. — Pansement d'un œil.

Fig. 205. — Pansement des deux yeux.

Parfois on se trouvera bien d'employer, au lieu de bandes, d'autres bandeaux n'exerçant pas une compression qui éventuellement serait dangereuse. Ces bandeaux, de nature variable, sont retenus par de simples liens qu'on peut nouer et dénouer à volonté. Les plus légers sont en soie, en satin, en satinette. Les liens sont des rubans de soie ou de fil qui doivent, en règle générale, être assez longs pour faire deux fois le tour de la tête, si l'on ne veut pas voir le bandeau glisser sur la nuque. Les formes de ces bandeaux sont diverses : les uns sont *ovalaires*, d'autres *triangulaires* (droit et gauche) ; d'autres en U, en forme de *scapulaire*, constituent des bandeaux flottants, sorte de visière protectrice, mais n'appuyant pas sur l'œil. Les bandeaux de soie ou de satin étant parfois insuffisamment protecteurs et, d'autre part, les coques en celluloïd, en grillage, en aluminium perforé, étant souvent lourdes ou blessantes, M. A. Terson en a fait fabriquer en *feutre* léger qui a l'avantage de pouvoir conserver une concavité retenant très bien les rondelles d'ouate et de gaze. Des rubans de fil plats, de 1 centimètre de large et de 0^m,75 de

Fig. 206. — Pansement d'un œil à l'aide d'un mouchoir (Grande Encyclopédie du xviiie siècle).

long pour chaque bout, maintiennent ces divers bandeaux, amovibles et bien tolérés, vu leur légèreté. Ils ne doivent pas supprimer les bandes, indispensables dans certains cas, mais les remplacer dans maintes circonstances où le pansement, simplement *contentif*, doit être *non compressif* et *changé souvent*, surtout par le malade lui-même.

Les pansements *humides* se composeront de rondelles de gaze et d'ouate, imbibées de liquides chauds, tièdes ou froids.

Un imperméable empêche l'évaporation et le refroidissement rapides.

La proscription des *cataplasmes* a été trop absolue. Leur pouvoir sédatif sur certaines douleurs oculaires est bien plus fort et bien plus prolongé que celle des compresses chaudes. On aura toujours soin d'appliquer d'abord sur les paupières une ou deux larges rondelles de gaze *humide* qui s'opposent au contact direct du cataplasme. Les cataplasmes de farine de lin sont préférables à ceux de fécule, trop vite refroidis. Les cataplasmes artificiels et extemporanés rendent quelques services, mais sont souvent imbibés de substances gélatineuses et collantes inutiles ou nuisibles. On évitera avec soin les innombrables applications (depuis la pomme cuite jusqu'à la viande crue) qui ont cours dans le public non médical.

Les applications chaudes par divers procédés (tubes de Leiter, thermophores, etc.) nécessitent des appareils spéciaux, souvent pesants, pénibles à tolérer, et dont la chaleur est difficile à régler. Les *pulvérisations* chaudes se feront avec le pulvérisateur habituel muni d'un long tube pour conduire la vapeur exactement sur les paupières.

Les applications *froides* ou même *glacées* sont également employées ; mais on n'emploiera la glace qu'avec une grande circonspection et suivant des indications formelles. La glace pourrait en effet créer de graves désordres ou retarder la guérison, si elle était appliquée inconsidérément, surtout sous la forme d'une vessie de glace, comme on le faisait autrefois.

CONSERVATION ET APPLICATION DES COLLYRES

Pour conserver et appliquer aseptiquement un collyre, il existe plusieurs procédés.

On peut avoir des *ampoules stérilisées*, à briser chaque fois, ce qui est une complication, mais qui sont facilement transportables et toujours prêtes.

On peut encore maintenir le liquide dans des flacons compte-gouttes stérilisés une fois pour toutes et qui sont une réduction des ballons-pipettes de Chamberland usités dans tous les laboratoires de bactériologie. Tel est le ballon compte-gouttes de Morax, tel est aussi le flacon compte-gouttes de A. Terson (fig. 207), moins fragile. Ils sont stérilisables à l'autoclave et une boulette de coton bouchant leur entonnoir de remplissage empêche leur contamination.

Fig. 207. — Flacon compte-gouttes de A. Terson.

Quant aux divers flacons compte-gouttes ordinaires, ils peuvent être fréquemment utilisés sans des précautions spéciales, lorsque l'œil ne présente aucune solution de continuité, plaie ou érosion, traumatique ou spontanée. Mais, lorsqu'il existe une plaie de l'œil, l'obligation d'installer un collyre stérilisé s'impose absolument.

En cas d'urgence, le praticien pourra toujours *faire bouillir* un instant, fût-ce dans une cuiller à café, le *collyre douteux* qu'il aura sous la main, et l'instiller avec une pipette ordinaire passée à l'eau bouillante (fig. 211).

Il aura soin, en instillant le collyre, de ne point toucher les paupières avec le bout du compte-gouttes, mais de faire tomber les gouttes d'un peu haut dans la poche formée par la paupière inférieure fortement attirée en avant et en bas, le malade regardant en haut.

Les collyres *huileux* (Deval, Lloyd Owen, Galezowski, Panas et Scrini), bien préparés et stérilisés, conservent fort longtemps leur état aseptique. Il est préférable de les appliquer avec une spatule bouillie ou flambée, ou avec un flacon compte-gouttes sans caoutchouc, car l'huile ramollit et dissout le caoutchouc des pipettes.

Pour les *pommades*, on ne les prendra dans leur pot qu'avec une spatule flambée. On a quelquefois conservé les pommades dans des tubes d'étain semblables à ceux usités pour la conservation des couleurs à l'huile. On évitera de laisser les malades appliquer ces pommades avec un papier roulé, un pinceau ou même le doigt. Un cure-oreille en ivoire, passé à l'eau bouillante, est encore ce qui convient le mieux pour le malade se soignant lui-même.

Pour les *poudres,* un pinceau sec dont une chiquenaude enverra le contenu dans l'œil, ou les instruments précédents, sont les agents d'administration.

LAVAGES DE L'ŒIL

Lavage par affusion. — Le patient est assis, des précautions sont prises pour que le liquide des lavages ne vienne pas mouiller ses vêtements ; il renverse la tête en arrière. Le chirurgien écarte les deux paupières avec le pouce et l'index de la main gauche, fait couler entre elles, au niveau de l'angle interne, un long filet de liquide obtenu en pressant de la main droite un tampon d'ouate hydrophile largement imbibé.

Fig. 208. — Lavage de l'œil par affusion.

Le liquide, après avoir balayé la conjonctive et le globe oculaire, s'écoulera par l'angle externe de l'œil et sera reçu dans un bassin approprié maintenu par le patient lui-même ou par un aide (fig. 208).

Lavage par irrigation. — On introduit sous les paupières l'extrémité du laveur. L'autre bout du laveur est relié par un tube de caoutchouc au bock à irrigation de la capacité de un ou deux litres. Le bock ayant été rempli de liquide, il suffira que le niveau du liquide dépasse de *30 centimètres* le niveau de l'œil pour qu'un énergique courant d'eau se précipite entre le globe et les paupières, déplisse et distende en forme de boudin le cul-de-sac postérieur, puis s'échappe par la fente palpébrale en entraînant toutes les sécrétions.

Un enfant sera tenu sur les genoux d'un aide, les pieds un peu plus élevés que la tête et la face tournée en haut ; sur le parquet on disposera un vase à bords larges, un seau ou une cuvette.

La principale *indication* du lavage par irrigation est l'ophtalmie purulente.

L'œil est bien loin de pouvoir, sans de *très graves* et *persistantes altérations cornéennes,* supporter l'application *en irrigations* (il en est tout autrement en simples instillations de 2 ou 3 gouttes) des *antiseptiques* énergiques que d'autres muqueuses (bouche, vagin, etc.) supportent assez aisément. On s'abstiendra des irriga-tions au su-blimé (qui ont donné plusieurs fois des taies défini-tives), à l'a-cide phéni-que, au for-mol, etc., tandis que des *gouttes*

Fig. 209. — Lavage à l'aide d'un vide bouteille.

de diverses solutions assez fortes du même genre sont utilisables, le cas échéant.

Les irrigations se feront ordinairement avec l'eau bouillie, le sérum physiologique ou des solutions faiblement antiseptiques et alcalines, telles que le bicarbonate et le borate de soude. L'eau boriquée, si banalement, si automatiquement prescrite, est très souvent irritante pour l'œil et la peau des paupières. Dans certains cas infectés, le cyanure de mercure à 1/5000, 1/10000, le permanganate de potasse ou de chaux à 1 pour 2000 jusqu'à 1 pour 5000, seront utilisables.

Les irrigations se feront donc sous les paupières, en général avec un bock-laveur ou un vide bouteille (fig. 209).

Un certain nombre de laveurs ont été préconisés. Les uns (entonnoir de Kalt) ont l'inconvénient de se vider directement sur la cornée. La grande majorité des autres, ayant un calibre presque filiforme, a le grave défaut de s'encrasser et de se boucher si vite que le jet sort en bavant. De larges canules (fig. 210) absolument mousses, et s'introduisant dans les culs-de-sac sans lésion aucune, sont préférables (A. Terson) et ne s'obturent jamais. M. Terson a

Fig. 210. — Canules de A. Terson pour les lavages sous-palpébraux.

même fait adapter ces canules à un ballon-pipette, ce qui permet, dans certains cas, de supprimer le bock-laveur ou le vide bouteille.

Il ne faut pas croire que l'œil supporte sans dégâts des irrigations profuses faites avec des litres de liquide, même simplement aseptique. La hauteur du récipient, la température du liquide, la force du jet sont déjà fort à considérer. Quant à la quantité, il est préférable de laisser reposer l'œil et le malade, après avoir fait passer sous les paupières 250 à 300 centimètres cubes, au plus, de liquide.

Les irrigations, si utiles qu'elles puissent être, doivent conserver des indications spéciales. Les simples affusions sur les paupières, retournées ou non, les nettoyages externes avec de simples tampons hydrophiles, sont souvent suffisants ou préférables Quant aux bains d'*œillère*, parfois fort irritants pour la cornée, ils sont ordinairement inférieurs aux moyens précédents.

CONDUITE A TENIR EN PRÉSENCE D'UN TRAUMATISME DE L'ŒIL, EN ATTENDANT LE MÉDECIN OU L'OPHTALMOLOGISTE.

Nous ne devons pas entrer ici dans les indications et la technique de la thérapeutique oculaire : c'est dire que nous ne décrirons pas même les manœuvres d'urgence (sutures, extraction de corps étrangers intra-oculaires ou intra-orbitaires, réduction ou excision des enclavements de l'iris, etc.), qui s'imposent parfois, mais qui nécessitent une compétence spéciale. Nous nous bornerons à dire ici ce qu'en tant qu'applications topiques, il faut éviter, ou exécuter, en présence d'un traumatisme du globe, *avant une intervention ou même un examen qualifiés.*

En ce qui concerne les blessures par instruments piquants ou tranchants, la suture des paupières s'imposera très souvent, de même que la recherche des grands corps étrangers. Auparavant, un pansement composé de rondelles de gaze et d'ouate bouillis, imbibés d'eau bouillie tiède et recouverts d'un taffetas chiffon, avec une bande de crépon exerçant une *légère* compression, suffit souvent à arrêter l'hémorragie ; telle est l'unique chose à faire. C'est dire qu'on évitera toute application de perchlorure de fer, d'arnica et d'une foule d'autres moyens qui sont fort dangereux.

Toute ablation extemporanée d'un corps étranger ne sera faite, avec un instrument bouilli et mousse, que si ce corps étranger repose, sans y être fixé, à la surface de l'œil ou de la conjonctive palpébrale. On évitera en général les irrigations qui ne devront être faites par le médecin que s'il les juge utiles et qui ne serviraient qu'à irriter l'œil, en cas de plaie simple, ou à provoquer des mouvements évacuateurs des humeurs intra-oculaires.

Les cas les plus inquiétants sont ceux où une vaste plaie, comprenant *à la fois* même l'œil et les paupières, résulte d'un grand et très malpropre traumatisme (accident d'automobile, de chemin de fer, coup de pied de cheval, etc.). Il y a alors souvent de la terre, des excréments de cheval, du cambouis, des corps étrangers pulvérulents, couvrant la plaie. Dans ce cas, des lavages à l'eau bouillie très chaude, sous forme d'affusions avec des tampons, seront pratiqués pour éloigner tous les corps étrangers peu adhérents. Une petite curette ou un cure-oreille bouillis élimineront aussi les fragments encastrés peu profondément. Certaines plaies avec cambouis, huile de machines, etc., pourront être très prudemment nettoyées peu à peu avec de l'eau savonneuse, ou quelquefois glycérinée à 1/20, lavages dégraissants alternant avec des affusions d'eau bouillie simple qui en atténueront la légère causticité. Les lavages *alcalins* (bicarbonate, borate) sont bien supportés et ont aussi un effet décapant très utile.

En cas de *brûlure*, s'il s'agit d'une brûlure par un corps solide en ignition, après ablation, s'il y a lieu, des corps étrangers, des pansements humides bouillis seront indiqués. Les *brûlures chimiques* sont autrement graves et nécessitent toujours des soins répétés, *avant* même que le médecin mandé puisse être arrivé.

S'il s'agit d'un *acide*, les lavages immédiats et très abondants à l'eau froide, même non stérilisée, ou mieux avec une eau *alcaline* (bicarbonate, Vichy, etc.), seront institués tout de suite. S'il s'agit d'une *base* (ammoniaque), des lavages à l'eau bouillie ou *légèrement acidifiée* (jus de citron), sont à conseiller.

Quand il y a des corps étrangers corrodants, tels que la chaux, il semble dangereux d'y ajouter de l'eau qu'on a accusé d'exagérer l'effervescence. En réalité, il vaut encore mieux inonder d'eau froide la région si l'on n'a pas autre chose sous la main. Cependant le lait, parfois même le blanc d'œuf cru, ont une action onctueuse et neutralisante appréciables.

Gosselin avait conseillé d'instiller de l'eau sucrée pour former un saccharate de chaux non caustique. Il n'y aurait aucun inconvénient à essayer, avec de l'eau bouillie, ce moyen qui est peut-être plus théorique que pratique. Il faut avoir vu en effet, comme les voient trop souvent les ophtalmologistes, ces brûlures par la chaux et le mortier non éteint, où les tissus conjonctivaux et les culs-de-sac sont *infiltrés* de chaux dont on retire pendant plusieurs jours des fragments, pour se rendre bien compte qu'à peine quelques minutes après l'accident, les tissus sont déjà totalement envahis et que la neutralisation est bien difficile. Ce qu'il vaudra mieux faire, après les affusions enlevant tout le possible, c'est, avec la cocaïne, l'extraction patiente des fragments profonds.

L'intromission d'huile, qui semblerait très logique, est extrêmement irritante en général, car on n'a pas sous la main une huile privée chimiquement de ses acides et stérilisée. Une pommade (iodoforme, xéroforme) la remplacera avec avantage. On évitera le liniment oléo-calcaire. Le pansement sera humide au début.

Nous ne pouvons insister ici sur les suites et la conduite à tenir, en présence des innombrables variétés des plaies de l'œil et des annexes, avec ou sans corps étrangers, survenant dans les circonstances les plus diverses et les plus imprévues.

Sans entrer dans aucun détail de thérapeutique oculaire, bornons-nous à signaler que le praticien aura tout intérêt à s'abstenir de prescrire ou d'appliquer l'*extrait de Saturne* (eau blanche) qui donne sur les érosions cornéennes des incrustations blanchâtres si marquées et si indélébiles qu'on est obligé de les enlever par une opération : d'ailleurs ce remède routinier peut être, toujours avec avantage et sans inconvénient, remplacé par d'autres non dangereux.

Rappelons encore que la *cocaïne* et surtout l'*adrénaline* gênent la cicatrisation des plaies cornéennes, et qu'enfin l'*atropine* peut, sur certains yeux prédisposés, provoquer rapidement l'éclosion d'un accès de glaucome aigu. C'est dire qu'il ne faudra utiliser ces remèdes qu'à bon escient, et que toute prescription de ce genre ne devra jamais être en quelque sorte machinale, dans la hâte d'un cas d'urgence, mais motivée par des indications particulières à chaque traumatisme.

ABLATION DES CORPS ÉTRANGERS SUPERFICIELS
DE L'ŒIL

La précocité de l'intervention a, dans le cas de blessures, même superficielles, du globe oculaire, une importance extrême ; l'intégrité totale ou partielle d'un œil dépend très souvent de la conduite du médecin dans les premiers moments qui suivent un traumatisme.

S'il n'est aucunement versé dans la chirurgie oculaire, le médecin *ne doit pas* entreprendre le traitement des corps étrangers de la chambre antérieure, des corps étrangers de l'iris, du corps vitré ou des membranes profondes de l'œil ; mais il peut parfaitement et rapidement traiter et guérir un malade présentant un corps étranger de la conjonctive ou de la cornée.

Corps étrangers de la conjonctive. — Les corps étrangers de la conjonctive sont libres à la surface ou implantés dans l'épaisseur.

Les *corps étrangers libres* sont des corps étrangers tombés sans grande violence sur la surface de l'œil et que le larmoiement et les mouvements palpébraux ont repoussés dans les culs-de-sac conjonctivaux. Le type de ces corps étrangers est la poussière de charbon qui vient par la portière du wagon se jeter dans l'œil d'un voyageur

et qui souvent se place sur la face conjonctivale du tarse, raclant ainsi la cornée à chaque battement de paupières. La présence de ce corps incommode détermine une sensation de picotement qui porte à se frotter l'œil, et au bout de peu de temps surviennent des phénomènes pénibles : larmoiement, rou-

Fig. 211. — Manière d'instiller quelques gouttes de cocaïne dans le cul-de-sac inférieur de la conjonctive gauche, le patient incline la tête en arrière et à droite.

geur de la conjonctive, spasme des paupières, photophobie.

Fig. 212. — *Retournement de la paupière supérieure.* — Premier temps : la main gauche attire la paupière supérieure en bas ; la main droite maintient un stylet longitudinalement sur la paupière.

La première chose à faire en présence d'un accident de ce genre devrait être de s'abstenir de porter les mains aux yeux ; le larmoiement suffit quelquefois à chasser le corps étranger ; le frottement des paupières n'a d'autre effet que de déterminer l'adhérence du corps étranger en un point quelconque de la conjonctive et de rendre impossible son élimination spontanée. On est, la plupart du temps, obligé de l'enlever.

L'extraction du corps vulnérant sera précédée par l'anesthésie de la surface de la conjonctive par quelques gouttes de solution de cocaïne à 1/50. Pour cela, on fait asseoir le malade ; de l'index gauche, on abaisse la paupière inférieure et, avec un compte-gouttes, on verse 4 à 5 gouttes de la solution dans le cul-de-sac inférieur (fig. 211).

Fig. 213. — *Retournement de la paupière supérieure.* — Deuxième temps: la pression du stylet fait basculer le cartilage tarse.

L'anesthésie déterminée par la cocaïne facilite déjà singulièrement les manœuvres de recherche du corps étranger.

Tout d'abord on attire en avant la paupière inférieure et on regarde si la particule charbonneuse ou poussiéreuse n'est pas logée dans le repli inférieur de la conjonctive. Ce cas est relativement rare ; souvent le corps étranger a été se fixer dans le cul-de-sac conjonctival supérieur, plus souvent sur le tarse même. Pour le déloger, il faut avoir recours au *retournement de la paupière supérieure.*

Rien n'est plus facile que de renverser avec l'index la paupière *inférieure,* en priant le patient de regarder forte-

Fig. 214. — *Retournement de la paupière supérieure.* — Troisième temps : le cartilage du tarse a basculé, on voit la face profonde de la paupière supérieure

ment *en haut,* ce qui permet d'explorer en entier le cul-de-sac conjonctival *inférieur.*

Il en est tout autrement pour le cul-de-sac conjonctival *supérieur*. Aussi devons-nous examiner les moyens de retourner la *paupière supérieure*.

Il suffit pour cela, après avoir dit au malade *de regarder fortement en bas*, condition absolument nécessaire, de saisir les cils entre le pouce et l'index de la main gauche et, avec le bout de l'index de la main droite, de faire basculer le tarse qui s'offre ainsi à nu. Ce procédé, facile avec des doigts délicats et un index mince, sera modifié dans le cas contraire : on emploiera un stylet plat, une sonde lacrymale un peu forte, une sonde cannelée ou tout autre objet de dimensions analogues pour remplacer un index trop gros pour s'insinuer convenablement à l'endroit désiré.

Quand la paupière n'a pas de cils, on pourra quelquefois en saisir le bord entre le pouce et l'index gauche et la faire basculer comme précédemment : sinon on la saisira avec une pince.

Fig. 215. — *Ablation d'un corps étranger de la cornée.* — La main gauche maintient les paupières écartées, la main droite attaque le corps étranger.

Généralement, on évitera de retourner, avec une seule main (voir page 418) la paupière supérieure, tour de main possible, mais parfois pénible pour le malade.

Toutefois par les procédés précédents, seule la partie tarsienne de la paupière supérieure est en vue. Il reste *derrière elle* un *cul-de-sac* au moins aussi développé et où se cachent souvent d'énormes corps étrangers passant ainsi inaperçus, et fréquemment aussi diverses lésions (granulations, etc.). Il faut savoir le déplisser, en pratiquer l'inversion, le voir *à ciel ouvert*. Plusieurs procédés sont utilisables dans ce but.

On peut introduire, *du côté de la peau*, un releveur de Desmarres, qui se coiffe de la paupière retournée et qui permet, en l'écartant du globe, de voir la région du cul-de-sac supérieur.

On peut encore, *après avoir renversé la paupière supérieure* de la façon banale, écarter du globe le bord du tarse renversé, en le soulevant avec un corps mousse (cure-oreille, stylet, crochet à strabisme, etc.): on visite ainsi la région *rétro-tarsienne*.

On peut enfin, procédé plus douloureux, nécessitant, outre une instillation de cocaïne à 1/20, une injection de cocaïne à 1 pour 100 sous la *peau* de la paupière, saisir en travers, horizontalement, avec une pince hémostatique dont on pourra coiffer les mors avec du caoutchouc (morceaux de drains par exemple) et enrouler totalement la paupière sur la pince. Le cul-de-sac supérieur est alors entièrement déroulé, déplissé, mis à nu.

De très grands *corps étrangers* (barbes d'épi de blé, fragments de bois, épines, etc.) peuvent en effet se loger dans le *cul-de-sac conjonctival supérieur* et y être *méconnus* pendant des semaines et des mois. C'est avec le procédé d'enroulement de la paupière à la pince qu'on sera parfois obligé de se rendre compte *de visu* de l'état du cul-de-sac (A. Terson).

Les procédés anciens qui consistent à passer, à l'aveuglette, une curette mousse ou un cure-oreille, dans ce cul-de-sac, pour « ramener » le corps étranger possible, ne réussissent pas toujours et, ce qui est pis, enfoncent parfois le corps du délit, s'il est pointu, dans la conjonctive et le tissu sous-conjonctival.

Les corps étrangers implantés sous la conjonctive seront enlevés à l'aide d'une pince, et parfois il peut être nécessaire de donner un léger coup de ciseau pour sectionner un mince repli de la conjonctive enserrant la parcelle recherchée.

Corps étrangers de la cornée. — Les corps étrangers de la cornée sont peut-être plus fréquents que les corps étrangers de la conjonctive; ils se rencontrent surtout chez les ouvriers qui travaillent le fer ou la pierre, remouleurs, serruriers, ajusteurs, mécaniciens, etc.

Des particules métalliques projetées par le choc des outils viennent s'implanter dans la cornée. Si elles ne sont pas immédiatement extraites, par leur oxydation ou leur désagrégation superficielle elles produisent autour d'elles une espèce de ciment qui les incruste. Rapidement leur présence occasionne une inflammation intense, une injection périkératique plus ou moins prononcée, en même temps que se manifestent des douleurs vives exaspérées par chaque clignement des paupières.

L'ablation immédiate du corps étranger est la seule façon de parer à ces phénomènes douloureux et inflammatoires et de prévenir l'opacité de la cornée, et quelquefois l'iritis qui succéderaient à la petite ulcération produite par le corps étranger. Quand le corps étranger est rapidement extrait, la plaie de la cornée ne laisse après elle qu'une cicatrice transparente, absolument invisible.

Généralement le corps étranger s'aperçoit facilement sous forme d'une minime tache noire qui incruste la surface de la cornée. Dans les cas difficiles, il faut placer le patient en face d'une fenêtre et examiner la cornée sous diverses incidences. On peut même se servir de l'éclairage oblique à la loupe.

Dès qu'on a constaté la présence d'un corpuscule vulnérant, on instille quelques gouttes de solution de cocaïne, puis on attaque le corps étranger avec une pointe effilée, aiguille spéciale à corps étranger, bien préférable à la pointe fine de bistouri ; on cherche à insinuer la pointe de l'instrument entre le corps étranger et la cornée pour le soulever et le faire sauter hors de la logette qu'il occupe (fig. 215).

Quelquefois le corps étranger irrégulier résiste aux premiers efforts ; il est solidement implanté dans l'épaisseur de la cornée ; pour le déraciner il ne faut pas hésiter à creuser, tout autour, le sol cornéen, à enlever les lames cornéennes superficielles que le corpuscule, par sa présence, a pu altérer ou teinter de rouille. Une plaie de la cornée se répare très rapidement si elle est nette et propre ; laisser des taches de rouille, c'est s'exposer à laisser continuer l'inflammation.

Une fois isolé de la loge qu'il s'est creusé, le corpuscule vulnérant est facilement extrait ; mais, quand il est volumineux, taillé en forme de flèche ou de coin, on est obligé, dès qu'on l'a rendu un peu saillant, d'avoir recours à une pince fine pour le saisir et l'enlever.

Il peut arriver que le corps étranger ait pénétré très profondément dans l'épaisseur de la cornée et fasse saillie du côté de la chambre antérieure. On conseille généralement dans ce cas d'inciser hardiment le limbe cornéen, de pénétrer délibérément dans la chambre antérieure pour atteindre le corps étranger par sa face profonde, mais c'est là tactique délicate d'ophtalmologiste exercé plutôt que manœuvre de praticien.

Le corps étranger une fois enlevé, il est utile d'appliquer, pour quelques heures, un pansement simple des yeux, c'est-à-dire quelques lames de gaze stérilisée, taillées en rondelles, et un peu d'ouate hydrophile, le tout maintenu par une bande de crêpon.

Lorsqu'on veut, exceptionnellement, retourner les paupières avec une seule main, il faut distinguer deux cas :

1° ou bien le malade a des cils bien fournis ;

2° ou bien il n'en a que peu ou pas.

1° *Le malade a des cils bien fournis.* Le sujet doit être assis en face du médecin. La première chose à lui demander, c'est de regarder en bas, de fermer les yeux comme s'il dormait. On se servira de la main gauche pour l'œil droit ; de la main droite pour l'œil gauche. Donc la main du sens contraire et toujours une seule main.

Fig. 216. — Retournement de la paupière supérieure gauche, application de l'index droit.

Il faut : 1° Appliquer le bord cubital de l'index droit sur la partie moyenne de la paupière, à égale distance des angles interne et externe, immédiatement au-dessus du point d'implantation des cils (fig. 216);

2° Faire exécuter à l'index un mouvement d'ascension tout en le maintenant appuyé sur la paupière ;

3° Appuyer la face pulpaire de la dernière phalange du pouce à la face inférieure des cils aussi près que possible du rebord palpébral;

4° Prendre les cils entre le pouce et la face pulpaire de l'index, celui-ci gardant toujours le contact palpébral (fig. 217);

Fig. 217. — Retournement de la paupière supérieure, saisie des cils.

5° Abaisser la paupière tout entière de 3 à 4 millimètres ;

6° Faire basculer le tarse pour amener sa face cutanée en arrière, sa face conjonctivale en avant (fig. 218);

7° Maintenir le tarse ainsi luxé. Pour cela il faut que l'index s'efface rapidement ; en même temps, le pouce par un mouvement rapide se porte d'avant en arrière et colle, pour ainsi dire, les cils sur la peau de la partie supérieure de la paupière au-dessous du rebord orbitaire supérieur. Le retournement est fait et on peut examiner à loisir la conjonctive palpébrale tarsienne.

2° *Le malade n'a que peu ou pas de cils.*

Il faut :

1° Appliquer la face palmaire du pouce droit sur la partie moyenne de la paupière inférieure, pousser cette paupière en arrière et légèrement en haut comme si on voulait la faire glisser en arrière de la paupière supérieure, entre elle et le globe oculaire ;

Fig. 218. — Retournement de la paupière supérieure, bascule du tarse.

2° Appliquer le bord cubital de l'index droit sur la face cutanée de la paupière supérieure à égale distance des deux angles, à 3 ou 4 millimètres au-dessus du bord palpébral, sur le même plan sagittal que le pouce appliqué sur la paupière inférieure.

L'index ainsi placé appuie fortement sur la paupière et cherche à lui imprimer un mouvement en bas et légèrement en avant, en somme exactement opposé à celui que suit la paupière inférieure ;

3° Porter le pouce, tout en le gardant au contact de la paupière inférieure, un peu en avant et en haut

Fig. 219. — Retournement de la paupière supérieure sans cils, application du pouce et de l'index.

de façon à appliquer le bord cubital de sa face palmaire sur la paupière supérieure, au niveau de la partie de la face conjonctivale qui déborde en bas le niveau du rebord palpébral inférieur (fig. 219) ;

4° Faire subir un mouvement de bascule au tarse. Ce mouvement est absolument le même que dans le premier cas. La seule différence est dans le point d'appui. Quand il y a des cils, on prend un point d'appui sur eux. Quand il n'y en a pas, on prend ce point d'appui sur la face conjonctivale du rebord palpébral (fig. 220);

Fig. 220. — Retournement de la paupière supérieure sans cils, bascule du tarse.

5° Maintenir le tarse luxé à l'aide du pouce appuyant sur la face conjonctivale du rebord palpébral (Raymond Beal).

CHAPITRE XXII

LAVAGE D'UN CONDUIT AUDITIF

Indications du lavage. — Les principales indications du lavage du conduit auditif sont les écoulements de l'otorrhée chronique et les corps étrangers de l'oreille, bouchons de cérumen et corps étrangers proprement dits.

Position du malade. — Le malade doit être assis ; une serviette passée autour du cou recouvre l'épaule du côté malade ; de la main, de ce côté, le patient maintient lui-même un bassin sous son oreille, la tête étant inclinée du côté de la lésion (fig. 221).

S'il s'agit d'un enfant indocile, on le fera maintenir sur les genoux d'un aide qui lui emprisonnera les jambes en croisant les siennes par-dessus. D'une main l'aide maintiendra la tête de l'enfant en l'appliquant solidement contre sa poitrine, de l'autre main il lui maintiendra les bras.

Instruments. — Pour laver une oreille on peut se servir d'une seringue.

Un des appareils les meilleurs est le simple bock à injection, dont le tuyau de caoutchouc sera armé à son extrémité libre d'une canule de verre.

Précautions à prendre. — Laurens fait diverses recommandations pour le lavage d'un conduit auditif.

1° *Absence de pression* ; le récipient ne devra pas être placé trop haut, l'eau arrivant dans le fond du conduit avec une pression trop élevée déterminerait de la douleur et du vertige.

2⁰ *La canule doit être très petite* à son extrémité libre, de manière qu'elle puisse être placée à l'orifice du conduit auditif sans l'obstruer. L'instrument de choix est la canule conique en caoutchouc rouge souple.

3⁰ *L'eau doit être tiède,* l'eau chaude déterminerait de la douleur, l'eau froide occasionnerait du vertige.

Technique du lavage. — Le bock sera rempli d'un litre d'eau tiède, bouillie ou stérilisée, et placé à une hauteur de 20 à 30 centimètres au-dessus de l'oreille.

D'une main on attirera le pavillon en haut et en arrière, de manière à redresser la courbure du conduit et à la rendre rectiligne, de l'autre main on introduira la canule à l'entrée seulement sans l'y faire pénétrer.

L'eau s'écoule, lave le conduit et retombe dans le bassin.

A la fin du lavage il faut dire au malade de pencher fortement la tête du côté atteint, de manière que le conduit se vide des dernières gouttes de liquide qu'il contient.

Fig. 221. — Attitude d'une malade au moment du lavage d'un conduit auditif.

On termine en séchant le méat avec un peu d'ouate hydrophile.

On peut aussi avec avantage employer l'enema ou seringue anglaise. L'eau bouillie tiède est contenue dans une boîte à lait en porcelaine ou en fer émaillé, dont l'anse est portée sur le poignet droit de l'infirmière. L'ampoule de la seringue est saisie et pressée par la main droite, tandis que la main gauche tient et dirige le tube injecteur muni de l'embout auriculaire. On a ainsi la facilité de faire passer dans l'oreille une notable quantité d'eau avec une pression que l'on règle à chaque instant suivant le but à atteindre ou suivant la susceptibilité du sujet (fig. 222).

ABLATION DES CORPS ÉTRANGERS DU CONDUIT AUDITIF

Insectes vivants. — Il arrive parfois que des insectes pénètrent dans l'oreille de gens dormant sur l'herbe ; la présence d'un insecte remuant et s'agitant dans le conduit auditif est absolument intolérable, les corps étrangers de cette nature doivent être extraits de suite ; avant de chercher à extraire un insecte il faut le tuer ; pour cela, il suffit de remplir l'oreille d'huile d'olive : l'insecte meurt asphyxié et devient un corps étranger inerte que l'on extrait par les moyens usités pour le bouchon de cérumen.

Fig. 222. — Lavage de l'oreille à la seringue.

Corps étrangers. — Les corps étrangers se trouvent le plus souvent chez l'enfant : petits cailloux, grains de plomb, perles de verre, noyaux de cerises, pois secs. Le meilleur moyen pour faire tomber un corps étranger du conduit auditif où il est logé est le seringuage avec de l'eau tiède. Pour ce seringuage il faut avoir soin de faire immobiliser la tête du patient, et de ne pas enfoncer trop profondément le bout de la canule. Il faut que le courant d'eau aille ricocher sur le tympan et ramène par ricochet le corps étranger, qui tombe dans le bassin.

La seringue suffit toujours pour ramener un corps étranger qui n'aura pas été au préalable l'objet de tentatives maladroites d'extraction.

L'emploi des instruments : crochets, leviers, doit être réservé aux médecins familiarisés avec la technique otoscopique.

Il ne faut *jamais se servir de pinces*, car une pince ne saisit jamais suffisamment l'objet, qui dérape et fuit vers le tympan.

Un corps étranger livré à lui-même (exception faite pour les insectes) n'est nullement dangereux ; des tentatives maladroites d'extraction peuvent amener la mort d'un malade.

Pour sauver des centaines de vies, dit Lermoyez, il suffirait de persuader les praticiens de cette chose pourtant bien simple : *étant donné un corps étranger de l'oreille, prenez pour l'enlever une seringue et non pas une pince.*

ABLATION D'UN BOUCHON DE CÉRUMEN OBSTRUANT LE CONDUIT

L'extraction des bouchons cérumineux du conduit auditif n'exige pas une somme bien considérable de connaissances spéciales en otologie. Tout médecin doit pouvoir rapidement guérir cette catégorie de sourds qui ne sont autres que des porteurs de bouchons de cérumen ; point n'est besoin de les adresser à un spécialiste.

Symptomatologie du bouchon de cérumen. — L'allure clinique de la surdité par bouchon de cérumen a des caractères faciles à distinguer. Laurens l'a bien décrite. Le praticien voit arriver un malade effaré, désolé, devenu sourd tout d'un coup, et qui croit avoir une lésion grave de l'oreille. Cette apparition rapide, presque instantanée, de la surdité, doit rassurer le médecin et lui faire soupçonner immédiatement la présence d'un bouchon de cérumen obstruant le conduit auditif.

Si on interroge le malade, on apprend qu'il n'a eu aucun symptôme antérieur. Il est devenu sourd brusquement, et à la suite des circonstances les plus diverses : tantôt, pendant sa toilette, en se nettoyant l'oreille ; ou bien, après avoir pris un bain ; ailleurs, c'est au cours d'un mouvement, d'un saut, par exemple. Pourquoi ce début brusque ? Le bouchon cérumineux ne s'est pas formé tout d'un coup ; il existait dans le conduit à l'état d'une masse qui, peu à peu, se développait concentriquement, n'empêchant pas encore le passage des ondes sonores. Mais, à un moment donné, sous l'influence du gonflement du céru-

men par l'eau ou de son déplacement pendant une secousse, l'obstruction du conduit s'est achevée ; et, par suite, a disparu la perméabilité
de la lumière du conduit qui permettait encore la transmission aérienne
du son.

Le médecin doit, en présence de ces commémoratifs, examiner la
surdité. Qu'il applique sa montre contre l'orifice du conduit, le tic-tac
ne sera pas perçu, ou à peine, par le malade, car le bouchon s'oppose
à la transmission du son par la voie aérienne ; mais, qu'il place la montre directement sur l'apophyse mastoïde, le son sera très distinctement
entendu, c'est qu'en effet le son se propage directement à l'appareil
récepteur (oreille interne, nerf acoustique) par la voie osseuse, les os
du crâne. Le diapason, au besoin, pourra confirmer l'origine externe
de la surdité : si on le place sur le milieu de la tête, la vibration sera
mieux perçue du côté de l'oreille sourde.

Le malade se plaint, en même temps que de la surdité, de bourdonnements dans l'oreille, bourdonnements à un timbre grave et ressem-
blant à un bruit de coquillage. Quelquefois le malade éprouve du
vertige ; rarement, il ressent une douleur véritable ; souvent, il accuse
une sensation de corps étranger qui bouche le conduit et parfois se
déplace pendant les mouvements de la mâchoire.

A cet interrogatoire, le médecin soupçonne un bouchon de cérumen,
reste à le voir :

a) Le jour est-il favorable, le malade sera placé l'oreille bien en face
d'une fenêtre.

b) Si la lumière est insuffisante, une bougie avec un cuiller formant
réflecteur sera maintenue par un aide vis-à-vis de l'oreille à examiner.

Alors, avec le pouce d'une main, le médecin porte le tragus en avant,
avec le pouce et l'index de l'autre main il tire le pavillon en haut et en
arrière, s'il s'agit d'un adulte, directement en arrière chez un enfant, à
cause de l'inclinaison différente des conduits auditifs. Il aperçoit alors,
au milieu du conduit, une masse brunâtre ou brun noirâtre, d'aspect
onctueux, parfois jaune et sèche.

Le diagnostic est donc fait. Quelle va être la conduite du médecin ?
Tout d'abord, il rassurera le malade, lui dira qu'il a un bouchon de
cérumen, qu'il va tâcher de le lui enlever. Mais : *a*) il le préviendra que
l'extraction ne se fera peut-être pas dès la première séance (il peut
avoir affaire à un bouchon dur, de consistance pierreuse) ; *b*) il ne lui
promettra pas la *restitutio ad integrum* de l'audition, car il ignore si derrière le bouchon il n'existe pas de lésion de l'oreille moyenne.

Précautions à prendre. — Avant de commencer le traitement,
le médecin devra se renseigner sur l'état antérieur de l'audition
et demander s'il existait ou s'il n'existait pas d'otorrhée ancienne,
car une perforation ancienne du tympan imposerait un redouble-
ment de prudence.

Pour le traitement, il faut proscrire d'une façon absolue l'emploi d'instruments quelconques, pinces, stylets, etc. Vouloir harponner un bouchon de cérumen avec une pince, un crochet, c'est s'exposer à des blessures des parois du conduit auditif ou de la membrane du tympan.

Objets et substances nécessaires. — De l'eau et une seringue, un bassin pour recevoir le liquide d'injection, tel est le matériel succinct, nécessaire mais suffisant.

L'eau sera tiède à 37 ou 38°; elle sera stérilisée ou bouillie.

La seringue aura une capacité de 110 grammes environ, elle sera bien en main, propre, et armée à son extrémité d'un court morceau de drain ou de tube en caoutchouc qui la rendra inoffensive pour le conduit auditif.

Manuel opératoire. — Faite asseoir votre malade, garnissez son épaule d'une serviette protectrice, mettez-lui en main un bassin qui sera tenu au-dessous de l'oreille malade, la tête étant maintenue inclinée de ce côté. A ce moment, de la main gauche, tirez en haut le pavillon de l'oreille ; de la main droite, dirigez votre seringue de façon que son bec aille lancer le jet d'eau le long du plafond du conduit auditif, pour que l'eau passe au delà du bouchon cérumineux et le chasse de dedans en dehors. Cette injection sera conduite avec douceur ; souvent dès la troisième ou quatrième seringue de liquide vous aurez le plaisir de voir tomber le corps du délit dans le bassin. Souvent sept ou huit seringues de liquide ne suffisent pas à ramener le bouchon. Dans ce cas de bouchon récalcitrant, ne vous obstinez pas, ne cherchez pas à seringuer avec plus de violence, vous risqueriez de blesser le conduit auditif ou le tympan; cherchez à ramollir le bouchon.

Pour ramollir le bouchon, Laurens préconise la solution suivante :

Carbonate de soude.	1 gramme
Glycérine . . . . } ââ 20 —	
Eau. . . . . }	

Trois fois par jour le malade fait chauffer dans une cuiller à café dix gouttes de cette solution, penche sa tête du côté sain, verse dans l'oreille malade la cuillerée du mélange tiédi, et après être resté quelques minutes la tête inclinée dans cette position, il place un tampon d'ouate à l'entrée du conduit

Au bout de quarante-huit heures, de nouvelles injections sont tentées, le bouchon sort — le plus souvent, — ou ne sort pas, — rarement : dans cette dernière hypothèse on reprend les instillations glycérinées et on arrive avec de la patience à ramener le bouchon en globe ou par fragments.

Une fois la masse cérumineuse enlevée. on assèche le conduit et le pavillon de l'oreille avec un peu d'ouate hydrophile, et on termine le pansement en mettant dans l'oreille, à l'entrée du conduit, un petit tampon d'ouate hydrophile qui restera en place pendant deux ou trois jours.

Accidents. — L'emploi systématique de la méthode des injections d'eau bouillie n'est guère suivi d'accidents. On peut voir cependant survenir du vertige, le malade dès l'entrée des premières gouttes de liquide éprouve une douleur plus ou moins vive et voit les objets se mouvoir autour de lui ; il suffit d'arrêter l'injection et d'étendre le malade quelques instants dans le décubitus dorsal pour voir les accidents cesser.

L'emploi des instillations glycérinées peut s'accompagner de bourdonnements dus au gonflement du bouchon cérumineux, ces accidents disparaissent par la sortie du cérumen.

Après l'enlèvement du bouchon, le malade peut éprouver de l'hyperesthésie auditive ; généralement la présence d'un peu de coton à l'entrée du conduit fait disparaître ces troubles.

La récidive du bouchon cérumineux sera évitée par des injections tièdes que le malade devra se pratiquer de temps à autre, tous les quinze jours ou tous les mois.

PERFORATION DU LOBULE DE L'OREILLE

La perforation du lobule de l'oreille est une petite opération pratiquée encore sur un très grand nombre de femmes.

Tous les traités anciens de médecine opératoire donnent la description de cette petite opération.

Les objets nécessaires généralement recommandés sont simplement une *aiguille de seringue de Pravaz* ou un *trocart*, un *bouchon*, un *fil métallique*.

On applique à plat le bouchon contre une des faces du lobule et on traverse le milieu du lobule auriculaire avec l'aiguille creuse dont la pointe s'implante dans l'épaisseur du bouchon (fig. 223). On retire le bouchon ; par la canule de l'aiguille restée en place on fait pénétrer le fil métallique, puis la canule est retirée à son tour, laissant le fil seul. Au troisième ou quatrième jour la guérison est effectuée.

On peut piquer le lobule aussi bien d'avant en arrière que d'arrière en avant.

TRAITEMENT DE L'ÉPISTAXIS

Le nombre des moyens proposés pour arrêter les saignements de nez est extrêmement considérable, beaucoup de ces moyens ne sont en aucune façon efficaces. Quelques-uns sont dangereux.

Fig. 223. — Perforation du lobule de l'oreille avec un trocart.

Moyens inefficaces. — L'élévation des bras, l'application de corps froids sur la nuque (clef dans le dos) ; l'administration de perchlorure de fer à l'intérieur sont notoirement incapables d'arrêter une hémorragie nasale.

Moyens dangereux. — L'aspiration par le nez de solutions astringentes froides, solution d'alun, par exemple ; l'introduction dans les narines d'un tampon imbibé de perchlorure de fer liquide, le tamponnement postérieur des fosses nasales, sont considérés par les rhinologistes comme des moyens dangereux.

« *Procédé brutal, douloureux, entraînant souvent des accidents graves ; le tamponnement postérieur devrait être définitivement abandonné* » (Lermoyez).

Moyens efficaces. — Quand l'épistaxis paraît être d'origine congestive survenant après les repas, dans une pièce surchauffée, il suffit souvent de *se reposer* quelque temps dans une pièce fraîche en détachant les vêtements qui enserrent le cou, pour que l'hémorragie s'arrête spontanément.

Un bon moyen d'arrêter une épistaxis consiste à *presser les ailes du nez contre la cloison* entre le pouce et l'index et de maintenir cette compression pendant une dizaine de minutes, la tête étant penchée en avant pour empêcher la chute du sang dans l'arrière-gorge.

Un autre moyen plus efficace consiste à introduire, à maintenir à l'entrée de la narine un petit tampon d'ouate imprégné d'une *solution d'antipyrine à* 1/10.

On utilise volontiers le *penghavar djambi* qui provient d'une fougère de l'Inde et se présente en filaments bruns, soyeux. Le penghavar possède une action hémostatique incontestable ; on en prend quelques touffes avec une pince et on les applique dans la narine à la façon d'un tampon ; bien souvent le saignement s'arrête. Pour retirer le penghavar 24 ou 48 heures après on fait moucher le malade. Il est utile dans les jours qui suivent d'examiner le nez et de retirer les filaments qui adhéreraient encore à la muqueuse.

Fig. 224. — Ballon de Laurens.

Si ces petits moyens échouent, on aura recours au *tamponnement anté-rieur*. Après avoir placé un spéculum nasi on introduit à l'aide d'une pince à mors minces des bandelettes de gaz stérilisée ou de gaze iodoformée que l'on tasse doucement à la partie anté-rieure des fausses nasales. Ce tamponnement peut rester dans les narines pendant deux ou trois jours ; il sera enlevé doucement.

Un excellent moyen à employer dans les hémorragies un peu diffuses des artério-scléreux consiste à introduire à vide dans la fosse nasale un petit ballon en caoutchouc de forme allongée que l'on gonfle ensuite au moyen d'une poire ou plus simplement en soufflant ; la paroi du ballon va s'appliquer exactement sur toute la muqueuse et réalise un tamponnement parfait. Pour retirer l'appareil il suffit d'enlever la pince qui serre le tube (Laurens).

Traitement curatif. — Ces moyens palliatifs sont générale-ment suffisants pour arrêter une hémorragie nasale, mais il est préférable de la guérir définitivement, d'en prévenir le retour. Pour cela il faut, dit Lermoyez, transformer en tissu cicatriciel la région hémorragipare.

« Si nous faisons abstraction, d'une part, des hémorragies qu'entretiennent les lésions grossières du nez, tumeurs malignes ou ulcérations profondes et d'autre part des épistaxis profuses dues aux maladies hémorragipares telles que l'hémophilie, le scorbut, etc... dans lesquelles la pituitaire saigne dans toute son étendue sans présenter d'altérations limitées, nous pouvons rattacher toutes les autres épistaxis dites mécaniques, idiopathiques, supplémentaires, à une lésion constante et nettement déterminée : l'érosion variqueuse de la cloison.

Rien n'est plus facile que de la découvrir quand on a quelque habitude de la rhinoscopie antérieure. A la partie antéro-inférieure de la muqueuse qui revêt la cloison, un peu au-dessus et en arrière de l'épine nasale antérieure, en se servant de la lumière réfléchie et en ayant soin d'enfoncer peu à peu le spéculum pour que ses valves ne la masquent pas (il suffit même parfois de relever fortement le lobule du nez avec le pouce) on voit une érosion de la dimension d'un grain de mil, souvent artificiellement agrandie par les grattages du malade : tantôt elle montre une gouttelette de sang, tantôt elle est recouverte d'une croûtelle noirâtre qu'il suffit de soulever avec un stylet pour ramener l'hémorragie ; autour d'elle rayonnent des vaisseaux apparents, dilatés ou variqueux. Exceptionnellement, l'érosion hémorragipare se trouve sur le plancher ou sur la partie antérieure du cornet inférieur. Systématiquement on doit la rechercher, car elle est, à vrai dire, la clef de l'épistaxis.

Si l'hémorragie n'est pas abondante et qu'il n'y ait pas de tendance syncopale, on peut tenter de l'arrêter définitivement séance tenante. On déterge la narine avec un lavage antiseptique un peu chaud et l'on pratique une hémostase provisoire en la tamponnant avec de la ouate hydrophile ; puis le porte-nitrate étant prêt, on écarte lentement les tampons, pour explorer successivement les différents points de la cloison ; dès qu'on a découvert l'érosion qui saigne on y porte immédiatement la perle caustique et on l'y maintient jusqu'à hémostase » (Lermoyez, *loc. cit.*).

Comme caustique M. Lermoyez se sert d'une perle de nitrate d'argent fondu sur un stylet, et après la cautérisation il commande au malade de humer un peu de vaseline boriquée ou de priser un peu de poudre d'aristol[1].

Epistaxis à respecter. — Les épistaxis peuvent constituer chez certains malades des saignées salutaires ; le médecin doit dans certains cas laisser l'épistaxis à lui-même tant que la perte de sang n'est pas excessive.

On doit respecter : les épistaxis des malades atteints de *néphrite interstitielle* ; les épistaxis des cardiaques arrivés à la période d'*asystolie,* les épistaxis de certains *artério-scléreux,* les épistaxis survenant chez des femmes dont la *menstruation est supprimée.*

---

1. Aristol $C^{20}H^{24}I^2O^2$. — L'*aristol* ou dithymol biiodé se forme quand on traite une solution aqueuse d'iode dans l'iodure de potassium par le thymol en solution alcaline ; c'est une poudre chamois clair, sans saveur, insoluble dans l'eau, l'alcool et la glycérine, très soluble dans l'éther et dans les huiles grasses.

CHAPITRE XXIII[1]

CHIRURGIE DENTAIRE DES MÉDECINS PRATICIENS

Les médecins de province, les médecins de campagne sont dans la nécessité de s'occuper de la bouche et des dents de leurs malades. Ils ne doivent pas se borner aux extractions dentaires, ils peuvent et doivent connaître les points principaux de la petite chirurgie dentaire. Cette connaissance leur permettra d'être des plus utiles à leurs malades et leur procurera des avantages fort appréciables.

HYGIÈNE DE LA BOUCHE, NETTOYAGE DE LA BOUCHE ET DES DENTS

Il n'est pas besoin de dire que nombre d'individus négligent leur bouche, et qu'il y aurait grand intérêt pour eux à la tenir en meilleur état ; mais il est des cas où la propreté de la bouche est la condition indispensable à la réussite et à la poursuite de certains traitements, le traitement mercuriel, par exemple.

Or, un médecin, s'il n'a pas à côté de lui un confrère stomatologiste, doit pratiquer le nettoyage de la bouche, *avant d'aborder tout traitement*, c'est-à-dire, enlever le tartre, soigner les gencives hypertrophiées, congestionnées, saignantes ; à cela naturellement, il ajoutera l'extraction des dents ou chicots, foyers d'infection.

Sans avoir besoin de recourir à tous les instruments dont se

---

[1]. Nous remercions ici notre excellent confrère M. Neveu d'avoir bien voulu rédiger pour nous ce chapitre.

servent les dentistes, le médecin peut se contenter, pour l'ablation du tartre, des deux instruments figurés ci-contre (fig. 225
et 226).

Le tartre se dépose au niveau du collet des dents, puis, en s'accumulant, il remonte le long de la racine, détruisant l'alvéole,
s'insinuant sous la gencive ramollie à son niveau.

L'instrument (fig. 225) est engagé aussi loin que possible
sous le tartre, entre ce dernier et la gencive qui saigne presque

Fig. 225 et 226. — Instruments
pour enlever le tartre.

Fig. 227 et 228. — Miroir
et curette.

fatalement, parce que congestionnée, quelque précaution que l'on
prenne : puis remontant le long de la racine, l'instrument fait
sauter en grande partie le bloc de tartre déposé sur la dent; ce
mouvement répété deux ou trois fois, débarrasse la dent de son
dépôt de tartre. Il est procédé ainsi pour chaque dent: pour arriver à débarrasser les molaires, il est nécessaire d'écarter la joue
à l'aide du miroir (fig. 227).

L'opération a commencé par la face vestibulaire de l'arcade;
elle continue par sa face interne ou buccale; il convient de rappeler que le tartre se dépose de préférence, aux points d'arrivée
de la salive dans la bouche; c'est-à-dire, sur la face externe des

grosses molaires supérieures (canaux de Sténon), et sur la face postérieure des incisives inférieures (canaux de Wharton); c'est même en ce point qu'on le trouve en plus grande abondance, et c'est là aussi qu'il est le plus difficile à déloger, mais on y parviendra assez aisément en plaçant le malade aussi bas que possible, de façon que le regard plonge dans la bouche, découvrant la face postérieure des incisives. L'opérateur est placé derrière le malade ; un miroir de bouche, disposé convenablement en arrière des dents, pro-

Fig. 229. — Brosses-pinceaux pour le nettoyage des dents.

jette sur elles un faisceau de lumière et achève d'éclairer le champ opératoire.

Avec l'instrument (fig. 225) on enlève de chaque dent, presque tout le tartre qui la recouvrait : ce qui reste de tartre, se trouve sur les bords de la dent, au niveau des espaces interdentaires et peut être enlevé facilement avec l'instrument représenté (fig. 226), en procédant toujours de la même façon, c'est-à-dire en partant de la gencive, en glissant l'instrument entre la gencive et le tartre et remontant le long des bords de la dent et dans les espaces interdentaires.

Fig. 230. — Cupules en caoutchouc pour le nettoyage des dents.

A cause du sang que donnent en abondance les gencives congestionnées, il est presque toujours impossible d'enlever, dans une seule et première séance, tout le tartre qui recouvre les dents : ce n'est que le lendemain ou quelques jours plus tard, quand les gencives sont décongestionnées et moins saillantes que l'on peut achever l'ablation du tartre, précisément de celui qui se trouve déposé loin, sur la racine de la dent et qu'on ne pouvait apercevoir le premier jour.

TUFFIER ET DESFOSSES. Chirurgie.   28

Il est intéressant de noter avec quelle rapidité l'état des gencives s'améliore, une fois que le tartre a été enlevé ; mais elles reviendront plus sûrement à leur état normal, elles se décongestionneront et se durciront beaucoup plus vite par des badigeonnages de teinture d'iode, par des applications de pointes de feu.

Les dents étant débarrassées de leur tartre, les gencives revenues à leur état normal, le médecin n'a plus à craindre les poussées de stomatite que provoque, par exemple, le traitement mercuriel et qui nécessitent l'interruption du traitement.

Cependant, le nettoyage de la bouche comporte un temps complémentaire qui comprend le brossage et le polissage des dents ; un malade soigneux pourra s'occuper du nettoyage et de l'entretien de ses dents ; mais il vaut évidemment mieux que ce nettoyage soit fait

Fig. 238
Fig. 240
Fig. 238
Fig. 242
Fig. 244
Fig. 249
Fig. 246
Fig. 250
Fig. 248

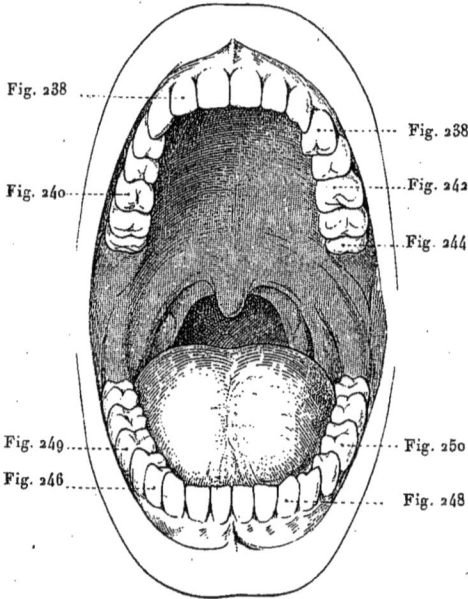

Fig. 231. — Schéma des diverses dents à enlever.

par le médecin à l'aide de petites brosses-pinceaux (fig. 229), ou de cupules en caoutchouc (fig. 230), montées sur le tour, et qui, chargées d'une poudre ou d'une pâte dentifrice assurent un nettoyage minutieux des dents, autant sur leur face vestibulaire que sur leur face buccale, sur les points dissimulés sous les culs-de-sac gingivaux, au niveau des collets, que sur la partie apparente de leur couronne.

EXTRACTIONS

L'extraction dentaire constitue probablement l'opération que le médecin pratique le plus souvent et pour laquelle il est le plus mal outillé. Une clef de Garengeot (fig. 232) suffisait autrefois pour extraire les dents, et fracturer le maxillaire, à l'occasion.

Aujourd'hui le médecin possède bien un certain nombre de daviers, mais le plus souvent d'un choix malheureux. Or avec 8 daviers, il peut pratiquer couramment toutes les extractions, en suivant la technique indiquée ici.

Précautions. — Une extraction dentaire comporte comme toute opération des mesures de propreté et d'asepsie, que le médecin et même le spécialiste ont tort trop souvent de négliger.

Il est évident que l'asepsie du champ opératoire ne peut être obtenue : les lavages de bouche, si fréquents soient-ils, ne sauraient l'assurer ; mais, pour cette raison

Fig. 232. — Clef de Garengeot.

précisément, convient-il de diminuer et même de supprimer, par ailleurs, les chances d'infection ; malheureusement les confrères tiennent trop souvent un raisonnement inverse, et se conduisent en conséquence. Les daviers séjournent dans des tiroirs, avec la poussière ; le lavage des mains est considéré comme inutile ; et il est surprenant qu'une opération pratiquée dans de telles conditions soit suivie si rarement d'accidents.

Un davier doit être stérilisé et conservé tel jusqu'au moment où il doit être utilisé. Il est bon de se servir pour ses daviers de tubes en verre (fig. 233), bouchés avec un bouchon en caoutchouc, semblables à ceux que l'on emploie pour les sondes en gomme. Le tube n'est ouvert qu'au moment de l'extraction.

Fig. 233. — Tube en verre pour stériliser les daviers.

Le médecin connaît les autres mesures d'asepsie, lavage des mains, par exemple, sur lesquelles il est inutile d'insister ici.

Dans les cas d'anesthésie locale, la seringue à injection doit subir la même stérilisation que les daviers.

Il existe en art dentaire, une *seringue à injection spéciale* dont l'usage est pleinement justifié ; chacun sait les inconvénients de la seringue de Pravaz ; quand l'injection passe difficilement dans les tissus, et c'est le cas pour le tissu gingival, le liquide reflue en grande partie par-dessus le piston, ou fuit entre l'en-bout de la seringue et le talon de l'aiguille : enfin, la seringue est mal tenue entre les doigts et il est impossible de développer un effort appréciable.

La seringue employée en art dentaire et qui figure ci-contre (fig. 234) pare à tous ces inconvénients.

Elle est en métal ; ce qui assure sa solidité et rend facile sa stérilisation, le corps de pompe présente deux ailettes, sur lesquelles

Fig. 234. — Seringue de dentiste.

l'index et le médius prennent point d'appui, tandis que l'extrémité du piston élargi repose dans le creux de la main : on peut ainsi développer une force considérable.

Le piston et sa tige ne font qu'un, et présentent le même calibre, c'est ce qui a lieu aussi dans la seringue de Luer ; dans cette dernière, le piston glisse à frottement contre les parois du corps de la seringue, rendant impossible le reflux du liquide. Dans la seringue de dentiste, le résultat est obtenu par le dispositif suivant :

En arrière des ailettes, la seringue se prolonge sur une longueur de 1 centimètre environ, et sur ce prolongement est disposé à l'extérieur un pas de vis, sur lequel s'adapte une sorte de capot, et dans ce dernier existe une rondelle de cuir. En vissant le capot, la rondelle de cuir se trouve écrasée, et vient faire hernie dans la lumière de la seringue étranglant le piston, d'autant plus étroitement que l'on visse plus à fond ; le reflux devient impossible, et le liquide reste forcément dans le corps de la seringue.

Enfin l'aiguille se visse sur la seringue ce qui vaut mieux que le simple ajustage de la seringue de [Pravaz : une petite rondelle de cuir, portée par l'embout de la seringue, et sur laquelle vient s'appliquer le talon de l'aiguille rend encore impossible de ce côté la fuite du liquide à injecter.

Le liquide employé est généralement une solution de cocaïne au 100° ou au 200°. Depuis quelque temps, on emploie aussi la stovaïne, au même titre. Pour être sûr de la stérilité du liquide, il suffit de le conserver en ampoules : le liquide est injecté, moitié dans la gencive externe ou vestibulaire, moitié dans la gencive interne ou buccale : il faut autant que possible ne pratiquer

Fig. 235. — Manière de charger la seringue à injection.

qu'une seule piqûre sur chaque face gingivale ; cette piqûre est faite près du bord libre de la gencive, et il suffit d'enfoncer l'aiguille sur une profondeur de quelques millimètres : d'ailleurs il convient de remarquer que l'aiguille de la seringue spéciale est particulièrement courte. Poussé dans l'épaisseur même du derme gingival, le liquide diffuse assez facilement ; en même temps que la gencive se tend et se soulève, elle blanchit. L'injection, faite lentement, n'est pas douloureuse.

Après trois à cinq minutes, l'anesthésie est suffisante, et l'extraction peut être tentée.

EXTRACTION DES DENTS DE LA MACHOIRE SUPÉRIEURE

Pour les incisives centrales et latérales, pour les canines et les petites molaires, un seul davier suffit, il est figuré ci-contre (fig. 236).

Il est à noter que ses mors forment avec ses branches un angle obtus très ouvert ; en réalité c'est le davier qui convient aux petites

Fig. 236. — Davier pour incisives, canines, prémolaires supérieures.

molaires : mais il est bon aussi pour les canines et les incisives. Inversement le davier à mors semblables mais tout droit, ne saurait remplir le même but. Il serait bon pour les incisives, et à la rigueur pour les canines, mais il ne vaudrait rien pour les petites molaires.

Toutefois certains praticiens emploient le davier droit, et avec le même succès, pour les 10 dents antérieures.

Ce choix n'a d'ailleurs pas une grosse importance : tel praticien réussira une extraction avec le davier auquel il est accoutumé, tel autre la fera avec la même dextérité, en employant un autre davier, peu différent, du reste, qu'il emploie couramment ; c'est là une simple affaire d'habitude.

Fig. 237. — Davier pour les racines

Un davier de forme semblable, mais à mors moins forts, plus fins, plus pénétrants suffit pour les racines. Le médecin, pour ne pas compliquer sa collection de daviers, pourra se contenter du davier baïonnette représenté ci-contre (fig. 237) et qui lui servira en même temps pour l'extraction des racines des grosses molaires.

Pour réussir une extraction, la première condition pour l'opérateur est de bien placer son malade et de se bien placer lui-même. Quand il s'agit d'extractions portant sur les dents de la mâchoire supérieure, le malade doit avoir la tête fortement rele-

Fig. 238. — Extraction d'une canine supérieure.

vée, regardant le plafond ; tandis que pour les dents du bas, le patient a le corps droit, et regarde directement devant lui.

La position de l'opérateur et de l'opéré ne sera pas décrite à propos de chaque extraction. Il suffit au lecteur de regarder attentivement chaque figure, reproduction schématique et scrupuleuse de photographies.

A côté de chaque figure d'ensemble, sont reproduits le davier,

la dent, et la façon dont le davier doit saisir la dent, à seule fin
d'éclairer le texte et même de le remplacer.

L'opérateur, avant d'appliquer le davier, immobilise son malade, et pour cela maintient solidement la tête dans le cercle que
forme son bras gauche, le bras est légèrement relevé, de façon
que le sommet de la tête réponde au pli du coude, au moment de
l'application du davier, le malade a la tête si solidement maintenue qu'il est dans l'impossibilité absolue de fuir, de porter la
tête en arrière et en haut, mouvement qu'il est instinctivement
porté à faire.

Le bras gauche embrassant ainsi la tête du malade, la main
se trouve placée au-devant de la bouche : les doigts relèvent la
lèvre supérieure ; l'opérateur suit ainsi facilement du regard le
davier que va manœuvrer sa main droite.

Une dent, la canine par exemple (v. fig. 238), peut être ainsi
schématisée : elle se compose de deux cônes opposés par leur
base, au niveau du collet. Pour
que l'extraction soit possible,
et que le davier ne glisse pas,
ses mors doivent saisir la dent
au delà de la ligne cervicale AB.
Pour cela le davier doit être
saisi de telle façon que les extrémités de ses branches reposent dans le creux de la main ;
de cette façon, il peut être *vigoureusement enfoncé*. Ses mors

Fig. 239. — Canines vicieusement implan-
tées *en hétéropie.*

glissent facilement, disparaissent sous les gencives, vont saisir
la *racine de la dent,* et n'embrassent pas seulement la couronne. Tandis que le davier s'enfonce, appuyant par les extrémités de ses branches dans la paume de la main, reposant sur
les quatre derniers doigts qui sont en arrière, le pouce,
placé en regard des autres doigts, se loge entre les deux
branches, graduant l'ouverture des mors de l'instrument,
position qu'il conservera jusqu'à la fin, empêchant ainsi les
mors de se refermer avec trop de force sur la dent et de la
briser.

Quand le davier est suffisamment enfoncé, les doigts se refer-
ment et l'extraction proprement dite commence.

§ a. *Extraction des incisives supérieures*. — La dent étant
saisie on lui imprime de *légers mouvements de luxation en avant
et en arrière*, en même temps que l'on exerce une traction de
haut en bas, dans le sens de l'axe de la dent. Les mouvements
brusques et accentués de luxation sont inutiles et même dange-

Fig. 240. — Extraction des deux premières grosses molaires supérieures droites.

reux. Ils ne peuvent que déterminer la fracture de l'alvéole ou
celle des racines.

§ b. *Extraction des canines supérieures*. — Leur racine
étant un cône à peu près parfait, les canines sont luxées par un
mouvement de rotation sur l'axe, ce mouvement suffit; et il est
seul à employer surtout lorsque la dent est en hétéropie, appliquée
simplement sur l'arcade dentaire (v. fig. 239), n'ayant pu occu-

per leur place normale, prise par la petite molaire qui a évolué avant elle. On évite ainsi la fracture de la partie antérieure de l'alvéole, mince et peu développé dans ces cas, d'ailleurs, l'extraction se fait facilement et sans effort.

Extraction des prémolaires supérieures. — La technique indiquée pour les incisives est applicable aux prémolaires.

Il importe de ne jamais luxer ces dents par un mouvement de rotation qui amènerait presque fatalement la fracture de l'une de leurs racines.

De légers mouvements de luxation en dehors et en dedans suffisent, combinés à la traction dans le sens de l'axe de la dent.

Extraction des deux premières grosses molaires supérieures. — Cette extraction est particulièrement délicate, mais non difficile si le davier est convenablement choisi et bien appliqué sur la dent.

Fig. 241. — Davier pour grosses molaires supérieures droites.

Une dent antérieure, nous avions pris la canine comme exemple, peut être comparée à un ovoïde allongé, dont le renflement se trouve à la ligne cervicale. Il n'en est plus ainsi pour la première grosse molaire supérieure (fig. 241) ; ses racines sont fortement divergentes, si bien que, dans son ensemble, cette dent, schématiquement, peut être comparée à un cône unique à base supérieure, à sommet représenté par la couronne; sur elle un davier analogue au précédent n'aurait comme point d'appui que l'étranglement à peine appréciable du collet et déraperait fatalement ; de plus, il ne pourrait aller au delà du collet, saisir cette dent dont les racines sont fortement divergentes ; enfin, cette dent est asymétrique.

En effet, tandis qu'elle possède deux racines externes séparées par un intervalle, elle ne présente qu'une seule racine interne.

Pour l'extraire, il nous faudra un davier dont le mors externe présente une pointe qui se logera entre les racines externes, et dont le mors interne concave, embrassera la saillie de la racine palatine (fig. 241).

On conçoit aisément qu'il faudra deux daviers différents, l'un pour le côté droit, l'autre pour le côté gauche.

Fig. 242. — Extraction des deux premières grosses molaires supérieures gauches.

Ces mêmes daviers peuvent servir pour les secondes grosses molaires supérieures, dont la forme rappelle celle des premières.

Grâce au développement qui précède, il n'est pas besoin de décrire en détail la technique de l'extraction des grosses molaires supérieures. Les figures 240-242 indiquent au lecteur la position qu'il doit occuper par rapport à son patient et lui montrent ample-

Fig. 243. — Davier pour grosses molaires
supérieures gauches.

ment la manière d'appli-
quer convenablement le
davier pour arriver à un
résultat heureux.

Répétons seulement
qu'il faut éviter tout mouvement de rotation ou de
luxation brusque en de-
hors ou en dedans, mou-
vements qui aboutiraient
presque fatalement à la
fracture d'une ou de
plusieurs racines. La
dent doit être luxée par
de petits mouvements

de latéralité en dehors et en dedans, en même temps que

Fig. 244. — Extraction d'une dent de sagesse supérieure.

l'on exerce une traction dans le sens de l'axe de la dent.

Extraction des dents de sagesse de la mâchoire supérieure.
— Ces dents sont en général faciles à extraire : il importe de
bien les voir pour les bien saisir et ne pas les aller chercher à
l'aveugle. La figure 244 nous montre la façon d'écarter les joues
pour les rendre apparentes.

Autant que possible, il ne faut dans cette extraction exercer
aucune violence : la
dent est logée dans
la tubérosité maxil-
laire, une interven-
tion maladroite pour-
rait déterminer la
fracture de cette der-
nière.

Fig. 245. — Davier pour grosse molaire supérieure.

Le davier à employer est figuré ci-contre (fig. 245). Il sert pour
les deux côtés.

Il est des cas où l'application du davier est particulièrement difficile, sinon impossible à cause de la faible saillie de la couronne,
ou de sa fragilité ou encore par suite de la direction très accentuée
de la dent en dehors, vers la joue, ou en dedans, dans le palais.

L'application de la langue de carpe ou d'un élévateur a raison de
ces cas spéciaux, application qui se fait en dehors ou en dedans,
suivant que la dent offre plus de prise d'un côté ou de l'autre.

EXTRACTION DES DENTS DE LA MACHOIRE INFÉRIEURE.

Tandis que la tête était fortement relevée dans l'extension,
pour les extractions portant sur la mâchoire supérieure, pour
l'extraction des dents de
la mâchoire inférieure le
malade doit avoir le corps
droit, et regarder directement devant lui.

Fig. 246. — Davier pour incisives, canines,
prémolaires inférieures.

*Extractions des in-
cisives, des canines et
des prémolaires.* — Un
seul davier (fig. 246) va nous servir, de même qu'un seul avait
suffi pour l'extraction des dents correspondantes de la mâchoire
supérieure.

Ce davier, à cause de l'inclinaison de ses mors sur ses branches, est dit « bec de faucon ».

L'extrémité des mors est légèrement concave, semblable à celle des mors du davier supérieur correspondant : elle est moins développée, moins large.

Fig. 247.

Les deux mors doivent, comme nous l'avons déjà dit pour le haut, aller saisir la dent au delà du collet, et s'appliquer sur la racine ; or le mors interne se place plus difficilement et il est nécessaire de relever les branches de l'instrument pour faire doubler à ce mors la ligne cervicale de la dent. Si l'on ne fait pas cette petite manœuvre, la main ayant toujours tendance à rester abaissée, les pointes des deux mors entr'ouverts ne se

Fig. 248. — Extraction d'une incisive inférieure.

trouvent pas sur le même plan horizontal (v. fig. 247), la dent mal saisie (le mors interne n'ayant pas dépassé le collet) risque d'être fracturée au premier mouvement de luxation en avant. Pour parer à cet inconvénient, il convient de se servir d'un davier dont le mors interne est légèrement allongé.

Un davier semblable, à mors se refermant davantage, en même temps qu'ils sont plus fins, plus pénétrants, sert à l'extraction des racines des mêmes dents, ainsi qu'à celle des racines isolées des grosses molaires.

La technique de l'extraction est toujours la même : 1° prise de la dent au delà du collet ; 2° légers mouvements de luxation en avant et en arrière, légers pour éviter toute fracture, soit de l'alvéole, soit de la dent ; 3° traction hors de l'alvéole.

Les mouvements de rotation, pour la luxation, sont dangereux pour ces dents cependant à racine unique. Les racines en effet sont aplaties transversalement et de plus, un mouvement de rotation, en plaçant dans un plan frontal le grand axe antéro-postérieur de la racine, pourrait ébranler les dents voisines.

A la rigueur on peut exercer ces mouvements de rotation sur la canine, qui, à cause de la longueur de sa racine est parfois difficile à extraire. Les mouvements de luxation en avant et en arrière n'ont pas suffi ; en faisant pivoter la dent sur son axe de gauche à droite et de droite à gauche, alternativement, on parvient à l'extraire : la racine de la canine étant très légèrement aplatie, les mouvements de rotation qu'on lui imprime n'offrent pas de danger pour les dents voisines.

2° *Extraction des grosses molaires inférieures.* — Le davier a toujours la forme du bec de faucon ; ses mors sont plus développés, et présentent une pointe qui va se loger entre les racines de la dent. Une grosse molaire inférieure (fig. 249) présente, en effet, une grosse racine postérieure, et deux racines antérieures, le plus souvent : les deux mors de l'instrument sont donc semblables, contrairement à ce qui existait pour le davier à grosses molaires du haut.

Conséquemment, le même davier peut servir pour le côté droit et le côté gauche de la mâchoire ; et les dents de sagesse peuvent être extraites avec ce même davier qui sert ainsi pour toutes les grosses molaires du bas.

Pour extraire les grosses molaires inférieures du côté droit, il est préférable de se placer derrière le malade aussi haut que possible ; afin que le regard plonge directement dans la bouche (v. fig. 249).

Fig. 249. — Extraction d'une grosse molaire inférieure droite.

Pour l'extraction des grosses molaires inférieures du côté

gauche, on se place directement devant le malade ou légèrement à sa gauche (v. fig. 250).

Il existe un davier spécial pour l'extraction des dents de sagesse, c'est la pince coupante, patte de homard, figure ci-contre

Fig. 250. — Extraction d'une grosse molaire inférieure gauche.

(fig. 251). Ses mors, à bords coupants, sont légèrement inclinés sur les branches, presque dans le prolongement de ces der-nières.

Cet instrument ne peut être employé que si la deuxième grosse molaire existe, car il prend point d'appui sur elle ; on peut cepen-dant à la rigueur, appliquer à la place de cette dent absente un

TUFFIER ET DESFOSSES. Chirurgie.   29

coin en bois, enveloppé de coton, sur lequel reposera le davier, au moment de la luxation de la dent de sagesse.

La deuxième grosse molaire doit être solide, sinon elle risque fort d'être fracturée, car elle doit supporter une forte pression de la part de la pince « patte de homard », on voit donc que cet instrument ne doit être employé que dans des conditions bien déterminées.

Fig. 251. — Pince « patte de homard ».

La pince de homard est saisie à pleines mains, le pouce, comme toujours, placé entre les branches, pour graduer l'ouverture des mors. Ceux-ci sont placés en regard du dernier espace interdentaire, les pointes descendues au niveau du collet des dents. Puis l'instrument est fermé : les mors s'engagent entre les deux dernières dents, et comme ils sont en forme de coin, ils repoussent la dent de sagesse ; ils la luxent ; pour compléter cette luxation, et en même temps, on fait levier en abaissant les branches de l'instrument ; la dent se trouve soulevée, et il ne reste plus qu'à aller la saisir avec un davier ordinaire ou même avec une pince.

*
* *

Il reste à parler enfin d'un instrument employé pour les extractions : l'*élévateur.*

L'élévateur peut servir à l'extraction des dents, ayant encore leur couronne, mais c'est surtout dans les cas de dents découronnées qu'il trouve son application.

Cependant, l'usage des élévateurs n'est pas à conseiller ; leur application est trop souvent brutale, douloureuse, et nécessite le développement d'un effort musculaire que tout praticien ne peut donner ; il vaut certainement mieux employer les daviers à mors fins, mors qui peuvent pénétrer facilement entre l'alvéole et la racine, et aller saisir cette dernière aussi loin que possible.

L'extraction d'une racine à l'aide d'un élévateur comprend deux temps : premier temps : glissement de l'extrémité de l'élévateur entre la racine et l'alvéole ; deuxième temps : après avoir fait décrire au manche de l'instrument un arc de cercle, en le

Fig. 252. — Emploi d'un élévateur.

relevant ou en l'abaissant, suivant qu'on agit sur le maxillaire supérieur ou sur l'inférieur, on opère la luxation de la racine.

On peut procéder à cette luxation de deux façons : la première façon représentée figure 252, n'est pas la meilleure.

Il vaut mieux, comme dans la figure 253, immobiliser d'une façon absolue la tête de son patient ; en effet, si l'on examine de près cette figure, on remarquera que la tête du malade est appliquée sur la poitrine de l'opérateur ; le bras gauche placé derrière assure cette immobilisation ; puis, quand l'élévateur a été convenablement appliqué sur la racine, la main gauche vient embrasser la droite, et des deux mains l'opérateur exerce une

Fig. 253. — Emploi d'un élévateur.

poussée sur la racine à extraire, développant ainsi une force considérable.

SOINS A DONNER AUX DENTS.

Il est évident qu'on ne peut exiger du médecin, comme soins dentaires, que les soins d'urgence. Le traitement complet des dents demanderait au confrère, d'abord un long apprentissage, puis un outillage très compliqué, enfin un temps assez long dont il ne peut disposer.

On peut dire que le rôle du médecin se ramène à supprimer la douleur, à donner au malade quelques heures de repos et de soulagement, lui laissant le temps d'aller trouver le spécialiste qui fera le nécessaire.

Or, dans la majorité des cas, la douleur est due à l'inflammation de la pulpe dentaire ou à la présence d'un abcès.

Pulpite dentaire. — La pulpe est à nu : carie du troisième degré.

L'inflammation de la pulpe dentaire est caractérisée non seulement par une vive douleur au niveau de la dent malade, mais encore par des irradiations névralgiques. Ces irradiations se font vers les dents voisines et la partie correspondante du nerf maxillaire ; très fréquemment aussi, elles se font vers l'oreille et toute la moitié de la face et de la tête ; plus rarement, vers le cou et même vers le thorax.

L'existence de ces irradiations est une des raisons pour lesquelles la découverte de la dent malade est parfois difficile. Il arrive même qu'une dent atteinte de pulpite détermine de la douleur du côté opposé, ou encore qu'une lésion dentaire de la mâchoire supérieure s'accompagnera d'élancements sur le trajet du nerf maxillaire inférieur. Le patient, non seulement aura de la difficulté à indiquer la dent atteinte, mais il pourra aussi en désigner une autre, située à quelque distance, sur le même maxillaire, et même sur le maxillaire supérieur, alors qu'il s'agit d'une dent du bas, et inversement.

Il est donc *indispensable d'avoir vu la pulpe*, avant d'y appliquer un pansement calmant. Pour cela la cavité de la carie est débarrassée de tous les débris qu'elle contient, avec une infinie précaution, car il convient d'éviter toute pression au niveau de la pulpe.

Au fond de la cavité ainsi nettoyée et irriguée, à la rigueur, avec des antiseptiques tièdes, on aperçoit, directement ou à l'aide du miroir de bouche, lorsqu'il s'agit d'une molaire, un point rouge vif, qui donne parfois un léger suintement sanguin : c'est la pulpe, qu'il s'agit maintenant de calmer.

Un petit tampon d'ouate hydrophile, de la grosseur d'une tête d'épingle, d'un grain de mil, chargé de créosote de houille, porté sur la pulpe et recouvert d'un autre tampon de coton, qui remplira la cavité dentaire, sans être comprimé, amènera, au bout de quelques instants, la cessation de la douleur.

La créosote peut être remplacée, comme calmant, par le mélange d'un peu de chlorhydrate de morphine dans l'acide phénique.

On peut aussi charger le petit tampon d'ouate hydrophile d'une pâte faite d'acide phénique, de chlorhydrate de cocaïne et d'acide arsénieux : le contact de ce dernier agent amenant la dévitalisation de la pulpe en quelques heures : dans ce dernier cas, il faut avoir soin de bien obturer sa cavité de carie, pour éviter la nécrose de la gencive et même de la partie voisine du maxillaire par l'acide arsénieux qui se serait échappé de la dent. Le lendemain, la pulpe peut être enlevée : si par hasard elle n'est pas complètement dévitalisée, on fait une seconde et même une troisième application d'acide arsénieux.

La pulpe et ses prolongements radiculaires sont enlevés : les canaux dentaires et la chambre pulpaire oblitérés avec une pâte antiseptique : une obturation provisoire à la gutta est laissée en place pendant dix à quinze jours, et remplacée à ce moment par une obturation permanente appropriée.

Abcès dentaire. — La pulpe est détruite et la chambre pulpaire infectée : quatrième degré.

La présence d'un abcès dentaire ne nécessite pas fatalement l'extraction de la dent qui a été le point de départ de l'abcès.

Souvent le malade exigera du médecin l'extraction de la dent : c'est ce qui arrive couramment dans la clientèle ordinaire. Mais si le malade peut consacrer quelques séances au dentiste, le médecin, allant au plus pressé, ouvrira l'abcès et nettoiera soigneusement la dent.

L'ouverture de l'abcès dans le vestibule de la bouche, le plus souvent, est ordinairement facile ; elle se fait à l'aide d'un bistouri dont on enveloppe la lame de gaze ou d'ouate, ne laissant dépasser que la pointe, pour éviter les échappées.

Il faut faire cette incision, sur une longueur de 2 à 3 centimètres, d'un seul coup, on n'a rien à craindre, il n'y a aucun organe important à blesser ; le blessé laisserait difficilement revenir pour agrandir l'incision.

Le malade devra se rincer la bouche au moins toutes les demi-heures.

L'ouverture de l'abcès au galvanocautère ou au thermocautère est préférable ; il faut avoir soin de protéger les joues et les gencives contre le rayonnement à l'aide d'un tampon humide de gaze ou de coton hydrophile.

Quant à la dent malade, elle est soigneusement débarrassée de tous les débris alimentaires et autres qu'elle renferme, à l'aide de petites curettes spéciales (v. fig. 228). Puis, ce nettoyage est complété à l'aide de petites boulettes de coton, et la cavité est comblée par un tampon de coton, doucement pressé, chargé d'un antiseptique, créosote, par exemple ; quand tout phénomène inflammatoire a disparu, le dentiste pourra s'occuper directement de la dent : nettoyage de la cavité des canaux ; obturation provisoire à la gutta, et, après quelques jours d'observation, obturation définitive.

CHAPITRE XXIV

CATHÉTÉRISME DE L'URÈTRE

Le cathétérisme de l'urètre est une opération qui consiste dans l'introduction, par l'urètre dans la vessie, d'une sonde destinée à évacuer l'urine.

Les principes qui doivent diriger dans le cathétérisme de l'urètre sont les suivants :

L'urine contenue dans une vessie saine est une urine *aseptique,* une urine exempte de germes.

L'urètre sain contient normalement des micro-organismes abondants, surtout dans sa partie antérieure.

Toute infection, toute fermentation de l'urine, est due à des micro-organismes. Beaucoup d'infections vésicales sont dues à des cathétérismes malpropres. L'asepsie la plus rigoureuse est donc indispensable pour tout cathétérisme.

Les instruments rigides métalliques sont inutiles pour la pratique courante du cathétérisme de l'urètre, ils peuvent être dangereux dans des mains inhabiles ; ils doivent être réservés aux chirurgiens. Il faut se servir des *sondes molles en caoutchouc rouge* ou à leur défaut des sondes en gomme.

Sondes nécessaires. — On se procurera des sondes en caoutchouc rouge n°s 15, 16, 17 ou 18 ou encore :

Sondes en gomme à bout olivaire de même calibre.

Sondes en gomme à béquille.

Chez la femme, on peut se servir de sondes en verre.

Sondes en caoutchouc rouge. — Les sondes en caoutchouc rouge dites encore sondes de Nélaton, sont souples, solides, inaltérables, faciles à désinfecter. Elles sont fabriquées au moyen de longues lanières de caoutchouc que l'on fait passer dans une filière. La filière rapproche et accolle les bords des lanières et les convertit en un long cylindre creux que l'on coupe en segments de longueur voulue. Ce cylindre est fermé à une de ses extrémités, puis introduit dans un moule en verre qui porte en un point une dépression répondant à l'œil futur de la sonde. Quelques gouttes d'eau sont versées à l'intérieur de la sonde, le tube est bouché et porté à l'autoclave. Sous l'influence de la pression, le cylindre de caoutchouc épouse la forme du moule. Au bout d'un certain temps, on le retire. La sonde est faite ; on la perce au niveau de l'œil avec un emporte-pièce, on en lisse et on en polit la surface.

Sonde en gomme. — La sonde en gomme joint la souplesse à une certaine rigidité qui la rend plus facile à introduire dans certains urètres, mais plus dangereuse que la sonde en caoutchouc rouge. Cette

Fig. 254. — Divers modèles de sondes en gomme.

Ces sondes ne diffèrent que par leur extrémité destinée à être introduite dans la vessie ; cette extrémité est plus ou moins pointue.

sonde, dite en gomme, est formée d'un tout autre produit que la gomme ; on pourrait la comparer à un bas de tricot minuscule recouvert d'un vernis. L'âme du cathéter est un tube en fils de coton, tissé sur un mandrin en fer, de grosseur donnée. Ce tube de coton est plongé dans ce qu'on appelle la gomme et qui est un mélange d'huile de lin et de litharge ; cette première couche donnée, l'instrument est porté à l'étuve, puis poli avec la pierre ponce ; une seconde couche de gomme est appliquée, puis des couches successives jusqu'à cinquante et soixante couches. Le dernier polissage se fait d'abord avec un morceau de drap imbibé de poudre de ponce humide, puis avec un drap saupoudré de tripoli.

Certaines sondes sont faites avec un tissu de soie au lieu d'un tissu de coton et le vitrage est fait à basse température ; la sonde est ainsi d'un jaune ambré, translucide.

L'industrie des sondes de gomme est d'origine essentiellement française ; l'invention est attribuée à un orfèvre parisien nommé Bernard (1768). Cette industrie donne annuellement un chiffre d'affaires assez élevé, 1 000 000 de francs environ pour Paris, la supériorité de la pro-

duction française des instruments en gomme est universellement
reconnue.

Chez les prostatiques, on emploie volontiers des sondes dites
à béquilles, c'est-à-dire des sondes dont l'extrémité vésicale est
coudée à angle obtus.

Fig. 255. — Sonde à béquille.

STÉRILISATION DES SONDES. — I. *Sondes en caoutchouc rouge.* —
Les sondes de Nélaton sont très faciles à stériliser, il suffit de les
faire bouillir pendant 10 minutes dans de l'eau additionnée de
carbonate de soude.

II. *Sondes en gomme.* — Les sondes en gomme supportent
assez mal l'ébullition. La chaleur sèche, à une température élevée, les altère également. La désinfection par les solutions antiseptiques est considérée comme inefficace.

On peut stériliser assez facilement les sondes à l'autoclave
à 120 sans les détériorer d'une façon sensible, surtout si l'on a
soin de les enduire de glycérine ou de les mettre dans une solution de chlorure de sodium.

La stérilisation des sondes *en gomme* peut être obtenue par
l'utilisation des vapeurs d'aldéhyde formique ou formol. Il existe
divers modèles d'étuve à désinfection par le formol : étuve thermo-formogène de J. Albarran, stérilisateur de P. Hamonic, stérilisateur à froid de Gentil, stérilisateur Desnos, etc.

Autres objets nécessaires. — On se procurera également :
Une seringue Guyon ou un bock laveur avec canule de verre
(seringue ou bock sera stérilisé).

Un bassin pour recueillir les urines.

Du coton hydrophile stérilisé.

Eau bouillie ou eau stérilisée.

Huile d'olive stérilisée ou huile de vaseline stérilisée, ou vaseline stérilisée pour lubréfier la sonde.

CATHÉTÉRISME DE L'URÈTRE CHEZ L'HOMME

Précautions à prendre. — L'opérateur avant de procéder au
cathétérisme devra se laver les mains, il procédera ensuite à la

désinfection du gland et de l'orifice urétral par un lavage à l'eau chaude et au savon, puis au lavage à l'aide d'une seringue ou d'un bock laveur de la partie antérieure de l'urètre. pousser doucement quelques grammes de liquide et laisser sortir puis recommencer 8 à 10 fois cette manœuvre; s'il s'agit d'un bock,

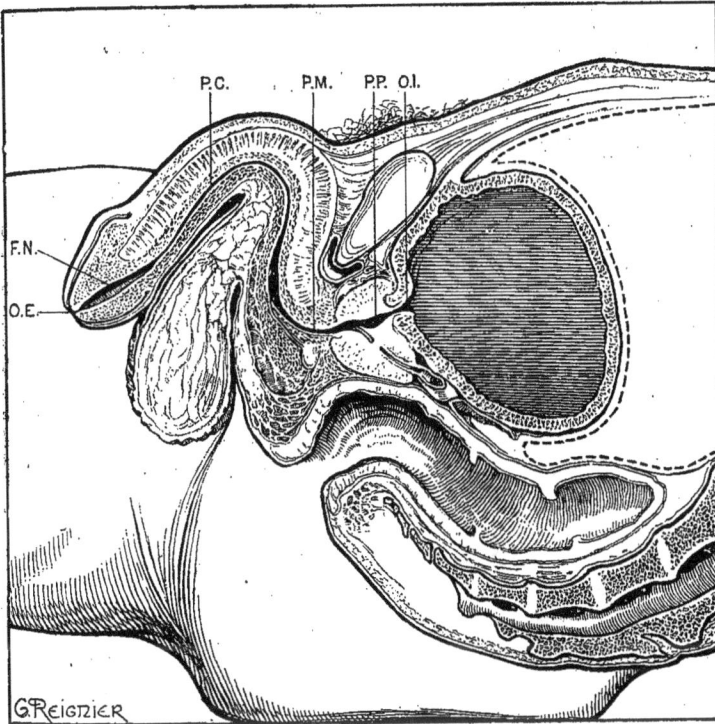

Fig. 256. — Coupe médiane du corps d'un homme.

OE, orifice externe de l'urètre; FN, fossette naviculaire; PG, portion pénienne; PM, portion membraneuse; PP, portion prostatique; OI, orifice interne.

on le mettra à 0^m,50 au-dessus du plan du lit et on laissera le lavage se faire à canal plus ou moins ouvert, ce qui s'obtient facilement en obturant plus ou moins le méat par la canule.

Position du malade. — Le malade sera couché horizontalement sur le dos, la tête légèrement relevée, la bouche ouverte, les jambes demi-fléchies et écartées, un coussin sous le siège ne dépassant pas en bas le pli cruro-fessier, un bassin entre les jambes.

Lubréfaction de la sonde. — La sonde stérilisée sera enduite d'une substance lubréfiante stérile (huile stérilisée).

Manuel opératoire. — Introduction. — L'opérateur, tenant de la main gauche la verge *tendue*, écarte les lèvres du méat, introduit doucement, lentement la sonde tenue vers la partie moyenne. L'instrument pénètre d'abord facilement d'une douzaine de centimètres, puis il s'arrête brusquement sur la portion membraneuse, maintenez la sonde au contact de l'obstacle et attendez, l'obstacle cédera brusquement; l'extrémité de la sonde suit la paroi supérieure du canal et arrive dans la vessie.

Écoulement de l'urine. — Dès que la sonde a pénétré dans la vessie, l'urine coule; pendant cet écoulement on doit maintenir le pavillon de la sonde à un niveau inférieur à celui du bas-fond vésical; il faut abaisser autant que possible le bassin en déprimant le plan du lit.

Si le bassin est rempli avant que la vessie ne soit vide, il faut appliquer un doigt sur le pavillon de la sonde si on se sert d'une sonde en gomme; serrer la sonde entre deux doigts s'il s'agit d'une sonde en caoutchouc rouge, pendant qu'on vide et qu'on remplace le bassin.

Ablation de la sonde. — Lorsque l'urine est évacuée, on retire la sonde sans brusquerie, en obstruant par le doigt la lumière d'une sonde en gomme, en serrant la sonde de caoutchouc, pour éviter de souiller le canal ou le scrotum et on essore l'orifice du méat. On lavera ensuite la sonde intus et extra à l'eau savonneuse tiède.

Incidents; accidents; leurs remèdes. — A l'entrée du canal, la sonde s'arrête dans la fosse naviculaire; il faut retirer légèrement la sonde, la pousser à nouveau, en suivant la paroi opposée.

Spasme du canal. — Une introduction trop rapide ou trop brusque peut déterminer un spasme de la région membraneuse du canal urétral qui s'oppose à la pénétration plus profonde; il faut maintenir sans effort l'instrument immobile appuyé contre l'obstacle; le passage deviendra bientôt libre. Quand on se sert d'une sonde en caoutchouc, la sonde peut se *fléchir* à ce niveau et simuler une introduction vésicale. Vous éviterez cette méprise en enfonçant et retirant la sonde de quelques centimètres, ce mouvement doit se faire librement. De plus, quand vous pénétrez dans la vessie la sonde légèrement conduite entrera jusqu'à la garde.

Lorsque la prostate est hypertrophiée, il est souvent nécessaire d'enfoncer la sonde tout entière avant que l'urine ne s'écoule.

Parfois, après quelques instants de libre écoulement de l'urine, le jet s'arrête brusquement; l'œil de la sonde doit être oblitéré par la paroi postérieure de la vessie, retirez-la de quelque 2 centimètres, ou poussez par la sonde quelques grammes d'eau bouillie tiède, puis laissez de nouveau l'urine s'écouler.

Si la vessie est très distendue, une déplétion trop rapide et trop brusque de la vessie peut causer des hémorragies ; on évitera cet accident en vidant lentement et incomplètement la vessie.

Sondes à demeure. — Dans un certain nombre de circonstances, où il est nécessaire de maintenir la vessie vide, ou d'empêcher l'urine de couler par l'urètre, on laisse une sonde à demeure dans la vessie. Cette sonde à demeure sera une sonde en caoutchouc rouge, ou exceptionnellement une sonde de gomme élastique. En tous cas elle ne devra pénétrer dans la vessie que de 1 à 2 centimètres au delà du col, on a toujours tendance à l'introduire trop profondément. Dès que l'urine jaillit, arrêtez-vous.

Le mode de fixation d'une sonde à demeure est assez délicat. Souvent une érection intempestive détruit l'édifice fixateur le mieux construit. Il existe dans le commerce un petit appareil pour fixer les sondes à demeure, il se compose d'une bague élastique dont on entoure la base du gland et qui sert à maintenir la sonde par des sortes d'arceaux (fig. 257).

Fig. 257. — Appareil pour fixer une sonde.

SONDES SE FIXANT D'ELLE-MÊME A DEMEURE DANS LA VESSIE. — A. Malécot et de Pezzer ont imaginé des sondes en caoutchouc rouge se fixant d'elles-mêmes dans la vessie.

Dans la *sonde de Malécot*, la fixation se fait par deux ailerons qui sont maintenus redressés par un mandrin au cours de l'introduction de la sonde et qui, une fois arrivés dans la vessie et débarrassés du mandrin, s'appuient contre les parois vésicales. Le mandrin recommandé par Malécot est une simple tige de baleine, à la fois souple et d'un petit diamètre. La sonde est tendue sur ce mandrin, on l'introduit dans la vessie, puis on retire le mandrin redresseur dès qu'on a franchi le col vésical. On peut laisser cette sonde à demeure pendant plusieurs jours ; pour la retirer il n'y a qu'à exercer sur elle une traction douce ; la sonde s'allonge, les ailerons s'effacent ; la sortie est peu douloureuse.

La sonde de Pezzer est fondée sur le même principe que la sonde de Malécot.

Fixation par des fils. — Le procédé de fixation de Guyon consiste à fixer deux fils à la sonde, et à les attacher aux poils du pubis après les avoir réunis en arrière du gland.

Fig. 358. — Procédé de Guyon.

Les fils (généralement coton à repriser) ont 50 centimètres de longueur. On commence, par fixer par un nœud serré, la partie médiane de l'un d'eux à la sonde au niveau du méat. A la base du gland, les deux chefs sont réunis par un nœud puis on les fait passer l'un au-devant de l'autre, en arrière de la verge et on les réunit de nouveau par un nœud. De là le fil est conduit au pubis et noué à une touffe de poils suffisamment épaisse, prise près de la racine de la verge.

Le second fil est alors fixé par un nœud serré, à sa partie médiane, à la sonde au niveau du méat ; à la base du gland les deux chefs de ce fil sont réunis au nœud du premier fil, puis on les fait passer l'un au-devant de l'autre en arrière de la verge et on les réunit de nouveau aux deux chefs du premier fil, et on les conduit au pubis où ils sont noués à une touffe de poils prise symétriquement à celle du côté opposé.

Pour bien fixer les fils à la touffe de poils on fait maintenir la touffe par un aide pendant que le chirurgien entoure la base des poils et l'enserre fortement dans un nœud. Au delà du point fixé aux poils les extrémités des fils sont laissées flottantes.

Fixation des sondes à demeure au moyen des agrafes Mi-

chel. — Un moyen très simple pour fixer à demeure une sonde urétrale consiste dans l'emploi d'une ou deux agrafes Michel, appliquées sur le prépuce et auxquelles on attache des fils noués sur la sonde.

CATHÉTÉRISME DE L'URETRE CHEZ LA FEMME

En raison de *la brièveté de l'urètre féminin*, le cathétérisme urétral est, chez la femme, ordinairement très facile, mais doit

Fig. 259. — Coupe médiane du corps d'une femme. On voit la direction de l'urètre.

OF, orifice externe de l'urètre; U, urètre; OI, orifice interne de l'urètre.

être particulièrement aseptique. La sonde, en outre de la flore microbienne urétrale, peut être souillée par les sécrétions vaginales, il est donc nécessaire de laver soigneusement la région.

Instruments. — On se sert généralement d'une sonde de 15 centimètres de longueur, *en verre* ou en métal, presque droite, l'extrémité ou bec est très légèrement incurvée. Le pavillon est ordinairement muni d'une petite anse autrefois destinée à fixer les fils lorsqu'on voulait maintenir à demeure la sonde dans la vessie.

Toute sonde molle peut également cathétériser la vessie chez la femme.

Manuel opératoire. — Autrefois on conseillait de sonder une femme à couvert sous les draps.

Il est de beaucoup préférable de sonder *la femme à découvert*, la pudeur y perd peu de chose ; la propreté y gagne beaucoup ; l'opérateur inhabile évite des tâtonnements ridicules et les chances d'infection.

Fig. 260. — Manière d'introduire une sonde de Malécot.

La femme étant couchée sur le dos, un bassin plat, qu'on maintiendra très propre si l'urine doit être examinée par le médecin, sous le siège, on se place à sa droite ; on lave le pourtour du méat, puis, à l'aide d'une seringue ou du bock laveur, la partie antérieure de l'urètre ; ceci fait le pouce et de l'index gauches écartant les petites lèvres, de la main droite on tient la sonde préalablement lubréfiée. On engage la sonde dans le méat urinaire la partie concave de l'instrument tournée en haut, et par une pression légère on la fait pénétrer dans la vessie pendant qu'avec la pulpe de l'index on oblitère le pavillon.

Si la malade n'a pas été placée préalablement sur un bassin plat, la main gauche devenue libre approche le récipient, on laisse couler le liquide urinaire en abaissant légèrement le pavillon de la sonde.

La vessie est vidée, on retire tout doucement la sonde en refermant le pavillon. Le bassin est enlevé et la quantité d'urine mesurée

Difficultés. — Le cathétérisme chez la femme est en général extrêmement facile. Cependant chez la femme enceinte, l'urètre est appliqué contre la symphyse du pubis, le méat urinaire attiré en haut est moins facile à voir; il faut dans ces cas proscrire l'emploi de la sonde en verre qui pourrait se briser et recourir à une sonde molle en caoutchouc rouge ou à une sonde en gomme.

Sonde à demeure. — Quand on veut maintenir une sonde à demeure chez la femme il est préférable d'employer la sonde de Pezzer ou de Malécot.

On tend cette sonde (fig. 260) sur une sonde cannelée, un stylet, un hystéromètre ; on introduit par l'urètre la sonde et son tuteur ; dès que l'extrémité de la sonde est entrée dans la vessie, on retire la tige métallique, pendant que la main gauche maintient la sonde et l'empêche de sortir.

L'écoulement d'urine indique que la sonde est bien en place.

LAVAGE DE LA VESSIE

Les lavages de la vessie consistent à introduire dans sa cavité un liquide destiné soit à chasser les produits de sécrétion qui peuvent y être contenus, soit à modifier la muqueuse elle-même. Lorsque le lavage consiste dans l'évacuation des produits retenus dans la vessie son action est *mécanique,* si, au contraire, le liquide injecté doit agir sur la muqueuse par sa composition chimique il est dit *modificateur.* Le lavage à l'eau stérilisée ou à l'eau boriquée est le type du lavage mécanique, l'emploi de la solution de nitrate d'argent est au contraire le type du lavage modificateur.

Indications. — Le lavage de la vessie est indiqué dans les cas d'infection de la muqueuse vésicale surtout quand il existe de la rétention des produits septiques. Ces accidents se rencontrent dans les cystites chroniques des prostatiques surtout à la période de rétention urinaire. Les cystites dites catarrhales aiguës exigent souvent des lavages vésicaux très longtemps prolongés. Il est moins fréquent d'avoir recours aux lavages dans les infections blennorragiques ou dans les cystites qui accompagnent certains néoplasmes vésicaux.

Objets nécessaires. — Pour pratiquer un lavage de la vessie il faut : 1° des sondes ; 2° des appareils à injection.

SONDES. — Les sondes ne sont pas absolument nécessaires ; il est démontré depuis longtemps que le lavage sans sonde est possible. Avec une simple canule introduite dans le méat en donnant au liquide une pression suffisante on pourra le faire pénétrer dans la vessie. L'inconvénient de cette méthode réside dans la difficulté de la sortie du liquide ; pour que le liquide ainsi injecté soit expulsé il faut une vessie parfaitement contractile. *Le lavage sans sonde* ne sera donc appliqué que dans les cas exceptionnels.

La sonde de choix est la sonde de caoutchouc rouge, dite de Nélaton, du calibre autant que possible 16 à 18 ; elle est inoffensive et facilement maintenue aseptique. Si sa rigidité est insuffisante pour vaincre l'obstacle urétral, on emploiera une sonde en gomme noire, cette sonde est toujours dangereuse et capable de fausse route ; l'extrémité présentera deux larges yeux.

APPAREILS INJECTEURS. — Les appareil injecteurs sont au nombre de deux : la seringue ou le bock.

Seringue. — La seringue sera en verre, à monture métallique et aura une capacité de 100 à 200 grammes. Il est nécessaire que cette seringue puisse supporter l'ébullition ou stérilisation à l'autoclave.

Bock. — Le bock doit être en verre, à monture extérieure métallique, d'une contenance de 1 litre au moins ; il doit présenter une graduation permettant d'apprécier la quantité de liquide pénétrant dans la vessie. On ajuste au bock un tube en caoutchouc rouge de 1^m,50 environ. L'autre extrémité du tube est munie d'un embout en verre pouvant pénétrer dans l'embouchure des sondes ; sur le trajet du tube est interposé un mécanisme d'interruption.

Si l'on fait les lavages de la vessie avec une solution de nitrate d'argent, il vaut mieux employer une seringue, car une partie du nitrate d'argent est précipitée au contact du caoutchouc.

Pour tous les autres antiseptiques, le bock est préférable, car il permet d'exécuter des lavages plus rapidement et plus facilement. Il sera placé à une hauteur variant de 0^m,50 à 1 mètre au-dessus du plan de la vessie suivant la tolérance vésicale et la nécessité de l'action mécanique du lavage.

LIQUIDES A EMPLOYER. — Les liquides les plus fréquemment employés sont : pour le lavage *mécanique,* l'eau stérilisée ou l'eau boriquée répondant à la formule suivante :

Borate de soude.	5 grammes
Acide borique.	40 —
Eau tiède.	1 000 —

Pour les lavages *modificateurs* :

Nitrate d'argent.	1 gramme
Eau distillée	1 000 —

Toutes ces solutions doivent être employées tièdes.

Technique. — *Position du malade.* — Le malade est placé dans le décubitus horizontal, le siège soulevé par un coussin résistant, le lit a été garni contre toute inondation possible, un bassin plat est placé entre les jambes du patient, et, si le lavage doit demander un certain temps, les jambes du malade seront de chaque côté recouvertes d'un molleton ou mieux, on lui mettra de larges et longs bas de flanelle. L'opérateur est placé à droite et ses mains ont été soigneusement lavées. La *perméabilité du canal* et *son diamètre* ont été évalués avec des bougies à boules exploratrices ou sont assurés par des cathétérismes antécédents.

Supposons qu'il s'agisse d'un lavage avec le bock gradué et l'eau boriquée tiède : le récipient est placé environ 1 mètre au-dessus de la vessie du malade, une désinfection de toute la région du méat lui-même est pratiquée avec un peu de coton stérilisé et trempé dans la solution aseptique ou bien le nettoyage est fait par projections de l'eau de la canule sur la région sous-préputiale et sur le méat.

La sonde, lubréfiée, est introduite suivant les règles du cathétérisme, c'est-à-dire que l'urètre est lavé, que la verge est tenue et tendue de la main gauche pendant que la sonde est introduite lentement et progressivement jusqu'à ce qu'elle rencontre un premier obstacle normal constitué par le sphincter de la portion membraneuse. En maintenant la sonde appuyée sur cet obstacle, on le sent brusquement céder et l'instrument pénètre jusque dans la vessie, la sensation de ce ressaut est très nette quand on opère avec une sonde en gomme ; elle est moins nette, elle peut manquer, si on se sert d'une sonde en caoutchouc. Dès que le liquide vésical s'écoule, la sonde ne doit plus être enfoncée, il suffit que

son œil affleure simplement, le col de la vessie : c'est en effet au
niveau du col et du trigone que le liquide doit être projeté. La
sonde étant introduite dans la vessie, si cette cavité contient de
l'urine on l'épanche ; puis l'ajutage en verre du tube évacuateur
du bock est adapté à la sonde, et le liquide s'écoule dans la vessie.
La quantité nécessaire de liquide étant injectée, on enlève l'ajutage, on baisse le pavillon de la sonde du côté du bassin et on
évacue le liquide injecté. Cette évacuation terminée, on injecte du
nouveau liquide qui est évacué de la même façon et cela 8, 10-15
fois suivant les difficultés, d'évacuation des mucosités.

La quantité de liquide nécessaire au lavage est très variable
suivant les cas. Elle ne doit *jamais provoquer* de douleurs vives,
elle ne doit jamais être assez considérable pour amener *un besoin
violent* d'uriner, elle ne doit *jamais distendre la vessie.* En général on injecte 40 à 50 grammes de liquide et on laisse de suite
sortir le liquide injecté, puis on injecte une nouvelle dose de 40
à 50 grammes, qui est de même évacuée, et on continue ainsi les
alternatives de remplissage et de déplétion jusqu'à ce que le
liquide évacué soit absolument clair ; pour arriver à ce résultat,
il est parfois nécessaire de faire passer un ou deux litres de
liquide.

A la fin, on retire la sonde avant que la vessie ne soit complè-
ment vide. On laisse dans la cavité vésicale quelques grammes de
liquide. .

*
* *

La même technique doit être mise en usage pour tous les lavages ; mais quand il s'agit de *nitrate d'argent* il est indispensable
de se servir d'une seringue. On remplit cette seringue de la solution de nitrate et quand la sonde a pénétré dans la vessie, on
adapte le bout de la seringue au pavillon de la sonde et on pousse
doucement le piston. *Quand le besoin d'uriner se fait sentir* ou
quand le contenu de la seringue a été injecté, on retire la seringue,
on laisse s'écouler le contenu de la vessie et avant que la vessie
ne soit vide, on adapte de nouveau à la sonde la seringue nou-
vellement remplie et on pousse dans la vessie la même quantité de
solution de nitrate d'argent.

Ces opérations alternatives sont renouvelées jusqu'à ce qu'on
ait fait passer dans la vessie de 300 à 1 000 grammes de solution ;

on termine en laissant s'écouler au dehors tout le nitrate d'argent, ou mieux en complétant ce lavage au nitrate par un lavage rapide à l'eau stérilisée simple.

En cas de lavage au nitrate d'argent, au moment où l'on retire la sonde, pour éviter que quelques gouttes de liquide caustique coulent dans le canal de l'urètre, il faut avoir soin *d'oblitérer* avec la pulpe du doigt l'orifice de la sonde. Quand on fait des lavages au nitrate d'argent on doit prendre des précautions pour que le nitrate d'argent ne tache pas les vêtements ou les linges ; les taches de nitrate d'argent sont indélébiles.

Complications. — Quand toutes ces précautions ont été prises, les lavages de la vessie sont absolument inoffensifs, la douleur est généralement nulle ou minime.

Laissant de côté les difficultés du cathétérisme qui sont ici communes à tous les actes de pénétration dans la vessie, nous voyons qu'une fois la sonde introduite on peut assister aux incidents suivants : 1º Le liquide de la vessie *ne s'écoule pas* ; 2º le liquide du lavage entre bien dans la vessie, mais il ne peut pas sortir ; 3º le lavage est douloureux ; 4º la vessie saigne après l'injection.

Dans le premier cas, il est probable que des mucosités vésicales obstruent la sonde ou que la sonde est trop profondément enfoncée et se coiffe de la paroi postérieure de la vessie ; retirez-la de deux centimètres ou injectez quelques grammes de liquide pour dissocier les unes ou écarter l'autre.

Si le liquide *injecté ne ressort pas*, la sonde peut ne pas être suffisamment enfoncée, elle reste dans la région prostatique ; ou bien elle est trop enfoncée, l'œil touche le plafond vésical. Faites légèrement osciller en avant ou en arrière le corps de la sonde et le liquide s'écoulera ; cette *manœuvre d'oscillation* est même indispensable dans tous les lavages pour bien essorer le bas-fond vésical avant de retirer définitivement la sonde.

Si la manœuvre échoue, c'est que le contenu vésical est épais et obstrue l'œil de la sonde. Injectez vivement avec la seringue *quelques grammes* de liquide, et cela à plusieurs reprises, et le liquide s'écoulera. Dans les cas rebelles, il faudrait aspirer le liquide à travers la sonde, en plaçant et en adaptant exactement la canule de la seringue dans l'embouchure de la sonde et en faisant un violent mouvement d'aspiration du piston. Si vous échouez, enlevez la sonde, vous la trouverez oblitérée, et vous en introduirez une autre.

L'introduction du liquide *ne doit pas être douloureuse* si le liquide est indifférent — eau, solution boriquée. — Si le lavage est douloureux, c'est que la vessie est distendue. Vous devez diminuer la dose injectée, et la réduire à 10 grammes et 5 grammes même dans quelques cas. Si la solution caustique provoque de vives douleurs, diminuez le titre de la solution, et ne la laissez pas séjourner dans la vessie.

Enfin, la *vessie saigne*. Les mêmes causes qui déterminent des douleurs peuvent déterminer des hémorragies, et vous y remédierez par les mêmes moyens ; mais, en général, une vessie qui saigne par le lavage n'est guère améliorée par cette médication, et il faut rapidement y renoncer, à moins que les autres symptômes de la maladie ne soient profondément améliorés par ce moyen.

Les *accidents généraux fébriles* qui suivent un lavage tiennent en général à une insuffisance des moyens aseptiques employés par le chirurgien ; cependant quelques malades ont dans le canal ou la vessie un poison tellement virulent que les accès de fièvre sont assez fréquents malgré toutes les précautions prises pour les éviter, c'est alors aux antiseptiques urinaires internes — quinine, salol, balsamiques, uraseptine — qu'il faut s'adresser concurremment avec les lavages. Mais si les accès fébriles se répètent, ils deviennent une contre-indication au lavage vésical.

Fréquence des lavages. — Suivant l'effet obtenu, les lavages de la vessie seront répétés chaque semaine, chaque jour ou deux fois par jour ; c'est l'abondance de la sécrétion ou l'état douloureux qui donnent la mesure du nombre et de la répétition de ces lavages.

PONCTION DE LA VESSIE

La ponction de la vessie est une opération qui consiste à vider la vessie de l'urine qu'elle contient, en y enfonçant un trocart ou une aiguille d'aspirateur.

La ponction de la vessie n'est pas une opération nouvelle, puisque un chirurgien italien, Herculanus, aurait eu, dès l'année 1460, l'idée de vider la vessie par ce moyen.

Les anciens chirurgiens décrivaient trois manières de procéder à la ponction de la vessie : 1° en traversant les parties molles du périnée ; 2° en perforant la cloison recto-vésicale ; 3° en passant par la voie hypogastrique.

La ponction périnéale et la ponction par le rectum sont abandonnées, et maintenant, quand on parle de ponction de la vessie, on entend la ponction par la voie sus-pubienne.

Notions anatomiques. — La ponction de la vessie est une opération facile, et en général sans danger. On peut la pratiquer sans crainte de léser un organe important, et il est rare de blesser la séreuse péritonéale.

On sait que la vessie, immédiatement au-dessus de la symphyse, est en rapport direct avec la paroi abdominale. Le péritoine forme, au-devant de la partie supérieure, un cul-de-sac, cul-de-sac péritonéal antérieur, qui est éloigné au moins de 1^{cm},5 à 2^{cm},5 de la symphyse pubienne lorsque la vessie contient 300 grammes de liquide. Cette distance ne

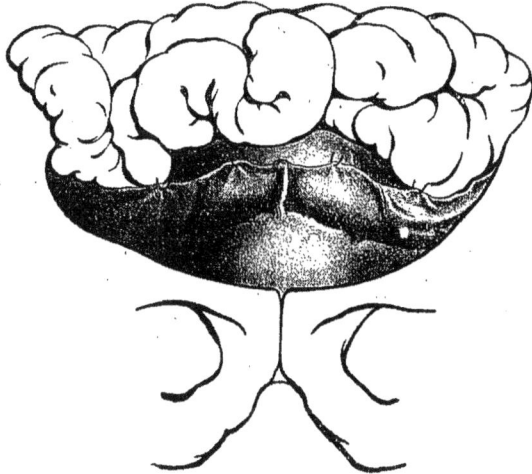

Fig. 261. — Vue antérieure de la vessie ; on voit le cul-de-sac du péritoine soulevé par des fils ; des anses intestinales surplombent le sommet de la vessie. (L'espace qui sépare la symphyse de la ligne de réflexion du péritoine n'est pas toujours aussi grand.)

varie guère quand la vessie se distend davantage ; elle est suffisante pour permettre au trocart d'aborder facilement le réservoir urinaire. Le cul-de-sac décrit, sur la face antérieure de la vessie demi-pleine, une courbe à concavité inférieure (fig. 261), et c'est exactement sur la ligne médiane que le péritoine est situé le plus haut. C'est donc sur la ligne médiane que l'on devra ponctionner la vessie. Un trocart, enfoncé à 1 centimètre au-dessus de la symphyse, ne traversera pas la séreuse péritonéale.

Il faut savoir cependant qu'il existe des cas où le cul-de-sac péritonéal adhère à la symphyse pubienne, ce qui expose à la blessure de la séreuse. Ces cas sont rares. Du reste, la blessure de la séreuse péritonéale n'a pas l'importance qu'on y attachait autrefois.

Préparatifs. — Avant de ponctionner, on s'assurera par le palper et la percussion de la région hypogastrique que le réservoir urinaire est réellement distendu.

Pour pratiquer la ponction vésicale, il faut se munir d'un aspirateur Potain, dont on prendra une aiguille assez fine, l'aiguille nº 2 par exemple ; à défaut d'aspirateur, on se contentera de se servir d'un trocart ordinaire. Le frère Côme avait imaginé pour la ponction de la vessie un trocart courbe qui est resté en usage jusqu'à nos jours ; maintenant on se sert plus volontiers d'un trocart droit.

On aura soin de raser les téguments de l'hypogastre, de les nettoyer en les passant successivement à l'eau chaude et au savon, à l'alcool ou plus simplement on badigeonnera la peau avec de la teinture d'iode. Les mains du chirurgien et les instruments seront aseptiques.

Fig. 262. — Ponction de la vessie. — L'index gauche repère la symphyse ; le trocart, prenant un solide point d'appui dans la paume de la main, va être enfoncé immédiatement en avant de l'extrémité de l'ongle.

Manuel opératoire. — Le malade étant couché à plat, les jambes allongées, le chirurgien saisit de la main d... n trocart ou son aiguille de telle sorte que l'instrument prenne un bon point d'appui sur la paume de la main et que l'index limite une longueur de 4 à 7 centimètres à partir de la pointe, suivant que l'on présumera la paroi abdominale plus ou moins épaisse (fig. 262).

De l'index gauche, le chirurgien repère la symphyse du pubis, puis place cet index de façon que l'extrémité de l'ongle soit à 1 centimètre ou 1 centimètre et demi au-dessus de la symphyse. C'est juste en avant de cet ongle que sera enfoncé hardiment le trocart tenu bien perpendiculaire.

La sensation d'une résistance vaincue, l'impression que l'extrémité de l'aiguille est libre, indique que l'on est dans la vessie. On n'a donc qu'à laisser couler le liquide, en retirant l'aiguille du trocart ou en adaptant l'aspirateur.

Si on est en présence d'une vessie très distendue, il vaut mieux ne pas vider complètement la vessie de peur de voir se produire une hémorragie intra-vésicale ; s'il est besoin on aura recours à une seconde ponction quelques heures après la première.

La ponction ainsi conduite est une opération très peu douloureuse et absolument inoffensive. C'est une opération beaucoup moins grave qu'un cathétérisme imprudemment exécuté. On pourra la répéter aussi fréquemment qu'il sera nécessaire.

Accidents. — Certains accidents peuvent cependant survenir. Avant l'ère antiseptique, on trouve mentionnés de nombreux cas d'infections consécutives à la ponction. Ces accidents sont maintenant exceptionnels. Guyon signal un cas de rupture de l'aiguille aspiratrice qui se perdit dans la vessie.

La blessure du péritoine, autrefois si redoutée, n'a pas, nous l'avons dit, grande importance.

Au moment où l'on retire l'aiguille, l'aspiration pourrait amener quelques gouttes d'urine dans le tissu cellulaire prévésical, ce qui aurait de la gravité, si on était en présence d'urines septiques. Cet accident peut être évité si on prend soin de laisser pénétrer l'air dans l'aspirateur avant d'enlever l'aiguille ou bien d'injecter une petite quantité de liquide aseptique dans la lumière du trocart.

Indications. — La ponction vésicale est indiquée dans tous les cas de rétention urinaire aiguë où il est impossible d'évacuer la vessie par un cathétérisme prudent. Ces conditions se trouvent réalisées dans le cas d'hypertrophie de la prostate, de déchirure de l'urètre, de fractures du bassin, et dans certains faits de rétrécissement de l'urètre.

Dans la rétention consécutive à un rétrécissement, on n'hésitera pas à ponctionner la vessie lorsqu'on ne pourra pas passer une bougie filiforme (ce qui est exceptionnel pour les mains exercées). Le plus souvent, dans ces cas, une seule ponction suffit pour décongestionner la région de l'urètre et pour permettre ou au malade d'uriner seul ou au chirurgien de passer facilement une bougie.

Dans les rétentions survenant à la suite d'un traumatisme du périnée ou du pénis, la ponction vésicale s'oppose efficacement au danger d'infiltration d'urine par la plaie urétrale et permet d'attendre le moment où l'on pourra faire une intervention chirurgicale complète.

Dans les rétentions aiguës des prostatiques, la ponction de la vessie est très souvent indiquée. Elle s'impose quand on est appelé auprès d'un malade qui a subi déjà des tentatives infructueuses de cathétérisme, et quand on craint qu'il y ait déjà une *fausse route* de produite. Comme chez les rétrécis, souvent une seule ponction suffit pour décongestionner la prostate et permettre l'urination normale ou le cathétérisme facile.

Quand on est en présence d'un vieil urinaire dont les urines sont troubles, il est souvent préférable, au lieu de ponctionner, de recourir d'emblée à l'incision franche du réservoir urinaire par la voie hypogastrique.

Les cas de ce genre mis à part, la ponction capillaire s'impose toutes les fois que des tentatives méthodiques et régulières du cathétérisme montrent qu'il existe de sérieuses difficultés à vaincre. Comme le dit excellemment F. Guyon, « nous ne saurions mettre en parallèle les lésions si graves que peuvent déterminer des essais trop prolongés de cathétérisme et l'emploi aventureux de manœuvres irrégulières avec le petit et insignifiant traumatisme d'une fine aiguille aspiratrice ».

NEUVIÈME PARTIE

APPAREILS POUR FRACTURES
APPAREILS PLATRÉS ORTHOPÉDIQUES

CHAPITRE XXV

SOINS A DONNER A UN BLESSÉ ATTEINT DE FRACTURE.

Relèvement du blessé. — Une personne tombe dans la rue; de suite l'impotence du membre ou la déformation, la déviation de sa direction pourront faire voir à un œil inexpérimenté qu'il existe une fracture; en tous cas, il faut en relevant le blessé prendre de grandes précautions pour ne pas aggraver le traumatisme par une mobilisation intempestive des fragments osseux. Quand on n'est pas sûr de l'existence d'une fracture il faut agir comme si elle existait.

Deux cas principaux peuvent se présenter :

1er *Cas.* — Une chute a lieu sur le membre supérieur, un homme se fracture le bras ou l'avant-bras, dans ce cas, il peut se relever seul, et l'aide à apporter consistera surtout à maintenir doucement le membre blessé.

2e *Cas.* — Il s'agit d'une fracture d'un membre inférieur, le blessé est incapable de se relever. Dans ce cas il ne faut pas se presser de relever le blessé, il faut envoyer chercher soit un brancard, soit simplement une planche, un volet, une échelle pour transporter le blessé couché.

Pendant ce temps on s'occupe de *consolider* le membre brisé au moyen de tuteurs que l'on fixe de chaque côté du membre lésé. On prend ce qu'on trouve planchette, couvercle de boîtes, cannes, parapluies, entre ces objets et la partie malade on interpose des coussinets, linge, ouate, laine, mousse, sans enlever les vêtements; puis on lie le tout en embrassant le mem-

Fig. 263. — Attelles de fortune pour fractures de jambe.

bre avec des bandes, mouchoirs, serviettes, ficelles, etc., sans trop serrer. Les attelles pour les fractures de la jambe iront du pied jusqu'au genou; pour la cuisse, elles s'étendront dans toute

la longueur du membre, du pied à la hanche. Il est bon de fixer la jambe blessée contre la jambe saine qui forme ainsi une attelle naturelle. On peut également ment prendre un oreiller, le plier en deux, et dans son milieu, placer la jambe, puis serrer au moyen de serviettes.

Fig. 264. — Gouttière du coude.

Pour *soulever le blessé*, l'aide le plus habile se consacre au membre fracturé, il saisit le membre à pleines mains, au-dessus et au-dessous du siège présumé de la fracture, de telle sorte qu'il

Fig. 265. — Gouttière du bras.

peut soulever le membre tout d'une pièce.

Pendant ce temps, d'autres personnes saisissent le blessé par les épaules, le tronc et le posent sur le brancard ou la planche.

Premiers soins. — Le blessé transporté à son domicile ou à l'hôpital, on le déshabille en coupant au besoin les vêtements, on le place sur son lit, on défait l'appareil improvisé ; il faut en attendant la décision du chirurgien, placer le membre atteint dans une de ces *gouttières* en fil de fer que l'on trouve chez tous les marchands d'instruments de chirurgie.

Parmi ces gouttières, les plus utilisées sont la gouttière coudée pour le membre supérieur, la gouttière de jambe, la gouttière pour membre inférieur dont il existe un modèle pour la cuisse droite, et un modèle pour la cuisse gauche.

Avant de s'en servir, on doit garnir la gouttière d'une ou plusieurs couches d'ouate. Pour la jambe, un tampon

Fig. 266. — Gouttière de jambe en treillis métallique.

cylindrique d'ouate sera placé à quelque distance, *au-dessus du talon,* sous le tendon d'Achille, de façon que le talon soit soulevé et ne porte pas sur la gouttière, ce qui amènerait des douleurs intolérables et pourrait même déterminer des escarres. Le membre atteint est lavé et pansé s'il y a lieu.

Pour le déposer dans la gouttière, il faut *saisir solidement et à pleines mains* les deux segments du membre, une main au-dessous, une main au-dessus du foyer de la fracture, faire évoluer les deux mains bien parallèlement, et simultanément de façon à n'imprimer aucun mouvement au niveau du point lésé. Si on doit auparavant placer le malade dans son lit, deux aides sont nécessaires : l'un, le plus expérimenté, saisira comme ci-dessus le membre fracturé, tandis que l'autre soulèvera le corps du malade, le tout manœuvrant avec ensemble de façon que le membre malade ne subisse aucun heurt. Une fois le membre lésé placé dans la gouttière, un aide relevant la gouttière on enroule tout autour une bande de tarlatane ou de toile. On soulève ensuite l'extrémité distale de la gouttière par un coussin placé sur le plan du lit, de façon que le pied soit plus élevé que la racine de la cuisse. La gouttière doit toujours embrasser le segment du membre au-dessus de la fracture et cela le plus haut possible.

A défaut de gouttière en cas de fracture, dit Mayor, un oreiller assez long est ce qu'il y a de plus commode, « le membre s'y repose mollement et il s'y creuse une espèce de coulisse ou de gouttière qui l'appuie assez bien sur les côtés ».

Il est habituellement nécessaire de mettre au-dessus de la gouttière un *cerceau en fil de fer* pour éviter que le poids des couvertures ne pèse sur la gouttière qu'il ferait basculer ; ou ce qui serait plus grave sur le pied qu'il dévierait en dehors ; des douleurs vives au niveau de la fracture seraient la conséquence de ce manque de précautions. D'une façon générale une fracture bien immobilisée n'est pas douloureuse.

Fig. 267. — Cerceau en fil de fer.

Gouttière de Bonnet. — Pour les fractures du bassin ou de la racine de la cuisse, il est souvent commode de placer les malades dans une gouttière, dite de Bonnet.

Cette gouttière présente de nombreux avantages. Construite de façon à recevoir le bassin et la jambe blessée elle présente une

Fig. 268. — Gouttière de Bonnet.

échancrure au niveau de l'anus pour permettre la défécation ; le long de la gouttière sont disposées des boucles et des courroies destinées à assurer l'immobilité du membre ; elle permet de soulever avec facilité le malade pour changer les alèzes ou les draps, pour les soins de propreté, sans risquer d'imprimer des mouvements à la partie fracturée.

Appareil de Scultet. — L'appareil dit de Scultet est un des meilleurs appareils provisoires qu'on puisse appliquer sur un membre fracturé.

Il ne semble pas que l'appareil dont se servait Scultet (v. fig. 269) fût identiquement le même que celui qu'on a appliqué sous ce nom pendant toute la durée du XIXᵉ siècle.

La disposition des bandelettes ou compresses seule est identique ; mais Scultet se servait de gouttières pour y placer le membre. L'appareil de Scultet était appliqué au bras, à la cuisse, à la jambe. On ne l'emploie plus guère de nos jours que pour les fractures de jambe, et à défaut de gouttières ou d'appareils plâtrés.

Fig. 269. — Figure extraite de l'Arsenal de chirurgie de Jean Scultet.

Son but principal est la compression douce et méthodique jointe à l'immobilisation.

OBJETS NÉCESSAIRES. — 1º Des lacs ou rubans de fil, 3 ou 5.

2º Une pièce de toile ou drap fanon, large d'un mètre, un peu plus longue que le membre.

3º Des attelles de bois, épaisses d'un centimètre environ et larges de trois travers de doigt.

4º Des coussins remplis de son ou de balle d'avoine.

5º Des bandelettes larges de cinq centimètres, assez longues pour faire une fois et demie au moins le tour du membre, assez nombreuses (deux douzaines environ) pour le couvrir dans toute sa longueur, tout en s'imbriquant les unes les autres, à la manière des tuiles d'un toit. Les bandelettes destinées à recouvrir la cuisse ou le mollet doivent être plus longues que les bandelettes destinées au cou-de-pied et au genou.

PRÉPARATION. — Pour préparer cet appareil, on met parallèlement et en travers sur une table les liens convenablement espacés, on étend sur eux le drap fanon. A 8 ou 10 centimètres du bord supérieur de ce drap fanon, on place la première bandelette ; puis successivement de haut en bas on superpose les autres bandelettes jusqu'à quelque distance du bord inférieur du drap. Chaque bandelette doit recouvrir la précédente dans la moitié de sa largeur.

Les attelles de bois sont placées sur les bords longitudinaux du drap fanon. En dedans des attelles sont placés les coussins.

Fig. 270. — Préparation d'un appareil.

On roule ensuite les bords longitudinaux des draps fanons ainsi que les extrémités des bandelettes autour des attelles, pour transporter plus facilement l'appareil.

APPLICATION DE L'APPAREIL. — Le malade étant dans son lit, deux aides saisissent la jambe fracturée et procèdent à l'extension et à la contre-extension; pendant ce temps, le chirurgien engage l'appareil de Scultet sous la jambe et en déroule les diverses pièces; l'axe du membre doit être perpendiculaire à la direction des bandelettes.

L'extension et la contre-extension seront continuées pendant toute la durée de l'application de l'appareil; un troisième aide secondera le chirurgien dans l'arrangement des pièces de l'appareil.

On mouille légèrement les bandelettes; l'appareil est disposé de façon que les bandelettes soient posées des extrémités du membre vers sa racine. Le chirurgien saisit le chef externe de la bandelette la plus inférieure; un aide saisit le chef interne de la même bandelette et la tend; le chirurgien enroule obliquement cette bandelette en contournant le membre et vient l'arrêter sur le côté interne de la jambe en relevant soigneusement le bout excédent de la bandelette, de façon à ne pas faire de plis; l'aide applique le chef interne de la même façon et vient l'arrêter sur le bord externe de la jambe.

Fig. 271. Appareil roulé.

Par-dessus cette première bandelette est appliquée la seconde de la même manière, et ainsi de suite des autres; toutes ces bandelettes s'imbriquent comme les tuiles d'un toit. Si on a procédé avec régularité, tous les bords des bandelettes sont parallèles et forment avec l'axe du membre un angle de 45°, la compression exercée par ces bandelettes est aussi forte et aussi régulière que celle que donne un bandage roulé.

Les bandelettes étant disposées, on s'occupe alors de l'application des attelles. Le chirurgien et l'aide roulent chacun une attelle dans le bord du drap fanon qui leur correspond, jusqu'à ce qu'ils se soient rapprochés de deux travers de doigt du membre. Pour y arriver plus sûrement, on prend la mesure en plaçant d'abord l'attelle parallèlement au membre et à deux travers de doigt de distance, puis on la fait tourner jusqu'au bord du drap fanon, et on la ramène en la comprenant dans les plis successifs de l'étoffe. Entre les attelles et le membre, on place des coussins de balle d'avoine, la balle doit être chassée dans les points où l'attelle est le plus éloignée du membre, afin de rendre la compression uniforme. On met un troisième coussin sur la face antérieure de la jambe et par-dessus on place l'attelle correspondante. On cesse alors l'extension et la contre-extension.

Ceci fait, on fixe les attelles par un certain nombre de rubans ou de liens entourant tout l'appareil. On soutient le pied avec une compresse longuette dont les chefs se croisent sur la face dorsale et viennent s'arrêter sur les côtés de l'appareil où on les fixe avec des épingles.

On place enfin par-dessus le membre un cerceau pour soutenir les couvertures, et par-dessous un coussin assez épais.

* *

Le séjour d'un membre fracturé dans une gouttière ne saurait être que provisoire, il faut sans tarder procéder si possible à un examen radiographique, puis appliquer un appareil définitif.

* *

Application de l'appareil définitif. — Le traitement d'une fracture comprend : 1° La réduction de la fracture, 2° la contention de la fracture, 3° la restauration des fonctions du membre.

Bien soigner et bien guérir une fracture est un problème chirurgical des plus difficiles ; nous n'avons pas l'intention de l'aborder ici dans toute sa complexité, nous voulons simplement poser les principes généraux et tracer la description des principaux appareils, renvoyant aux traités complets de chirurgie pour plus amples détails.

RÉDUCTION DE LA FRACTURE. — Presque toujours en cas de fracture on constate une déviation d'un segment du membre, il est nécessaire, il est indispensable de remettre le membre en bonne attitude, faute de cette précaution le résultat sera déplorable.

Cette réduction est toujours très douloureuse, la contracture des muscles créé un obstacle souvent insurmontable. Aussi pour, obtenir une bonne réduction il est le plus souvent nécessaire d'*endormir* le sujet.

En principe, il faut réduire et immobiliser le plus tôt possible dans l'appareil définitif. Cette règle ne souffre qu'une exception, c'est le cas où il y a un gonflement considérable du membre fracturé; ce gonflement met d'ordinaire plusieurs jours à se produire, la meilleure manière de l'éviter c'est d'immobiliser avant qu'il se soit produit; néanmoins, si vous êtes appelé quand le gonflement existe déjà, il est préférable d'attendre sa diminution pour réduire et immobiliser. Avant de réduire une fracture et d'appliquer un appareil qui doit rester en place une à 4 semaines, il faut laver soigneusement le membre, le frictionner à l'alcool ou à l'eau de Cologne, le soupoudrer de poudre de talc.

S'il existe des phlyctènes, il faut, après nettoyage du membre, les crever avec une pointe flambée, appliquer une compresse stérilisée.

En tout cas, il est préférable de ne pas appliquer le plâtre à même sur la peau, car les poils s'incorporeraient à l'appareil, et au moment de l'ablation du plâtre l'arrachement des poils serait extrêmement douloureux, il est bon d'envelopper le membre tout entier avec une bande de crêpe Velpeau, en prenant soin de ne pas faire de plis. Avant la réduction, il est utile de se procurer une radiographie du membre lésé pour se rendre compte de la direction des fragments osseux.

Pour pratiquer la réduction deux aides, le plus souvent, sont nécessaires, l'un fait l'extension, l'autre la contre-extension, leur traction doit être, en général, dirigée dans l'axe du membre, de façon à détruire le chevauchement, et à cette traction dans l'axe, s'ajoutent des mouvements imprimés par le chirurgien, dont les deux mains, appliquées au niveau du siège de la fracture suivent et dirigent le travail de réduction.

Pour apprécier les déviations d'un membre fracturé et pour bien le placer soit dans une gouttière soit dans un appareil plâtré il est nécessaire de connaître l'axe des membres.

L'axe de l'avant-bras est une ligne droite prolongeant l'axe du médius, passant au milieu de l'articulation radio-carpienne et aboutissant un peu en dedans du milieu du pli du coude.

L'axe du membre inférieur est une ligne droite partant du centre articulaire coxo-fémoral qui, sur le devant, répond au milieu du pli de l'aine, passant au genou, un peu en dehors du milieu de la rotule, finissant au milieu de l'articulation du cou-de-pied (V. fig. 272, FS.) Une autre ligne très importante à connaître est la suivante : en regardant le membre inférieur tout entier on doit voir, sur une même ligne, l'épine iliaque antéro-supérieure, le bord externe de la rotule, l'espace compris entre le premier et le deuxième orteil.

Fig. 272. — Points de repère du squelette et axes des membres.

CONTENTION DE LA FRACTURE. — Pendant les manœuvres de réduction, un aide prépare l'appareil, dès que la réduction est obtenue on applique l'appareil, et on le fixe dans la situation qu'il doit occuper ; s'il s'agit d'un appareil plâtré on enroule sur lui une bande de toile qui absorbe l'excès d'humidité. Généralement le chirurgien, confiant à l'aide le soin de rouler la bande, s'attache surtout à maintenir le membre dans une bonne position tant que le plâtre n'est pas pris.

Surveillance de l'appareil. — Quand la prise du plâtre est effectuée, on déroule la bande de toile, on régularise les bords du plâtre, on coupe la bande de crêpe au ras, on maintient l'appareil en place par des circulaires de bandes appliquées en 2, 3 ou 4 endroits différents.

On fait faire la *radiographie* du membre pour voir si la coaptation des fragments est suffisante. Les rayons X sont à l'heure actuelle indispensables au traitement d'une fracture.

Il faut surveiller le malade, rectifier chaque jour ce qui peut être défectueux.

Ablation de l'appareil. — A une date variable suivant l'os fracturé on enlève l'appareil ; puis on pratique du massage et on fait exécuter une gymnastique raisonnée pour amener la restauration intégrale des fonctions du membre (voir chap. x).

APPAREILS PLATRÉS

Les appareils plâtrés sont fondés sur les propriétés que présente le plâtre de durcir après hydratation.

Indications. — Les appareils plâtrés sont indiqués toutes les fois qu'il s'agit d'immobiliser un membre ou un segment de membre. Pour les fractures on emploie les attelles plâtrées. Dans leur application une des questions principales est de modeler le platre sur les saillies osseuses, seuls points fixes capables de maintenir indéfiniment les rapports exacts de l'appareil et du membre.

Objets nécessaires. — Pour construire un appareil plâtré, il faut se munir d'une certaine quantité de plâtre, de la tarlatane, des bandes de toile, des attelles.

Le *plâtre* sera du plâtre de modeleur, frais, non éventé.

La *tarlatane* devra être pliée de façon à présenter de douze à quinze épaisseurs, et sera taillée suivant le membre à recouvrir.

Pour découper la tarlatane on fait d'abord un *patron*, c'est-à-dire on enveloppe le membre sain d'une feuille de tarlatane, on la modèle sur le membre et on coupe tout ce qui dépasse les régions à envelopper par l'appareil. Il faut tenir compte dans ce découpage du retrait du plâtre : il faut donner aux diverses dimensions un travers de doigt en plus. Ce patron est reporté sur la pièce de tarlatane plié en douze ou quatorze épaisseurs, qui sera découpée sur ses dimensions. L'attelle une fois découpée, on en coud les diverses épaisseurs par un surjet rapide fait, à grands points, le long des bords.

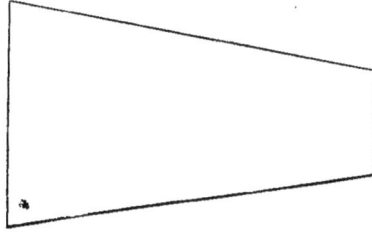

Fig. 273. — Taille d'un appareil plâtré pour immobiliser le genou.

Les bandes de toile devront être assez nombreuses. Quatre bandes de 10 mètres ne sont pas de trop pour un appareil de jambe.

Les attelles sont des lames de bois assez fortes, larges d'environ deux travers de doigt, arrondies à leurs extrémités. A défaut d'attelles spéciales, il est facile d'en confectionner.

Précautions à prendre. — Le sol de la *chambre du malade* sera, autour du lit, protégé par des alèzes, des toiles placées par terre. De même le *lit* sera protégé par une alèze placée sous le membre à plâtrer.

Le membre blessé sera lavé, ; s'il y a lieu le pansement sera appliqué.

On aura soin de réunir un certain nombre d'*aides,* deux aides au moins sont indispensables.

Pour notre description de l'application d'un appareil plâtré, nous considérons l'appareil plâtré le plus simple, l'appareil destiné à immobiliser le genou : cet appareil se compose d'une gouttière postérieure recouvrant les trois quarts postérieurs de la cuisse et de la jambe, remontant jusqu'au tiers supérieur de la cuisse. Les seize épaisseurs de tarlatane seront taillées en conséquence en forme de trapèze.

Application de l'appareil. — Tous les préparatifs étant faits, pendant qu'un aide gâche le plâtre, le chirurgien enduit le membre blessé d'huile ou de vaseline on enroule une bande de crépon pour empêcher l'adhérence des poils au plâtre, ce qui serait une cause de douleur au moment de l'ablation. Il fait la réduction de la fracture et la maintient réduite.

Le plâtre est mélangé avec l'eau dans un vase. On met en général parties égales d'eau et de plâtre ; mais l'habitude rend inutile les mesures ; on met la quantité d'eau nécessaire et on ajoute

Fig. 274. — La lame de tarlatane est appliquée sous la jambe.

du plâtre jusqu'à ce que l'on ait par le mélange une bouillie de consistance crémeuse.

On plonge dans la cuvette la lame de tarlatane ; on la roule dans la bouillie ; on la malaxe ; on l'imprègne bien ; au sortir, on la presse entre les deux mains pour enlever l'excès de plâtre ; on l'applique sur une table où on la lisse avec le plat de la main

Fig. 275. — Enroulement de la bande de toile.

de façon qu'elle soit bien unie. Si la pâte est trop claire, on ajoute un peu de plâtre en poudre sur la surface de l'attelle.

On porte au-dessous du membre la lame de tarlatane, on l'applique à la face postérieure du membre, un aide la tient au niveau de la cuisse, on enroule la bande de toile, en commençant par le pied, et on remonte jusqu'à la partie supérieure en faisant des renversés. Quand on a enroulé deux couches de bandes sur toute la longueur de l'appareil, on met une *attelle de bois* en arrière pour éviter que le malade ne plie la jambe ; par-dessus cette attelle on enroule une autre bande. L'appareil est alors terminé ; il faut mettre le membre du malade sur un coussin, de façon que le pied soit plus élevé que la racine de la cuisse, le coussin devra s'arrêter au-dessus du talon.

Au bout d'un quart d'heure environ le plâtre est pris, cette *prise* du plâtre se traduit par la chaleur.

On déroule les bandes de toile, on enlève l'attelle de bois.

Fig. 276. — Application d'une attelle de bois à la partie postérieure du membre.

Avec des ciseaux on arrondit les angles du plâtre, on enlève ce qui pourrait être excédent.

Il ne reste plus qu'à mettre des lacs, ou des tours de bande de gaze sèche en certains points pour empêcher le plâtre de se desserrer ; on met un tour de bande au-dessus des malléoles, un autre au niveau de la partie supérieure du tibia, un troisième au niveau de la cuisse, et l'on maintient le pied élevé par un coussin placé sous la région du mollet.

Soins consécutifs. — Les appareils plâtrés peuvent être la cause de sphacèle : 1° ou bien par les angles, les bords plus ou moins coupants de l'appareil, particulièrement aux points où les parties molles sont peu épaisses, sur les os, les tendons ; 2° ou bien par étranglement circulaire arrêtant la circulation veineuse. Une surveillance attentive fera éviter sans peine ces accidents.

Cette surveillance sera journalière ; tous les matins le chirurgien vérifiera l'état du membre ; il veillera à ce que le pied soit maintenu élevé au-dessus du plan du lit, ou que les couvertures ne pèsent pas sur le pied et soient maintenues par un cerceau ; si le plâtre blesse par ses bords, le chirurgien avec des pinces coupera les parties blessantes, les garnira de coton ; si l'appareil est devenu trop lâche par suite de la disparition de l'œdème du membre, le chirurgien le resserrera par quelques tours de bande et au besoin le remplacera.

*
* *

Gouttière pour le pied, la jambe. — La gouttière pour le pied
et la jambe doit remonter au-dessus du genou, jusqu'à mi-cuisse :
on peut la faire de deux façons : 1° gouttière postérieure à incisions malléolaires ; 2° attelle postérieure avec étrier.

Les attelles seront faites avec quatorze épaisseurs de tarlatane.

La *gouttière postérieure avec incisions malléolaires* devra
envelopper les trois quarts de la circonférence du membre ;
elle aura une
forme de tra-
pèze, et au
point qui doit
correspon-
dre au cou-
de-pied deux
incisions se-
ront faites.

Fig. 276. — Modèle de gouttière postérieure à incisions malléolaires.

Pour l'appli-
quer, on l'étale d'abord sous le membre ; un aide maintient
l'extrémité supérieure, le chirurgien fait tenir le pied à angle
droit ; il applique soigneusement la portion plantaire de façon
qu'elle vienne recouvrir l'extrémité inférieure de la gouttière et
que les deux portions se soudent solidement.

Pour que le membre soit en bonne position, il faut que le pied

Fig. 277. — Application de la gouttière.

soit à angle droit sur la jambe, et que l'épine iliaque antéro-supérieure, le bord externe de la rotule, l'espace compris entre
le premier et le deuxième orteil, soient sur la même ligne.

Dès que l'on a appliqué deux épaisseurs de bande fixatrice, on
place une attelle de bois à la partie postérieure du membre, de

façon que le plâtre ne soit pas exposé à être cassé au niveau du pli du genou si le malade fait des mouvements. Dès que le plâtre est pris on peut enlever les bandes de toile ; on s'assure que la peau n'est blessée en aucun point, et on enroule autour du membre une bande de gaze souple, très peu serrée, pour maintenir le plâtre absolument appliqué.

On peut mettre une attelle de Dupuytren pendant que le plâtre sèche (voir p. 493).

L'attelle postérieure avec étrier se compose de deux parties : une attelle postérieure analogue à la précédente, mais moins large et sans incisures ; une attelle latérale de la largeur d'une paume de main environ, assez longue pour partir de la partie

Fig. 278. — Attelle postérieure avec étrier.

moyenne de la cuisse, passer sous la plante du pied et revenir de l'autre côté au niveau de départ.

Cet appareil s'applique d'une façon analogue à celle du précédent. On place d'abord l'attelle postérieure, puis on installe l'étrier de façon qu'il s'applique bien sur l'attelle postérieure, qu'il la recouvre, et fasse corps avec elle.

La même règle d'application d'une attelle de bois, en manière de soutien, doit être observée.

Attelle du coude. — Pour être convenablement immobilisé, un coude doit être maintenu fléchi, de façon que l'avant-bras forme avec le bras un angle droit, le pouce étant dirigé en haut.

L'attelle du coude sera appliquée à la face postérieure du bras et de l'avant-bras ; elle devra aller de la région deltoïdienne jusqu'au niveau du poignet qu'elle laissera libre ; elle devra embrasser les trois quarts postérieurs de la circonférence du membre.

Une attelle du coude est taillée en forme de trapèze : au niveau du pli de flexion elle présente deux incisions dessinant de chaque côté un triangle ; les triangles, au moment où l'avant-bras sera mis à angle droit sur le bras, seront appliqués sur les deux parties principales qu'elles renforceront en ce point.

La longueur du trapèze devra être celle du bras et de l'avant-bras ; la grande base du trapèze mesurera la circonférence du bras, la petite base mesurera la circonférence de l'avant-bras au poignet.

Pour l'appliquer, le coude étant fléchi, on étale la gouttière à la face postérieure du membre, on rabat les petites surfaces

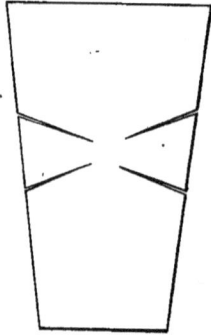

Taille de l'appareil.   Appareil appliqué.

Fig. 279. — Attelle de coude.

triangulaires sur les autres parties et on enroule la bande de toile en commençant par le poignet. Au niveau du coude, pour assurer la bonne position de l'avant-bras sur le bras, il est bon de faire passer quelques tours de bande en huit de chiffre allant directement du bras sur l'avant-bras.

Pendant que le plâtre sèche, l'avant-bras est maintenu par une écharpe.

Dès que le plâtre est pris, on déroule la bande de toile et on la remplace par quelques tours de bande moyennement serrés à l'avant-bras et au bras.

Appareil pour l'avant-bras. — Pour immobiliser l'avant-bras fracturé, on se sert le plus souvent d'une gouttière plâtrée appliquée soit à la face antérieure, soit à la face postérieure de l'avant-bras. Hennequin préconise un appareil engainant presque complètement le segment de membre.

Cet appareil est constitué par douze à quinze épaisseurs de

tarlatane taillées en forme de quadrilatère irrégulier (fig. 280).
La longueur mesure la distance qui sépare le pli du coude du
pli palmaire transversal, la grande largeur égale la circonférence
de l'avant-bras vers le pli du coude, la petite largeur est un peu
supérieure à la longueur du pourtour de la main. Sur la ligne
médiane de ce quadrila-
tère, à 2 centimètres du
bord, est pratiquée une
ouverture ovalaire destinée
à donner passage au pouce.

L'*attelle plâtrée palmaire*
va également du pli du
coude au pli transversal

Fig. 280. — Attelle de Hennequin pour les
fractures de l'avant-bras.

palmaire, pli de flexion des articulations métacarpo-phalangien-
nes ; elle doit embrasser un peu plus de la demi-circonférence
de l'avant-bras ; elle est donc taillée en forme de trapèze allongé,
une encoche est faite pour livrer place au pouce. On applique
cette attelle sur l'avant-bras fléchi à angle droit sur le bras et
placé dans une attitude intermédiaire entre la pronation et la
supination, la main légèrement inclinée du côté du cubitus.
Cette position doit être maintenue pendant toute la durée de des-
sication du plâtre.

APPAREIL DE HENNEQUIN POUR FRACTURES
DU BRAS

Pour les fractures de l'humérus, quel que soit le niveau de la
fracture, l'appareil classique est l'appareil de Hennequin.

Cet appareil, embrassant le moignon de l'épaule et l'avant-bras,
représente un cylindre creux dans lequel on aurait pratiqué une
fenêtre ovalaire allant du milieu de la face antérieure du deltoïde
à la face postéro-supérieure de l'avant-bras. L'extrémité supérieure du cylindre à section oblique représente une sorte d'anneau embrassant tout le moignon de l'épaule, son extrémité inférieure à section également oblique embrasse la partie supérieure
de l'avant-bras.

La technique de l'application de l'appareil est la suivante :

1° On fait asseoir le blessé sur le bord de son lit ou sur une
chaise.

2° Il faut alors appliquer sur la main, l'avant-bras et l'extrémité inférieure du bras, un bandage ouaté compressif, fléchir
l'avant-bras à angle droit et le maintenir dans cette
position à l'aide d'une bande allant du poignet à la
nuque.

3° La contre-extension est faite par une bande
allant de l'aisselle à un point fixe ; l'extension à est
faite l'aide d'un bande embrassant l'extrémité infé-
rieuredu bras et se croisant sur l'extrémité antéro-
supérieure de l'avant-bras ; un poids de 2 kilogrammes est attaché à l'extrémité pendante des deux chefs.

Fig. 281.

4° On fait une attelle composée de seize feuilles de
tarlatane de 1 mètre de longueur, ayant pour largeur la
circonférence du bras prise à sa partie moyenne, on pratique
deux échancrures, l'une supérieure, profonde de 15 à 20 centimètres, l'autre inférieure, profonde de 45 à 50 centimètres séparée de la première par un espace plein d'une
hauteur de 22 à 26 centimètres (fig. 281). On
réunit les feuilles de tarlatane par quelques
points de gros fil et on les plonge dans
du plâtre gâché.

5° Pour appliquer l'appareil on passe l'attelle déployée et tenue par les chefs supérieurs
entre le bras fracturé et le thorax, on engage
l'échancrure supérieure dans l'aisselle, les
chefs supérieurs sont ramenés sur le moignon
de l'épaule où ils se croisent en X, la partie
pleine de l'appareil embrasse le bras ; l'é-
chancrure inférieure est amenée sur la face
antéro-supérieure de l'avant-bras fléchi, autour duquel s'enroulent en sens contraire les
chefs inférieurs qui se réunissent au niveau

Fig. 282. — Suspension
de Hennequin.

de l'apophyse styloïde du cubitus après s'être croisés deux fois.

6° On enroule une bande sèche de bas en haut pour mouler
l'appareil sur le membre.

Après 15 ou 20 minutes d'attente, on enlève l'extension, la
contre-extension et la bande roulée ; on soutient le bras par une
écharpe ordinaire (v. fig. 282).

Cet appareil peut être utilisé non seulement dans les fractures du tiers inférieur de l'humérus, mais aussi dans les fractures du tiers moyen et du tiers inférieur. Il n'oblige pas les malades à garder le lit ou la chambre.

Il doit être laissé en place jusqu'au moment où on juge le cal assez résistant. D'ordinaire 35 jours suffisent pour la consolidation.

APPAREIL DE DUPUYTREN

L'appareil de Dupuytren était destiné aux fractures du péroné compliquées de luxation du pied en dehors ; il avait pour but de refouler le pied en dedans.

Pour l'appliquer, il faut un coussin, une attelle de bois, des bandes. Le coussin, en balle d'avoine, doit avoir environ 70 centimètres de longueur sur 9 centimètres d'épaisseur ; l'attelle doit mesurer 50 centimètres de longueur et doit être faite de bois peu flexible.

Le coussin, replié sur lui-même en forme de coin, est appliqué sur le côté interne du membre fracturé, sa base dirigée en bas appuie sur la

Fig. 183. — Appareil de Dupuytren.

malléole tibiale. L'attelle longe le coussin, le dépasse, et se prolonge à 10 ou 12 centimètres au-dessous du bord interne du pied. Attelle et coussin sont fixés par une bande à la partie supérieure de la jambe.

L'attelle laisse ainsi entre elle et le pied un intervalle de 8 à 10 centimètres. Il s'agit de ramener le pied contre l'attelle. « Pour cela, on y fixe le chef d'une deuxième bande, et ensuite celle-ci est dirigée successivement de l'attelle sur la face supérieure du pied, sur son bord externe, sous sa plante, sur l'attelle, puis de celle-ci sur le cou-de-pied et sous le talon, pour revenir encore sur l'attelle et continuer de la même manière jusqu'à ce que toute la bande soit employée. En embrassant ainsi dans les mêmes cercles, que l'on raccourcit à volonté, l'attelle et le cou-de-pied, l'attelle et le talon, alternativement, le pied se trouve dans une adduction telle que son bord externe devient inférieur, sa plante est dirigée en dedans et son bord interne en haut. Or, à mesure que le pied cède à l'action de cet appareil, le tibia, pressé par la base du coin que représente le coussin et sur laquelle tout l'appareil prend un appui, est repoussé en dehors ainsi que l'astragale.

Le fragment inférieur du péroné, chassé supérieurement par le tibia, attiré inférieurement par les ligaments latéraux externes, exécute sur le bord externe de l'astragale un mouvement de bascule, par lequel il est ramené à sa situation naturelle. »

Cet appareil de Dupuytren est rarement employé seul, car il se relâche trop facilement. On l'applique quelquefois sur une gouttière plâtrée pendant que le plâtre sèche.

APPAREIL DE TILLAUX POUR FRACTURES DE CUISSE

L'appareil à extension[1] de Tillaux, pour fractures de cuisse, est un appareil simple, d'une application facile, et donnant de bons résultats.

Objets nécessaires. — Pour l'appliquer, il suffit de se procurer une corde, des poids, une poulie, des bandelettes de diachy-

Fig. 284. — Appareil de Tillaux appliqué. Sous le tendon d'Achille on a mis un petit coussin d'ouate ; les pieds du lit sont soulevés.

lon, 7 ou 8 bandelettes de 3 centimètres de largeur environ. Les bandelettes auront les unes le double de la longueur du membre, les autres, plus courtes, seront destinées à faire des circulaires autour de la jambe et de la cuisse. La poulie peut être remplacée par un segment de manche à balai.

---

1. L'idée de l'extension continue pour le traitement des fractures des membres nférieurs est du reste fort ancienne ; elle paraît remonter à Hippocrate.

« J'attache au pied un poids de plomb passant la corde sur une petite poulie, desorte qu'il tiendra la jambe en sa longueur » (GUY DE CHAULIAC).

Le malade, couché sur un lit de fer de préférence, devra reposer sur un plan un peu résistant. En cas de nécessité, à la campagne, un lit de bois peut suffire, mais il faut alors pratiquer un trou au bois de lit, à la hauteur du matelas, pour donner passage à la corde.

Application de l'appareil. — Pour appliquer l'appareil, on commence par coller directement sur la peau du membre blessé une bandelette de diachylon qui suivra la face externe du membre, passera en étrier sous le talon, remontera sur la face interne jusqu'à un niveau un peu inférieur à celui de la fracture. Cette bandelette sera fixée en divers points du membre : au-dessus du cou-de-pied, au niveau de l'extrémité supérieure du tibia, au-dessus du genou, par un ou plusieurs circulaires de bande de diachylon. On applique à ce moment une autre bandelette longitudinale suivant un trajet parallèle au trajet de la première, on la fixe comme la précédente par des circulaires de la bande de diachylon, et on continue ainsi jusqu'à ce que 4 ou 5 bandelettes longitudinales soient collées sur les côtés du membre, parallèlement à sa longueur, et soient maintenues par trois zones de circulaires. Ces bandelettes longitudinales ne *doivent pas remonter au-dessus du niveau de la fracture.*

Ceci fait, on engage transversalement sous les bandelettes, au niveau de la plante du pied, une petite planchette destinée à empêcher le frottement des bandelettes sur les malléoles ; à cette planchette, collée contre les bandelettes, est fixée une corde qui vient se réfléchir sur la poulie, un peu au-dessus du niveau du matelas, et qui supporte un poids de 3 kilogrammes environ.

Pour avoir une contre-extension par le poids du corps, on élève

---

DIACHYLON. — Le diachylon résulte de l'application sur des toiles d'un emplâtre formé ainsi qu'il suit :

Litharge pulvérisée.	620 grammes
Axonge.	620 —
Huile d'olive.	620 —
Eau.	1 250 —
Cire jaune.	120 —
Poix blanche.	120 —
Térébenthine de mélèze.	120 —
Gomme ammoniaque.	100 —
Galbanum.	50 —
Essence de térébenthine.	50 —

les pieds du lit à l'aide de deux briques et on ne laisse au malade qu'un seul oreiller.

Le blessé, muni de cet appareil, peut mouvoir librement son membre sain, soulever le siège pour satisfaire ses besoins.

Précautions. — Le pied, dans les cas de fracture de cuisse, est toujours en *rotation externe* exagérée, il faudra veiller à le placer et à le maintenir dans la rectitude.

Le frottement du talon sur le plan du lit est une cause de douleur ; il sera bon de placer un très petit coussinet d'ouate au niveau du tendon d'Achille, de manière que le talon porte à faux.

On vérifiera chaque jour l'état du blessé, on redressera le pied qui tend toujours à revenir en rotation externe, on veillera à ce que les couvertures n'entravent point la traction de la corde, et que les bandelettes de diachylon ne se décollent point.

Si le sujet est très musclé, le poids de traction sera augmenté de 1 ou 2 kilogrammes.

Vers le quarantième jour, le blessé peut se lever et marcher avec des béquilles.

APPAREIL DE HENNEQUIN POUR FRACTURES DE CUISSE

L'appareil de Hennequin est le plus employé de tous les appareils pour fractures de cuisse.

Pour appliquer une extension continue dans de bonnes conditions, il faut, dit Hennequin, que la traction 1° prenne ses points d'appui sur le squelette du segment mobile ; 2° soit dirigée dans l'axe du membre ; 3° soit assez puissante pour vaincre toutes les résistances actives et passives ; 4° soit tolérable et inoffensive, par conséquent réduite à son minimum ; 5° ne prenne ses points d'appui que sur des régions abondamment pourvues de tissus mous.

Objets nécessaires. — Pour réaliser ses indications, Hennequin se sert d'un appareil qui se compose :

1° D'une petite gouttière métallique pour la cuisse, et dont il existe divers modèles de tailles différentes. Cette gouttière est inutile dans les cas de fracture du col fémoral ;

2° De serviettes cylindrées ou en toile roide, deux serviettes si on se sert de la gouttière ;

3° De deux bandes, en toile neuve autant que possible, de 10 à 14 mètres de longueur sur 5 centimètres de largeur ;

4° D'une livre d'ouate, divisée en rouleaux de 20 centimètres de largeur ;

5° D'une corde de 1^m,50 de longueur, se réfléchissant sur une poulie ou tout autre corps (bobine, bâton arrondi et poli);

6° De corps pesants d'un poids connu.

On emploie dans les hôpitaux un poids de forme olivaire composé de disques de 1 kilogramme et de 1/2 kilogramme, traversés par la cordelette.

Fig. 285. — Gouttière pour cuisse.

Sa forme allongée cylindro-conique lui permet de descendre et de monter sans frotter, sans buter contre les barres du lit et sans s'y accrocher.

Hennequin utilise de préférence une poulie-bobine à longues branches qui maintiennent le poids à une certaine distance du dossier du lit, évitant ainsi les frottements, les secousses et les arrêts. La largeur et la profondeur de la gorge de la poulie donne la possibilité d'une traction oblique sans que la cordelette grippe sur les crêtes de la gorge et sur les angles aigus des branches qui la supportent.

Une des serviettes est pliée en cravate, de façon à former un lais extenseur large de 4 travers de doigts et long de 1 mètre environ.

Fig. 286. — Appareil de Hennequin appliqué.

L'autre serviette, pliée en double, est étalée dans l'intérieur de la gouttière ; elle dépassse cette gouttière en haut et en bas et se moule sur elle ; après l'avoir dédoublée, on dispose sur la partie qui correspond au fond de la gouttière une couche d'ouate assez épaisse. Ramenant alors par-dessus la ouate le côté dédoublé de la serviette, on a une sorte de matelas qui tapisse tout le fond de la gouttière ; sur les bords de la gouttière pendent les côtés de la serviette.

On mesure le membre, puis, après avoir dégagé le drap de dessous du lit, on *découd le bord du matelas* depuis son angle inférieur jusqu'à un travers de doigt au-dessous du niveau répondant au creux poplité du membre lésé. La bourre du matelas est enlevée dans cette étendue sur une largeur de 25 à 30 centimètres. La bourre qui dépasse cette ligne transversale est refoulée en haut de façon à donner plus d'épaisseur et de rigidité à la portion du matelas sus-jacente destinée à supporter la cuisse malade dans la gouttière. Les deux toiles du matelas sont réunies par une couture ou à l'aide d'épingles de nourrice ; il en résulte un espace vide quadrilatère où se logera la jambe fléchie.

Application de l'appareil. — Un aide placé au pied du lit saisit par le pied le membre blessé et le soulève en exerçant une traction modérée. Le chirurgien applique sur le pied, la jambe et la partie inférieure de la cuisse, un pansement ouaté maintenu par une bande de tarlatane ; un bandage compressif bien fait a une épaisseur de 2 travers de doigt et conserve la forme du membre ; la pression exercée par les bandes sera modérée : trop forte, elle déterminerait un engourdissement douloureux, blesserait les téguments au niveau des saillies osseuses ; trop faible, elle n'empêcherait pas l'œdème des parties déclives.

A ce moment on place le lacs extenseur. Pour cela on applique la partie médiane sur la face antérieure de la cuisse, au-dessus de la rotule, on en croise les chefs en arrière, au niveau du mollet, et on les ramène en avant où on les noue l'un à l'autre. La serviette cravate décrit ainsi un 8 de chiffre dont l'anneau supérieur embrasse l'extrémité inférieure de la cuisse, dont l'anneau inférieur embrassant la partie inférieure de la jambe transmet la traction au squelette de la jambe, à travers le bandage ouaté et les muscles du mollet.

La gouttière garnie est glissée sous la cuisse ; la jambe est fléchie, le talon vient dans l'échancrure du matelas reposer sur le plan du sommier.

Au niveau des nœuds de la serviette-cravate, est fixée par une de ses extrémités la corde à traction, qui vient se réfléchir sur la poulie, au niveau du pied du lit, descend verticalement et reçoit à son extrémité un poids de 2 ou 3 kilogrammes.

La traction est établie. Il suffit de disposer de l'ouate dans la gouttière pour bien entourer la cuisse et bien remplir la gouttière, puis on ramène par-dessus l'ouate un des bords de la serviette, on place une attelle de 35 centimètres de longueur, par-dessus la ouate, au-devant de la cuisse, on étale l'autre bord de la serviette et on boucle les lais de la gouttière. L'appareil est terminé. Le malade peut s'asseoir et rester assis, les mouvements du tronc sont faciles et ne gênent nullement la fracture.

Si le talon frotte sur le sommier, on place un rouleau d'ouate ou un coussinet sous le tendon d'Achille.

Surveillance de l'appareil. — Tout appareil pour fractures doit être surveillé. Après avoir placé un appareil de Hennequin, il faut s'assurer : 1° que la traction s'exerce d'une façon efficace, que les poids de la corde ne s'embarrassent pas dans les couvertures ;

2° Que le membre soit dans une bonne attitude ; si le membre se place en rotation externe, il faut fixer la corde en dehors du nœud de la serviette faisant lacs extenseur ; si le membre se place en rotation interne, il faut fixer la corde en dedans du nœud de la serviette.

3° Tous les deux jours on ajoutera 1 kilogramme au poids initial, de façon que le poids de traction soit constitué par un poids de 4 kilogrammes chez les adolescents et les femmes, de 5 kilogrammes chez les adultes de force moyenne, de 6 kilogrammes chez les hommes fortement musclés.

Ablation de l'appareil. — La durée moyenne du traitement est de cinquante jours ; au bout de ce temps, et même à partir du quarantième jour, on peut enlever l'appareil et permettre au malade de se mouvoir librement dans son lit ; entre le cinquantième et le soixantième jour le malade peut se lever.

EXTENSION CONTINUE CHEZ LES ENFANTS

L'extension continue est employée assez souvent chez les enfants : dans les cas de fracture du fémur, comme premier temps du traitement de la luxation congénitale, surtout dans le traitement de la coxalgie. Dans la coxalgie, l'appareil à extension con-

tinue amène, dans bon nombre de cas, une cessation rapide des
douleurs et répond, au moins en partie, à la grande indication
de mettre le membre dans une bonne position et de faire disparaître la contracture musculaire.

Desiderata à remplir. — La traction continue doit porter sur
tout le membre inférieur et *spécialement sur l'extrémité inférieur du fémur*. Des tractions exercées uniquement sur la jambe
ou le pied pourraient amener, si elles étaient très prolongées,
une laxité ultérieure des articulations du cou-de-pied, du genou, ou
des deux à la fois.

Si l'on fait l'extension continue au moyen de bandes de diachylon, il ne faut pas appliquer ces bandes directement sur la
peau ; le contact de l'emplâtre de diachylon pourrait causer des
excoriations sur les téguments sensibles de l'enfant.

Objets nécessaires. — Pour appliquer un appareil à traction
continue il faut se procurer les objets suivants :

Des poids. — Les poids les plus commodes sont des sacs de toile
forte remplis de sable ou mieux de grains de plomb. Ces poids
seront gradués suivant l'âge et la vigueur de l'enfant ; au-dessous de dix ans, on commence par un poids de 1 kilogramme,
pour arriver à un poids de 2 kilogrammes en moyenne ; si l'enfant
a plus de dix ans, le poids est augmenté et peut aller jusqu'à 3, 4
kilogrammes.

Une bande de diachylon. — La bande de diachylon doit avoir
une longueur telle que, repliée sur elle-même, elle dépasse légèrement l'extrémité du membre. Cette bande est doublée suivant
sa longueur, et à ses deux extrémités elle est fendue d'un coup
de ciseau, de manière à former deux chefs.

Une petite planchette rectangulaire, échancrée légèrement à
ses extrémités et munie d'un crochet fixé à son centre ; l'ouverture de la boucle du crochet regardera en bas. Cette planchette
appliquée au milieu de l'étrier formé par la bande de diachylon,
et sous le pied, a pour but de tenir éloignés les deux chefs de la
bande.

Une poulie pouvant s'adapter aux barreaux du lit (s'il s'agit d'un
lit de fer. A défaut de poulie on se servira d'une simple bobine
de fil que l'on fixera sur une tige résistante destinée à s'assujétir
aux barreaux du lit. Une poulie commode est celle qui est fixée

au milieu d'une planchette perforée et surmontée de deux crochets qui permettent de la suspendre à tous les lits.

Un corset présentant des sangles à fixation au niveau des épaulettes et au niveau de la partie externe du bord inférieur. Ce corset est destiné à maintenir l'enfant rigoureusement couché à plat et à produire par conséquent la contre-extension.

Le lit sera de préférence un lit en fer, et d'une largeur assez faible pour qu'il soit possible de donner à l'enfant les soins nécessaires. Ce lit sera garni d'une planche sur laquelle sera étendu un matelas mince recouvert d'un drap. Sous le siège de l'enfant, le drap sera protégé par un morceau de tissu imperméable recouvert d'une alèze pliée, disposition qui permettra de changer l'enfant toutes les fois qu'il sera souillé; il suffira de rouler l'alèze salie, de la faire passer sous le siège de l'enfant et de la remplacer par une alèze propre. A la tête de la planche sont fixées deux courtes sangles, terminées par des boucles de courroie; deux autres sangles semblables sont disposées au niveau du bassin de l'enfant. Ces quatre sangles se relient aux sangles du corset et servent à le maintenir appliqué contre la planche (fig. 292).

Un petit coussin de la dimension d'un in-octavo, destiné à être placé au niveau du tendon d'Achille.

Un cerceau pour soulever les couvertures.

Plusieurs rouleaux d'ouate.

Des bandes de toile ou de crépon.

Un morceau de tissu imperméable de la dimension d'un mouchoir et destiné à défendre la racine de la cuisse contre les inondations urinaires possibles.

Application de l'appareil. — Avant l'application de l'appareil à extension continue, un lavage soigneux du membre est utile ; ce lavage sera pratiqué à l'eau chaude et au savon et sera suivi d'une friction à l'alcool, sur les saillies osseuses on mettra une bonne couche de pâte d'oxyde de zinc. La toilette minutieuse du membre est une mesure de propreté et en même temps une mesure de défense contre les ulcérations.

L'enfant est muni de son corset par-dessus sa chemise et couché sur le matelas.

L'application de l'appareil commence par l'enroulement d'une

légère couche d'ouate sur toute la longueur du membre jusqu'à
la racine de la cuisse ;
cette ouate est fixée par
des tours de bande de toile
ou de bande de crépon ;
l'application de la bande
sur le cou-de-pied termi-
née, on recouvrira la
jambe, le genou et la
cuisse au moyen de circu-
laires et de renversés (fig.
287).

Fig. 287. — Le pied, la jambe et la cuisse sont recouverts d'ouate maintenue par une bande roulée ;
l'ensemble forme une véritable botte.

La ouate recouverte par
la bande forme une sorte
de botte remontant jus-
qu'au tiers supérieur de
la cuisse. Sur cette botte
on applique un étrier
formé de la bande de
diachylon portant en son
milieu la planchette (fig.
288). Les extrémités su-
périeures dédoublées, les
chefs de la bandelette de
diachylon, devront dépas-
ser le niveau supérieur de
la botte ouatée. On les
fixera par des tours de
bande passant d'abord sur
le chef interne, puis sur
le second, enfin sur les
deux chefs réunis et rabat-
tus en crochet (fig. 289
et 290).

Fig. 288. — Sur la botte on applique un étrier
de diachylon.

Fig. 289. — Les extrémités supérieures dédoublées
de la bande de diachylon sont fixées par des tours
de bande passant d'abord sur le chef interne.

Fig. 290. — On rabat en crochet l'extrémité de
la bande de diachylon et on termine l'enroulement de la bande.

Fig. 291. — L'enroulement de la bande est terminé.

A la planchette-étrier
est fixée, à ce moment,
la corde qui va se réfléchir
sur la poulie placée de

telle sorte que la traction sur le membre se fasse bien horizontalement. A la corde on suspend le sac de plomb formant poids.

L'appareil à extension continue est maintenant terminé (fig. 292). Il ne reste qu'à garnir la partie supérieure de l'appareil d'un tissu imperméable protecteur, à fixer à la planche les sangles du corset et à placer l'étroit coussin sous la partie inférieure de la jambe, de manière à éviter le frottement du talon sur le plan du lit.

Fig. 292. — Appareil à extension terminé. La planche où viennent se fixer les courroies du corset est recouverte d'un matelas sur lequel est couché l'enfant. La partie supérieure du bandage roulé de la cuisse est recouverte d'un imperméable.

Soins consécutifs. — De la surveillance de l'appareil dépendent tous les résultats qu'on peut en attendre : mal surveillé, l'appareil à extension le mieux appliqué ne tarde pas à ne plus remplir son office.

Le membre a toujours une tendance à se placer en rotation externe. Pour éviter cette mauvaise attitude du pied, on peut placer l'extrémité inférieure du membre dans une sorte de boîte destinée à maintenir le pied, tout en permettant l'extension continue.

Il faut veiller à ce que la traction se fasse bien dans le sens désiré, que ni la corde ni les poids ne s'embarrassent dans les couvertures, que l'enfant reste bien dans la situation horizontale. On ne défera les boucles qui fixent le corset que pour permettre à l'enfant de prendre ses repas, ou pour lui permettre d'aller à la garde-robe. Si l'enfant accuse une douleur en un point quelconque, il ne faut pas hésiter à défaire l'appareil et à vérifier s'il n'y a pas d'escarres, ce qui n'est pas exceptionnel, au niveau de la rotule ou du cou-de-pied.

Cette surveillance doit être minutieuse et de tous les instants ; elle exige beaucoup de dévouement de la part de la mère ou de la garde de l'enfant, et la difficulté des soins constitue une des raisons principales pour lesquelles les chirurgiens d'enfants restreignent de plus en plus l'emploi de l'appareil à traction continue.

CHAPITRE XXVI

APPAREILS PLATRÉS ORTHOPÉDIQUES
INDICATIONS ET TECHNIQUE GÉNÉRALE

On pourrait définir l'appareil plâtré orthopédique un appareil plâtré très solide assurant une immobilisation rigoureuse d'un membre tout en laissant la latitude de déplacer aisément le malade. Ces appareils s'adressent aux *affections chroniques* des membres.

Indications. — Leurs indications sont fréquentes dans la cure des difformités de l'enfance.

Si on intervient de bonne heure, dans les cas de *pied bot* congénital, on peut assez aisément arriver au redressement du pied par des manipulations, sous chloroforme, manipulations modelantes qu'on complète, s'il y a lieu, par une ténotomie du tendon d'Achille. Après chaque séance de redressement, il faut placer la jambe et le pied intéressé dans un appareil plâtré orthopédique qui maintient et consolide le degré de correction obtenu.

De même, dans la *luxation congénitale* du fémur, quand on a replacé la tête fémorale dans la cavité cotyloïde déshabitée, que l'on a contrôlé le résultat par les rayons X, on s'empresse d'immobiliser la cuisse en abduction par un bon appareil circulaire. On emploie également ce mode de contention après le redressement d'un *genu valgum* ou d'un *genu varum*.

La grande indication de l'appareil plâtré orthopédique est la TUBERCULOSE OSSEUSE.

L'APPAREIL PLATRÉ DANS LA TUBERCULOSE OSSEUSE. — En matière de tuberculose osseuse, la majorité des chirurgiens orthopédistes français se rallient à l'appareil plâtré, comme étant le meilleur moyen d'assurer l'immobilisation d'une jointure.

Le traitement d'une tuberculose osseuse doit être compris de la façon suivante :

Dans une première période d'activité de la maladie, on assure l'immobilisation du membre dans une position telle que sa fonction se trouve gênée au minimum si l'ankylose survient. Pour chaque articulation il y a une position de choix : le genou sera en extension, la hanche également, le pied à angle droit sur la jambe, le coude en demi-flexion, etc. Cette position une fois adoptée devra être rigoureusement maintenue, non seulement l'articulation ne doit faire aucun mouvement, mais elle ne doit supporter aucun poids, transmettre aucune force. L'enfant restera couché ; mais l'appareil plâtré permettra de déplacer le petit malade, de lui assurer les soins de propreté et les conditions d'hygiène nécessaires au rétablissement de sa santé ; grâce au plâtre, on pourra, sans inconvénient, porter l'enfant sur une chaise longue, ou le promener dans une voiture allongée. Cette première période dure six mois, un an et même davantage.

Dès qu'on supposera que le processus bacillaire est définitivement éteint, si le malade ne souffre plus, si on ne constate pas de tendance à la déviation, le malade pourra bénéficier d'un certain exercice, l'articulation lésée pourra, sans faire de grands mouvements, reprendre peu à peu son rôle de transmission du poids du corps.

Dans la dernière période, but et conclusion de tout le traitement, le membre reprendra peu à peu sa fonction, si l'ankylose n'est pas absolue, les mouvements articulaires sont récupérés d'une façon très prudente et très progressive.

Donc, en résumé, la thérapeutique des tuberculoses osseuses comporte trois étapes successives :

1° Période de repos absolu avec immobilisation rigoureuse de l'articulation dans le décubitus horizontal ;

2° Période où la marche est permise, l'immobilisation de l'articulation étant conservée ;

3° Période de récupération progressive des mouvements, suppression progressive de l'appareil.

Pendant les deux premières périodes, il faut maintenir un appareil plâtré.

Technique générale. — Comment doit-on faire un appareil plâtré ?

Pour assurer l'immobilisation d'une articulation malade, il ne suffit pas de mettre du plâtre autour du membre atteint, il faut connaître les conditions d'une bonne immobilisation et les appliquer d'une façon convenable, si on veut obtenir un appareil à la fois solide, léger, exactement moulé sur le corps.

Fig 293. — Manière de préparer des bandes plâtrées. La main droite de l'infirmière enroule la bande ; la main gauche fait pénétrer le plâtre dans les mailles du tissu.

Matériaux nécessaires. — Le meilleur *plâtre* à employer est le plâtre de Paris, le plâtre à mouler, il doit être bien tamisé, non éventé ; un bon plâtre doit prendre en 10 à 15 minutes.

La TARLATANE, la meilleure, pour la préparation des bandes plâtrées, est celle dont les mailles sont assez serrées (10 mailles par centimètre carré) et dont l'empesage assez léger ne supprime pas la souplesse. Si les mailles de la gaze étaient trop larges, elles ne retiendraient pas suffisamment la poudre de plâtre ; trop serrées, elles en retiendraient trop.

On trouve la gaze dans le commerce sous forme de pièces de 60 à 70 centimètres de largeur et de 10 à 30 mètres de longueur. La première préparation consistera à rouler ce tissu sur une longueur de 4 à 5 mètres, on fera ainsi un cylindre qu'on découpera en segments au moyen d'un couteau bien tranchant, la section devra être très nette pour que les bords ne s'effilochent point. Chaque segment devra avoir 6, 8 ou 10 centimètres de largeur, suivant la région du corps que l'on veut recouvrir d'un appareil. Pour certaines régions, la tête, le cou, le pied, la bande devra

être plus étroite (4 ou 5 centimètres de largeur), il faudra dans
ce cas lui donner moins de longueur, un rouleau de bande trop
volumineux laisse son centre s'énucléer lors du déroulement.

Certains chirurgiens conseillent de préparer les bandes plâtrées
en les déroulant et les enroulant dans un lait de plâtre au moment
de les utiliser; d'autres se contentent d'appliquer la bande à sec
sur le membre pendant qu'un aide les recouvre au fur et à mesure
d'un lait de plâtre, à la façon d'un maçon qui plâtre un mur. Ces
procédés sont défectueux, surtout le dernier; ils donnent des
appareils trop lourds, sans élégance, sans solidité. Nous préférons préparer les bandes à l'avance en les saupoudrant de

plâtre sec; on
n'humectera la
bande qu'au mo-
ment de son em-
ploi.

Pour cette pré-
paration, on dis-
pose une couche
de plâtre sur une
table recouverte
d'une alèze bien
sèche. On déroule
une certaine lon-
gueur de bande,
d'une main on en-

Fig. 294. — Plâtrage des bandes. Procédé des deux bouteilles.

roule à nouveau le tissu, pendant que l'autre main, par son bord
cubital, répartit le plâtre à sa surface, l'égalise et le fait pénétrer dans les mailles de la gaze. La tarlatane se trouve de cette
façon imprégnée de plâtre, tant par sa face inférieure qui se
déroule sur l'alèze que par la face supérieure où la main étale
la poudre. (V. fig. 293).

On peut également placer sur la bande qui se déroule un tas
de plâtre, une planchette maintenue par deux bouteilles égalise
la couche de plâtre pendant que de l'autre côté l'infirmière
enroule la bande plâtrée. (V. fig. 294).

L'enroulement doit être fait avec soin: si les tours sont trop
serrés, le tissu ne s'humecte pas assez facilement, si les tours sont
trop lâches, le centre du globe s'énucléerait trop aisément.

Chaque bande préparée à l'avance doit être enveloppée dans un morceau de papier et conservée dans une boîte de fer-blanc, bien close, placée à l'abri de l'humidité ; elle sera utilisée dans la huitaine si on veut que le plâtre prenne bien.

Préparatifs. — Le plâtre ne *devra pas être appliqué directement sur le corps*, car ses innombrables aspérités produiraient infailliblement des écorchures, des escarres. On recouvrira le corps de l'enfant d'un *maillot*, fait sur place avec de la ouatine, tissu de coton dont une face est plucheuse, ou constitué par un tricot fin exactement moulé sur le corps. Ce tricot se trouve dans les grands magasins de nouveautés, c'est un tissu de coton, un jersey. Pour mieux protéger les téguments, il est bon, surtout pour les appareils inamovibles, de mettre deux jerseys superposés : le superficiel adhérera au plâtre, le profond restera en contact avec la peau et la protégera, on constitue ainsi, par la superposition des deux tricots, un dispositif comparable à celui d'une séreuse.

Éviter les escarres doit être une des grandes préoccupations quand on édifie un corset orthopédique ; pour mieux protéger les saillies osseuses telles que épine iliaque, apophyses épineuses, il est bon de les recouvrir, avant de mettre le tricot, d'une bonne couche de pâte de zinc.

Au moment d'être employées, les bandes plâtrées seront placées dans une cuvette d'eau. Il est préférable d'employer de l'eau tiède pour éviter au patient une impression de froid. Dès que le tissu est dans l'eau, un dégagement de bulles d'air se produit, au bout d'un instant les bulles cessent, on sort la bande de l'eau, on l'exprime légèrement pour faire sortir l'excès de liquide. Il ne faut jamais toucher à la bande tant que *le dégagement de bulles d'air n'est pas terminé,* car le centre de la bande ne serait pas humecté. Pour faire sortir l'excès d'eau, il faut presser simplement la bande entre les deux mains et non pas la tordre à la façon des blanchisseuses.

Il est bon, quand on doit employer cinq ou six bandes, de ne les mettre dans l'eau que *deux par deux* successivement, dès qu'une bande est retirée, une autre vient prendre sa place. Un bain trop prolongé de la bande retarde la prise du plâtre.

Règles générales de l'application. — L'application de la bande ainsi préparée doit être faite *sans serrer,* en déroulant simplement la bande. Le déroulement s'effectue à l'endroit, c'est-à-dire que le globe de la bande doit être au-dessus de la partie déroulée, on ne doit qu'exceptionnellement dérouler une bande à revers.

Pour commencer, on prend le globe entre le pouce et les autres doigts de la main droite, la main gauche applique la bande, *la lisse*, efface les irrégularités pendant que la droite déroule. Une fois l'enroulement commencé, la main droite doit simplement *pousser* la bande comme on roule un rouleau de pâtisserie. Quand on fait un corset plâtré, la main droite ne peut pousser le globe que durant une demi-circonférence, il arrive un moment où la main gauche doit venir remplacer la droite dans la manœuvre de déroulement, la bande passe alternativement d'une main dans l'autre.

Si le corps humain représentait un cylindre parfait, rien ne serait plus aisé que d'appliquer une bande sur sa surface, il suffirait de faire une série de circulaires ou plutôt une série de spires dont les tours se superposeraient sur une partie de leur largeur. Il n'en est pas ainsi. Le corps humain est composé d'un certain nombre de segments qui représentent presque toujours *des troncs de cône*, la cuisse, le thorax sont des troncs de cône à base supérieure. Si nous voulons appliquer une bande sur la surface d'un tronc de cône, le bord de la bande qui est le plus près de la petite base, n'ayant sous lui qu'une circonférence plus petite, ne s'appliquera pas exactement, il fera un godet. Dans les anciennes méthodes de pansement, lorsqu'on utilisait des bandes de toile, on était obligé, pour faire un pansement de jambe et de cuisse, de faire des renversés ; la bande était pliée obliquement sur elle-même. Ce renversé classique ne doit pas être utilisé dans la confection des appareils plâtrés, le pli de la bande formerait une sorte de corde qui, une fois durcie, produirait certainement des escarres.

M. Ducroquet a décrit une manœuvre extrêmement utile pour la confection des appareils plâtrés, il la nomme le *retourné ;* il décrit plusieurs variétés de retourné :

Le *retourné simple ;*

Le *double retourné en deux temps ;*

Le *double retourné en un temps.*

Retourné simple. Le retourné simple est une manœuvre qui consiste essentiellement à faire revenir la bande dans la direction déjà parcourue. La bande qui était déroulée à l'endroit, se trouve par conséquent à l'envers. Ce retourné est employé : 1° pour

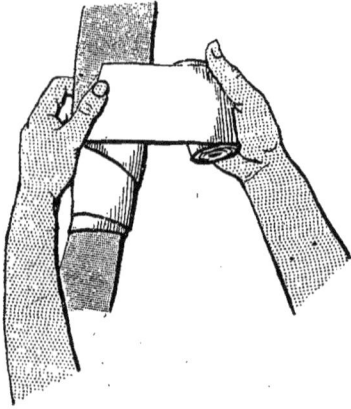

faire une attelle plâtrée au moyen d'une seule bande ; 2° pour recouvrir des régions comme la région des épaules où les circulaires sont impossibles.

Double retourné en deux temps. Dans le double retourné en deux temps, la bande, après avoir été ramenée en arrière, est reconduite dans sa direction primitive, mais en lui faisant prendre une certaine obliquité. On peut ainsi recouvrir aisément un tronc de cône à base supérieure placé

Fig, 295. — Retourné simple.

en position verticale, le thorax, dans la confection du corset.

Double retourné en un temps. Le double retourné en un temps consiste à faire avec l'index de la main gauche un pli plus ou moins considérable, à le rabattre ensuite en bas et à gauche en le lissant dans la direction inverse du déroulement de la bande. De cette manière on imprime à la bande un changement de direction sans que la main déroulante ait lâché le globe. Le double

Fig. 296. — Double retourné en deux temps.

Fig. 297. — Double retourné en un temps.

retourné convient aux troncs de cône à grande base inférieure, le bassin par exemple.

Les retournés doivent prendre contact, au moins par une partie, sur une bande plâtrée sous-jacente, ce qui permet leur adhésion ; ils constituent une pratique excellente qui permet à la bande d'épouser toutes les formes, tout en restant étroitement appliquée sur les surfaces sous-jacentes.

L'*épaisseur* de l'appareil se juge par le nombre de superpositions des jets de bande ; ils doivent être d'environ 15 pour les parties de l'appareil qui ne fatiguent pas, près du double dans les plis de flexion.

*
* *

CORSET PLATRÉ

La *tuberculose vertébrale* constitue la grande indication du corset plâtré, elle se présente sous deux formes principales, la forme limitée *caverneuse* et la forme *ulcéreuse*. Dans la première forme, la maladie se développe dans l'épaisseur du corps vertébral qui se trouve contenir une masse caséeuse au sein de laquelle on rencontre fréquemment des parcelles osseuses ou parfois des séquestres assez volumineux.

Dans la forme ulcéreuse superficielle, la lésion se diffuse en surface, atteint souvent un grand nombre de vertèbres ; les os sont recouverts de fongosités caséeuses, leur surface est ulcérée de trous, c'est la carie des anciens auteurs.

Miné par le bacille de Koch, le corps vertébral perd peu à peu sa solidité, il s'affaisse et c'est cet affaissement qui détermine la déformation caractéristique du côté des apophyses épineuses, la gibbosité. Exceptionnellement, la lésion peut être limitée à un seul corps vertébral ; dans la majorité des cas, elle atteint plusieurs vertèbres, chez certains malades la difformité peut devenir énorme et il n'est pas rare de voir des bossus dont les fausses côtes se trouvent en contact immédiat avec le bassin.

Pendant que le corps vertébral disparaît, le *rachis postérieur* est soumis à une pression verticale qui tend à produire le tassement et le refoulement en arrière ; les articulations invertébrales s'altèrent, leurs cartilages s'amincissent, et les surfaces articulaires se soudent entre elles par un cal. Comme les lames et les apophyses épineuses correspondantes sont étroitement appliquées les unes sur les autres, la soudure s'étend d'avant en arrière aux lames d'abord, aux apophyses épineuses ensuite. D'ordinaire tous les arcs vertébraux correspondant aux vertèbres détruites s'ankylosent et se soudent en un seul bloc.

En avant, la réunion des deux segments vertébraux se fait par du tissu fibreux, souvent par une soudure osseuse lorsque les deux segments viennent en contact.

Points d'appui du corset. — Le corset plâtré est destiné à empêcher la flexion du tronc en avant, en rapprochant les apophyses épineuses, en maintenant en place les divers segments du tronc, le thorax éloigné du bassin, la tête éloignée du thorax.

Ses points d'appui et de support sont les hanches, le gril costal, la base de la tête.

Les *hanches* avec leur large surface osseuse évasée, leur fixité, constituent un fondement solide pour l'édifice plâtré. La *base de la tête,* surtout par sa région occipitale, constitue un butoir absolument rigide et très efficace ; on l'utilisera avec grand soin dans la confection des minerves. Le *thorax,* par sa forme de cône à grande base supérieure, représente également un excellent soutien dont la très large surface compense les défauts inhérents à sa mobilité. *Bassin, thorax, occiput* constituent les points principaux sur lesquels on doit appuyer un corset et on ne doit compter que sur les saillies osseuses pour assurer la fixité du corset et son rôle de transmission de poids.

Fig. 298. — Application de l'appareil de Sayre. Leçons de Lewis A. Sayre (traduction Thorens).

Technique du corset. — Supposons que nous ayons à construire un corset complet allant du bassin à la tête. Avant de commencer le plâtre, on aura eu soin de baigner, de laver avec soin l'enfant. Sur les apophyses épineuses saillantes, on appliquera une compresse de gaze sur laquelle on aura étalé une bonne couche de pâte de zinc. On revêtira le sujet de deux jerseys de coton superposés dont les bords inférieurs antérieurs et postérieurs seront reliés au-dessus du périnée par des épingles de nourrice. Pour faciliter la respiration, on placera par-dessus le premier jersey, avant de mettre le second, une couche d'ouate, un coussinet, au niveau du larynx, pour permettre les mouvements verticaux de la pomme d'Adam, un autre coussinet au ni-

Fig. 299.
Suspension pour corset céphalo-thoracique.

Fig. 3oo.
Appareil (Ducroquet) dégrossi.

veau du sternum et des fausses côtes ; car, il faut se le rappeler, l'ampliation thoracique se fait surtout suivant le diamètre antéro-postérieur. Pour la tête, on coudra au col de jersey, une sorte de capuchon fait avec de la ouatine ou avec des bandes de crépon Velpeau.

TUFFIER ET DESFOSSES. Chirurgie.

33

SUSPENSION. — Pendant toute la durée de l'application du corset, l'enfant devra être maintenu en *suspension* qui fait disparaître ou atténue considérablement la déviation du rachis.

L'appareil à suspension de Sayre, origine de tous les appareils similaires, consistait en une tige d'acier en forme d'arc suspendu par son milieu à un moufle et auquel le patient était rattaché par une sorte de collier de cuir embrassant le menton et l'occiput et par deux bracelets passant sous les aisselles. De nos jours on ne suspend plus par les aisselles, on suspend uniquement par la tête.

Surtout quand il s'agit d'un mal de Pott cervical, le collier suspenseur en cuir peut être remplacé avantageusement par une simple bande de toile des hôpitaux. On prend un mètre au moins de cette bande, on la ferme sur elle-même par un double nœud, de façon à déterminer un anneau souple qu'on subdivise au moyen d'épingles de nourrices ou par couture, en trois compartiments, dont les latéraux seront passés sur la tige transversale et dont le médian est destiné à recevoir la tête. La partie antérieure de la bande enlace le menton, la partie postérieure enlace la nuque. Si on veut que la tête ne soit pas trop inclinée en avant, on fait le chef antérieur de la mentonnière plus court que le chef de la nuque. Ce lien suspenseur, en raison de sa souplesse, se modèle sur les surfaces en contact; on peut le comprendre

Fig. 3o1. — Architecture d'un corset plâtré.

dans l'appareil, il suffira, l'appareil une fois sec, de couper ce qui dépasse. La tête étant fixée, les *bras* du malade doivent être maintenus *symétriquement* en avant et en dehors, soit par un support, soit par les mains d'un aide.

On tire alors la corde du moufle de manière à *soulever le malade jusqu'au moment où seule la pointe des pieds touche* le sol. La suspension doit être suffisante pour permettre l'allongement de la colonne vertébrale, pas trop forte, car si la pointe des pieds ne touchait plus le sol, la suspension prolongée deviendrait un supplice intolérable.

Les jambes du patient sont protégées à l'aide d'une alèze.

L'opérateur se place en arrière du malade, à genoux, assis ou debout, suivant qu'il travaille à telle ou telle partie du corset.

Architecture du corset platré. — Schématiquement parlant, le corps humain peut être divisé en segments qui ressemblent grossièrement à des *troncs de cône*, tronc de cône des hanches à grande base inférieure, tronc de cône du thorax à grande base supérieure, tronc de cône du cou à grande base inférieure. Le tronc de cône des hanches repose sur une portion sus-trochantérienne qui représente un

Fig. 3o2. — Jet de bande par-dessus los épaules vue antérieure, vue postérieure.

cylindre légèrement aplati. De même, entre le tronc de cône thoracique et le cou existe une zone aplatie qui mérite une technique spéciale.

Le chirurgien pose le chef initial de la bande un peu au-dessus du trochanter gauche, il fait décrire au globe de la bande un certain nombre de circulaires. Cette première assise étant posée, il aborde le tronc de cône des hanches, la bande remonte obliquement vers la crête iliaque droite, passe en avant de l'abdomen, revient par l'iliaque gauche vers la ligne médiane postérieure ; là on pratique un double retourné en un temps et la bande remonte vers la crête iliaque droite. Cette manœuvre est répétée jusqu'à ce qu'on ait obtenu un enveloppement complet de la région des hanches ; chaque jet de bande recouvre le précédent à la manière des tuiles d'un toit. Cette première assise une fois posée, on place de la même manière plusieurs assises semblables. On remonte ensuite sur le thorax, là on pratique sur la ligne médiane postérieure, des doubles retournés en deux temps. L'ensemble de la direction du jet de bande, vu de dos, représente un angle dont l'ouverture regarde en bas (v. fig. 3o1).

Au niveau des épaules, la présence des bras complique l'application des bandes. Il sera bon de recourir au procédé suivant : on recouvrira séparément la partie antérieure pectorale et la partie postérieure dorsale, on posera comme assises des jets de bandes verticaux, à droite et à gauche, par-dessus les épaules, s'appliquant sur les jets circulaires déjà posés. Perpendiculairement à ces bandes bretelles et se reliant à

Fig. 3o3. — Deuxième jet de bande par-dessus les épaules vue postérieure, vue antérieure.

elles, on établira une série de bandes récurrentes par des retournés simples. La même manœuvre est faite sur la poitrine et sur le dos. Ceci fait, il restera un vide entre les *bandes bretelles* et la base du cou, on comblera cette lacune par des jets récurrents réunissant par-dessus l'épaule la portion dorsale à la portion thoracique.

Fig. 3o4. — Bandes récurrentes réunissant les jets verticaux passant par les épaules. (Ducroquet).

En pratique, on n'édifie pas ces couches de bandes successivement, mais on contraire, on travaille alternativement en avant et en arrière, de matière que ces diverses couches soient imbriquées les unes dans les autres.

Le cou. — Pour recouvrir le cou, on fait passer la bande en cravate autour de la région cervicale, et quand on revient sur la ligne médiane antérieure, on pratique un double retourné en un temps qui permet de faire un second jet de bande plus haut que le précédent. La même manœuvre sera continuée jusqu'à ce qu'on ait recouvert toute la région (v. fig. 3o5).

Pour le cou et la tête, il faut employer des bandes étroites de 3 à 4 centimètres de largeur.

La tête. — Pour recouvrir la tête, il faut établir d'abord une première assise formée par des jets de bande passant par le

Fig. 3o5.

Double retourné en un temps.   Assises du cou vue antérieure.   Assises du cou vue postérieure.

sommet de la tête et le menton et par d'autres jets passant par l'occiput et le front. On reliera ces premières assises par des jets de bandes récurrentes allant de gauche à droite (v. fig. 3o6).

MODELAGE. — Il est difficile de préciser le nombre de bandes qu'il faut employer pour la confection d'un appareil plâtré, ce nombre variera avec les dimensions du corset. Il faut naturellement un corset plus épais pour maintenir un adulte que pour un jeune enfant. Pendant que le plâtre sèche, on s'occupe de *modeler exactement* l'appareil sur les parties osseuses. Ce modelage portera : 1° sur le bassin ; 2° sur la partie antéro-supérieure du thorax ; 3° sur la tête ; ce sont, nous l'avons vu, les points d'appui principaux de l'appareil.

Fig. A.   Fig. B.   Fig. C.

Fig. 3o6.

A, assise occipito-frontale. B, assise passant sur le sommet de la tête et le menton. Ces diverses assises sont réunies par des jets de bandes récurrentes.

Pour modeler le bassin, l'opérateur placé d'abord debout en arrière du patient suit entre le bord interne du pouce et la face radiale de l'index le bord *supérieur de l'os coxal*, puis, passant en avant, il glisse la pulpe du pouce sur le contour du bassin, descend le long de l'aile iliaque. Au *niveau du pubis* le bord cubital de la main rase le bord supérieur de la symphyse, comme s'il voulait s'enfoncer dans l'abdomen et détermine une dépression horizontale qui relie l'une à l'autre les deux rigoles obliques descendant des épines iliaques antéro-supérieures. Au niveau de la partie *antéro-supérieure du thorax*, l'opérateur, placé devant son malade, modèle avec la pulpe du pouce, le moignon de l'épaule et applique le plâtre contre les premiers arcs costaux. Au niveau de *la tête*, le chirurgien étreint avec le bord cubital de sa main, la partie postérieure de la nuque et vient suivre ensuite le contour du maxillaire supérieur.

Ce *modelage doit être fait avec soin*, il constitue un des temps principaux de la confection d'un appareil plâtré.

Fig. 307. — Appareil pour mal de Pott lombaire.
A, appareil pour malade couché. B, appareil de marche.

L'appareil plâtré une fois construit, *avant que le plâtre soit absolument dur*, il faut avec un bistouri bien tranchant régulariser les contours et enlever toutes les parties inutiles.

*
* *

Variétés de corset. — Nous venons de décrire la technique d'un appareil plâtré allant du bassin à la tête, cet appareil peut être beaucoup allégé suivant que la tuberculose intéresse tel ou tel point du rachis et suivant que l'affection est à la première ou à la seconde période. Au point de vue de la région, nous avons à considérer : 1° le mal de Pott lombaire ; 2° le mal de Pott dorsal moyen ; 3° le mal de Pott dorsal supérieur ; 4° le mal de Pott cervico-dorsal ; 5° le mal de Pott cervical.

Aux quatre premières localisations conviennent les corsets plâtrés. Au mal de Pott cervical convient la minerve.

Au point de vue de la période de l'affection, pour les régions lombaires et dorsales, l'immobilisation sera différente suivant que l'enfant reste couché (première période) ou que la marche est permise (seconde période).

A la première période appartiennent les appareils largement échancrés en avant, ce sont les *lits plâtrés*.

A la seconde période appartiennent les *corsets proprement dits*.

Pour le rachis cervical, la minerve sera toujours de mise pendant l'une ou l'autre des périodes.

Pour tous les corsets plâtrés la partie inférieure prendra *point d'appui sur le bassin* et variera très peu ;

Fig. 3o8. — Appareil pour mal de Pott dorsal inférieur. A, appareil pour malade couché. B, appareil de marche.

le bord inférieur des plâtres passera sur la ligne médiane au-dessous du bord supérieur de la symphyse juste au-dessus des organes génitaux, passera à un grand travers de doigt au-dessous de l'épine iliaque antérieure et à la partie postérieure suivra une ligne horizontale réunissant les 2 trochanters.

Dans le cas de *localisation lombaire* de la tuberculose, il y a à craindre non seulement la flexion du tronc en avant, ce qui est le plus fréquent, mais aussi l'affaissement latéral du rachis, un corset s'arrêtant plus haut que le trochanter ne saurait empêcher suffisamment une déviation latérale, en effet, le bord inférieur du corset viendrait s'enfoncer dans les parties molles jusqu'à ce qu'il soit arrêté par son contact avec l'aile iliaque. Il faut prendre point d'appui latéral sur le trochanter. Dès que le mal de Pott siège dans la région dorsale, les côtes font office d'attelles et empêchent la déviation latérale.

La partie supérieure du corset est susceptible de grandes variations.

Pour le *mal de Pott lombaire*, le bord supérieur de l'appareil passera à deux travers de doigt au-dessous de la poignée du sternum en avant, se prolongera latéralement sous forme d'ailerons, passera sous l'aisselle et suivra à la partie postérieure une ligne horizontale reliant l'une à l'autre les parties moyennes des scapulums. S'il s'agit d'un appareil pour la première période, d'un *lit plâtré*, presque toute la partie abdominale et thoracique inférieure pourra

Fig. 309. — Appareil pour mal de Pott dorsal supérieur.
A, appareil pour malade couché. B, appareil de marche.

être enlevée sans inconvénient pour faciliter la respiration et la digestion. S'il s'agit d'un corset permettant la marche, la fenêtre sera plus restreinte, le bord supérieur de cette fenêtre se trouvera au niveau de l'appendice xiphoïde (v. fig. 307).

Pour le *mal de Pott dorsal inférieur*, le bord supérieur décrira une courbe à concavité supérieure qui, en avant, s'appuiera sur la fourchette sternale, sur les côtés passera sous les aisselles, et en arrière, sur la dernière vertèbre cervicale. La fenêtre aura des dimensions longitudinales plus grandes que dans l'appareil pour mal de Pott lombaire ; mais de même elle sera plus restreinte, purement abdominale, pour le corset de marche (v. fig. 308).

Pour le *mal de Pott dorsal supérieur*, l'appareil remontera jusque sur la région cervicale ; le cou sera enserré dans une sorte de col d'officier.

La fenêtre pour le lit plâtré pourra remonter jusqu'à la fourchette sternale (v. fig. 3o9).

Pour le *mal de Pott cervico-dorsal*, le corset partant du bassin s'élèvera jusqu'à la tête, son bord supérieur maintiendra le menton, suivra le bord supérieur du maxillaire inférieur, contournera le lobule de l'oreille pour remonter le long de

Fig. 3io. — Appareil pour mal de Pott cervico-dorsal.
A, appareil pour malade couché. B, appareil de marche.

l'occiput jusqu'à la ligne occipitale externe. Pour les malades couchés, la fenêtre pourra être très grande et dégager toute la partie inférieure du cou (v. fig. 3io).

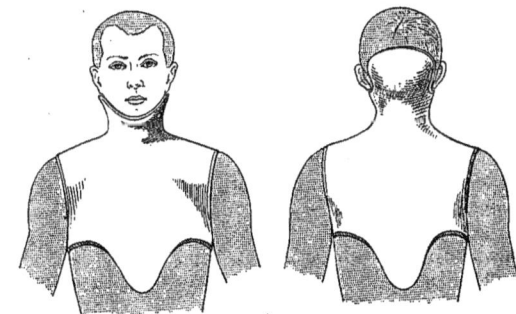

Fig. 3i1. — Minerve. Vue antérieure et vue postérieure.

Pour tous les appareils de marche, la fenêtre aura sensiblement les mêmes dimensions, quel que soit le siège de la lésion ; elle s'arrêtera au niveau de l'appendice xiphoïde ; pendant la marche on pourra maintenir l'abdomen au moyen d'une bande Velpeau.

MINERVE. — La minerve est un appareil orthopédique destiné

au maintien de l'extrémité céphalique. Dans le *mal de Pott cervical*, la minerve n'a guère à remplir qu'une seule indication, empêcher la flexion de la tête qui se traduit par une diminution de la distance entre le menton et le sternum et par la disparition de la lordose physiologique de la colonne vertébrale.

Pour la construction d'une minerve, il sera suffisant de commencer l'application des bandes plâtrées au niveau du thorax. Quand on *suspend le malade,* la nécessité où l'on se trouve de prendre la tête, oblige à rapprocher les deux chefs de la bande surpensatrice qui deviennent verticaux et ne gênent pas lors de l'application du plâtre. La minerve est constituée par une partie céphalique et une partie thoracique. L'extrémité céphalique comprend le menton, remonte parallèlement au bord du maxillaire inférieur, contourne le lobule de l'oreille et remonte jusqu'à la protubérance occipitale externe.

La partie thoracique est formée de deux ailerons, un antérieur, un postérieur qui ont pour but d'empêcher absolument tout mouvement de flexion et d'extension exagérée.

Si on supprimait le butoir sternal, la flexion de la tête redeviendrait possible, aussi faut-il prolonger le plastron jusqu'au niveau de l'appendice xiphoïde.

APPAREIL POUR LE PIED

Pour immobiliser le pied dans un appareil plâtré, il faut s'opposer aux mouvements d'extension et de flexion, aux mouvements de latéralité et aux mouvements de rotation du pied en varus et en valgus.

Les conditions à remplir sont de mettre le pied à angle droit sur la jambe et en position normale ; on sait que l'axe du membre inférieur doit tomber entre le premier et le deuxième orteil ; en regardant le membre inférieur tout entier, on doit voir, sur une même ligne, l'épine iliaque antéro-supérieure, le bord externe de la rotule, l'espace compris entre le premier et le deuxième orteil.

L'appareil contentif du pied doit partir de la racine des orteils, engainer toute la jambe et remonter jusqu'aux plateaux du tibia. Il doit s'appliquer exactement sur les parties qu'il recouvre, épouser la forme triangulaire du pied, bien soutenir la voûte plantaire.

On ne devra pas interposer d'ouate entre les téguments et le plâtre ; il suffira de comprendre le pied et la jambe dans un maillot étroitement collant ; ce maillot sera tendu par en haut par les mains du malade ou d'un aide ; un aide maintiendra le pied en bonne position.

Application de la bande. — Le pied affecte dans son ensemble la forme d'un coin à angles arrondis dont la base correspond au cou-de-pied. Ducroquet conseille la technique suivante pour l'enroulement de la bande : on place le premier jet de bande parallèlement à la base des orteils, sur la face dorsale du pied ; on lui fait parcourir à la face plantaire un trajet perpendiculaire à l'axe du pied. Arrivé à la face dorsale, la bande, si on continuait à la dérouler, prendrait une direction telle qu'elle serait ramenée vers la base du coin, c'est-à-dire vers le cou-de-pied ; aussi faut-il faire un double retourné dont l'angle regarde les orteils. A la partie plantaire, le trajet de la bande reste parallèle à la base des orteils, et chaque fois que la bande revient sur la face dorsale du pied, on recommence le même double retourné. On recouvre ainsi le pied tout entier.

Au niveau des malléoles on peut faire deux ou trois circulaires, et on remonte sur la jambe. La jambe représente un cône à base supérieure ; on la recouvre en faisant des retournés en deux temps qui déterminent la bande à former un angle ouvert vers le bas. Pour consolider l'union de la jambe avec le pied, on fait un étrier inférieur constitué par des tours de bandes qui passent sous le talon, remontent jusqu'au-dessus des malléoles et redescendent par des retournés simples.

On place de même des jets de bandes en retournés simples engainant le tendon d'Achille.

On s'arrange de manière que ces divers retournés soient imbriqués dans les circulaires qui constituent l'enveloppement du pied et de la jambe. On s'arrête quand l'épaisseur de la couche est jugée suffisante.

Modelage. — Quand le plâtre commence à prendre, il faut modeler avec soin la voûte plantaire, les malléoles interne et externe, la partie inférieure des plateaux tibiaux. Pour la *voûte plantaire,* on déprime le plâtre sur le bord interne du pied, de façon à déterminer une concavité. La voûte plantaire sera ainsi exactement maintenue. Pour *les malléoles,* à l'aide du pouce ou du bord cubital de la main, le chirurgien déprime progressivement le plâtre tout autour de l'éminence osseuse ; il dessine ainsi deux gouttières verticales, correspondant au bord antérieur et au bord postérieur des malléoles et se réunissant par une ligne courbe à leur partie inférieure. Pour les *plateaux du tibia,* le chirurgien, avec le bord cubital de la main, suit la courbure des plateaux dans leurs parties postérieures et latérale ; en avant, la face palmaire des pouces suit les contours du tendon rotulien et la tête du péroné.

Ce modelage doit être fait avec grand soin et *continué pendant toute la durée de la dessiccation du plâtre.* Quand il est bien fait, il empêche tout mouvement de l'appareil ; c'est la meilleure façon d'éviter les escarres.

Un appareil ainsi moulé exactement est admirablement toléré et ne détermine aucune gêne, aucun gonflement des orteils.

APPAREIL POUR LE GENOU

A l'état normal, l'articulation du genou ne possède que les mouvements de flexion et d'extension, mais les lésions tuberculeuses font souvent apparaître des mouvements anormaux d'adduction, d'abduction et même de rotation. Pour bien immobiliser l'articulation fémoro-tibiale l'appareil devra s'opposer à tous ces mouvements, et principalement aux mouvements de flexion.

L'appareil contentif du genou sera un appareil circulaire, il partira de la racine des orteils, engainera la jambe, le genou, remontera jusqu'à la racine de la cuisse ou même englobera toute la fesse. Cet appareil devra être exactement modelé sur les parties osseuses, principalement sur les condyles fémoraux et la rotule. Les médecins inexpérimentés se bornent trop souvent à faire des appareils remontant jusqu'au milieu de la cuisse et descendant jusqu'à mi-jambe. Ces appareils sont absolument insuffisants ; que le genou se fléchisse ou que la jambe se porte en valgum ou en varum et le bord supérieur de l'appareil ou le bord inférieur viendra s'enfoncer dans les parties molles, les déprimer, et le mouvement pourra s'effectuer. Si au contraire le plâtre descend jusqu'au talon et qu'une plaque de contreflexion vienne mouler une partie de la fesse, le mouvement de flexion sera impossible.

La déviation de la jambe en *valgum* est assez fréquente dans les tumeurs blanches du genou abandonnées à elles-mêmes. Une genouillère trop courte ne s'oppose pas à ce mouvement, tandis que si le plâtre prend point d'appui à la fois sur le grand trochanter et

Fig. 312. — Grand appareil pour le genou.

la malléole péronière, cette déformation ne pourra pas s'effectuer.

Les mouvements de rotation seront empêchés si on modèle bien exactement les condyles fémoraux et la rotule, si on englobe le pied dans l'appareil.

Très souvent, quand le malade est présenté pour la première fois au médecin, la jambe est en flexion, l'application de l'appa-

reil plâtré doit donc être précédée du redressement de la jointure
en position correcte, de la réduction des attitudes vicieuses.

Fig. 313. — Retourné de main libre.
Premier temps.

La nécessité de re-
monter l'appareil jus-
qu'à la racine de la cuisse
force à revêtir le sujet
de deux jerseys super-
posés enveloppant le bas-
sin pendant que les
manches viennent en-
tourer la cuisse et une
partie de la jambe ; on
recouvrira le reste de la
jambe avec l'autre man-
che, dont la jambe saine
n'a que faire.

Le sujet est placé sur une table de façon que le siège se trouve
au bord de la table, le membre inférieur étant complètement
libre jusqu'à la hauteur de l'ischion environ ; un aide maintient
le pied.

***Technique de l'appli-
cation des bandes plâ-
trées***. — Le pied et la jambe sont recouverts comme
nous l'avons indiqué pour
l'appareil plâtré pour le
pied ; au niveau du genou
la bande passera au-
devant de la rotule, puis
successivement à la face
interne, postérieure et
externe de la cuisse pour
revenir croiser en avant

Fig. 314. — Retourné de main libre. Commencement du deuxième temps.

le premier jet, décrivant ainsi un croisé antérieur du genou.

La cuisse sera recouverte au moyen de doubles retournés. Le
petit malade est en position horizontale, le double retourné se
fait avec la plus grande facilité par une petite manœuvre spéciale
qui met en jeu le poids de la bande. La main déroulante saisis-

sant le globe entre le pouce et les autres doigts, le soulève en même temps qu'elle dirige la bande d'une façon rétrograde, puis revient au sens direct en rapprochant le globe de la cuisse. Ainsi sont effectués très rapidement les deux plis du double retourné. Cette manœuvre qu'on nomme *retourné de main libre* ou *à la volée* donne un bénéfice notable au point de vue de la rapidité. Pour qu'on puisse l'effectuer aisément, il faut que l'opérateur soit notablement plus haut que son patient.

Modelage. — Quand l'épaisseur du plâtre sera jugée suffisante, on procédera au modelage de l'appareil. Nous avons vu comment on modèle le pied et les malléoles. Les points de modelage du genou sont au nombre de *trois* : la *partie inférieure des plateaux tibiaux* et la *tête du péroné*, la *rotule*, les *condyles fémoraux*.

Pour modeler la rotule, le bord cubital d'une main et le pouce de l'autre décrivent une circonférence et creusent une dépression autour de la saillie osseuse. Pour mouler les plateaux tibiaux, l'opérateur, placé en face du genou, l'étreint de ses deux mains, dont les bords cubitaux, partis du creux poplité, redescendent sur la partie antérieure de la jambe en suivant la courbe des plateaux tibiaux, puis la pulpe des pouces vient longer de chaque côté et dessiner le tendon rotulien. Pour mouler les condyles fémoraux, il faut décrire à la partie inférieure du fémur, de chaque côté, un croissant à concavité inférieure dont la courbe continue la courbe décrite sur les plateaux tibiaux. Le plâtre une fois terminé, on attendra, avant de changer l'enfant de place, que la prise du plâtre se soit effectuée. Sans cette précaution, le plâtre risquerait de se briser au niveau du genou ou de la rotule.

APPAREIL POUR COXALGIE

La tuberculose de l'articulation coxo-fémorale ou coxalgie constitue avec le mal de Pott la localisation la plus fréquente de la tuberculose osseuse. C'est surtout une maladie de la seconde enfance entre 3 et 12 ans.

Notions d'anatomie pathologique à se rappeler. — Au point de vue anatomie pathologique, il faut noter que le début se fait le plus souvent par l'extrémité supérieure du fémur dans le voisinage de la tête. Néanmoins les lésions primitives

de la cavité cotyloïde ne sont pas rares. Le plus souvent, les
tubercules se développent dans les régions superficielles de
la tête du fémur. Lorsqu'ils sont profondément situés, ils peuvent, pendant longtemps, rester silencieux ; mais le plus souvent
ils retentissent par voisinage sur l'articulation, déterminent un
épanchement de sérosité inter-articulaire, la congestion de la
séreuse. Parfois ils s'ouvrent dans l'intérieur même de la jointure
et déterminent une suppuration froide de cette séreuse.

Un processus qu'il faut bien se rappeler, car il constitue un
des modes principaux de destruction de la jointure, c'est le *processus ulcéreux*. Comme le membre d'une coxalgie abandonnée
à elle-même se place en adduction forcée, la partie supérieure de
la tête du fémur vient presser contre la cavité cotyloïde ; cette
pression détermine à la fois une destruction de la tête du fémur,
une destruction de la cavité cotyloïde qui s'agrandit par usure
du rebord postérieur et supérieur du sourcil cotyloïdien. De
cette double *destruction du cotyle et de la tête du fémur* résulte
l'ascension du fémur qui se luxe en haut et en arrière.

Un autre phénomène très important qui se produit dans la
coxalgie c'est l'*atrophie à distance des divers tissus du membre
inférieur*.

Très souvent *tout le membre inférieur* a subi un ralentissement
de nutrition et de développement, il paraît atrophié, les muscles
sont moins volumineux, moins fermes ; très souvent la peau a
pris un aspect moins rose, moins vivant. Il y a un véritable arrêt
de développement qui produit entre les deux membres une différence de longueur d'autant plus prononcée que la maladie dure
depuis plus longtemps. Cet arrêt de développement peut produire une différence de longueur de 3 à 4 centimètres. Il faut
bien prévenir les parents de l'enfant de ce phénomène d'atrophie,
pour qu'ils ne soient pas tentés d'attribuer à l'appareil plâtré ce
qui est le fait de la tuberculose elle-même.

Points d'appui. — Nous venons de voir que la grande cause
des déformations dans la coxalgie est l'ulcération compressive
résultant de la pression de la tête du fémur contre le rebord supérieur de la cavité cotyloïde. Il faudra donc en construisant l'appareil plâtré, veiller avec soin que ce mouvement d'*ascension* ne puisse
se produire, que le membre ne puisse se mettre en adduction.

Il faudra donc également s'opposer à la *flexion* de la cuisse sur le bassin et au mouvement de *rotation*.

Les points de contre-ascension de l'appareil seront représentés par les ischions. L'appareil devra maintenir les condyles fémoraux à la distance normale des ischions.

Le mouvement d'*adduction* sera empêché si le plâtre descend jusqu'au condyle interne du fémur d'une part, et d'autre part s'il est exactement moulé sur le bassin et si la portion pelvienne remonte assez haut le long des côtes du côté opposé à l'articulation malade. On a ainsi une plaque latérale qui vient buter contre le thorax toutes les fois que la cuisse malade tend à se porter en dedans.

Les mouvements de *flexion* de la cuisse sur le bassin ne pourront s'effectuer, si d'une part l'appareil s'appuie sur la face antérieure des condyles fémoraux et de la rotule. Si d'autre part l'appareil est exactement moulé sur l'os iliaque en avant et sur la partie inférieure du sacrum en arrière. Quand il s'agit d'un sujet dont le pannicule adipeux présente un grand développement, le modelage des points osseux ne peut plus être pratiqué d'une façon suffisamment précise, le pannicule adipeux peut se laisser déprimer et l'appareil peut s'enfoncer dans les parties molles de l'abdomen et permettre un certain degré de flexion. Dans ces cas si nous prolongeons la partie antérieure de l'appareil de telle façon qu'elle vienne prendre point d'appui sur la région sternale, une telle bascule sera impossible.

Les mouvements d'*hyperextension* de la cuisse sont exceptionnels dans la coxalgie, ils seront impossibles si la partie pelvienne de l'appareil est bien moulée sur le sacrum et sur les épines iliaques postérieures, et si en bas il prend un bon point d'appui sur les condyles du fémur.

Il est nécessaire d'empêcher la *rotation externe* pour deux raisons : 1º quand le pied se trouve en rotation externe la marche est disgracieuse ; 2º la rotation externe prédispose à la luxation du fémur, à sa sortie du cotyle en avant et en haut.

Pour empêcher les mouvements de rotation du membre inférieur, il faut prendre un bon point d'appui :

1º sur la ceinture pelvienne ;

2º sur les condyles fémoraux.

Du côté de la ceinture pelvienne, si l'on se contente de faire un appareil sans modelage, les mouvements de rotation se produiront, le bassin se déplacera en masse dans l'appareil, si au contraire les épines iliaques sont étroitement moulées, toute rotation du bassin sera arrêtée.

Un appareil s'arrêtant au-dessus du genou est tout à fait inefficace pour empêcher les mouvements de rotation ; la cuisse étant cylindrique, l'appareil et la cuisse formeront deux cylindres concentriques capables de tourner l'un dans l'autre.

Si au contraire nous enveloppons dans l'appareil la rotule et les contours des condyles fémoraux, le membre sera tout à fait immobilisé.

Chez les tout jeunes enfants et chez ceux qui offrent un panicule très développé, on n'arrive pas à modeler les saillies osseuses du genou, la coupe de l'appareil au niveau de la rotule sera à peu près cylindrique et par conséquent incapable de mettre obstacle à la rotation du segment osseux. Dans ces cas, pour empêcher la rotation, il faut absolument englober le pied dans l'appareil plâtré.

Préparatifs. — On mettra à l'enfant deux maillots superposés ; les jambes s'enfilent dans les manches ; le premier jersey est mis à l'envers, les coutures tournées vers l'extérieur ; le second jersey est mis à l'endroit. La partie du jersey munie d'une coulisse et normalement destinée au cou se trouve sous le périnée ; on ferme la coulisse ; l'appareil une fois terminé et le plâtre entré on échancrera convenablement pour dégager les organes génitaux. Quand l'appareil doit descendre jusqu'au pied, il est nécessaire de couper les manches de jersey, inutiles de l'autre côté, pour les rapporter sur la moitié de la jambe et le pied à envelopper.

Il faut faire grande attention aux *dernières vertèbres lombaires,* il n'est pas rare de constater des escarres au niveau de ces points pour peu que l'on ait affaire à des sujets amaigris ou de peau délicate. Il est bon d'interposer sous le jersey, un carré de gaze recouvert de pâte de zinc.

Position de l'enfant. — On place l'enfant sur le pelvi-support.

On met le membre dans une position telle que la cuisse soit

en *légère abduction sur le bassin* et le membre inférieur tout
entier dans la *rectitude*. Cette position d'abduction est avanta-
geuse : 1° par ce qu'elle donne au membre une position favorable
à la marche si l'ankylose survient ; 2° parce qu'elle relâche la
partie supérieure de la capsule fémorale et éloigne la tête du
fémur du bord supérieur de la cavité cotyloïde.

Pour obtenir une immobilisation de tous les mouvements de la
hanche ; il est indispensable d'englober le bassin, la cuisse, le
genou, le thorax et parfois le pied.

Nous avons vu précédemment comment on recouvrait le pied,
la jambe et la cuisse.

Le cuissard, cône à grande base supérieure est recouvert par

Fig. 315. — Attitude de l'enfant au moment de l'application de l'appareil ; les épaules et
la tête reposent sur un coussin, le siège est maintenu par un pelvi-support ; un aide
maintient les membres inférieurs dans la rectitude.

des retournés dont l'angle est ouvert en bas ; ces retournés sont
faits de main libre à la volée.

Supposons qu'il s'agisse de *la hanche droite* ; quand la cuisse a
été recouverte tout entière, l'émergence du dernier jet de bande
à la partie supérieure de la cuisse se fait du côté externe à peu
près au niveau du grand trochanter ; à ce moment l'opérateur
pratique un double retourné de main libre de façon à imposer à
la bande un trajet sensiblement horizontal, passant au-devant du
pubis et venant recouvrir le trochanter du côté opposé ; en
arrière le trajet de la bande se trouve sensiblement horizontal,
il revient à droite un peu plus haut que le jet précédent, on le
redresse par un autre retourné et on continue ainsi par des
doubles retournés qui font décrire à la bande un angle ouvert en

haut, c'est-à-dire en sens inverse de l'angle déterminé par le
retourné pratiqué sur la cuisse elle-même.

On continue sur la partie thoracique, cône à grande base supérieure, par des circulaires dont la direction est corrigée au
moyen de doubles retournés faisant décrire à la bande un angle
ouvert en bas.

L'union du cuissard et de la ceinture pelvienne sera renforcée
par des jets de spica que l'on intercale entre les tours de bandes
destinées à l'enveloppement de la ceinture pelvienne et du cuissard. La bande, par exemple, émerge au niveau de l'épine iliaque
droite ; si elle était laissée à
elle-même elle irait vers la
cuisse gauche : pour la ramener sur la partie interne de la
cuisse droite, on pratique un
double retourné qui la dirige
en bas ; elle passe à la face
interne de la cuisse puis à la
face postérieure ; émergeant
de la partie externe de la
cuisse droite, elle se dirige
franchement vers l'épine iliaque gauche d'où elle revient
à l'épine iliaque droite en
suivant la partie postérieure
du tronc et se trouve ramenée vers son point de départ ;
on pratique un second re-
tourné et on la conduit absolument comme tout à l'heure,
on renouvelle ce trajet autant
de fois qu'on le trouve néces-
saire. Ce jet de bande assure en outre une bonne prise de toute
la fesse et de l'ischion.

Fig. 316. — Appareil pour coxalgie terminé.

Le point où *tend à se fracturer un appareil de coxalgie* est
l'union de la cuisse et du bassin. Pour parfaire la solidité des deux
segments de l'appareil, cuissard et ceinture pelvienne on peut
pratiquer une réunion supplémentaire par le moyen d'une série
de bandes récurrentes qui vont de l'épine iliaque à la pointe du sa-

crum ; Ducroquet les nomme attelles externes de renforce-
ment.

Modelage. — Au moment où le plâtre commence à prendre
on pratique l'opération très importante du modelage des points
d'appui. Ce modelage comporte :
  Le bassin ;
  Le genou.
L'opérateur avec le pouce et le bord externe de l'index modèle
l'aileiliaque, la coiffe exactement. En dedans de l'os se trouve une
dépression qui suit l'aile iliaque, descend de chaque côté vers le
pubis. Puis le bord cubital de la main, rasant le bord supérieur de
la symphyse pelvienne comme s'il voulait s'enfoncer dans l'abdomen détermine une dépression horizontale qui relie l'une à
l'autre les deux rigoles obliques descendant des épines iliaques
antéro-supérieures.

Au niveau de l'ischion on modèle avec le bord cubital de la
main le sillon qui existe entre cette partie osseuse et la partie
supérieure de la cuisse. Cette prise de l'ischion est très importante : on obvie ainsi à l'ascension de l'appareil.

Genou. — Deux cas peuvent se présenter : si l'enfant possède
un genou dont les *saillies osseuses sont suffisamment caracté-
risées,* on se contente de modeler les condyles et la rotule comme
nous l'avons indiqué pour l'appareil du genou ; ou bien l'enfant
adipeux présente un genou arrondi, dans ce cas il faut immobiliser le pied pour empêcher la rotation de la hanche.

Régularisation. — Le *modelage étant fait* et le plâtre sec,
avec un bistouri bien tranchant, on dégage les organes génitaux, on régularise les contours, on enlève toutes les parties
iuutiles. Le bord inférieur de l'appareil passe parallèlement au
bord *inférieur de la symphyse pubienne,* puis décrit une courbe à
concavité inférieure et vient coiffer la partie supérieure du grand
trochanter du côté sain ; en arrière, l'appareil suit une direction
sensiblement horizontale croisant dans son parcours la pointe du
coccyx.

Du côté de la hanche malade l'appareil remonte à quelques
travers de doigt au-dessus de l'aile iliaque qu'il coiffe, tandis

que du côté de la hanche saine, l'appareil se prolonge vers le haut en une large plaque de contre-abduction qui vient buter contre la partie latérale des dernières côtes empêchant ainsi toute bascule possible de l'appareil et par conséquent tout mouvement d'adduction de la cuisse malade. Le bord supérieur de cette plaque se trouve un peu au-dessus du niveau de l'appendice xiphoïde.

Cet appareil bien construit peut durer 3 et 4 mois.

DIXIÈME PARTIE
ELÉMENTS DE KINÉSITHÉRAPIE

CHAPITRE XXVII

Principes généraux de la kinésithérapie. — Principes de la gymnastique chirurgicale. — Le massage. — Cas particuliers.

PRINCIPES GÉNÉRAUX DE LA KINÉSITHÉRAPIE

La kinésithérapie est la thérapeutique par le mouvement. Elle comprend plusieurs formes d'application : 1° le massage ; 2° les mouvements passifs ; 3° les mouvements actifs.

Le *massage* et les *mouvements passifs* sont basés sur l'intervention du médecin ou du *gymnaste médical* qui imprime au corps du malade différents mouvements.

Les mouvements actifs se divisent en mouvements *libres* exécutés par le sujet seul et en mouvements *aidés* ou *contrariés*, c'est-à-dire exécutés avec le concours d'un aide qui saisit les parties du corps soumises à l'exercice, les déplace dans la direction voulue, sans résistance ou en opposant une résistance calculée.

La *mécanothérapie* ne représente pas une méthode à part, elle consiste simplement à remplacer par des machines la main du gymnaste médical pour provoquer les mouvements actifs ou passifs et pratiquer le massage.

Massage, mouvements actifs et mouvements passifs ne doivent pas être séparés dans la conception de la kinésithérapie ; car, presque toujours, ils unissent leurs effets et se complètent.

---

1. Cette partie du livre a été rédigée en collaboration avec M. Durey, chargé du massage dans le service de Th. Tuffier à l'hôpital Beaujon.

Les affections contre lesquelles la kinésithérapie peut agir avec succès doivent être divisées en deux catégories :

1° Les affections locales, l'entorse par exemple, où la kinésithérapie constitue presque l'unique moyen de traitement;

2° Les affections générales, où la kinésithérapie complète le traitement médical et sert d'adjuvant à la pharmacologie et à la diététique.

Dans la première catégorie, nous rangeons *les suites de traumatisme* : contusions, entorses, certaines fractures; les *séquelles inflammatoires* : phlébites, myosites; les *déviations du squelette* : pied bot, pied plat, etc. Dans la thérapeutique des affections de cette catégorie, la kinésithérapie a une place des plus importantes; elle peut même constituer l'unique traitement.

La seconde catégorie comprend certaines maladies de l'*appareil circulatoire*, de l'*appareil respiratoire*, de l'*appareil digestif*, où la kinésithérapie trouve des indications fréquentes; les *maladies de la nutrition*, obésité, goutte, diabète, diathèse urique, qui sont très heureusement modifiées par une gymnastique exactement dosée comme la gymnastique suédoise, ou plus librement exécutée, comme celle des sports; *certaines affections du système nerveux*.

Dans ce livre, nous nous bornerons à la description des effets généraux de la gymnastique, de la technique générale des diverses manœuvres du massage et à l'exposé de quelques-unes des applications chirurgicales les plus fréquentes de la kinésithérapie.

Effets généraux de la gymnastique. — La gymnastique médicale est l'art d'utiliser les mouvements articulaires et la contraction musculaire volontaire pour accroître la force organique du corps humain, modifier la totalité de l'économie (gymnastique *générale*) ou pour remédier à une imperfection locale, amener des modifications partielles (gymnastique *localisée*).

La gymnastique est basée surtout sur le mouvement volontaire.

Le libre jeu des articulations, l'état lisse des cartilages, la sécrétion régulière de la synovie, la souplesse des ligaments, la mobilité des tendons, toutes les conditions anatomiques indispensables au fonctionnement d'une articulation ne persistent que par l'effet du mouvement. C'est un fait d'expérience que l'immobilisation complète d'une articulation conduit à des raideurs.

L'observation nous apprend que la fibre musculaire s'atrophie par l'immobilisation, qu'elle tend à se rétracter chez les sujets qui sont restés soumis à l'immobilité prolongée dans une attitude toujours la même. L'observation nous apprend aussi que l'influence néfaste de l'immobilisation agit sur le squelette lui-même. Au contraire, la solidité des os, la force et le volume des muscles sont augmentés par les exercices physiques, c'est un fait constant.

Accroître le jeu des articulations, la puissance des muscles, augmenter par conséquent l'étendue, l'aisance et la puissance des mouvements, tels sont les premiers résultats des exercices physiques, mais ce ne sont pas les seuls résultats.

En agissant sur les muscles striés volontaires, la gymnastique agit indirectement sur les différents appareils de notre organisme et sur la nutrition générale.

La contraction musculaire est accompagnée de phénomènes chimiques, d'oxydations qui exigent un apport plus considérable d'oxygène et qui jettent dans l'économie des produits de désassimilation qui seront plus tard éliminés par les urines.

Par les changements de forme que lui fait subir sa propre contraction, le muscle exerce une action *mécanique* sur les divers éléments anatomiques avec lesquels la fibre musculaire est en contact. Les vaisseaux capillaires, les artères et les veines subissent des alternatives de pression et de dépression qui modifient le cours du sang, l'accélèrent. Cette accélération du cours du sang dans le muscle se transmet de proche en proche dans les vaisseaux, jusqu'aux gros vaisseaux de la poitrine, jusqu'au cœur lui-même.

La contraction musculaire possède également une action *excitatrice* sur les filets nerveux qui traversent le muscle et par conséquent une action stimulante sur les centres nerveux.

Tout exercice musculaire quelque peu énergique s'accompagne *d'accélération du pouls et de la respiration,* d'augmentation de la sécrétion cutanée. Ces phénomènes s'accompagnent le plus souvent d'élévation de la température centrale du sujet.

Par l'exercice se trouve intensifié le fonctionnement de tout l'organisme humain.

Les exercices gymnastiques, en activant la vitalité organique, ont la plus heureuse influence sur les qualités morales, ils développent l'énergie, la maîtrise de soi. C'est avec juste raison que les Grecs anciens faisaient de la gymnastique une partie intégrante de l'éducation.

PRINCIPES DE LA GYMNASTIQUE CHIRURGICALE

Les grandes indications de la gymnastique chirurgicale résident dans le *traitement des raideurs articulaires ou tendineuses,* dans la *reconstitution physiologique des muscles atrophiés.*

Le massage proprement dit serait insuffisant pour rendre leur longueur et leur souplesse normale à des muscles, tendons et ligaments articulaires, épaissis et rétractés.

L'électricité est un excellant adjuvant, mais pour que la réparation soit complète, il faut que les tissus subissent les déplacements que leur impriment les mouvements habituels des membres, il faut que l'influx nerveux excitant normal de la contraction musculaire ait repris son action sur le muscle déshabitué de travailler.

Prenons comme exemple une fracture de jambe. L'immobilité nécessaire à la bonne consolidation des fragments osseux a entraîné la raideur des articulations voisines, les muscles n'agissant plus se sont atrophiés. Rien de plus simple que dire à votre malade, marchez, faites de l'exercice. Oui, sans doute ; mais pour que le membre récupère ses fonctions de nombreuses difficultés se présentent, la rétraction ligamentaire est souvent tellement prononcée que le blessé est incapable de mouvoir l'articulation, l'atrophie musculaire est si considérable que la force manque au sujet, et la contraction musculaire est tellement douloureuse que le blessé abandonné à lui-même est incapable d'utiliser son membre. Il n'est pas rare de voir après des fractures de jambe, des boiteries persister pendant des mois et des années alors que la consolidation osseuse ne laisse rien à désirer. Il faut dans ces cas que le médecin intervienne, et intervienne par la gymnastique.

On a mis pour cette fracture de jambe le membre dans un appareil plâtré et on le maintient le temps nécessaire à la fixation des fragments quarante jours, un mois, trois semaines. Pendant que l'appareil est en place, vous pouvez faire exécuter des mouvements passifs des orteils, du genou si possible. Dès qu'il est enlevé, le retour fonctionnel du membre nécessite trois stades du traitement : 1° mobilisation passive, 2° mobilisation active sans effort utile, 3° mobilisation active fonctionnelle.

Mouvements passifs. — Le rôle des mouvements passifs est considérable, ces mouvements passifs *entretiennent* la mobilité des articulations, *facilitent la circulation* du sang et par conséquent *activent la nutrition* de la région ; ils combattent la *tendance des muscles à la rétraction, ils préparent le réveil* et le retour des mouvements actifs. Dans tout mouvement, interviennent les sensations provenant des ligaments, des articulations, ce sont ces sensations qui permettent aux centres nerveux de régler la direction et la force des mouvements. En réveillant ces sensations, les mouvements passifs facilitent le retour des mouvements volontaires.

En ce qui concerne la fracture de jambe, dès que l'appareil est enlevé, pour préparer la reprise de la marche, il est bon d'entretenir les sensations d'où partent les réflexes de la marche en exerçant des pressions, des contacts à la plante du pied, surtout au niveau de ce qu'on appelle les talons antérieur et postérieur qui sont le point de contact du pied sur le sol. Il sera bon d'exercer la circulation veineuse du membre en plaçant tous les jours, pendant quelques minutes, les jambes pendantes au bord du lit.

Pour les mouvements passifs, le patient doit laisser le membre inerte, *mort*, comme si on voulait rechercher l'état des réflexes, le chirurgien saisit le membre de telle sorte que le sujet soit bien soutenu et n'ait aucune velléité de contracter ses muscles ; et, sans heurt, sans à-coup, très lentement, il fait exécuter à l'articulation des mouvements de la plus grande amplitude possible.

En dehors des cas d'ankylose où on est obligé de déployer de la force, de forcer un peu, et par conséquent de provoquer de la douleur, les mouvements passifs doivent être indolores, le massage préalable a contribué à atténuer les douleurs et on doit s'arrêter dès que le patient accuse des sensations pénibles.

Quand on veut faire de la mobilisation passive, on doit bien se rappeler, surtout quand il s'agit d'enfants qu'après une immobilisation de quelque durée, il suffit parfois d'un mouvement un peu brusque pour déterminer une fracture.

Mais, si les mouvements passifs ont une utilité grande, s'ils sont presque indispensables, pour rendre la vigueur à un muscle atone, rien ne vaut la répétion des contractions musculaires volontaires.

Dans le travail de rééducation de la volonté humaine, aucune machine ne peut remplacer l'intelligence humaine, apte à modifier à chaque instant ses moyens d'action.

Si vous employez une machine et cela est presque indispensable pour mobiliser des articulations comme l'articulation de la hanche, il faut bien savoir que la machine n'est autre chose que le prolongement de votre main, n'est autre chose qu'un levier qui n'a aucune propriété par lui-même, mais qui ne fait que donner plus d'intensité à la vigueur de votre bras.

Mouvements actifs sans effet utile. — Après les mouvements passifs on passera aux *mouvements actifs sans effet utile*.

On exercera d'abord l'articulation du cou-de-pied ; il sera d'abord nécessaire de donner à l'aide des mouvements passifs quelques degrés de *mobilité* à l'article pour que les muscles puissent se contracter d'une façon utile. Il sera nécessaire au début que le chirurgien fournisse une aide convenable aux muscles impuissants à mobiliser l'articulation, plus tard quand les muscles commenceront à reprendre leur force, le chirurgien au lieu d'aider le mouvement cherchera à le contrarier de manière à faire effectuer au muscle un travail progressivement croissant.

Mobilisation active fonctionnelle. — Le blessé commencera ensuite son éducation de la marche en mettant le pied en contact avec le sol ; dans la position assise jambes pendantes, il mobilisera lui-même son genou, fera exécuter quelques mouvements *volontaires* à son articulation tibio-tarsienne ; il apprendra à soulever la pointe du pied, à fléchir le pied le plus possible. Le chirurgien opposant à ces mouvements une résistance plus ou moins grande exercera progressivement les fléchisseurs et les extenseurs.

Puis le blessé se tiendra debout en prenant d'abord point d'appui, sur une chaise, sur un meuble ; dans cette position, il fera des tentatives de station sur un pied, d'abord sur le membre sain, puis sur le membre blessé. Il marchera ensuite en s'appuyant sur les mains d'un aide, appui surtout moral qui a pour but de donner au malade la sensation d'avoir un secours si son membre venait à fléchir.

Si le malade au cours de ces diverses tentatives n'éprouve aucune douleur au niveau de son cal, il progressera chaque jour, il fera des exercices de marquage de pas, des marches décomposées, il tentera de monter ou de descendre quelques marches.

Toutes les deux heures le blessé marchera 3, 5, 8 minutes, le reste du temps il sera allongé, le pied soulevé. Il arrivera ainsi, en moins de deux mois dans quelques cas, à retrouver les fonctions de son membre.

Dans certains cas, on peut passer du stade immobilité dans l'appareil à la marche sans s'être servi de canne.

La canne constitue néanmoins un auxiliaire utile dans nombre de cas de rééducation fonctionnelle : mais il faut proscrire la béquille.

LE MASSAGE

Le massage comprend toutes les manipulations réglées que l'on peut exécuter sur une région du corps pour modifier ou l'état de ses tissus ou les rapports de ses parties.

Technique. — Débarrassée du fatras des empiriques, rebouteurs ou suédois, la technique du massage peut dans les cas simples se ramener à cinq manœuvres fondamentales :

Pression ;
Effleurage ;
Frictions ;
Pétrissage ;
Percussion.

Pression. — Suivant l'étendue de la région à masser toute la main ou une partie seulement prend contact avec les téguments puis graduellement appuie sur eux comme pour les déprimer. Lorsqu'il s'agit d'une région douloureuse (foyer de fracture par exemple) la pression se réduit à un simple attouchement, elle doit être au contraire très énergique pour atteindre des organes abrités sous des masses musculaires épaisses comme le nerf sciatique.

On peut la faire brève et fréquemment répétée ou longue avec des intervalles de repos bien marqués, suivant que l'on recherche dans le premier cas une légère stimulation, dans le second la sédation de phénomènes douloureux.

Effleurage. — L'effleurage consiste à faire glisser la main ou les doigts à la surface d'une région en *épousant exactement* le modelé du corps. La main reste à plat les doigts joints et allongés lorsqu'il s'agit d'une région à peu près plane du thorax ; elle se modèle au contraire en gouttière pour embrasser la convexité des membres. Quelque forme qu'elle revête elle doit être souple et le poignet doit rester libre (fig. 317).

Fig. 317. — Effleurage du grand pectoral. La main gauche soutient le bras.

L'effleurage, s'adressant le plus souvent à des membres où prédominent des troubles circulatoires, doit aller dans le *sens du courant veineux* de retour pour le faciliter et charrier en quelque sorte, dans leur voie naturelle, œdèmes et exsudats. — Lorsqu'il n'y a pas à tenir lieu de cette considération on se guidera sur le trajet des fibres musculaires des muscles superficiels.

Il y a avantage à commencer l'effleurage assez loin en aval de la lésion et à le poursuivre bien au delà en amont ; tout le parcours devant être couvert d'un seul long trait commençant et finissant avec une extrême précaution. Très légère au début d'une séance, l'énergie de l'effleurage augmente progressivement, au fur et à mesure qu'il anesthésie la région ; jamais avec cette manœuvre on ne doit faire souffrir le patient, bien au contraire cette manœuvre doit atténuer la douleur.

Friction. — Pour la friction, la main prend contact avec les téguments suffisamment fort pour pouvoir les rendre solidaires de ses mouvements, puis se déplace en les entraînant de sorte que les plans sous-jacents sont en quelque sorte massés par la face profonde des téguments. Cette manœuvre est très limitée en étendue à cause des liaisons de la peau avec les aponévroses ; son but étant de fragmenter, de désorganiser ou d'irriter des productions pathologiques, elle s'exécute avec une certaine énergie, la pulpe du pouce convient

Fig. 3.8. — Massage de l'entorse. Frictions longitudinales à l'aide des pouces agissant simultanément. Le pied doit être appliqué sur le genou de l'opérateur.

fort bien, ce doigt étant fort, adroit et bien capitonné.

Fig. 3.9. — Pétrissage des muscles du bras.

Pétrissage. — Le nom de cette manipulation la décrit avec exactitude : entre le pouce et tous les autres doigts joints et allongés, on prend fermement une masse musculaire, on l'éloigne de l'axe du membre en la comprimant, puis on la laisse revenir ou mieux, en s'aidant de l'autre main, on tord le muscle en travers de façon à l'élonger. La manœuvre se poursuit des insertions distales aux insertions proximales ; elle ne peut être entreprise avec facilité que sur des muscles longs et dans un état de relâchement complet. Son but est à la fois d'élonger la fibre musculaire, de la stimuler par un contact énergique et prolongé ; de l'exprimer comme on ferait d'une éponge. Le pétrissage qui s'adresse aux tendons accessibles prend le nom de pincement.

Percussion. — Lorsqu'on veut exciter les réflexes à point de départ cutané, stimuler la contractilité des muscles et hyperé-mier une région, on se sert, pour frapper, de la main suivant deux modes, le premier fait agir le poing demi-fermé c'est le tapotement, le second emploie le bord cubital du cinquième doigt, ce sont les hachures. Dans les deux le poignet doit rester souple, dans le second, en outre, les doigts modérément écartés doivent être relâchés et venir s'abattre les uns sur les autres la main restant perpendiculaire au plan du corps. Pour aller plus vite quand on fait des hachures on se sert des 2 mains se faisant face et frappant alternativement.

Massage vibratoire. — Les vibrations qui consistent en une série de menus ébranlements transmis par la main et se succédant

Fig. 320. — Prise pour les mouvements de l'épaule.

rapidement sont fort difficiles à exécuter et nécessitent un entraînement que ne peuvent guère acquérir que les spécialistes ; même pour eux c'est une manœuvre très fatigante, aussi a-t-on pensé à faire construire des appareils produisant mécaniquement des vibrations. Le développement de cette industrie a donné jour à l'expression « massage vibratoire » qui pourrait faire croire à quelque traitement d'espèce particulière. Il s'agit là seulement d'une des manœuvres habituelles du massage.

Mouvements passifs. — Bien avant que les mouvements volontaires ne soient possibles, il faut faire jouer les segments du membre soigné.

Les mouvements ainsi provoqués sans aucun effort musculaire du patient doivent être physiologiques, précis et non douloureux. Il faut pour cela que le malade se sente bien tenu et le soit en réalité et que le médecin ait présent à l'esprit la limite des mouvements de chaque articulation.

La meilleure façon de faire exécuter les mouvements passifs de *l'épaule* est de se tenir en arrière et de côté du patient en étant placé plus haut que lui; une main s'appuie sur l'épaule plus pour con- trôler que pour main- tenir, l'autre tient avec ses doigts allongés l'a- vant-bras fléchi à angle droit, la partie de la paume la plus proche du poignet soutenant l'olé- crâne et le pouce allongé appuyant le long de l'é- picondyle (fig. 320).

Fig. 321. — Prise pour les mouvements du coude.

Pour les mouvements du *coude* cette articulation doit reposer bien fixée sur le genou du masseur ou sur un meuble ; la main gauche fixe le bras, la main droite fait exécuter les mouvements en maintenant par le poignet l'avant-bras dans une position in- termédiaire à la supination et à la pronation.

Pour les mouvements du poignet le malade est assis ; l'avant-bras tourné en pro- nation repose sur le bord d'une table, la main pen- dante. Le chirurgien, assis, saisit la main du sujet, et avec l'autre main maintient l'avant-bras contre la table. Il peut de cette façon, sans déplacer la prise, imprimer au poignet des mouvements *passifs* de flexion, d'exten-

Fig. 322. — Prise pour les mouvements du poignet.

sion, d'abduction et d'adduction et s'opposer aux mouvements dans les exercices *actifs* (fig. 322).

La mobilisation de la *hanche* est malaisée à cause de la diffi- culté que l'on a de fixer le bassin.

Pour le mouvement de flexion, le sujet est couché sur le dos,

TUFFIER ET DESFOSSES. Chirurgie. 35

le chirurgien saisit d'une main le talon du membre à exercer et place l'autre main sur la crête iliaque pour maintenir le bassin.

En tirant sur le membre comme pour l'écarter du bassin il lève le membre de manière à fléchir la cuisse sur le bassin (fig. 323).

Les mouvements passifs du *genou* peuvent se faire, le sujet étant assis au bord d'un lit, d'un siège élevé

Fig. 323. — Prise pour le mouvement de flexion de la hanche.

ou mieux étant couché à plat ventre ou sur le dos, la cuisse maintenue sur le plan du lit par une main, la jambe saisie au-dessous des malléoles par l'autre main (fig. 324).

Pour les mouvements du *pied*, le sujet sera couché sur une table, le pied dépassant le bord de cette table, ou bien le sujet sera

Fig. 324. — Prise pour les mouvements du genou.

assis les jambes allongées reposant sur les genoux du chirurgien. Celui-ci saisit d'une main l'extrémité de la plante du pied, de l'autre main il fixe le cou-de-pied.

L'amplitude des mouvements ainsi provoqués a comme limite

la sensibilité du malade, il faut s'arrêter dès que l'on atteint la douleur. Ceci sauf les cas bien nets où l'on veut rompre les adhérences et ces cas doivent être exceptionnels.

Mouvements actifs. — La contraction *volontaire* est le meilleur agent de régénération de la fibre musculaire, on doit la provoquer le plus tôt possible.

Pour pouvoir l'utiliser précocement il faut la rendre facile en plaçant soi-même le muscle dans la position la plus favorable à son effort, par exemple, en amorçant le mouvement ou en déplaçant l'axe du segment de membre pour le mettre dans le sens

Fig. 325. — Position pour les mouvements du pied.

de l'attaque des fibres musculaires et en diminuant la résistance qu'offre toujours par son poids la partie à mouvoir. C'est ainsi que pour exercer le triceps crural on fera d'abord fléchir seulement le genou, le sujet étant couché son talon suivant le plan du lit, plus tard on fera relever la jambe préalablement fléchie sur la cuisse et enfin soulever tout le membre raidi reposant en position horizontale.

Les mouvements doivent être faits lentement mais aussi complètement que le permet l'état du membre, ils doivent être répétés avec des intervalles de repos, un nombre de fois aussi grand que possible sans cependant amener la fatigue. Cette sensation constitue la limite supérieure à atteindre.

Certains muscles se fatiguent plus vite que d'autres, on ne doit pas exiger de tous les muscles le même travail. Le biceps, par exemple, possède une énergie spécifique très grande, on peut le maintenir en état de contraction pendant un temps très long, le deltoïde au contraire se fatigue très vite.

Tous les muscles voisins d'une lésion articulaire sont plus ou moins atteints, il faut les exercer tous ; mais il faut faire porter la plus grande partie des efforts sur un seul muscle ou sur un groupe musculaire, ou bien parce que ce muscle ou ce groupe musculaire joue un rôle prépondérant dans la mécanique du membre, ou bien parce que l'atrophie l'a particulièrement touché, et ces deux raisons se confondent toujours.

Dans les lésions du pied et du cou-de-pied il faut s'occuper surtout du triceps crural, les affections du genou amènent rapidement l'atrophie du triceps crural.

S'agit-il de la main et du poignet ? exercez surtout les fléchisseurs ; les lésions du coude retentissent sur le triceps ; enfin à la partie supérieure du bras et dans les affections de l'épaule, il faut avoir pour le deltoïde des soins tout particuliers.

Préparation du malade. — La partie à masser doit être découverte largement, la peau doit en être propre et saine : des excoriations avec éruption sont des contre-indications temporaires du massage.

Afin de faciliter le glissement de la main si la région est très velue on la rase et on y projette de la poudre de talc. Lorsque le massage doit être très accentué on peut remplacer la poudre par de la vaseline, de l'huile ou de la mousse de savon.

Le plus important est de placer le malade de façon qu'il n'éprouve aucune fatigue, que la région malade soit bien immobilisée et que les muscles soient en état de résolution.

Pour chaque membre il y a ainsi une position *optima*. C'est pour l'*avant-bras et le poignet* de reposer, le coude étant à demi fléchi, sur un coussin ou sur la cuisse du masseur ; en pronation complète pour la face dorsale, en demi-pronation pour la face palmaire.

Pour le *coude*, le bras et l'épaule, le malade assis sur une chaise, le côté sain s'appuyant au dossier, laisse pendre son bras sa main reposant sur sa cuisse, une des mains du masseur complète la fixation en saisissant l'avant-bras très haut ou le bras pendant que l'autre masse.

Pour le *membre inférieur* on pratiquera le massage sur le patient couché ou ayant tout au moins la jambe horizontale reposant par le tendon d'Achille et le creux poplité sur les 2 genoux du masseur, s'il s'agit d'une lésion limitée au pied, il y a avantage à se placer à l'extrémité du membre et face à lui.

Pour le massage du ventre il faut que le malade soit couché, le buste relevé, les genoux fléchis, les bras pendant de chaque côté du tronc.

Emploi des manœuvres. — Les différentes manœuvres décrites ne doivent pas s'employer indifféremment. Si une séance de massage complète comprend obligatoirement un effleurage léger au début et des mouvements passifs ou libres à la fin, elle doit être composée, en ce qui regarde les autres manipulations et leur intensité, de façon différente et appropriée à chaque espèce clinique. Par exemple, dans un cas où prédomine l'œdème on fera surtout de l'effleurage profond on s'abstiendra de percussion, dans un cas d'atrophie musculaire, au contraire, on usera d'effleurage, mais aussi de pétrissage et de percussion.

Il en est de même pour la durée des séances : on ne saurait leur fixer de règle absolue. En général une séance trop courte vaut mieux qu'une séance trop longue et surtout en commençant un traitement, il faut toujours rester en deçà de la limite qu'on s'est fixée. Un massage qui dépasse un quart d'heure doit justifier cette durée par des raisons spéciales.

CAS PARTICULIERS

Massage dans les fractures. — On a employé le massage de deux façons. Soit comme méthode de choix en escomptant son action propre pour amener la consolidation, soit seulement pour remédier aux troubles (œdèmes, raideurs, atrophies) que laissent après elles un grand nombre de fractures.

Une prescription domine toutes les applications du massage aux traumatismes ou aux suites de traumatismes : il ne faut jamais provoquer de douleur, toute douleur étant la marque d'une manœuvre qui risque d'augmenter le dégât osseux ou pour le moins d'amener de la contracture musculaire. Ceci s'applique aussi bien aux manipulations directes qu'aux mouvements progressifs qui en sont le complément nécessaire.

Fracture du radius. — La fracture du radius, accident fréquent, se prête au traitement massothérapique lorsqu'elle est sans déplacement.

La technique des séances sera établie sur le plan suivant :

avant tout, bien *caler la main* et l'avant-bras sur un coussin, assurer encore davantage l'immobilisation en se servant de sa main gauche pour maintenir la main du bras fracturé en pronation d'abord puis en demi-supination.

Au point de vue des manœuvres, on peut distinguer deux périodes. Dans la première, de douleur intense, on se contentera d'exécuter :

I. — Des pressions sur le haut de l'avant-bras ;

De l'effleurage de la main et de l'avant-bras face dorsale en sautant le trait de fracture ;

De l'effleurage léger de la paume de la main et de l'avant-bras face palmaire.

De l'effleurage fait avec le pouce aux environs immédiats et sur le trait de fracture ;

Des mouvements passifs des doigts sans oublier le pouce.

II. — Plus tard quand la sensibilité sera tout à fait calmée, on ajoutera : des pressions lentes en bracelet sur toute la masse charnue de l'avant-bras ; du pétrissage des muscles épicondyliens et épitrochléens ; de la friction au niveau du carré pronateur ; des mouvements passifs du poignet ; des mouvements des doigts avec résistance. Le tout durera de 15 à 20 jours.

Lorsqu'à la sortie d'un appareil plâtré le dos de la main présente de l'œdème, qu'il y a des raideurs tendineuses avec de l'empâtement des gaines synoviales, on emploiera l'effleurage appuyé sur la région œdématiée, la friction et le pincement sur les gaines des tendons, l'effleurage et le pétrissage sur les muscles de l'éminence thénar, sur les muscles épicondyliens et épitrochléens. On fera suivre ces manœuvres de mouvements passifs et actifs des doigts, du poignet et de l'articulation du coude.

Le traitement de la *fracture du péroné* sans déplacement est superposable à celui de la fracture du radius, et nous avons vu plus haut quelle était la façon de faire la rééducation de la marche.

Entorse tibio-tarsienne. — Cliniquement une entorse présente comme troubles : de la douleur, à cause de cette douleur, de la contracture musculaire et ultérieurement de l'atrophie ; un gros épanchement sanguin et à cause de celui-ci des troubles circulatoires, une réaction vive de la séreuse articulaire. La gravité de l'accident et l'intensité de ces désordres varient suivant que l'arrachement du ligament péronéo-astragalien antérieur s'accompagne de déchirures plus ou moins importantes des tendons et de leurs gaines ou des muscles voisins.

La douleur est en général assez vive pour qu'il faille commencer le massage loin de la région traumatisée par un effleurage léger de la portion charnue des jumeaux. Les traits commenceront de plus en plus bas. Lorsque le malade est accoutumé au contact de la main, avec la face palmaire des trois doigts du milieu, on commencera l'effleurage de la face dorsale du pied en remontant jusqu'à mi-jambe. Après quelques passes seulement on dirigera son mouvement de façon à franchir le plus légèrement possible le ligament de l'entorse. C'est un des cas où la séance de massage gagne à dépasser la durée moyenne indiquée ; on peut même si la douleur est très vive faire deux séances par jour. Très vite on y ajoute des mouvements passifs des orteils, un effleurage du tendon d'Achille et des dépressions qui le limitent latéralement, de la friction des tendons de la face dorsale puis des ligaments péronéo-astragaliens.

Le traitement de l'entorse du poignet est analogue comme application des manœuvres et comme gradation.

Luxation de l'épaule. — Après que le déplacement est réduit, qu'on s'est assuré par une radiographie que l'une des tubérosités n'est pas fracturée et par son examen que le deltoïde n'est pas paralysé, on se trouve dans le cas d'une entorse grave.

Le massage s'appliquera d'abord à mettre les muscles de l'épaule et du bras en état de résolution par un effleurage ascendant lent et léger, fait avec les deux mains simultanément en arrivant au niveau de la clavicule, l'une des mains se rabattra sur la poitrine en suivant le trajet en éventail des fibres du grand pectoral, l'autre continuera son trajet jusque sur le trapèze. Dès que la sensibilité sera atténuée, on commencera le pétrissage du biceps, du triceps et surtout du deltoïde dont le faisceau postérieur s'atrophie dans la plupart des cas avec une grande rapidité. Quelques frictions légères au niveau de la tête humérale, en particulier sur la coulisse bicipitale, compléteront les manœuvres directes.

Les mouvements ont ici une importance extrême, on doit les faire commencer dès la première séance. Au début on n'utilisera que les mouvements passifs : une main du masseur saisit le coude du patient comme il a été décrit plus haut et fait exécuter à l'épaule des mouvements peu marqués de circumduction, puis des mouvements d'élévation du coude de plus en plus étendus, l'autre main du masseur placée sur l'épaule, contrôle les déplacements de la tête humérale et s'assure que les muscles ne se contracturent pas. Jour par jour on habitue le malade à faire agir ses muscles pour ralentir la descente du bras, après que le masseur l'a élevé passivement, enfin pour l'élever lui-même : d'abord le coude fléchi, puis le bras étendu. Les premiers mouvements actifs d'élévation sont facilités lorsqu'on les fait exécuter en même temps aux deux bras tenant par exemple une canne.

On se méfiera des mouvements d'abduction et de rotation en arrière qui, faits trop tôt ou sans précaution, peuvent amener la luxation à récidiver.

Au fur et à mesure que le traitement avance, le massage proprement dit diminue, la partie gymnastique augmente jusqu'à constituer après la 5e ou 6e semaine tout le traitement.

INDEX BIBLIOGRAPHIQUE.

Agents physiques usuels, par les Drs A. MARTINET, A. MOUGEOT, P. DESFOSSES, L. DUREY, Ch. DUCROQUET, L. DELHERM, H. DOMINICI. Paris, 1909. Masson et Cie, éditeurs.

ALPINI (P.). — De Medicina Ægyptiorum. Venitiis, 1591.

ANGELESCO (M.). — Accidents postanesthésiques. La Presse Médicale, 1896, 16 mai, n° 40, p. 233.

ANSELME (J.). — Contribution à l'étude des pansements absorbants (Du sphagnum ou feutre végétal). Thèse, Montpellier, 1885, n° 58.

AUCHÉ et CHAVANNAZ. — Nouvelles recherches sur les infections péritéonales bénignes d'origine opératoire. Comptes rendus de la Société de Biologie. Paris, 1899, 17 mars, n° 9, p. 204.

Anciens et renommés auteurs de la Médecine et Chirurgie. Hippocrate : des ulcères, des fistules, des playes de la Teste. Hippocrate : des fractures, des articles, de l'officine du chirurgien. Galien : des bandes. Oribase : des lacs, des machines, des engins. Le tout traduit fidèlement du grec et du latin en français par un docteur en médecine et illustré de figures par lesquelles la chose est au vif représenté. Paris, 1634, n° 30636 du catalogue de la Bibliothèque de l'École de médecine de Paris.

BAILLY. — Sur un nouveau procédé de réfrigération locale par le chlorure de méthyle. Bulletin de l'Académie de Médecine. Paris, 1898, 31 janvier, p. 139.

BAUDOUIN (M.). — Un nouveau mode d'anesthésie, de la chloroformisation à doses faibles et continues. Gazette des Hôpitaux, 1890, nos 65 et 68.

BARDY et MARTIN. — Stérilisation des objets de pansement. Gazette des Hôpitaux, 1388, p. 1287.

BAYEUX (R.). — La diphtérie depuis Aretée le Cappadocien jusqu'en 1894 avec les résultats statistiques de la sérumthérapie sur 230 000 cas. Paris, 1899.

BEAL-RAYMOND. — Le retournement de la paupière supérieure. La Presse Médicale, 1906, 11 avril, n° 29, p. 226.

BESSON (A.). — Technique chirurgicale journalière au lit du malade. 2e édition. Paris et Lille, 1908.

BLANCHE. — Cathétérisme œsophagien chez les aliénés. Thèse, Paris, 1848.

BRINON (H. de). — Recherches sur l'anesthésie chirurgicale obtenue par l'action combinée de la morphine et du chloroforme. Thèse, Paris, 1878.

BROCQ (L.). — Traitement des dermatoses par la petite chirurgie et les agents physiques. Paris, 1898.

BRUN (F.). — Des accidents imputables aux antiseptiques. Thèse d'agrégation. Paris, 1886.

BIJWID. — Sur les bactéries trouvées dans la grêle. Annales de l'Institut Pasteur, 1887, n° 12.

CAHANESCO. — Contribution à l'étude

de l'auto-purification microbienne du vagin. Expériences sur les animaux. *Annales de l'Institut Pasteur*, 1901, 25 novembre, p. 841.

CALMETTE. — Les Venins. Les Animaux venimeux et la Sérothérapie antivenimeuse. Paris, 1907, Masson, éditeur.

CAMUS (L.). — Appareil pour anesthésie générale de courte durée par le chlorure d'éthyle et les corps analogues. *Bulletins de l'Académie de Médecine*, 1906, 8 mai, t. IV, 3e série, p. 542-545.

CERNÉ (A.). — De la fabrication des cathéters souples. *La Presse Médicale*, 1899, 26 juillet, no 59, p. 44.

CHAILLOU (A.). — La sérumthérapie et le tubage du larynx dans les croups diphtériques. Paris, 1895.

CHASSAIGNAC. — Traité pratique de la suppuration et du drainage chirurgical. Paris, 1859, t. I, p. 115.

CHIPAULT. — Sur la rachicocaïnisation sous-arachnoïdienne et épidurale. *Société de biologie*, 1901, 1er juin, no 20.

CHOQUET (E.). — De l'emploi du chloral comme agent d'anesthésie chirurgicale. *Thèse*, Paris, 1880.

COMBEMALE. — Consultations médicochirurgicales, 1 vol. in-8. Paris, 1904. O. Doin, éditeur.

DALECHAMPS (laques). — Chirurgie Françoise. Lyon, MDLXX.

DASTRE (A.). — Cocaïne in Ch. Richet. *Dictionnaire de Physiologie*. Paris, 1900, t. IV.

DASTRE (A.). — Les anesthésiques. Physiologie et applications. Paris, 1890.

DEKKERS (Fred.). — Exercitationes præticæ circa Medendi Methodum, 1685.

DEMMLER (A.). — Des soins à donner aux malades. Paris, G. Masson, éditeur.

DEBOVE. — Du traitement de la névralgie sciatique par la congélation. *Bulletin et mémoires de la Société médicale des hôpitaux*. Paris, 1884, 8 août, p. 315.

DEROCQUE. — Le chlorure d'éthyle,

anesthésique générale. *La Revue Médicale de Normandie*, 1902, 25 février, no 4, p. 63.

DESFOSSES et DUMONT. — Technique de la rachicocaïnisation. *La Presse Médicale*, 1901, 9 novembre, no 90, p. 278.

DESFOSSES et LAGANE. — Prophylaxie des maladies contagieuses. Désinfection. *La Presse Médicale*, 1910, 12 février, no 13, p. 105.

DESFOSSES et MARTINET. — La cautérisation ignée. *La Presse Médicale*, 1907, 9 février, no 12, p. 92.

DIEULAFOY (G.). — Manuel de pathologie interne, 10e édition, 1897, t. I, p. 426.

DIONIS. — Cours d'opérations de chirurgie démontrées au Jardin Royal. Paris, 1751.

DISDIER (Fr.-Michel). — Traité des Bandages. Paris, 1761, no 30 926 du catalogne de la Bibliothèque de l'École de médecine de Paris.

DUBOIS (R.). — Anesthésie physiologique et ses applications. Paris, 1894.

DUCLAUX. — Traité de Microbiologie. Paris, 1898.

DUCLERT et KIENNER. — Sur le mode de formation et de guérison des abcès. *Archives de Médecine expérimentale et d'anatomie pathologique*, 1893, t. V, p. 705.

DUCROQUET. — Traité de thérapeutique orthopédique. Les tuberculoses osseuses : technique et principe des appareils. Paris, 1907, Jules Rousset, éditeur.

DUJARDIN et PEYRILHE. — Histoire de la chirurgie depuis son origine jusqu'à nos jours. Paris, 1779 et 1780.

DUJARIER. — Voir TUFFIER et DUJARIER.

DUMONT. — Voir DESFOSSES et DUMONT.

DUPUYTREN. — Leçons orales de clinique chirurgicale. Paris, 1832, t. I, p. 226.

DUVAL (Mathias). — Pouls. *Nouveau Dictionnaire de Médecine et de Chirurgie pratique*. Paris, t. XXIX, p. 241.

FAUCHER (H.). — Du lavage de l'estomac. Procédés opératoires. Indications. Résultats. Paris, 1881.

Fouquet. — Note pour servir à l'histoire de l'embaumement en Égypte. Le Caire. Imprimerie Nationale, 1886.

Foville. — Dictionnaire de Jaccoud. Article *Lypémanie*.

Galippe (V.). — Note sur une nouvelle application du chlorure de méthyle liquéfié, comme anesthésique local. *Comptes rendus hebdomadaires des séances et mémoires de la Société de Biologie*, 1888, 4 février, p. 115.

Grysex. — La sérothérapie antiméningococcique. *La Presse Médicale*, 1909, 29 mai, n° 43, p. 389.

Goffres. — Précis iconographique de bandages, pansements et appareils. Paris, 1873.

Guibé. — L'antisepsie de la peau par la teinture d'iode. *La Presse Médicale*, 1909, 26 mai, n° 42, p. 379.

Guyon (F.). — Leçons cliniques sur les maladies des voies urinaires. Paris, 1885.

Hallé (J.). — Recherches sur la bactériologie du canal génital de la femme (état normal et pathologique). *Thèse*, Paris, 1898.

Jayle (F.). — De la septicémie péritonéale post-opératoire. *Thèse*, Paris, 1895.

Juvara. — De la suture intra-dermique. *Presse Médicale*, 1900, 3 octobre, n° 82, p. 240.

Laborde (J.-V.). — Les tractions rythmées de la langue. Moyen rationnel et le plus puissant de ranimer la fonction respiratoire et la vie. Paris, 1897, IIe édition, p. 181.

Lafaye. — Principes de chirurgie. Paris, 1750.

Lagane. — Voir Desfosses et Lagane.

Lambert (P.). — Étude sur un nouveau procédé de chloroformisation par les solutions titrées. *Thèse*, Paris, 1884.

Landouzy (L.). — Les Sérothérapies. Paris, 1898.

Larrey (J.). — Mémoires de chirurgie militaires et campagnes. Paris, 1812.

Laurens (G.). — Extraction des bouchons cérumineux du conduit auditif. *La Presse Médicale*, 1896, 19 février, n° 15, p. 90.

Legrand. — L'anesthésie locale en chirurgie générale. *Thèse*, Paris, 1899.

Legry (T.). — Étude expérimentale sur la valeur antiseptique de quelques substances employées en obstétrique. *La Presse Médicale*, 1895, 27 juillet, n° 36, p. 283.

Lejars (F.). — Chirurgie d'urgence. Paris, 1901.

Lemaitre (F.). — Du chlorure d'éthyle comme anesthésique général dans la pratique chirurgicale journalière. *La Presse Médicale*, 1908, 6 juin, n° 46, p. 363.

Lermoyez (M.). — De l'anesthésie par le bromure d'éthyle. *La Presse Médicale*, 1894, 8 septembre, n° 36, p. 287.

Lermoyez (M.). — Extraction des corps étrangers du conduit auditif. *La Presse Médicale*, 1900, 10 novembre, n° 93, p. 328,

Lermoyez (M.). — Traitement de l'épistaxis. *La Presse Médicale*, 1894, 8 décembre, n° 49, p. 331.

Letulle (M.). — L'inflammation. Paris, 1893.

Lyon (Gaston). — Traité élémentaire de clinique thérapeutique. Paris, 1905. Masson et Cie, éditeurs.

Lewis-A. Sayre. — Leçons cliniques sur la chirurgie orthopédique. Paris, 1887.

Lucas-Championnière. — Valeur antiseptique de l'eau oxygénée. Son emploi dans les cas de chirurgie septique. Emploi pour la désinfection du champ opératoire surtout en gynécologie. Son emploi en obstétrique. Son emploi dans la chirurgie qui n'a été précédée d'aucun accident septique. *Journal de Médecine et de Chirurgie pratiques*, 1898, 25 décembre, p. 929.

Luckes (Miss Eva). — Manuel de la garde-malade. Soins généraux à donner aux malades. Traduit sur la troisième édition anglaise par Me J.-H. Caruchet et le Dr Félix Regnault. Paris, Vigot frères, éditeurs, 1904.

Macé. — Traité de Bactériologie. Paris, 1897.

MAGON (L.). — De la torsion des artères. *Thèse*, Paris, 1875, n° 218.

MALGAIGNE (J.-F.). — Manuel de Médecine opératoire, neuvième édition, par Léon le Fort. Paris, 1888.

MALGAIGNE (J.-F.). — Leçons cliniques sur les hernies. Paris, 1841.

MALHERBE. — Nouveau procédé pour l'anesthésie générale par le chlorure d'éthyle. *Le Bulletin Médical*, 1901, 26 octobre, n° 75, p. 912.

MARTIN (L.). — Hygiène hospitalière (Traité d'hygiène). P. Brouardel et E. Mosny. Paris, 1907. J.-B. Baillière, édit.).

MARTINET (Alfred). — Les Médicaments. Paris, 1903.

MAUTÉ. — Voir Tuffier et Mauté.

MAYOR (M.). — Bandages et appareils à pansements ou nouveau système de déligation chirurgicale (avec un atlas in-4 de 16 planches). Paris, 1838, n° 30 689 de la Bibliothèque de l'École de Médecine de Paris.

MINET (J.) et LAVOIX (F.). — La mort, suite de ponction lombaire. *L'Écho Médical du Nord*, 25 avril 1909, n° 17, p. 193-201.

MICHAUX. — Sur un nouveau procédé de suture cutanée, par agrafage métallique. *Bulletins et Mémoires de la Société de Chirurgie de Paris*, 1900, mai, p. 561.

MOREUW. — De l'alimentation forcée des aliénés. *Thèse*, Paris, 1880.

PARÉ (A.). — Les Œuvres (corrigées par luy-mesme, peu auparavant son décès). Sixième édition. Paris, 1607.

PERDRIX. — Les vaccinations antirabiques à l'Institut Pasteur. Résultats statistiques. Paris et Sceaux, 1890.

PERREGAUX. — Étude sur 249 cas de diphtérie traités par le sérum antidiphtérique à l'hôpital Trousseau, octobre-novembre 1894. *Thèse*, Paris, 1895.

PHILIPPE (H.). — Les premiers soins et secours d'urgence aux victimes d'accidents, de malaises subits ou d'empoisonnements. Paris, 1908. Maloine, éditeur.

PICART (P.). — Étude pratique de l'extension continue et de ses résultats. *Thèse*, Paris, 1901.

PRÉOBAJENSKY (M.-J.). — Les bases physiques du traitement antiparasitaire des plaies. *Annales de l'Institut Pasteur*, 1897, 25 septembre, n° 9, p. 699.

QUÉNU. — De l'asepsie opératoire. Statistique de deux ans au pavillon Pasteur à l'hôpital Cochin. *Bulletins et Mémoires de la Société de Chirurgie de Paris*, 1899, 28 mars, n° 12, p. 307.

RENAULT (A.). — Embolies capillaires à la suite d'une injection de calomel. *La Presse Médicale*, 1899, 23 décembre, n° 102, p. 361.

RENAULT (Jules). — Technique des injections intra-veineuses. *Archives générales de Médecine*, 1903, 5 mai, 80e année, n° 18, p. 1118.

REPIN. — Un procédé sûr de stérilisation du catgut. *Annales de l'Institut Pasteur*, 1894, mars, n° 3, p. 170.

RIGAL (A.). — Séméiotique du Pouls. *Nouveau Dictionnaire de Médecine et Chirurgie pratiques*. Paris, 1889.

RIBEMONT-DESSAIGNES (A.) et LEPAGE (G.). — Précis d'obstétrique. Paris, 1896.

ROUX (E.), MARTIN (L.) et CHAILLOU (A.). — Trois cents cas de diphtérie traités par le sérum antidiphtérique. *Annales de l'Institut Pasteur*, 1894, septembre, n° 9, p. 640.

ROUX (de Lausanne). — De la gastro-entérostomie. Étude basée sur les opérations pratiquées du 21 juin 1888 au 1er septembre 1896. *Revue de Gynécologie et de Chirurgie abdominale*, 1897, n° 31, p. 81.

ROUX (J.). — Étude sur l'embrasement des vapeurs d'éther et sur les dangers de l'anesthésie par cet agent. *Thèse*, Lyon, 1879.

SCHIMMELBUSCH (G.). — L'asepsie en chirurgie. Traduction de Debersaques. Gand et Paris, 1893.

SCULTET (Jean) ou SCHULTES. — Arcenal de chirurgie. Mis en françois par messire François Deboze à Lyon, chez Antoine Cellier, 1675, n° 5283 du catalogue de la Bibliothèque de la Faculté de Médecine de Paris.

SEDILLOT (Ch.) et LEGOUEST (L.). — Traité de Médecine opératoire. Paris, 1870.

SICARD (A.). — Le liquide céphalo-rachidien. Masson et Cie, éditeurs, Paris, 1902.

STRAUSS et DUBARRY. — Recherches sur la durée de la vie des microbes pathogènes dans l'eau. *Archives de Médecine expérimentale et d'anatomie pathologique.* Paris, 1889, t. I, p. 5.

TERRIER (F.) et PERAIRE (M.). — Manuel de petite Chirurgie de A. Jamain. Paris, 1901.

TERSON (A.). — Chirurgie oculaire, Paris, 1901. J. B. Baillière.

TERSON (A.). — Traitement des plaies de l'œil, Paris, 1908.

TILLAUX (P.). — De la torsion des artères. *Bulletin et Mémoires de la Société de Chirurgie de Paris*, 1876, t. II, p. 231.

TILLAUX (P.). — Traité de chirurgie clinique. Paris, 1900, 5e édition, t. II, p. 771.

THIRIAR. — De l'emploi de l'oxygène en chirurgie (Eau oxygénée et gaz oxygène). *Bulletin de l'Académie de médecine de Bruxelles.* 1899, t. XIII.

TUFFIER (Th.) et ROUVILLE (G. DE). — Soins anté et post-opératoires en chirurgie abdominale. *Rapport au 22e Congrès français de Chirurgie.* Paris, 1909.

TUFFIER et DUJARIER. — Des injections intra-veineuses de solutions physiologiques. *Gazette hebdomadaire de Médecine et de Chirurgie*, 1896, 22 novembre, p. 1119.

TUFFIER et MAUTÉ. — La mort tardive par le chloroforme. *Presse Médicale*, 1906, 16 mai, p. 309.

VAN GEHUCHTEN (A.) et NELIS (C.). — Diagnostic histologique de la rage. *La Presse Médicale*, 1900, 7 mars, n° 19, p. 113.

VEILLON et ZUBER. — Recherches sur quelques microbes strictement anaérobies et leur rôle en pathologie. *Archives de Médecine expérimentale et d'anatomie pathologique*, 1898, n° 4, p. 517.

VELPEAU (A.). — Nouveaux éléments de médecine opératoire. Paris, 1839.

VERNEUIL (A.). — De la forcipressure (Mémoire lu à la Société de chirurgie). *Bulletins et Mémoires de la Société de Chirurgie de Paris*, 1875, p. 17, 108, 273, 522, 646.

VIDAL. — Nouvelles applications des serres-fines. *Bulletin de la Société de Chirurgie de Paris*, 1849, p. 467.

VILLETTE (J.-M.). — Comment utiliser la faradisation dans les syncopes chloroformiques. *La Presse Médicale*, 1905, 13 septembre, n° 73, p. 581.

VULPES (B.). — Illustrazione di tulli gli strumenti chirurgici scavati in Ercolano in Pompei che ora conservansi Nel R. Museo Borbonico di Napoli. Napoli, 1847.

WEILL et BARJON (F.). — Épidémie de vulvite blennorrhagique, observée à la clinique des enfants (contagion par le thermomètre). *Archives de Médecine expérimentale et d'anatomie pathologique*, 1895, p. 418.

WICKHAM (H.). — Le bandage anglais. Paris, 1900, Octave Doin, éditeur.

INDEX ALPHABÉTIQUE